Medicina de Precisão em CARDIOLOGIA

Medicina de Precisão em CARDIOLOGIA

Editor

Jose Eduardo Krieger

Coordenadores
Natalia Quintella Sangiorgi Olivetti
Luciana Sacilotto
Fernanda Almeida Andrade
Silas Ramos Furquim
Layara Fernanda Vicente Pereira Lipari
Fernando Rabioglio Giugni
Bianca Domit Werner Linnenkamp
Lucas Vieira Lacerda Pires
Marjorie Hayashida Mizuta

©TODOS OS DIREITOS RESERVADOS À EDITORA DOS EDITORES LTDA.
©2025 - São Paulo
Capa: Kadu Barriani
Imagens da obra pertencem ao acervo pessoal dos autores. Quando necessário, outras fontes foram citadas pontualmente.

Dados Internacionais de Catalogação na Publicação (CIP)
(Câmara Brasileira do Livro, SP, Brasil)

Medicina de precisão em cardiologia / editor Jose Eduardo Krieger. -- São Paulo : Editora dos Editores, 2025.

Vários autores.
Vários coordenadores.
Bibliografia.
ISBN 978-65-6103-064-9

1. Cardiologia 2. Pacientes - Cuidados I. Krieger, Jose Eduardo.

24-240849

CDD-616.12
NLM-WG-100

Índices para catálogo sistemático:

1. Cardiologia : Medicina 616.12

Eliete Marques da Silva - Bibliotecária - CRB-8/9380

RESERVADOS TODOS OS DIREITOS DE CONTEÚDO DESTA PRODUÇÃO.
NENHUMA PARTE DESTA OBRA PODERÁ SER REPRODUZIDA ATRAVÉS DE QUALQUER MÉTODO, NEM SER DISTRIBUÍDA E/OU ARMAZENADA EM SEU TODO OU EM PARTES POR MEIOS ELETRÔNICOS SEM PERMISSÃO EXPRESSA DA EDITORA DOS EDITORES LTDA, DE ACORDO COM A LEI Nº 9610, DE 19/02/1998.

Este livro foi criteriosamente selecionado e aprovado por um editor científico da área em que se inclui. A *Editora dos Editores* assume o compromisso de delegar a decisão da publicação de seus livros a professores e formadores de opinião com notório saber em suas respectivas áreas de atuação profissional e acadêmica, sem a interferência de seus controladores e gestores, cujo objetivo é lhe entregar o melhor conteúdo para sua formação e atualização profissional.

Desejamos-lhe uma boa leitura!

EDITORA DOS EDITORES
Rua Marquês de Itu, 408 — sala 104 — São Paulo/SP
CEP 01223-000
Rua Visconde de Pirajá, 547 — sala 1.121 — Rio de Janeiro/RJ
CEP 22410-900

+55 11 2538-3117
contato@editoradoseditores.com.br
www.editoradoseditores.com.br

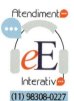

Apresentação

Medicina de Precisão em Cardiologia é uma obra pioneira e abrangente, concebida para apoiar a integração da genômica e outras ciências ômicas às linhas de cuidado cardiovascular no Brasil e em contextos semelhantes. Estruturado em duas partes complementares, o livro articula de forma didática a prática clínica com os fundamentos conceituais e tecnológicos da medicina de precisão.

A primeira parte, centrada em aplicações clínicas, é composta por capítulos curtos, objetivos e baseados em casos clínicos reais, que ilustram situações em que a genética influencia diretamente o diagnóstico, o prognóstico ou a conduta. Essa seção cobre um amplo espectro de condições, desde arritmias e cardiomiopatias até doenças vasculares hereditárias, dislipidemias e cardiopatias congênitas, sempre destacando o "quando", o "como" e o "porquê" dos testes genéticos e de sua interpretação.

A segunda parte, de caráter formativo e referencial, aborda os pilares teóricos e práticos necessários para sustentar a aplicação clínica da Medicina de Precisão. São discutidos temas como modos de herança, modalidades e limitações dos testes genéticos, fenotipagem cardiovascular, aconselhamento genético, implicações éticas e legais, farmacogenômica, uso de dados em larga escala, inteligência artificial e análise bioinformática de variantes genômicas.

Com conteúdo acessível e estruturado para facilitar tanto o estudo sistemático quanto a consulta pontual, esta obra é indicada para estudantes, residentes, médicos, geneticistas, pesquisadores e todos os profissionais comprometidos com a inovação no cuidado em Cardiologia.

Ao oferecer ferramentas conceituais e práticas para lidar com a complexidade das doenças cardiovasculares em uma era de transformação tecnológica, Medicina de Precisão em Cardiologia busca inspirar uma nova geração de profissionais capazes de liderar essa transição com excelência, responsabilidade e sensibilidade humana.

Prefácio

A medicina de Precisão, impulsionada pelos avanços da genômica, transcriptômica, proteômica e outras abordagens ômicas, vem transformando o cuidado médico ao permitir intervenções mais individualizadas, preditivas e eficazes. Na Cardiologia, campo marcado por alta prevalência, impacto social e complexidade clínica, essa transformação não é apenas promissora, mas necessária.

Este livro nasce da experiência prática e do compromisso de um coletivo de profissionais dedicados à assistência, ensino e pesquisa em Cardiologia, que identificaram uma lacuna importante: a ausência de materiais que aliem rigor científico, clareza didática e aplicabilidade clínica para orientar a utilização responsável e eficaz da Medicina Genômica no cuidado cardiovascular.

Composto por 46 capítulos, elaborados por especialistas de referência nacional e internacional, esta obra oferece um conteúdo estruturado, atualizado e centrado em casos clínicos representativos. Os primeiros 27 capítulos exploram situações clínicas em que o raciocínio genético é determinante para o diagnóstico, a estratificação de risco e o manejo de pacientes e suas famílias. Os capítulos subsequentes aprofundam os fundamentos e ferramentas que sustentam essas aplicações, abordando temas como testes moleculares, classificação de variantes, farmacogenômica, aconselhamento genético, bioinformática e inteligência artificial.

Mais do que uma compilação técnica, este livro representa um esforço conjunto para promover uma Cardiologia mais precisa, equitativa e centrada no paciente. Esperamos que ele se torne um guia indispensável para profissionais da saúde, educadores e gestores que desejam incorporar, com responsabilidade e visão crítica, os avanços das ciências ômicas às linhas de cuidado cardiovascular.

Editor

Jose Eduardo Krieger

Professor da Faculdade de Medicina da Universidade de São Paulo – FMUSP. Diretor do Laboratório de Genética e Cardiologia Molecular e do Centro de Medicina de Precisão em Cardiologia do Instituto do Coração – InCor-FMUSP.

Coordenadores

Natalia Quintella Sangiorgi Olivetti
Doutora em Cardiologia (Genética). Cardiologista do Laboratório de Genética e Cardiologia Molecular (InCor HC-FMUSP).

Luciana Sacilotto
Doutora em Arritmias Genéticas. Médica do Ambulatório de Arritmias do InCor HC-FMUSP.

Fernanda Almeida Andrade
Cardiologista especialista em insuficiência cardíaca e transplantes. Pesquisadora do Centro de Medicina de Precisão em Cardiologia (CardioGen InCor HC-FMUSP)

Silas Ramos Furquim
Doutor em Cardiologia. Médico do Centro de Medicina de Precisão em Cardiologia (CardioGen InCor HC-FMUSP).

Layara Fernanda Vicente Pereira Lipari
Cardiologista. Pesquisadora do Centro de Medicina de Precisão em Cardiologia (CardioGen InCor HC-FMUSP).

Fernando Rabioglio Giugni
Médico Cardiologista e Doutor em Ciências. Pós-doutorado na University of Texas Southwestern Medical Center

Bianca Domit Werner Linnenkamp
Médica Geneticista. Pesquisadora do Centro de Medicina de Precisão em Cardiopatia do Laboratório de Genética e Cardiologia Molecular (InCor HC-FMUSP).

Lucas Vieira Lacerda Pires

Médico Geneticista. Pesquisador do Laboratório de Genética e Cardiologia Molecular do InCor - HCFMUSP.

Marjorie Hayashida Mizuta

Médica Cardiologista. Pesquisadora da Unidade Clínica de Lípides do InCor HC-FMUSP.

Colaboradores

Adriano Caixeta
Professor Livre-Docente de Cardiologia da Escola Paulista de Medicina da Universidade Federal de São Paulo (EPM-Unifesp)

Ana Luisa Calixto Rodrigues
Doutoranda em Cardiologia no Laboratório de Genética do InCor do Hospital das Clínicas da Faculdade de Medicina da Universidade de São Paulo (HCFMUSP)
Médica Assistente do Hospital Felício Rocho

Ana Paula Marte Chacra
Doutora em Cardiologia pela Universidade de São Paulo
Médica assistente da unidade clínica de Lipides do Instituto do Coração do Hospital das Clínicas da Universidade de São Paulo

Angelica Nakagawa Lima
Doutora em Biossistemas
Pesquisadora do Laboratório de Genética e Cardiologia Molecular do InCor do Hospital das Clínicas da Faculdade de Medicina da Universidade de São Paulo (HCFMUSP)

Antonio de Santis
Doutor em Cardiologia
Médico Assistente da Unidade Clínica de Valvopatias do InCor do Hospital das Clínicas da Faculdade de Medicina da Universidade de São Paulo (HCFMUSP)

Bianca Domit Werner Linnenkamp
Médica Geneticista
Pesquisadora do Centro de Medicina de Precisão em Cardiopatia do Laboratório de Genética e Cardiologia Molecular – InCor do Hospital das Clínicas da Faculdade de Medicina da Universidade de São Paulo HCFMUSP)

Brenno Rizerio Gomes
Médico Cardiologista
Especialista em Insuficiência Cardíaca e Ecocardiografia – InCor do Hospital das Clínicas da Faculdade de Medicina da Universidade de São Paulo (HCFMUSP)

Bruno de Oliveira Stephan
Médico Geneticista
Pesquisador do Centro de Medicina de Precisão em Cardiologia do Laboratório de Genética e Cardiologia Molecular (InCor HC-FMUSP)

Débora Romeo Bertola
Doutora em Pediatria
Médica Geneticista do Instituto da Criança e do Adolescente (do Hospital das Clínicas da Faculdade de Medicina da Universidade de São Paulo – HCFMUSP) e do Instituto de Biociências da USP

Dirceu Rodrigues Almeida
Doutor em Cardiologia. Professor Adjunto da disciplina de Cardiologia da UNIFESP.

Edilene Santos de Andrade
Doutora em Ciências Biológicas (Genética)
Bioinformata do Laboratório de Genética e Cardiologia Molecular do InCor do Hospital das Clínicas da Faculdade de Medicina da Universidade de São Paulo (HCFMUSP)

Edmundo Arteaga-Fernández
Livre-Docente pela Faculdade de Medicina da Universidade de São Paulo (FMUSP)
Médico Assistente da Unidade Clínica de Miocardiopatias do InCor do Hospital das Clínicas da FMUSP (HCFMUSP)

Emanuelle Leonilia Marques
Bacharela em Biomedicina
Pesquisadora do Laboratório de Genética e Cardiologia Molecular do InCor do Hospital das Clínicas da Faculdade de Medicina da Universidade de São Paulo (HCFMUSP)

Ester Riserio Matos Bertoldi
Mestre em Bioinformática
Bioinformata do Laboratório de Genética e Cardiologia Molecular do InCor do Hospital das Clínicas da Faculdade de Medicina da Universidade de São Paulo (HCFMUSP)

Fábio Fernandes
Livre-Docente em Cardiologia, Diretor do Grupo de Miocardiopatias do InCor do Hospital das Clínicas da Faculdade de Medicina da Universidade de São Paulo (HCFMUSP)

Felix José Alvarez Ramires

Livre-Docente em Cardiologia pela Faculdade de Medicina da Universidade de São Paulo (FMUSP)
Médico Assistente da Unidade Clínica de Miocardiopatias e Doenças da Aorta do InCor do Hospital das Clínicas FMUSP (HCFMUSP)

Fernanda Almeida Andrade

Cardiologista especialista em insuficiência cardíaca e transplantes.
Pesquisadora do Centro de Medicina de Precisão em Cardiologia (CardioGen InCor HC-FMUSP)

Fernando Pacheco Nobre Rossi

Doutor em Bioinformática
Bioinformata do Projeto CEPID B3 (USP)

Fernando Rabioglio Giugni

Doutor em Ciências
Pós-Doutorado na University of Texas Southwestern Medical Center

Flávio Tarasoutchi

Professor Livre-Docente de Cardiologia
Diretor da Unidade de Valvopatias do InCor do Hospital das Clínicas da Faculdade de Medicina da Universidade de São Paulo (HCFMUSP)

Francisco Carlos da Costa Darrieux

Doutor em Cardiologia pela Faculdade de Medicina da Universidade de São Paulo (FMUSP)
Médico Assistente da Unidade de Arritmias Cardíacas do InCor do Hospital das Clínicas FMUSP (HCFMUSP)

Guilherme Augusto Teodoro Athayde

Doutor em Ciências (Cardiologia)
Especialista em Arritmias Cardíacas – InCor do Hospital das Clínicas da Faculdade de Medicina da Universidade de São Paulo (HCFMUSP)

Guilherme Rafael Sant' Anna Athayde

Médico Hemodinamicista
Coordenador do Serviço de Hemodinâmica da Unidade Contorno do Hospital Mater Dei.

Guilherme Kenichi Hosaka

Doutor em Ciências (Bioenergia)
Biólogo com experiência em bioinformática

Jennifer Eliana Montoya Neyra
Doutora em Bioinformática
Pesquisadora do Laboratório de Genética e Cardiologia Molecular – InCor do Hospital das Clínicas da Faculdade de Medicina da Universidade de São Paulo (HCFMUSP)

João Ricardo Cordeiro Fernandes
Médico Cardiologista
Assistente da Unidade de Valvopatias do InCor do Hospital das Clínicas da Faculdade de Medicina da Universidade de São Paulo (HCFMUSP)

José Salvatore Leister Patané
Doutor em Ciências Biológicas
Pesquisador do Laboratório de Genética e Cardiologia Molecular do InCor do Hospital das Clínicas da Faculdade de Medicina da Universidade de São Paulo (HCFMUSP)

Juliana José
Doutora em Genética e Biologia Molecular
Bioinformata Sênior do InCor do Hospital das Clínicas da Faculdade de Medicina da Universidade de São Paulo (HCFMUSP)

Layara Fernanda Vicente Pereira Lipari
Cardiologista
Pesquisadora do Centro de Medicina de Precisão em Cardiologia – CardioGen InCor do Hospital das Clínicas da Faculdade de Medicina da Universidade de São Paulo (HCFMUSP)

Lorena Squassante Capeline
Doutora em Medicina
Pesquisadora em Imagem Cardíaca Avançada

Lucas de Oliveira Santos
Graduando em Desenvolvimento de Software
Pesquisador do Serviço de Informática do InCor do Hospital das Clínicas da Faculdade de Medicina da Universidade de São Paulo (HCFMUSP)

Lucas José Neves Tachotti Pires
Doutor em Medicina
Médico Assistente da Unidade Clínica de Valvopatias do InCor do Hospital das Clínicas da Faculdade de Medicina da Universidade de São Paulo (HCFMUSP)

Lucas Vieira Lacerda Pires

Médico Geneticista
Pesquisador do Laboratório de Genética e Cardiologia Molecular do InCor do
Hospital das Clínicas da Faculdade de Medicina da Universidade de São Paulo
(HCFMUSP)

Luciano Nastari

Doutor em Cardiologia. Médico assistente da Unidade Clínica de Miocardiopatias
e Doenças da Aorta do Instituto do Coração HCFMUSP

Luciana Sacilotto

Doutora em Arritmias Genéticas
Médica do Ambulatório de Arritmias do InCor do Hospital das Clínicas da
Faculdade de Medicina da Universidade de São Paulo (HCFMUSP)

Manuela C. P. Bonetto

Bacharel em Estatística
Bioinformata do Laboratório de Genética e Cardiologia Molecular – InCor do
Hospital das Clínicas da Faculdade de Medicina da Universidade de São Paulo
(HCFMUSP)

Marco Antonio Gutierrez

Professor Livre-Docente
Colaborador da Faculdade de Medicina e Escola Politécnica da Universidade de
São Paulo (USP)

Maria Tereza Sampaio de Sousa Lira

Doutoranda em Cardiologia. Médica Cardiologista do IMIP-PE

Mariana Lombardi Peres de Carvalho

Mestre em Ciências
Pesquisadora do Laboratório de Genética e Cardiologia Molecular do InCor do
Hospital das Clínicas da Faculdade de Medicina da Universidade de São Paulo
(HCFMUSP)

Marcelo Szeremeta Ayres Correia

Médico Geneticista
Médico Geneticista do Hospital Albert Einstein Curador de variantes no
CLINGEN-NIH

Marcio Hiroshi Miname
Doutor em Cardiologia
Médico Assistente da Unidade Clínica de Lipides do InCor do Hospital das Clínicas da Faculdade de Medicina da Universidade de São Paulo (HCFMUSP)

Marina de Fátima de Sá Rebelo
Doutora em Ciências
Pesquisadora do Serviço de Informática do InCor do Hospital das Clínicas da Faculdade de Medicina da Universidade de São Paulo (HCFMUSP)

Marjorie Hayashida Mizuta
Médica Cardiologista
Pesquisadora da Unidade Clínica de Lípides do InCor do Hospital das Clínicas da Faculdade de Medicina da Universidade de São Paulo (HCFMUSP)

Mauricio Ibrahim Scanavacca
Livre-Docente pela Faculdade de Medicina da Universidade de São Paulo (FMUSP)
Diretor da Unidade Clínica de Arritmia e Marcapasso do InCor do Hospital das Clínicas FMUSP (HCFMUSP)

Natália Quintella Sangiorgi Olivetti
Doutora em Cardiologia (Genética)
Cardiologista do Laboratório de Genética e Cardiologia Molecular – InCor do Hospital das Clínicas da Faculdade de Medicina da Universidade de São Paulo (HCFMUSP)

Nemer Luis Pichara
Médico Assistente do InCor Hospital das Clínicas da Faculdade de Medicina da Universidade de São Paulo (HCFMUSP)
Especialista em Cardiologia pela SBC

Raul Dias dos Santos Filho
Professor Associado do Departamento de Cardiopneumologia da Faculdade de Medicina da Universidade de São Paulo FMUSP)
Diretor da Unidade Clínica de Lípides do InCor do Hospital das Clínicas da FMUSP

Rachel Sayuri Honjo Kawahira
Doutora em Genética Médica
Médica Assistente do Instituto da Criança e do Adolescente do Hospital das Clínicas da Faculdade de Medicina da Universidade de São Paulo (HCFMUSP)

Ramon Alfredo Moreno

Doutor em Engenharia Elétrica
Pesquisador do Serviço de Informática do InCor do Hospital das Clínicas da
Faculdade de Medicina da Universidade de São Paulo (HCFMUSP)

Raul Dias dos Santos Filho

Professor Associado do Departamento de Cardiopneumologia da Universidade
de São Paulo (FMUSP)
Diretor da Unidade Clínica de Lípides do InCor do Hospital das Clínicas da
Faculdade de Medicina da Universidade de São Paulo (HCFMUSP)

Ricardo Ribeiro Dias

Doutor em Ciências pela Faculdade de Medicina da Universidade de São Paulo
(FMUSP)
Responsável pelo Núcleo de Miocardiopatias e Doenças da Aorta do InCor do
Hospital das Clínicas da FMUSP (HCFMUSP)

Rodrigo Melo Kulchetscki

Médico Assistente do Laboratório de Eletrofisiologia Invasiva do InCor do
Hospital das Clínicas da Faculdade de Medicina da Universidade de São Paulo
(HCFMUSP)

Rogério dos Santos Rosa

Doutor em Ciências da Computação
Pesquisador do Laboratório de Genética e Cardiologia Molecular do InCor do
Hospital das Clínicas da Faculdade de Medicina da Universidade de São Paulo
(HCFMUSP)

Roney Orismar Sampaio

Doutor em Medicina
Professor Colaborador de Cardiologia da Faculdade de Medicina da Universidade
de São Paulo (FMUSP)

Salvador Sánchez Vinces

Doutor em Ciências da Saúde
Bioinformata Especializado em Aprendizado de Máquina aplicado a dados
multiômicos

Samantha Kuwada Teixeira

Doutora em Ciências
Pesquisadora Associada do Laboratório de Genética e Cardiologia Molecular –
InCor do Hospital das Clínicas da Faculdade de Medicina da Universidade de São
Paulo (HCFMUSP)

Silas Ramos Furquim

Doutor em Cardiologia
Médico do Centro de Medicina de Precisão em Cardiologia – CardioGen InCor
do Hospital das Clínicas da Faculdade de Medicina da Universidade de São Paulo
(HCFMUSP)

Silvia Moreira Ayub Ferreira

Doutora em Medicina pela Faculdade de Medicina da Universidade de São Paulo
(FMUSP)
Médica Assistente da Unidade de Insuficiência Cardíaca e Transplante do InCor
do Hospital das Clínicas da FMUSP (HCFMUSP)

Vagner Madrini Junior

Assistente no Departamento de Miocardiopatia e Doença da Aorta do InCor do
Hospital das Clínicas da Faculdade de Medicina da Universidade de São Paulo
(HCFMUSP)

Vera Demarchi Aiello

Professora Livre-Docente em Patologia
Diretora do Laboratório de Anatomia Patológica do InCor do Hospital das
Clínicas da Faculdade de Medicina da Universidade de São Paulo (HCFMUSP)

Vitor Emer Egypto Rosa

Doutor em Cardiologia
Médico Assistente da Unidade Clínica de Valvopatias do InCor do Hospital das
Clínicas da Faculdade de Medicina da Universidade de São Paulo (HCFMUSP)

Viviane Zorzanelli Rocha Giraldez

Cardiologista. Médica da Unidade Clínica de Lípides do InCor do Hospital das
Clínicas da Faculdade de Medicina da Universidade de São Paulo (HCFMUSP)

Sumário

PARTE 1 – INTRODUTÓRIA

1 **Medicina de Precisão em Cardiologia, 3**
Jose Eduardo Krieger

PARTE 2 – CLÍNICA

Seção 1 – Arritmias
Coordenadoras: Natália Q S Olivetti, Luciana Sacilotto

2 **Síndrome do QT Longo, 11**
Natália Quintella Sangiorgi Olivetti
Ana Luisa Calixto Rodrigues
Luciana Sacilotto

3 **Taquicardia Ventricular Polimórfica Catecolaminérgica, 19**
Natália Quintella Sangiorgi Olivetti
Luciana Sacilotto
Francisco Carlos da Costa Darrieux

4 **Síndrome de Brugada, 29**
Natália Quintella Sangiorgi Olivetti
Luciana Sacilotto
Nemer Luis Pichara

5 **Síndrome do QT Curto, 39**
Guilherme Augusto Teodoro Athayde
Luciana Sacilotto
Natália Quintella Sangiorgi Olivetti

Sumário

6 Fibrilação Atrial Familiar, 45
Natália Quintella Sangiorgi Olivetti
Luciana Sacilotto
Ana Luisa Calixto Rodrigues

7 Síndrome de Wolff-Parkinson-White, 53
Natália Quintella Sangiorgi Olivetti
Rodrigo Melo Kulchetscki

8 Morte Súbita Cardíaca, 59
Luciana Sacilotto
Mauricio Ibrahim Scanavacca

Seção 2 – Cardiomiopatias
Coordenadores: Fernanda Almeida Andrade, Silas R Furquim

9 Cardiomiopatia Hipertrófica (CMH), 71
Fernanda Almeida Andrade
Fernando Rabioglio Giugni
Edmundo Arteaga-Fernández

10 Cardiomiopatia Dilatada, 81
Silas Ramos Furquim
Silvia Moreira Ayub Ferreira

11 Cardiomiopatia Arritmogênica, 89
Natália Quintella Sangiorgi Olivetti
Silas Ramos Furquim
Francisco Carlos da Costa Darrieux

12 Cardiomiopatia Não Compactada, 101
Maria Tereza Sampaio de Sousa Lira
Silas Ramos Furquim

13 Cardiomiopatia Restritiva, 111
Fernanda Almeida Andrade
Luciano Nastari

MEDICINA DE PRECISÃO EM CARDIOLOGIA   XXIII

14 Amiloidose por Transtirretina (TTR), 131
Fernanda Almeida Andrade
Fábio Fernandes

15 Distrofias Musculares com Acometimento Cardíaco, 145
Silas Ramos Furquim
Brenno Rizerio Gomes

16 Insuficiência Cardíaca além das Cardiomiopatias, 153
Fernanda Almeida Andrade
Felix José Alvarez Ramires
Dirceu Rodrigues Almeida

Seção 3 – Vasculopatias, valvopatias e disfunções do sistema conjuntivo
Coordenadores: Layara Fernanda Vicente Pereira Lipari, Fernando Rabioglio Giugni

17 Aneurisma e Dissecção de Aorta Familiar, 167
Fernando Rabioglio Giugni
Vagner Madrini Junior
Ricardo Ribeiro Dias

18 Dissecção de Artéria Coronária Espontânea (SCAD), 175
Fernanda Almeida Andrade
Bianca Domit Werner Linnenkamp
Adriano Caixeta

19 Síndromes Genéticas Associadas a Aneurismas e Dissecção de Grandes Vasos, 189
Fernando Rabioglio Giugni
Bianca Domit Werner Linnenkamp
Lucas Vieira Lacerda Pires

20 Valva Aórtica Bivalvularizada, 197
Layara Fernanda Vicente Pereira Lipari
Flávio Tarasoutchi
Roney Orismar Sampaio
Antonio de Santis

21 Prolapso de Valva Mitral, 209

Layara Fernanda Vicente Pereira Lipari
João Ricardo Cordeiro Fernandes
Vitor Emer Egypto Rosa
Lucas José Neves Tachotti Pires

Seção 4 – Cardiopatias congênitas

Coordenadores: Bianca Domit Werner Linnenkamp, Lucas V L Pires

22 Cardiopatias Congênitas Complexas (Sindrômicas e Não Sindrômicas), Defeitos de Lateralidade e Cardiopatias Conotruncais, 221

Lucas Vieira Lacerda Pires
Bianca Domit Werner Linnenkamp

23 RASopatias, 229

Lucas Vieira Lacerda Pires
Débora Romeo Bertola

Seção 5 – Aterosclerose, dislipidemias e fatores de risco cardiovascular

Coordenadora: Marjorie H Mizuta

24 LDL-Colesterol Elevado, 239

Marjorie Hayashida Mizuta
Raul Dias dos Santos Filho
Viviane Zorzanelli Rocha Giraldez

25 Outras Dislipidemias, 249

Marjorie Hayashida Mizuta
Ana Paula Marte Chacra
Marcio Hiroshi Miname

26 Fatores de Risco Cardiovasculares e o Uso de Polygenic Risk Scores (PRS), 269

Layara Fernanda Vicente Pereira Lipari
Jose Eduardo Kriege

27 **Doença Arterial Coronariana, 277**
Fernando Rabioglio Giugni
José Eduardo Krieger

PARTE 3 – FUNDAMENTAL

28 **Influência Genética nas Doenças, Heredograma e Padrões de Herança, 285**
Bianca Domit Werner Linnenkamp
Emanuelle Leonilia Marques

29 **Modalidades e Interpretação de Teste Genético, 295**
Bianca Domit Werner Linnenkamp
Lucas Vieira Lacerda Pires

30 **Classificação de Patogenicidade das Variantes, 303**
Lucas Vieira Lacerda Pires
Mariana Lombardi Peres De Carvalho

31 **Genome-wide Association Studies (GWAS) e Polygenic Risk Scores (PRS), 313**
Samantha Kuwada Teixeira
Fernando Pacheco Nobre Rossi
Jennifer Eliana Montoya Neyra
José Salvatore Leister Patané
Lucas Vieira Lacerda Pires

32 **Avaliação de Morfologia e Função, 335**
Lorena Squassante Capeline

33 **Avaliação Molecular , 345**
Fernanda Almeida Andrade
Mariana Lombardi Peres de Carvalho
Jose Eduardo Krieger

34 Avaliação Histopatológica, 351

Vera Demarchi Aiello
Fernando Rabioglio Giugni
Silas Ramos Furquim

35 Dispositivos Vestíveis para Coleta de Marcadores de Doenças Cardiovasculares, 357

Marina de Fátima de Sá Rebelo
Ramon Alfredo Moreno
Jose Eduardo Krieger
Marco Antonio Gutierrez

36 Etapas do Aconselhamento Genético Pré e Pós-Teste, 377

Bianca Domit Werner Linnenkamp
Emanuelle Leonilia Marques

37 Achados Secundários, 383

Bruno de Oliveira Stephan

38 Impactos Psicossociais do Aconselhamento Genético, 389

Layara Fernanda Vicente Pereira Lipari
Lucas Vieira Lacerda Pires

39 Rastreamento Familiar, 397

Bianca Domit Werner Linnenkamp
Mariana Lombardi Peres de Carvalho

40 Questões Éticas e Legais, 401

Rachel Sayuri Honjo Kawahira

41 Farmacogenética em Cardiologia, 407

Marcelo Szeremeta Ayres Correia
Fernando Rabioglio Giugni

42 Terapia Gênica, 417

Bruno de Oliveira Stephan

43 Estatística na Medicina, 425

Juliana José
Ester Riserio Matos Bertoldi
Manuela C. P. Bonetto

44 Aprendizado de Máquina em Medicina Cardiovascular, 449

Marco Antonio Gutierrez
Jose Eduardo Krieger

45 Explorando as Ômicas, 463

Salvador Sánchez Vinces
José Salvatore Leister Patané
Rogério dos Santos Rosa
Guilherme Kenichi Hosaka
Ester Riserio Matos Bertoldi

46 Variantes Genéticas e os Desafios para Utilizá-las em Medicina de Precisão, 479

Rogério dos Santos Rosa
Juliana José
Angelica Nakagawa Lima
José Salvatore Leister Patané
Edilene Santos de Andrade
Manuela C. P. Bonetto
Lucas de Oliveira Santos
Ester Riserio Matos Bertoldi

Parte 1

INTRODUTÓRIA

1 | Medicina de Precisão em Cardiologia
Conceito, estado-da-arte, desafios e perspectivas

Jose Eduardo Krieger

CONCEITO E ORIGENS

A Medicina de Precisão é um paradigma médico emergente que busca proporcionar um cuidado personalizado ao paciente, integrando diversos dados, como os genéticos, ambientais e de estilo de vida, às informações clínicas, laboratoriais e epidemiológicas já utilizadas. A abordagem tradicional de diagnóstico sindrômico baseada no fenótipo clínico nem sempre leva em consideração as diferenças moleculares essenciais das doenças. Isso resulta em tratamentos que podem ser ineficazes ou até prejudiciais para alguns pacientes, embora sejam benéficos para a média dos indivíduos com um determinado fenótipo. A Medicina de Precisão visa aprimorar a prática médica por meio de uma ampla gama de informações, especialmente em nível molecular, para refinar a caracterização dos pacientes e identificar os mecanismos patológicos. O objetivo é promover uma estratificação de risco mais precisa e intervenções potencialmente mais eficazes para cada indivíduo.

O desenvolvimento desse conceito foi impulsionado pelos avanços científicos das últimas décadas. Um marco importante foi a descoberta da estrutura molecular do DNA por Watson, Crick e Franklin em 1953 que resultou em avanços surpreendentes na maneira de examinar e modificar o DNA de seres vivos. O sequenciamento do primeiro genoma humano foi um esforço bilionário que envolveu um grande número de pesquisadores ao longo de pouco mais de uma década, culminando com a publicação do primeiro resumo da sequência do genoma humano em meados dos anos 2000. Hoje, as chamadas técnicas de sequenciamento de nova geração (NGS) viabilizam o sequenciamento e a análise de um genoma ou parte dele em horas ou dias. Houve uma redução espetacular nos custos, aproximando o sequenciamento genético de testes comumente utilizados na clínica, como a ressonância magnética. Isso impulsionou uma rápida evolução para identificação de biomarcadores, que representam dados sobre a estrutura e função de células, tecidos e do organismo como um todo. Nesse contexto, é cada vez mais frequente a utilização de diferentes modalidades de imagens e de várias ômicas (genômica, epigenômica, transcriptômica, proteômica, metabolômica, lipidômica etc.) no desenvolvimento de algoritmos clínicos. A validação da incorporação desses dados às novas estratégias diagnósticas, ao escores de estratificação de risco e à individualização do manejo clínico e terapêutico representa uma das áreas mais promissoras e dinâmicas da medicina atual.

As doenças cardiovasculares são a principal causa de mortalidade no Brasil e no mundo, e avanços nesta área trazem a promessa de maior eficiência e efetividade em estratégias preventivas e terapêuticas. Houve progressos na identificação de novos genes associados a doenças monogênicas, como em cardiomiopatias, arritmias, aortopatias e dislipidemias, acompanhados de uma melhor compreensão dos fatores envolvidos em doenças complexas. Terapias-alvo, como os inibidores de PCSK9, também surgiram a partir de novas descobertas utilizando abordagens genéticas. Gradualmente, isso vem impactando a prática clínica diária e este livro apresentará vários desses exemplos na primeira parte, além dos fundamentos para processos na segunda parte. Os resultados esperados são ilustrados na **Figura 1.1**, que mostra como a incorporação desses dados permitirá estratificar fenótipos ou doenças que parecem hoje uma única entidade, levando a potenciais consequências com melhora de desfechos.

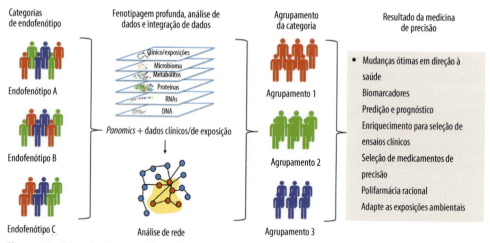

Figura 1.1. Adaptada de: https://www.ahajournals.org/doi/10.1161/CIRCRESAHA.117.310782?url_ver=Z39.88-2003&rfr_id=ori:rid:crossref.org&rfr_dat=cr_pub%20%200pubmed.

ESTADO-DA-ARTE

Os testes genéticos tornaram-se ferramentas rotineiramente utilizadas na prática médica de muitos centros de cardiologia ao redor do mundo. Embora a maioria das diretrizes recomende o sequenciamento de painéis multigênicos, o custo decrescente do sequenciamento do exoma (*WES*) e do genoma completo (*WGS*) tem estimulado cada vez mais o seu uso. Isso levou a um aumento significativo na identificação de novos genes candidatos associados à patogênese de determinados fenótipos, bem como na descrição de novas variantes patogênicas associadas a eles. O uso do *WGS* também permitiu a identificação de variantes em regiões não codificantes, cuja importância ainda é subestimada, além da avaliação de variações no número de cópias.

As outras ciências ômicas ainda não estão totalmente incorporadas à prática clínica, mas têm contribuído significativamente do ponto de vista científico. A transcriptômica e a epigenômica, herdeiras dos métodos de sequenciamento, têm sido usadas com sucesso para uma melhor compreensão dos processos fisiopatológicos das doenças genéticas e adquiridas. A proteômica, a metabolômica e a lipidômica têm se desenvolvido com o aprimoramento das técnicas de espectrometria de massa. Análises que combinam múltiplas avaliações, conhecidas como multiômicas, têm ganhado espaço no meio científico.

O aprimoramento da fenotipagem cardiovascular também envolve a monitorização contínua e a aquisição de dados relacionados com os processos fisiológicos, possibilitados pelos dispositivos portáteis ou vestíveis *wearables*. Os *smartwatches* já são uma realidade incorporada à prática clínica, permitindo a monitorização do ritmo cardíaco e a identificação em tempo real de arritmias. Outros sinais, como os obtidos por análises de fotopletismografia, estão sendo incorporados a esses dispositivos.

A análise dessa grande quantidade de dados só se tornou possível graças ao desenvolvimento de algoritmos de inteligência artificial e aprendizado de máquina, além do aumento da capacidade de processamento e armazenamento de *hardwares*, mais eficientes e a custos relativamente menores.

PERSPECTIVAS E DESAFIOS

A Medicina de Precisão em Cardiologia está se destacando como uma área promissora, repleta de possibilidades para o futuro. Com avanços nas tecnologias moleculares, como as ômicas, que estão se tornando mais acessíveis, rápidas e econômicas, espera-se que sejam cada vez mais incorporadas à prática clínica. No entanto, um desafio importante é a integração dos dados gerados por essas diferentes análises, o que dependerá do aprimoramento dos algoritmos existentes e do progresso da computação de alto desempenho.

Outro desafio significativo é o desenvolvimento de novas abordagens terapêuticas na Medicina de Precisão. Durante o período que vai da década de 1970 até meados deste século, o desenvolvimento de medicamentos de alto impacto, os chamados blockbusters, ocorreu de forma relativamente aleatória. Atualmente, entretanto, têm ganhado destaque terapias mais precisas, direcionadas à modulação da expressão gênica, como o uso de RNA de interferência e oligonucleotídeos antisenso, que já fazem parte da prática clínica. Além disso, técnicas como a edição gênica, por meio da tecnologia CRISPR-Cas9, começam a ser integradas aos cuidados assistenciais. Outras tecnologias, como a terapia com células pluripotentes, a engenharia de tecidos e a regeneração cardíaca, também estão em estágios translacionais.

A incorporação dessas tecnologias no dia a dia clínico e nos sistemas de saúde apresenta outro desafio a ser superado. É necessário conceber e implementar novos fluxos que levem em consideração os paradigmas da Medicina de Precisão. Além disso, as tecnologias desenvolvidas precisam ser rapidamente transferidas do ambiente de pesquisa para a prática clínica, o que requer a adequação das barreiras regulatórias. A capacitação e o treinamento dos profissionais de saúde em todos os níveis de assistência também representam um desafio, a fim de permitir que eles incorporem essas ferramentas em suas rotinas e as utilizem de maneira transparente, segura e eficaz.

A discussão sobre os aspectos éticos deve acompanhar todo esse processo. A geração de grandes quantidades de dados, muitas vezes compartilhados entre as equipes de saúde, deve ser protegida, respeitando a privacidade do paciente e evitando o uso inadequado dessas informações. Antecipa-se que para todo o processo ser eficiente necessitaremos de novos acordos sociais, a fim de evitar que o melhor conhecimento de um acometimento individual não resulte em exclusão ou dificuldade no tratamento médico ou no acesso ao mercado de trabalho.

A Medicina de Precisão em Cardiologia é uma realidade emergente, e enormes esforços e recursos estão sendo investidos em sua implementação. O fluxo constante de novas técnicas e tecnologias é evidente. É essencial que o desenvolvimento das habilidades humanas acompanhe esse processo, para que os benefícios alcancem aqueles que são o objetivo final da Medicina: os pacientes e suas famílias.

Bibliografia sugerida

Antman EM, Loscalzo J. Precision medicine in cardiology. Nat Rev Cardiol. 2016 Oct;13(10):591-602. doi: 10.1038/nrcardio.2016.101. Epub 2016 Jun 30. PMID: 27356875. https://www.nih.gov/sites/default/files/research-training/initiatives/pmi/pmi-working-group-report-20150917-2.pdf

Ashley EA. Towards precision medicine. Nat Rev Genet. 2016 Aug 16;17(9):507-22. doi: 10.1038/nrg.2016.86. PMID: 27528417.

Dainis AM, Ashley EA. Cardiovascular Precision Medicine in the Genomics Era. JACC Basic Transl Sci. 2018 May 30;3(2):313-26. doi: 10.1016/j.jacbts.2018.01.003. PMID: 30062216; PMCID: PMC6059349.

Giugni FR, Krieger JE. Medicina de Precisão em Cardiomiopatias. ABC Heart Failure & Cardiomyopathies. In press.

Leopold JA, Loscalzo J. Emerging Role of Precision Medicine in Cardiovascular Disease. Circ Res. 2018 Apr 27;122(9):1302-15. doi: 10.1161/CIRCRESAHA.117.310782. PMID: 29700074; PMCID: PMC6021027.

Parte 2
CLÍNICA

Seção 1

ARRITMIAS

Coordenadoras

NATÁLIA Q S OLIVETTI

LUCIANA SACILOTTO

2 | Síndrome do QT Longo

Natália Quintella Sangiorgi Olivetti
Ana Luisa Calixto Rodrigues
Luciana Sacilotto

CASO CLÍNICO

- Paciente do sexo feminino, 32 anos, história de síncope desencadeada por estresse emocional e esforço físico (corrida). Relata história familiar de morte súbita (pai aos 45 anos). O exame físico não apresenta alterações.
- ECG: ritmo sinusal, prolongamento do intervalo QTc (**Figura 2.1**).

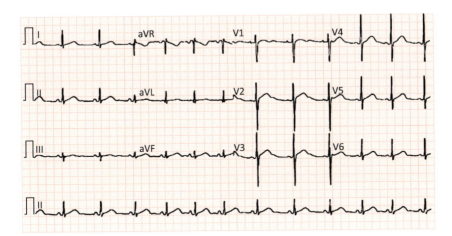

Figura 2.1. Eletrocardiograma demonstrando ritmo sinusal e intervalo QT prolongado.

DEFINIÇÃO

A síndrome do QT longo congênito (SQTL) é uma canalopatia que provoca o prolongamento da repolarização cardíaca, caracterizada por intervalo QT prolongado ao eletrocardiograma (ECG), geralmente associado a alterações na morfologia da onda T. Esse prolongamento predispõe à atividade deflagrada por pós-potenciais precoces, levando a taquicardias ventriculares polimórficas poten-

Capítulo 2 – Síndrome do QT Longo

cialmente fatais, como o *Torsades de Pointes* (TdP) e fibrilação ventricular (FV). A prevalência é estimada em 1:2.500 pessoas.

FENÓTIPO

O principal sintoma é a síncope de origem arrítmica, geralmente sem pródromos autonômicos clássicos, desencadeada por estresse emocional ou esforço físico. Os pacientes podem apresentar uma ampla gama de manifestações, desde serem assintomáticos até experimentarem morte súbita cardíaca (MSC) ou parada cardiorrespiratória (PCR) recuperada como primeiro sintoma. Em geral, os sintomas ocorrem entre a primeira e a terceira década de vida e o ECG pode estar alterado desde o nascimento.

O diagnóstico clínico é feito a partir de: I) Intervalo QT corrigido (QTc) prolongado (QTc ≥ 480 ms) em ECGs seriados; II) Escore diagnóstico ≥ 3,5 (Schwartz modificado, **Tabela 2.1**). A atualização dos critérios incorpora a identificação de uma variante patogênica associada a SQTL como condição suficiente para estabelecer um diagnóstico. Isso enfatiza a relevância da participação de equipes multidisciplinares especializadas em cardiogenética para um diagnóstico preciso, com base na interpretação dos achados moleculares e na formulação do laudo. O impacto do diagnóstico molecular em pacientes mesmo sem sintomas evidentes reside na compreensão de que o risco de desenvolver arritmias fatais supera o observado na população em geral. Portanto, tais pacientes necessitam de cuidados médicos e orientações especializadas direcionadas.

É essencial investigar as causas secundárias que podem contribuir para os sintomas ou prolongamento do intervalo QT em alguns pacientes. Essas causas secundárias podem incluir distúrbios hidreletrolíticos, medicações conhecidas por prolongar o intervalo QT, isquemia aguda e miocardiopatias. Após descartar os fatores secundários, é fundamental analisar indícios de causa congênita em vez de adquirida para o diagnóstico, como a persistência do prolongamento do intervalo QT ou se o paciente possui uma história familiar que sugira Síndrome do QT Longo (SQTL). Geralmente utilizamos os critérios diagnósticos (**Tabela 2.1**), sem a influência dos fatores secundários citados.

Os detalhes sobre a utilização de testes provocativos na SQTL, como teste de inclinação (ou teste de Viskin) e teste ergométrico, está descrita em outro capítulo.

DIAGNÓSTICO MOLECULAR

O padrão de herança genética é autossômico dominante na maioria dos casos, podendo ter casos mais raros de doença recessiva que pode-se apresentar com maior gravidade. A penetrância em geral é incompleta, ou seja, nem todos os familiares que têm a mutação apresentam fenótipo (escore de Schwartz > 3,5). A expressividade é variável, ou seja, mesmo entre aqueles que apresentam fenótipo, o tipo de apresentação clínica e a gravidade variam entre eles. O teste genético tem rendimento de cerca de 70-80% para identificar variantes patogênicas

Tabela 2.1. Critérios de Schwartz atualizados em 2022

Eletrocardiograma	Pontuação
QTc ≥ 480 ms	3
QTc 460-479	2
QTc 450-459	1
QTc 4º minuto da recuperação (teste ergométrico)	1
Torsade de Pointes	2
Alternância onda T	1
Entalhe de onda 3 (três derivações)	1
Bradicardia para idade*	0,5
História clínica	
Síncope com estresse	2
Síncope sem estresse	1
Surdez congênita	0,5
Antecedentes familiares	
Diagnóstico confirmado de SQTL	1
Morte súbita inexplicada em < 30 anos	0,5
Teste genético	
Presença de variante patogênica	3,5

Correção para idade.

em pacientes com diagnóstico clínico. O teste genético negativo não descarta o diagnóstico quando já estabelecido o diagnóstico clínico.

O teste genético tem indicação classe I em probandos com alta probabilidade de SQTL. Os principais genes relacionados com a SQTL são: KCNQ1, KCNH2, SCN5A, CALM1, CALM2, CALM3, TRDN, KCNE1, KCNE2, KCNJ2, CACNA1C (**Tabela 2.2**).

Quando uma variante patogênica ou provavelmente patogênica é identificada no probando, recomenda-se realizar a pesquisa dessa variante nos familiares de primeiro grau para se fazer diagnóstico e intervenções precoces nos familiares.

Tabela 2.2. Principais genes relacionados com o subtipo de SQTL

Doenças autossômicas dominantes		Doenças autossômicas recessivas	
SQTL 1	*KCNQ1*	JLN	*KCNQ1, KCNE1*
SQTL2	*KCNH2*	SKO	*TRDN*
SQTL3	*SCN5A*	**Síndromes (com achados extracardíacos)**	
Calmodulinopatias	*CALM1, CALM2 e CALM3*	SAT	*KCNJ2*
		ST	*CACNA1C*

SQTL: síndrome do QT longo; JLN: síndrome de Jervell Langue Nilsen; SKO: síndrome knockout ; SAT: síndrome de Andersen Tawil; ST: síndrome de Timothy.

IMPLICAÇÕES PROGNÓSTICAS

Alterações eletrocardiográficas associadas a pior prognóstico são: QTc > 500 ms, onda T alternante, bloqueio atrioventricular 2:1 funcional. A identificação de uma variante patogênica ou provavelmente patogênica em KCNQ1, KCNH2, ou SCN5, em associação ao valor do intervalo QTc pode refinar a estratificação de risco do paciente individualmente (vide https://ctsg2.heart.rochester.edu/LQTSRiskScore.html). Um mesmo valor de QTc pode ter risco arrítmico maior ou menor a depender do gene afetado (**Figura 2.2**).

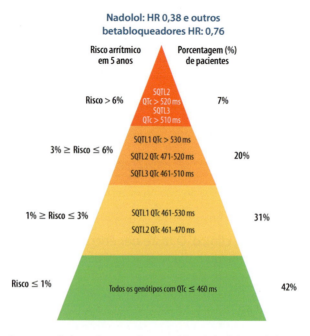

Figura 2.1. Risco de evento arrítmico em 5 anos conforme genótipo e valor do intervalo QTc antes do início de tratamento com betabloqueador. Adaptada de Mazzanti *et al*. SQTL: síndrome de QT longo.

IMPLICAÇÕES TERAPÊUTICAS

De maneira geral, portadores de variantes em KCNQ1 (SQTL1) apresentam um incremento no risco de complicações durante situações que envolvem atividade física e estimulação adrenérgica intensa, como exercícios, natação e estresse emocional. Nesse contexto, intervenções com caráter antiadrenérgico, tais como o uso de betabloqueadores específicos e a simpatectomia, demonstram ser particularmente eficazes.

Apesar de também associada a estímulos adrenérgicos, como susto e despertar, a SQTL2, ou seja, pacientes com variantes no gene *KCNH2*, apresentam maior predisposição a arritmias quando expostos ao uso de medicamentos que prolongam o intervalo QT, em pacientes com hipocalemia e em mulheres no puerpério. Nesses cenários, um cuidado especial se faz necessário na seleção de intervenções farmacológicas.

Nos casos em que variantes patogênicas em SCN5A resultam em um aumento de função do canal de sódio, como na SQTL3, a administração de bloqueadores de canal de sódio, com destaque para a mexiletina, é uma abordagem terapêutica benéfica.

As calmodulinopatias, apesar de raras e com maior acometimento da faixa etária pediátrica, apresentam elevado risco de morte súbita, necessitando de abordagens mais invasivas, com implante de CDI em caso de sintomas ou prolongamento do intervalo QT sem resposta a terapia antiadrenérgica.

Pontos-chave

- A Síndrome do QT Longo, uma canalopatia essencialmente originada por mutações em canais de sódio e potássio, representa uma ameaça significativa à saúde de pacientes jovens, predispondo-os a eventos de morte súbita cardíaca. Neste capítulo, exploramos os elementos fundamentais desta síndrome complexa, desde suas bases etiológicas até as estratégias terapêuticas mais atualizadas.

Recursos adicionais

- *Site* para consulta dos principais medicamentos que levam à alteração no intervalo QT e sugestões de medicações alternativas mais seguras: https://crediblemeds.org/

Bibliografia sugerida

1. Zeppenfeld K, Tfelt-Hansen J, de Riva M, Winkel BG, Behr ER, Blom NA, et al. 2022 ESC Guidelines for the management of patients with ventricular arrhythmias and the prevention of sudden cardiac death. Eur Heart J. 2022 Oct 21;43(40):3997-4126. doi: 10.1093/eurheartj/ehac262.
2. Wilde AAM, Semsarian C, Márquez MF, Sepehri Shamloo A, Ackerman MJ, Ashley EA, et al. European Heart Rhythm Association (EHRA)/Heart Rhythm Society (HRS)/Asia Pacific Heart Rhythm Society (APHRS)/Latin American Heart Rhythm Society (LAHRS) Expert Consensus Statement on the state of genetic testing for cardiac diseases. J Arrhythm. 2022 May 31;38(4):491-553.
3. Mazzanti A, Maragna R, Vacanti G, Monteforte N, Bloise R, Marino M, et al. Interplay Between Genetic Substrate, QTc Duration, and Arrhythmia Risk in Patients With Long QT Syndrome. J Am Coll Cardiol. 2018 Apr 17;71(15):1663-71. doi: 10.1016/j.jacc.2018.01.078. PMID: 29650123

PERGUNTAS ORIENTADORAS

1) Como é feito o diagnóstico da síndrome de QT longo?
   a) O diagnóstico pode ser feito apenas pela medida do intervalo QT corrigido.
   b) O diagnóstico pode ser feito por medidas de intervalo QTc ≥ 480 ms em eletrocardiogramas seriados, na ausência de causas secundárias.
   c) O diagnóstico pode ser feito feito pelo escore de Schwartz quando a pontuação é maior ou igual a 3,5 pontos.
   d) Todas as anteriores.

2) Qual das medicações a seguir não está implicada no prolongamento do intervalo QT?
   a) Bromoprida.
   b) Dimenidrato.
   c) Metoprolol.
   d) Azitromicina.

3) Qual papel do teste genético para paciente com SQTL?
   a) Excluir doença adquirida.
   b) Auxiliar no diagnóstico, prognóstico e terapêutica.
   c) Apenas triar os familiares.
   d) Participar de estudos científicos.

4) Quais as implicações clínicas do diagnóstico molecular da SQTL?
   a) A identificação da variante genética pode implicar a estratificação de risco.
   b) A presença de uma variante patogênica relacionada com a SQTL pode impactar a orientação esportiva profissional ou recreativa.
   c) O tratamento da SQTL pode ser direcionado pelo diagnóstico molecular.
   d) Todas as anteriores.

RESPOSTAS COMENTADAS

1) **Letra D**

O diagnóstico da síndrome do QT longo congênita pode ser estabelecido quando o intervalo QT corrigido em um eletrocardiograma de 12 derivações está acima de 480 ms, na ausência de causas secundárias, independentemente de histórico pessoal ou familiar, conforme indicado no documento de consenso mencionado na primeira referência do texto. Outra abordagem reconhecida para o diagnóstico é a utilização do escore de Schwartz, envolvendo a análise de dados combinados, incluindo ECG, teste ergométrico e informações clínicas pessoais e familiares. Portanto, a alternativa correta (Alternativa D) reúne todas as informações necessárias.

2) **Letra C**

A pergunta deve ser respondida com base na consulta de informações no site crediblemeds.org, para incentivar o médico responsável por estes pacientes a recorrer a esses bancos de dados atualizados. Todas as medicações mencionadas prolongam o intervalo QT, são comumente prescritas, e, nesses pacientes, podem resultar em eventos fatais, exceto o metoprolol.

3) **Letra B**

Na Síndrome do QT Longo (SQTL), ao contrário de outras canalopatias, o teste genético é positivo em quase 90%; no entanto, ainda não compreendemos os 10% restantes. Apesar de o teste genético ter um rendimento superior, não é infalível, e, portanto, não serve para confirmar casos de QT adquirido. Na SQTL adquirido, um teste genético negativo pode apenas reforçar outros dados clínicos, como a identificação de fatores precipitantes, a ausência de história familiar sugestiva de SQTL e a normalização do ECG e dos testes provocativos. A alternativa B é a mais apropriada, pois o resultado do teste genético contribui para identificar o subtipo de SQTL, e essa caracterização impacta na terapia gene-guiada e na estratificação, como evidenciado pela maior benignidade e resposta terapêutica da SQTL tipo 1 e pela maior necessidade de bloqueadores dos canais de sódio na SQTL tipo 3. Além disso, auxilia na indicação de cardioversor desfibrilador implantável (CDI), juntamente com o julgamento clínico (documento de consenso na referência 2 do texto).

4) **Letra D**
Complementa a explicação da questão 3 nas alternativas A e C. Na alternativa B, é correto ter mais restrição à natação na SQTL 1, assim como ter mais cuidados com eletrólitos e situações de susto/alarme na SQTL 2. (Documento de consenso na referência 2 do texto.)

3 | Taquicardia Ventricular Polimórfica Catecolaminérgica

Natália Quintella Sangiorgi Olivetti
Luciana Sacilotto
Francisco Carlos da Costa Darrieux

CASO CLÍNICO

- Paciente do sexo feminino, 26 anos de idade, com episódios de síncopes de repetição desde os seis anos, sempre relacionadas com esforço físico ou estresse emocional, associadas a palpitações taquicárdicas, perda de consciência de curta duração, sem liberação esfincteriana e sem sintomas residuais pós-sincopais. Com história familiar de morte súbita cardíaca (dois irmãos falecidos aos 15 e 18 anos)
- Exame físico sem alterações.
- ECG: Ritmo sinusal, sem alterações.
- Teste Ergométrico (TE): aparecimento de arritmias ventriculares polimórficas complexas esforço-induzidas que desaparecem na recuperação (**Figuras 3.1** a **3.3**).

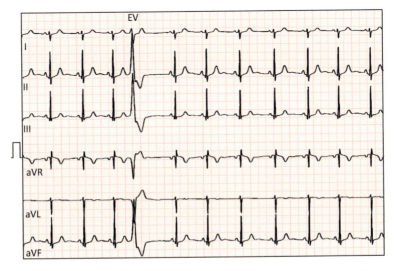

Figura 3.1. Teste ergométrico demonstrando o aparecimento de 1 extrassístole isolada no início do esforço físico.

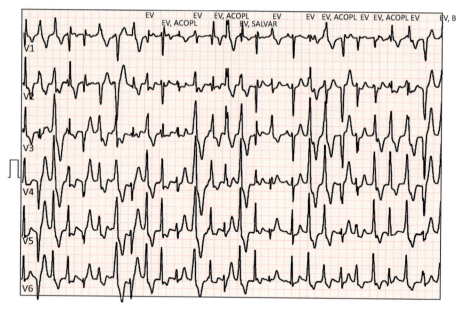

Figura 3.2. Teste ergométrico demonstrando o aparecimento de taquicardia ventricular polimórfica durante o pico do esforço físico.

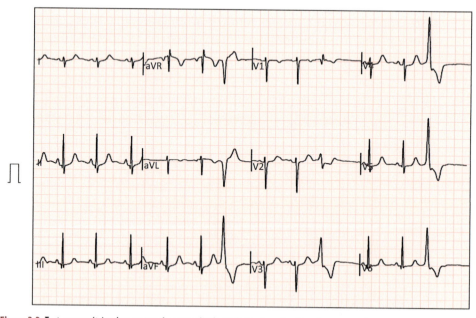

Figura 3.3. Teste ergométrico demonstrando extrassístoles isoladas durante a fase de recuperação.

DEFINIÇÃO

A taquicardia ventricular polimórfica catecolaminérgica (TVPC) é uma canalopatia que pode acometer indivíduos desde a primeira infância ao início da idade adulta. Estima-se que até os 20 anos de idade, cerca de 60% dos pacientes com TVPC já tiveram síncope ou PCR. O diagnóstico clínico é feito, em geral, antes dos 40 anos de idade.

Em relação à fisiopatologia, ocorre um aumento do cálcio intracelular que gera atividade deflagrada por pós-potenciais tardios, manifestando-se por arritmias ventriculares polimórficas. As arritmias são deflagradas por situações clínicas nas quais ocorre aumento da liberação de catecolaminas, como estresse emocional ou exercício físico. Essa liberação aumentada de cálcio pode ocorrer devido a um defeito no estoque intracelular de cálcio no retículo sarcoplasmático (RS). A Rianodina (*RYR2*) é uma proteína que forma o canal na membrana do retículo sarcoplasmático que libera o cálcio para o intracelular. Variantes que levam ao ganho de função dessa proteína causam a liberação aumentada de cálcio durante a diástole, o que ativa a corrente de troca de sódio e cálcio, levando à atividade deflagrada. A calsequestrina (*CASQ2*) é a proteína responsável por tamponar o cálcio dentro do retículo sarcoplasmático e regular a abertura do canal de rianodina (*RYR2*). Variantes que levam à perda de função dessa proteína (*CASQ2*) também possuem, como consequência, uma liberação aumentada de cálcio do RS para o citosol com desencadeamento de arritmias. A prevalência da TVPC é estimada em 1 para cada 20.000 pessoas.

FENÓTIPO

Os principais sintomas são palpitações, tontura e síncope (de característica arrítmica), geralmente desencadeados por esforço físico ou estresse emocional. A síncope pode ter abalos musculares tônicos, com características de síncope convulsiva. A diferenciação com crises convulsivas é importante e não é incomum que alguns pacientes tenham sido tratados como epilepsia. Na síncope convulsiva de etiologia arrítmica, em geral, não há período de áurea, os desencadeadores são adrenérgico-dependentes, os movimentos são apenas tônicos (não tônico-clônicos) e a recuperação dos sintomas após um episódio é rápida ("desliga-liga"). Os pacientes podem ter parada cardiorrespiratória (PCR) recuperada em jovens como primeira manifestação clínica. A história familiar de morte súbita cardíaca (MSC) em familiares pode estar presente. Apesar de rara, a TVPC é responsável por cerca de 15% das MSC em jovens, o que reflete o potencial de gravidade de sua apresentação clínica.

DIAGNÓSTICO

O diagnóstico clínico é realizado pela demonstração de arritmias ventriculares polimórficas induzidas por esforço de forma reprodutível, com ECG basal de repouso com intervalo QT normal. No teste ergométrico, se observa incremento da complexidade das arritmias com o aumento da frequência cardíaca, aparecimento de extrassístoles ventriculares (EV) isoladas, taquicardia ventricular não sustentada (TVNS) polimórficas e taquicardia ventricular (TV) sustentada polimórfica, que pode-se apresentar como uma TV bidirecional batimento a batimento. A ocorrência de arritmias ventriculares no teste ergométrico pode não estar presente, sendo necessária a realização de exames seriados caso haja alta suspeição clínica.

Um escore de diagnóstico foi recentemente desenvolvido para guiar a avaliação diagnóstica de TVPC (*CPVT Diagnostic Scorecard)* e inclui pontuações para os sintomas de síncope ou PCR induzida por esforço, indução de TV bidirecional, bigeminismo, EV pareadas bidirecionais no TE, intervalo QT normal, presença de variante patogênica ou possivelmente patogênica no teste genético e histórico familiar de TVPC ou de MSC em familiares de primeiro ou segundo grau com menos de 45 anos de idade. A probabilidade de diagnóstico de TVPC é alta se o escore for maior que 3,5.

DIAGNÓSTICO DIFERENCIAL

Uma canalopatia com fenótipo semelhante à TVPC é a Síndrome de Andersen-Tawil. A Síndrome de Andersen-Tawil está relacionada com variantes no gene *KCNJ2* que codifica o canal de potássio responsável pela corrente Kir2.1. Os pacientes apresentam arritmias ventriculares polimórficas semelhantes às observadas na TVPC. A Síndrome de Andersen-Tawil é caracterizada pela tríade de dismorfismo, paralisia periódica e arritmias ventriculares.

O fenótipo de extrassístoles ventriculares de fibras de Purkinje multifocais associado a *SCN5A* também pode ser semelhante a TVPC, com aparecimento de arritmias ventriculares bidirecionais; no entanto, nessa situação clínica as arritmias geralmente também ocorrem em repouso.

Pacientes com cardiomiopatia arritmogênica de ventrículo direito (CAVD), em estágios iniciais, em que não se observa cardiopatia estrutural nos exames de imagem cardíaca, podem apresentar arritmias ventriculares adrenérgico dependentes e, portanto, esse diagnóstico também precisa ser considerado.

DIAGNÓSTICO MOLECULAR

As variantes patogênicas ou possivelmente patogênicas encontradas no gene *RYR2* ocorrem em aproximadamente 55% dos probandos com fenótipo de TVPC. As variantes patogênicas ou possivelmente patogênicas encontradas no gene *CASQ2* têm padrão de herança autossômico recessivo e são mais raras. A TVPC tipo 1 está associada a ganho de função em *RYR2*, enquanto a TVPC tipo 2 está relacionada com a perda de função de *CASQ2*.

Os genes associados a TVPC são: *RYR2, CASQ2, CALM1, CALM2, CALM3, TECRL, TRDN* e *KCNJ2*. Variantes em *CASQ, TECRL* e *TRDN* podem causar TVPC quando herdadas em homozigose.

RASTREAMENTO FAMILIAR

O teste genético em cascata de rastreamento é indicado em todos os familiares de primeiro grau de um probando com TVPC. Em especial em pacientes jovens na primeira e segunda década de vida, o diagnóstico molecular de uma variante patogênica pode indicar medidas terapêuticas preventivas, como orientações de estilo de vida e avaliação clínica para definir necessidade de tratamento farmacológico, evitando assim que uma arritmia ventricular grave ou potencialmente fatal seja seu primeiro sintoma clínico.

IMPLICAÇÕES PROGNÓSTICAS

Em geral, pacientes que têm variantes em homozigose em *CASQ2* têm fenótipo mais grave com manifestação clínica em idade mais jovem e maior potencial arrítmico que pacientes que tem variantes em heterozigose em *RYR2*. Pacientes com variantes no gene *CALM1-3* também podem ter maior risco arrítmico.

IMPLICAÇÕES TERAPÊUTICAS

Medidas comportamentais, como evitar atividades físicas extenuantes, estresse emocional e corrigir distúrbios eletrolíticos são fundamentais para minimizar o risco de arritmias ventriculares adrenérgico-dependentes.

Os betabloqueadores são o pilar do tratamento, em especial com uso de betabloqueadores não seletivos, como nadolol e propranolol em dose específica: nadolol 1 a 2 mg/kg/dia ou propranolol 2 a 4 mg/kg/dia.

A flecainida está indicada em associação ao betabloqueador em pacientes que apresentem síncope ou arritmia ventricular em uso de betabloqueador em dose máxima tolerada. Como não é disponível no Brasil, uma opção aceitável é o uso de propafenona.

A simpatectomia torácica esquerda ou bilateral deve ser considerada em casos em que o betabloqueador seja contraindicado ou recusado pelo paciente, bem como nos casos refratários (síncopes ou choque de CDI).

O implante do cardiodesfibrilador implantável (CDI) deve ser evitado, se possível, devido ao risco de indução de tempestade elétrica desencadeada pelo estresse emocional relacionado ao choque de terapias do CDI.

Pontos-chave

- A TVPC é uma canalopatia que causa arritmias ventriculares polimórficas durante situações de liberação adrenérgica, na presença de intervalo QT normal. O teste genético é importante para reforçar o diagnóstico, tem implicações no prognóstico e na terapêutica.

Recursos adicionais

- https://www.ahajournals.org/doi/full/10.1161/CIRCGEN.119.002510

Bibliografia sugerida

Giudicessi JR, Lieve KVV, Rohatgi RK, Koca F, Tester DJ, van der Werf C, et al. Assessment and Validation of a Phenotype-Enhanced Variant Classification Framework to Promote or Demote RYR2 Missense Variants of Uncertain Significance. Circ Genom Precis Med. 2019 May;12(5):e002510. doi: 10.1161/CIRCGEN.119.002510. PMID: 31112425.

Priori SG, Mazzanti A, Santiago DJ, Kukavica D, Trancuccio A, Kovacic JC. Precision Medicine in Catecholaminergic Polymorphic Ventricular Tachycardia: JACC Focus Seminar 5/5. J Am Coll Cardiol. 2021 May 25;77(20):2592-612. doi: 10.1016/j.jacc.2020.12.073. PMID: 34016269.

Song J, Luo Y, Jiang Y, He J. Advances in the Molecular Genetics of Catecholaminergic Polymorphic Ventricular Tachycardia. Front Pharmacol. 2021 Aug 16;12:718208. doi: 10.3389/fphar.2021.718208. PMID: 34483927; PMCID: PMC8415552.

Wilde AAM, Semsarian C, Márquez MF, Sepehri Shamloo A, Ackerman MJ, Ashley EA, et al. European Heart Rhythm Association (EHRA)/Heart Rhythm Society (HRS)/Asia Pacific Heart Rhythm Society (APHRS)/Latin American Heart Rhythm Society (LAHRS) Expert Consensus Statement on the state of genetic testing for cardiac diseases. J Arrhythm. 2022 May 31;38(4):491-553.

Zeppenfeld K, Tfelt-Hansen J, de Riva M, Winkel BG, Behr ER, Blom NA, et al. 2022 ESC Guidelines for the management of patients with ventricular arrhythmias and the prevention of sudden cardiac death. Eur Heart J. 2022 Oct 21;43(40):3997-4126. doi: 10.1093/eurheartj/ehac262.

PERGUNTAS ORIENTADORAS

1) Assinale a melhor alternativa quanto ao diagnóstico de TVPC:
   a) O diagnóstico clínico é feito quando se demonstra arritmias ventriculares polimórficas no teste ergométrico.
   b) O diagnóstico deve ser feito apenas por teste genético por meio da demonstração de variantes patogênicas em gene associado a canais de cálcio.
   c) O diagnóstico pode ser baseado em um escore de probabilidade que contempla tanto as características clínicas, a presença de arritmias ventriculares no teste de esforço, o valor do intervalo QTc, a história familiar e a presença de variante patogênica em gene associado à TVPC (*RYR2, CALM2, TRDN, CALM1-3*).
   d) O diagnóstico só pode ser confirmado quando se demonstram arritmias ventriculares no esforço e uma variante patogênica em gene associado à TVPC.

2) Em relação ao tratamento da TVPC, assinale a alternativa **falsa**:
   a) O pilar do tratamento da TVPC é o uso de betabloqueador não seletivo.
   b) O tratamento da TVPC pode incluir o uso de betabloqueadores cardiosseletivos, desde que constatada variante patogênica em RyR2.
   c) Em pacientes que tenham persistência de sintomas e/ou arritmias ventriculares, já em uso de betabloqueador não seletivo, existe indicação de flecainida para otimização terapêutica.
   d) A simpatectomia é uma opção terapêutica adjuvante para pacientes com TVPC, já em uso de betabloqueador, que tenham persistência de sintomas e/ou arritmias ventriculares.

3) Sobre o teste genético, assinale a alternativa **correta**:
   a) O rendimento atual do teste genético na TVPC é por volta de 80%.
   b) O teste genético ideal para se indicar em um probando com TVPC é um exoma completo.
   c) A TVPC tipo 2 está relacionada com variantes bialélicas no gene *CASQ2,* padrão de herança autossômico recessivo, que são mais raras e podem ter apresentação clínica mais grave.
   d) A TVPC tipo 1 está relacionada com variantes monoalélicas em RYR2 que estão associadas à perda de função na proteína rianodina, causando redução da liberação de cálcio no citosol.

4) Quais as implicações clínicas do diagnóstico molecular?
   a) O diagnóstico molecular é importante para o reforço no diagnóstico clínico e para o diagnóstico diferencial.
   b) O diagnóstico molecular permite realizar rastreamento familiar em cascata para detectar familiares em risco de desenvolver a alteração clínica.
   c) O diagnóstico molecular pode ser importante para aconselhamento reprodutivo, pois possibilita decisão sobre teste genético pré-implantacional para a prole.
   d) Todas as anteriores.

RESPOSTAS COMENTADAS

1) **Letra C**
O diagnóstico de TVPC é feito em pacientes com coração estruturalmente normal, que desenvolvem síncope ou apresentam morte súbita desencadeada por estresse físico ou emocional, com demonstração de TVNS ou TV polimórfica, bidirecional em situação clínica de estresse ou reproduzida em teste de esforço. O escore mencionado na alternativa C abrange a combinação desses fatores, uma vez que o teste genético pode ser negativo em até 40% e o teste ergométrico pode revelar outras causas de arritmias polimórficas ventriculares.

2) **Letra B**
É consensual que nem todos os betabloqueadores são iguais para o tratamento, tanto na SQTL quanto na TVPC. Os betabloqueadores de escolha são os não seletivos, como propranolol ou nadolol. Nos casos refratários, flecainida e/ou simpatectomia são coadjuvantes no controle das arritmias clínicas ou reproduzidas em teste ergométrico.

3) **Letra C**
A alternativa C aborda corretamente a TVPC tipo 2, indicando a relação com variantes bialélicas no gene CASQ2, mencionando o padrão de herança autossômico recessivo e observando que essas variantes são mais raras e podem resultar em uma apresentação clínica mais grave. O rendimento atual do teste genético na TVPC é ao redor de 50%. Um exoma completo é uma abordagem mais abrangente do que o necessário para muitas condições, incluindo a TVPC. Geralmente, um painel genético específico para TVPC é mais apropriado. Por último, a TVPC tipo 1 está geralmente associada a variantes em RYR2, mas a descrição da alteração funcional é de ganho de função.

4) **Letra D**
Todas as opções apresentam implicações clínicas importantes do diagnóstico molecular na TVPC.

4 | Síndrome de Brugada

Natália Quintella Sangiorgi Olivetti
Luciana Sacilotto
Nemer Luis Pichara

CASO CLÍNICO

Paciente do sexo masculino, 20 anos de idade, apresentou síncope sem pródromos autonômicos enquanto estava sentado assistindo televisão após o jantar. Realizou eletrocardiograma que apresentou supradesnivelamento do segmento ST em V1, V2 e V3 (**Figura 4.1**). Ecocardiograma dentro dos limites da normalidades. Relatou histórico familiar de morte súbita cardíaca: pai falecido aos 40 anos por causa desconhecida.

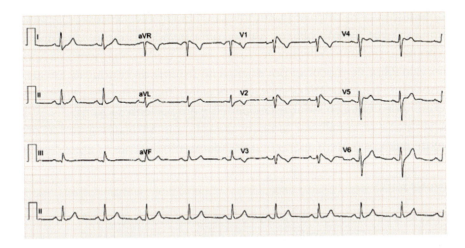

Figura 4.1. ECG com derivações superiores (vide **Figura 4.2**): supradesnivelamento maior que 2,0 mm, com elevação côncava do segmento ST, seguido por ondas T descendentes e negativas nas derivações V1, V2 e V3, com morfologia compatível com Brugada tipo 1.

INTRODUÇÃO

A síndrome de Brugada (SBr), descrita em 1992, é caracterizada por um padrão eletrocardiográfico típico e por um risco aumentado de arritmias potencialmente fatais, sem doença cardíaca estrutural. Este capítulo oferece uma visão geral e objetiva de seus aspectos clínicos, genéticos e moleculares.

DEFINIÇÃO

A SBr é uma canalopatia hereditária caracterizada por supradesnivelamento do segmento ST em precordiais direitas e relacionada com um risco aumentado de morte súbita cardíaca (MSC) por arritmia ventricular complexa.

A SBr é responsável por cerca de 4 a 12% dos casos morte súbita (MS) em geral, chegando até 20% dos casos que acometem um coração estruturalmente normal. Sua prevalência é de 8 a 10 vezes mais em pacientes do sexo masculino e varia entre as populações devido a formas ocultas e diferenças étnicas, com as regiões do sudeste Asiático exibindo maior endemicidade.

FENÓTIPO

Os pacientes com SBr geralmente permanecem assintomáticos. A síncope sem pródromos autonômicos pode ser o principal sintoma, especialmente se desencadeada por situações vagais (repouso, febre, sono, pós-exercício ou pós--prandial). Convulsões, respiração agônica noturna ou morte súbita, podem ocorrer por taquicardia ventricular polimórfica ou fibrilação ventricular. Os pacientes podem ser desde assintomáticos até ter uma parada cardiorrespiratória (PCR) como primeiro sintoma. A disfunção do nó sinusal, o prolongamento da onda P e do intervalo PR podem ocorrer por doença no sistema de condução. Em até 20% dos casos pode haver arritmias supraventriculares, manifestando principalmente com quadro de fibrilação atrial, especialmente em pacientes jovens.

A SBr pode se manifestar também durante a infância. Os sintomas em pacientes pediátricos podem aparecer particularmente durante os episódios febris.

DIAGNÓSTICO

Apenas o padrão tipo 1 é considerado diagnóstico de SBr.

Padrão tipo 1: Eletrocardiograma com supradesnivelamento do segmento ST maior ou igual a 2 mm em pelo menos uma derivação precordial direita (V1 ou V2), em posicionamento padrão (4º espaço intercostal – EIC) ou superior (2º ou 3º EIC), seguido de onda T negativa, espontâneo ou induzido por teste farmacológico.

DERIVAÇÕES SUPERIORES

A colocação dos eletrodos em posição superior, conforme demonstrado na **Figura 4.2**, visa identificar melhor os sinais elétricos da via de saída do ventrículo direito, local reconhecido por apresentar o substrato arritmogênico da SBr e aumentar a sensibilidade do método em detectar o padrão tipo 1. Em consequência da natureza dinâmica do padrão tipo I no ECG, o diagnóstico ainda é desafiador e o uso das derivações precordiais direitas altas aumenta a sensibilidade para a detecção do padrão tipo 1.

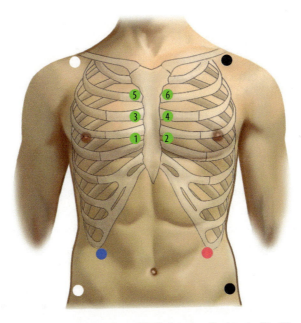

Figura 4.2. Eletrodos posicionados nas derivações precordiais direitas altas. Os eletrodos V1 e V2 convencionais estão no 4º espaço intercostal (EIC) padrão do eletrocardiograma. Os eletrodos superiores, V3 e V4, estão posicionados no 3º EIC direito e esquerdo, enquanto os eletrodos V5 e V6 estão no 2º EIC direito e esquerdo, respectivamente.

DIAGNÓSTICO DIFERENCIAL

Para o diagnóstico de SBr, outras causas de elevação do segmento ST nas derivações precordiais direitas, conhecidas como fenocópias (isquemia, distúrbio hidreletrolítico, compressão mecânica, entre outras), devem ser excluídas.

ESCORE DE SHANGHAI

O escore de Shangai classifica os pacientes com suspeita de SBr em diagnóstico definitivo (escore ≥ 3,5), diagnóstico possível (escore entre 2 e 3) e não diagnóstico (escore < 2 pontos).

DIAGNÓSTICO MOLECULAR

A presença de variantes patogênicas ou possivelmente patogênicas no gene SCN5A, que codifica a subunidade alfa no canal de sódio cardíaco (Nav1.5), pode ser detectada em cerca de 20% dos pacientes. Dessa forma, em probandos com diagnóstico clínico de SBr, o teste genético não exclui o diagnóstico. Outros genes associados a SBr são *SCN1B*, *SCN2B* e *SCN3B* participam da regulação do canal de sódio despolarizante, porém a ferramenta de curadoria de especialistas do ClinGen recentemente classificou como disputada a força dessa associação.

Portanto, apenas o *SCN5A* é considerado gene associado a SBr, do ponto de vista de herança monogênica.

RASTREAMENTO FAMILIAR

O teste genético em cascata de rastreamento é recomendado para todos os familiares de primeiro grau de um probando com SBr e presença de variante patogênica ou provavelmente patogênica em SCN5A. Em especial, em pacientes jovens na primeira e segunda década de vida, o diagnóstico molecular de uma variante patogênica pode requerer medidas terapêuticas preventivas, como as orientações de estilo de vida, evitar febre além de outras medicações específicas visando prevenir situações favoráveis ao aparecimento de arritmia ventricular grave ou potencialmente fatal. O rastreamento clínico com eletrocardiogramas deve ser realizado em todos os familiares de probando com SBr nos quais não foi encontrada variante patogênica ou provavelmente patogênica em SCN5A associada.

IMPLICAÇÕES PROGNÓSTICAS

Em pacientes com variantes patogênicas em SCN5A a penetrância é incompleta e a expressividade variável, portanto, as apresentações clínicas são diferentes mesmo dentro da mesma variante. Escores de risco poligênicos derivados de GWAS (PRS-BrS) podem explicar parte da expressividade variável em carreadores de variantes em SCN5A e estão associados a resposta positiva aos testes farmacológicos provocativos para SBr.

Pacientes com variantes patogênicas em SCN5A têm mais alterações de distúrbios de condução associados e podem ter um pior desfecho arrítmico; entretanto, a presença dessa variante patogênica, por si só, não deve motivar uma indicação de Cardioversor-Desfibrilador Implantável (CDI). Ela deve, sim, impulsionar uma estratificação de risco e um manejo clínico mais cuidadoso.

Além de seu papel no diagnóstico, o escore de Shanghai também está proporcionalmente associado a um maior risco arrítmico nesses pacientes.

IMPLICAÇÕES TERAPÊUTICAS

A indicação de CDI na SBr é considerada classe 1 para pacientes recuperados de PCR. Pacientes com síncope e padrão tipo 1 espontâneo apresentam alto risco de arritmias (cerca de 2% por ano) e a recomendação de CDI deve ser considerada. Assintomáticos com padrão induzido têm baixo risco e a conduta pode ser mais conservadora. Todos os pacientes devem evitar intoxicação alcoólica, tratar febre ativamente para evitar elevação de temperatura corporal e evitar medicações específicas que afetem os canais de sódio (vide site: brugadadrugs.org).

A quinidina, um medicamento antiarrítmico da classe Ia com propriedades bloqueadoras dos canais Ito e iKr, não disponível no Brasil, tem sido considerada como uma opção em certos pacientes, como adjuvante, principalmente em portadores de CDI com múltiplos choques ou na tempestade elétrica associada a SBr. Também pode ser aventada como alternativa em crianças com a síndrome e alto risco de arritmias malignas.

Pontos-chave

- A SBr é uma canalopatia hereditária, com fenótipo amplamente variável, caracterizada por um eletrocardiograma típico com aumento da suscetibilidade a arritmias cardíacas e morte súbita em pacientes jovens, especialmente durante atividades vagais. A estratificação de risco é importante e deve ser baseada na presença de sintomas, achados do ECG, resultados do estudo eletrofisiológico, sexo e fatores genéticos.
- O teste genético, embora seja capaz de identificar variantes patogênicas em apenas 20% dos pacientes, não deve ser usado para excluir o diagnóstico na ausência dessas variantes. Pode ser extremamente valioso para triagem familiar e pode de fornecer informações prognósticas importantes, como a identificação dos pacientes com maior risco de desenvolver doença do sistema de condução e arritmias ventriculares.
- O CDI é comprovadamente eficaz em pacientes de alto risco.

Recursos adicionais

- *Link* para o artigo sobre o escore de Shanghai: https://www.jacc.org/doi/abs/10.1016/j.jacep.2018.02.009

Bibliografia sugerida

Ciconte G, Monasky MM, Santinelli V, Micaglio E, Vicedomini G, Anastasia L, et al. Brugada syndrome genetics is associated with phenotype severity. Eur Heart J. 2021;42:1082–90.

Kawada S, Morita H, Antzelevitch C, Morimoto Y, Nakagawa K, Watanabe A, et al. Shanghai Score System for Diagnosis of Brugada Syndrome: Validation of the Score System and System and Reclassification of the Patients. JACC Clin Electrophysiol. 2018 Jun;4(6):724-30. doi: 10.1016/j.jacep.2018.02.009.

Wijeyeratne YD, Tanck MW, Mizusawa Y, Batchvarov V, Barc J, Crotti L, et al. SCN5A mutation type and a genetic risk score associate variably with Brugada syndrome phenotype in SCN5A families. Circ Genom Precis Med. 2020;13:e002911.

Wilde AAM, Semsarian C, Márquez MF, Sepehri Shamloo A, Ackerman MJ, Ashley EA, et al. European Heart Rhythm Association (EHRA)/Heart Rhythm Society (HRS)/Asia Pacific Heart Rhythm Society (APHRS)/Latin American Heart Rhythm Society (LAHRS) Expert Consensus Statement on the state of genetic testing for cardiac diseases. J Arrhythm. 2022 May 31;38(4):491-553.

Zeppenfeld K, Tfelt-Hansen J, de Riva M, Winkel BG, Behr ER, Blom NA, et al. 2022 ESC Guidelines for the management of patients with ventricular arrhythmias and the prevention of sudden cardiac death. Eur Heart J. 2022 Oct 21;43(40):3997-4126. doi: 10.1093/eurheartj/ehac262.

PERGUNTAS ORIENTADORAS

1) Em relação ao diagnóstico da SBr, qual das afirmações a seguir é correta?
   a) O diagnóstico é baseado exclusivamente nos sintomas clínicos.
   b) O padrão tipo 2 no eletrocardiograma é considerado diagnóstico clássico de SBr.
   c) O teste genético é o único método confiável e necessário para o diagnóstico de SBr.
   d) Apenas o padrão tipo 1 no eletrocardiograma é considerado diagnóstico de SBr.

2) Qual das opções a seguir é considerada opção terapêutica para pacientes com SBr?
   a) O tratamento principal para a SBr é a cirurgia cardíaca.
   b) O tratamento com CDI é eficaz em pacientes de alto risco.
   c) O CDI é recomendado apenas para pacientes assintomáticos.
   d) A quinidina não tem efeitos benéficos no tratamento da SBr.

3) Qual das afirmações a seguir NÃO é considerada correta em relação ao diagnóstico genético em pacientes com SBr?
   a) O teste genético é útil apenas para excluir o diagnóstico de SBr.
   b) O teste genético pode identificar variantes patogênicas em todos os pacientes com SBr.
   c) O teste genético é capaz de identificar variantes patogênicas em cerca de apenas 20% dos pacientes.
   d) O diagnóstico de SBr deve ser baseado no teste genético.

4) Quais das seguintes alternativas é considerada uma implicação clínica resultante do diagnóstico molecular?
   a) A presença de variantes patogênicas em *SCN5A* pode influenciar a estratificação de risco e o manejo clínico, por identificar indivíduos de menor risco.
   b) O diagnóstico molecular não tem relevância na indicação de CDI.
   c) A presença de variantes patogênicas em *SCN5A* não está associada a nenhum risco adicional.
   d) Os genes *SCN1B, SCN2B e SCN3B* estão associados a SBr mais raras, porém bem-definidas.

5) Em relação à estratificação de risco na SBr, qual das seguintes afirmativas é verdadeira?
   a) Pacientes assintomáticos com padrão tipo 1 têm risco significativamente menor de eventos arrítmicos em comparação com pacientes sintomáticos.
   b) O padrão eletrocardiográfico tipo 2 é mais preditivo de eventos arrítmicos em comparação com o tipo 1.
   c) A presença de sintomas, como síncope, não é considerada fator de risco relevante para a estratificação de risco.
   d) A estratificação de risco na SBr é uniforme para todos os pacientes, independentemente das características clínicas ou eletrocardiográficas.

6) Qual dos seguintes achados é característico da SBr?
   a) Bradicardia sinusal persistente.
   b) Supradesnivelamento do segmento ST nas derivações precordiais direitas seguido por onda T negativa.
   c) Empastamento inicial com deflexão triangular que ocorre no início do complexo QRS.
   d) Elevação difusa do segmento ST.

RESPOSTAS COMENTADAS

1) **Letra D**
A SBr é diagnosticada principalmente com base nos padrões observados no ECG. O padrão tipo 1 espontâneo, caracterizado por um elevado segmento ST seguido por uma descida côncava em forma de sela, é considerado o diagnóstico clássico de SBr. Outros padrões (tipo 2 e tipo 3) podem ser observados, mas o tipo 1 é o mais específico para o diagnóstico da síndrome. O diagnóstico não é feito exclusivamente com base nos sintomas clínicos, e o teste genético pode ser usado em conjunto com as características clínicas, mas não é o único método confiável e necessário para o diagnóstico.

2) **Letra B**
A terapia principal para pacientes com SBr e alto risco de arritmias ventriculares é a implantação de um CDI. Ele é eficaz na prevenção de morte súbita cardíaca em pacientes com SBr que apresentam padrão tipo 1 no eletrocardiograma e têm sintomas ou são considerados de alto risco. A opção A não é considerada tratamento padrão para a SBr, a opção C é incorreta, pois o CDI é recomendado para pacientes de alto risco, mesmo que assintomáticos, e a opção D é incorreta, pois a quinidina é uma opção terapêutica considerada em alguns casos de SBr.

3) **Letra C**
O diagnóstico de SBr não deve ser baseado exclusivamente no teste genético, pois o rendimento do teste para SBr é de apenas 20% (resposta correta C). O diagnóstico clínico é geralmente estabelecido com base nos padrões observados no eletrocardiograma (ECG), quando detectado o padrão tipo 1.

4) **Letra B**
Em casos de SBr, o diagnóstico molecular muitas vezes não tem impacto direto na indicação de CDI. Há estudos mencionando a maior presença de subtrato em via de saída de ventrículo direito em pacientes com SCN5A+. A decisão de implantar um CDI geralmente é baseada em critérios clínicos, como ECG espontâneo, história de síncope e eventos arrítmicos anteriores. Apenas variantes no gene *SCN5A* têm forte associação clínica com a SBr.

5) **Letra A**
Na SBr, pacientes assintomáticos com o padrão eletrocardiográfico tipo 1 geralmente têm um risco significativamente menor de eventos arrítmicos em comparação com pacientes sintomáticos (dobro quando síncope ou ate 8 vezes mais, quando PCR recuperada).

6) **Letra B**
O achado característico da SBr é o supradesnivelamento do segmento ST nas derivações precordiais direitas (V1 a V3) seguido por uma onda T negativa. Essa alteração no ECG é conhecida como "padrão tipo 1" e é um dos critérios diagnósticos da síndrome. As outras opções não são características da SBr.

5 | Síndrome do QT Curto

Guilherme Augusto Teodoro Athayde
Luciana Sacilotto
Natália Quintella Sangiorgi Olivetti

CASO CLÍNICO

Paciente de 18 anos, do gênero masculino, com história de síncope sem pródromos, ocorrida em repouso. Negava outras comorbidades ou uso de substância exógena. História familiar de irmão que faleceu subitamente aos 20 anos durante esforço físico e outro irmão de 22 anos diagnosticado com fibrilação atrial.
- Exame físico sem alterações.
- ECG: ritmo sinusal, intervalo QTc 311 ms.
- Ecocardiograma sem alterações.

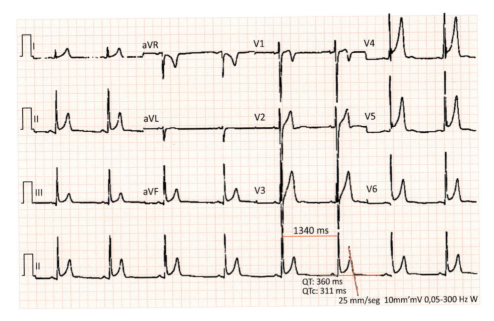

Figura 5.1.

DEFINIÇÃO

A Síndrome do QT Curto (SQTc) é uma canalopatia hereditária na qual ocorre encurtamento do intervalo QT, o que predispõe à fibrilação atrial e fibrilação ventricular. A redução do intervalo QT reflete um encurtamento da duração do potencial de ação do cardiomiócito que pode ocorrer por um aumento da corrente repolarizante (saída de potássio) ou redução da corrente despolarizante (entrada de sódio e cálcio). É uma canalopatia considerada muito rara, de prevalência não conhecida (**Figura 5.2**).

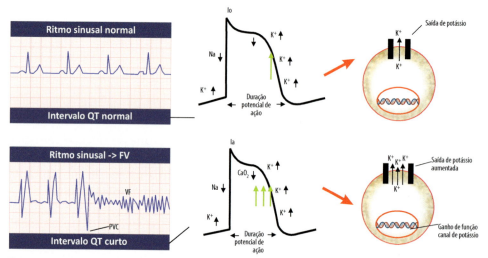

Figura 5.2. Encurtamento do potencial de ação devido ao aumento do efluxo de potássio, em paciente com Síndrome do QT Curto, proporcionando o surgimento de fibrilação ventricular.

Adaptada de: Gollob MH, Redpath CJ, Roberts JD. The short QT syndrome: proposed diagnostic criteria. J Am Coll Cardiol. 2011 Feb 15;57(7):802-12.

FENÓTIPO

A apresentação clínica caracteriza-se por palpitação, síncope arrítmica, parada cardiorrespiratória (PCR), fibrilação ventricular (FV), arritmias atriais (fibrilação atrial e *flutter* atrial) e histórico familiar de morte súbita cardíaca (MSC). Em geral, a apresentação clínica ocorre na primeira ou segunda década de vida.

O valor de corte do QTc para diagnóstico de SQTc é uma questão de debate. Dentro da faixa de QT abaixo do intervalo considerado normal (QTc: 340 a 450 ms), principalmente entre 340 e 360 ms, há um percentual de pessoas saudáveis e de pacientes com a rara SQTc. Por isso, nos pacientes com intervalo QTc nesta faixa (340 a 360 ms), faz-se necessária uma alta suspeição clínica associada ao valor do QTc para o diagnóstico, e a presença de uma variante patogênica em SQTc pode ser importante para o diagnóstico.

A medida do QTc deve ser avaliada, além do QTc no ECG basal, em situações dinâmicas como no Holter e no teste ergométrico. Essa avaliação é importante, porque pacientes com SQTc costumam ter uma dificuldade de adaptação do intervalo QT às variações da frequência cardíaca. O segmento ST geralmente é encurtado, com a onda T ocorrendo logo após o QRS.

DIAGNÓSTICO

- QTc: ≤ 340 ms.
- QTc: ≤ 360 ms, associado a pelo menos um dos seguintes fatores: presença de uma mutação patogênica confirmada; história familiar de SQTc; história familiar de morte súbita em indivíduos com menos de 40 anos; ou história pessoal de PCR em FV recuperada, na ausência de cardiopatia estrutural.
- Escore de Gollob: > 4. Esse escore é uma ferramenta diagnóstica, que se baseia no valor do intervalo QT, do intervalo entre o ponto J até o pico da onda T (intervalo Jp-Tp < 120 ms), na história clínica, na história familiar e no genótipo.

Para se fazer o diagnóstico de SQTc, é necessário excluir causas secundárias de encurtamento do QT como hipercalemia, acidose, hipercalcemia, hipertermia, efeito de drogas, como digitálicos, e aumento do tônus vagal.

DIAGNÓSTICO MOLECULAR

O padrão de herança genética é autossômico dominante. A penetrância em geral é incompleta e a expressividade é variável.

O teste genético tem rendimento de cerca de 20% para identificar variantes patogênicas em pacientes com diagnóstico clínico. Portanto, o teste genético negativo não descarta o diagnóstico quando há alta suspeição clínica.

Os principais genes associados à SQTc são: *KCNH2*, *KCNQ1*, *KCNJ2* e *SLC4A3*. Variantes patogênicas com perda da função de canal de cálcio em CACNA1C, CACNB2 e CACNA2D1 estão associadas a fenótipo misto de SQTc e síndrome de Brugada.

Variantes patogênicas em SLC22A5 em homozigose ou heterozigose composta estão associadas à Síndrome de Deficiência da Carnitina, que pode-se manifestar por SQTc, hipoglicemia, hiperamonemia, disfunção hepática, hipotonia e cardiomiopatia. Essa condição responde ao tratamento de suplementação de carnitina.

Quando se encontra uma variante patogênica em gene relacionado com a SQTc em paciente com fenótipo clínico, deve-se realizar a pesquisa da variante nos familiares de primeiro grau. No entanto, deve-se ter cuidado na interpretação e aconselhamento genético dos familiares, levando em consideração a raridade da canalopatia e o desconhecimento da penetrância e expressividade dessas variantes.

TRATAMENTO

Deve-se considerar tratamento farmacológico com quinidina e indicação de CDI para pacientes de alto risco, independente do teste genético.

Pontos-chave

O achado incidental de intervalo QTc no ECG deve ser interpretado com cautela, considerando que a SQTc é uma canalopatia muito rara e de apresentação clínica grave. Ainda se conhece pouco sobre a prevalência, penetrância e expressividade nesta canalopatia.

Ferramentas adicionais

- *Sites* direcionados à informação para pacientes sobre a SQTc:
  - https://www.diseaseinfosearch.org/Short+qt+syndrome+1/9290.
  - https://rarediseases.org/rare-diseases/short-qt-syndrome/.
  - https://www.orpha.net/.

Bibliografia sugerida

Athayde GAT, Olivetti NQS, Darrieux FCDC, Sacilotto L, Pessente GD, Scanavacca MI. Family Screening in the Diagnosis of Short QT Syndrome after Sudden Cardiac Death as First Manifestation in Young Siblings. Arq Bras Cardiol. 2021 Jul;117(1 suppl 1):12-5. English, Portuguese. doi: 10.36660/abc.20200274. PMID: 34287469; PMCID: PMC8291896.

Dewi IP, Dharmadjati BB. Short QT syndrome: the current evidences of diagnosis and management. J Arrhythm. 2020 Oct 6;36(6):962-6. doi: 10.1002/joa3.12439. PMID: 33335610; PMCID: PMC7733558.

Wilde AAM, Semsarian C, Márquez MF, Sepehri Shamloo A, Ackerman MJ, Ashley EA, et al. European Heart Rhythm Association (EHRA)/Heart Rhythm Society (HRS)/Asia Pacific Heart Rhythm Society (APHRS)/Latin American Heart Rhythm Society (LAHRS) Expert Consensus Statement on the state of genetic testing for cardiac diseases. J Arrhythm. 2022 May 31;38(4):491-553.

Zeppenfeld K, Tfelt-Hansen J, de Riva M, Winkel BG, Behr ER, Blom NA, et al. 2022 ESC Guidelines for the management of patients with ventricular arrhythmias and the prevention of sudden cardiac death. Eur Heart J. 2022 Oct 21;43(40):3997-4126. doi: 10.1093/eurheartj/ehac262.

PERGUNTAS ORIENTADORAS

1) Quais das alterações observadas estão associadas a pior prognóstico, elevando o risco de morte súbita cardíaca no paciente em questão?
   a) Histórico de síncope sem pródromos.
   b) História familiar de morte súbita cardíaca em familiar de 1° grau.
   c) Intervalo QTc curto.
   d) Todas as anteriores.

2) Qual das alternativas a seguir não permite afirmar o diagnóstico de síndrome do QT Curto?
   a) Intervalo QT corrigido em ECGs seriados ≤ 340 ms.
   b) Intervalo QT corrigido ≤ 360 ms associado à variante patogênica confirmada.
   c) Qualquer intervalo QT corrigido < 380 ms.
   d) Intervalo QT corrigido ≤ 360 ms associado à história familiar de morte súbita em indivíduos com menos de 40 anos.

3) Sobre o diagnóstico molecular da Síndrome do QT Curto (SQTC), assinale a alternativa correta:
   a) O teste genético negativo descarta o diagnóstico de SQTC.
   b) A herança genética é autossômica recessiva, com penetrância incompleta e expressividade variável.
   c) Variantes patogênicas com perda da função de canais de potássio (p. ex., KCNH2 e KCNQ1) são marcas da SQTC.
   d) Variantes patogênicas com perda da função de canal de cálcio estão associadas a *overlapping* com outras canalopatias.

4) Qual das terapêuticas a seguir não é contemplada no tratamento de pacientes com SQTC?
   a) Cardiodesfibrilador implantável.
   b) Tratamento conservador para pacientes de baixo risco.
   c) Quinidina.
   d) Betabloqueadores.

RESPOSTAS COMENTADAS

1) **Letra D**
Todas as alternativas são consideradas de alto risco, mas nenhuma atualmente tem o poder de indicar isoladamente um CDI preventivo.

2) **Letra C**
A Síndrome do QT Curto não é apenas caracterizada por um intervalo QT corrigido mais curto que o normal. Documentos de consenso abordam o diagnóstico apenas quando o ECG tem intervalo QTc < 340 ms e em valores de até 360 ms quando outros critérios são agregados: fibrilação atrial, detecção de variantes patogênicas, história familiar de morte súbita.

3) **Letra D**
O teste genético negativo não descarta completamente o diagnóstico de SQTC, pois a síndrome é geneticamente heterogênea, o rendimento do teste até o momento é baixo , cerca de 20%. A herança genética da SQTC é geralmente autossômica dominante, e não recessiva. Variantes patogênicas com perda da função de canais de cálcio podem estar associadas a *overlapping* com outras canalopatias, mas não são a característica principal da SQTC, como a Síndrome de Brugada

4) **Letra D**
Os betabloqueadores são tratamento de escolha em pacientes com SQTL, mas não para SQTc. Quinidina é terapêutica mais amplamente aceita.

6 | Fibrilação Atrial Familiar

Natália Quintella Sangiorgi Olivetti
Luciana Sacilotto
Ana Luisa Calixto Rodrigues

CASO CLÍNICO

Paciente do sexo masculino, 28 anos de idade, apresentando sintomas de palpitações taquicárdicas, foi ao pronto-socorro e realizou eletrocardiograma que apresentou ritmo de fibrilação atrial de alta resposta ventricular (**Figura 6.1**). O ecocardiograma não demonstrou alterações. O paciente relatou histórico familiar de fibrilação atrial em seu pai, diagnosticada aos 40 anos (**Figura 6.2**), além de bradicardia, que resultou no implante de marcapasso aos 48 anos.

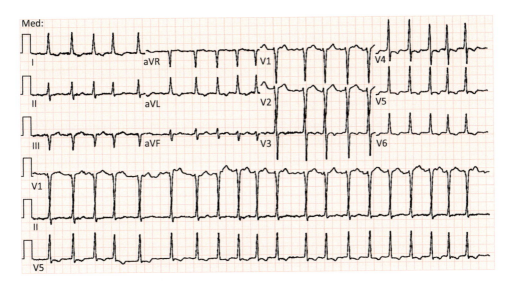

Figura 6.1. Eletrocardiograma demonstrando fibrilação atrial de alta resposta ventricular.

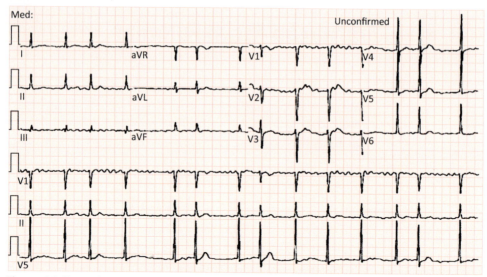

Figura 6.2. Eletrocardiograma demonstrando fibrilação atrial com resposta ventricular controlada.

DEFINIÇÃO

A fibrilação atrial (FA) é a arritmia sustentada mais comum na prática clínica e, em geral, está associada à idade avançada e comorbidades cardiovasculares, como hipertensão arterial sistêmica, diabetes melito, insuficiência cardíaca, obesidade, síndrome da apneia do sono etc. O termo "A FA é considerada isolada" é utilizado para se fazer referência à ocorrência de FA em indivíduos com menos de 60 anos de idade, sem comorbidades cardiovasculares ou cardiomiopatia associadas, isto é, sem os fatores de risco usuais para o desenvolvimento dessa arritmia. A FA pode-se manifestar como uma condição familiar. A prevalência da FA familiar não é conhecida, mas estima-se que cerca de 30% dos casos de FA isolada sejam de origem familiar. A "FA isolada" pode ser a primeira manifestação de uma doença genética com padrão de herança mendeliana (monogenética). Nesses casos, o substrato genético mais frequente são genes relacionados com outros fenótipos, como cardiomiopatias hereditárias ou canalopatias. Em um estudo de coorte com 1.293 pacientes diagnosticados com FA antes dos 66 anos de idade, foram identificadas variantes patogênicas ou provavelmente patogênicas em 10,1%, chegando a 16,8% em pacientes com diagnóstico antes dos 30 anos de idade. Para efeito de comparação, a prevalência de variantes associadas a cardiomiopatias em populações não selecionadas é de apenas 0,7%. Em raríssimos casos, são identificados genes relacionados exclusivamente com o fenótipo de FA. "FA isolada familiar" é um termo utilizado para se referir à FA transmitida com padrão de herança mendeliana.

FENÓTIPO

Pacientes jovens com manifestação de FA em geral não apresentam cardiopatia estrutural, comorbidades cardiológicas associadas ou canalopatia. O principal sintoma relatado é a palpitação causada pela arritmia, podendo também ocorrer síncope. A FA pode estar relacionada com a síndrome taquicardia-bradicardia.

Quando a FA isolada está associada a doença do sistema de condução, em geral, os pacientes apresentam baixa tolerância a medicações antiarrítmicas devido a sintomas como tontura e cansaço relacionados com a bradicardia.

DIAGNÓSTICO MOLECULAR

A base genética para FA isolada familiar ainda não é um consenso entre especialistas. A FA pode ser um sintoma inicial de uma miocardiopatia incipiente ou estar relacionada com uma canalopatia, como síndrome de Brugada (SBr), síndrome de QT curto (SQTC) e taquicardia ventricular polimórfica catecolaminérgica (TVPC).

Os genes que estão associados à FA isolada de forma familiar mais bem estabelecida são *SCN5A, KCNQ1, MYL4* e variantes truncadas no gene *TTN* relacionada com a titina. Variantes patogênicas que causam perda de função no gene *SCN5A* podem estar associadas a FA isolada familiar, doença do sistema de condução e SBr. Variantes patogênicas que causam ganho de função no gene *SCN5A* também podem causar FA isolada. Variante com ganho de função no gene *KCNQ1* (S140G) e variante com perda de função no gene *KCN5A* foram identificadas em casos de FA familiar com padrão de herança autossômica dominante. O gene *MYL4* codifica a cadeia leve de miosina atrial e é descrito como associado a FA e doença do sistema de condução.

Genes relacionados com defeitos que afetam *gaps junctions,* como *GJA5* e *GJC1,* também podem causar FA. Variantes em genes de miocardiopatias, em especial *LMNA* e TTN, predispõe à FA com frequência e podem ser uma manifestação arrítmica de uma miocardiopatia ainda incipiente. A **Tabela 6.1** resume os principais genes associados às formas de FA familiar.

Tabela 6.1. Genes associados à FA familiar

Gene	Fenótipo descrito	Alteração na proteína
SCN5A	FA/distúrbio de condução	Redução da corrente de sódio (INa1.5)
KCNQ1	FA/SQTC	Redução da corrente de potássio (IKs)
KCNH2	FA/SQTC	Redução da corrente de potássio (IKr)
KCN5A	FA isolada familiar	Redução da corrente de potássio (IKUr)
TBX5	FA/ Síndrome de Holt-Oram	Fator de Transcrição T-Box 5
MYL4	FA/distúrbio de condução	Defeito na cadeia leve de miosina atrial
TTN	FA/Cardiomiopatia dilatada	Defeito na proteína titina
LMNA	FA /Cardiomiopatia dilatada/Doenças neuromusculares	Defeito na proteína lamin A/C
GJA5	FA	Redução da função na conexina 40
GJC1	FA	Redução da função na conexina 40

FA: Fibrilação atrial. SQTC: síndrome de QT curto.

RASTREAMENTO FAMILIAR

Quando um probando com FA isolada apresenta uma variante patogênica ou provavelmente patogênica em um gene associado à FA isolada em família com padrão de herança familiar da FA, doenças do sistema de condução, canalopatias ou cardiomiopatias, recomenda-se a avaliação clínica e o teste genético direcionado para a variante específica (método de Sanger) nos familiares de 1° grau.

IMPLICAÇÕES PROGNÓSTICAS

A identificação de um substrato molecular genético da FA pode ajudar o médico a prever o risco de desenvolvimento de outros fenótipos associados, como doença do sistema de condução e cardiomiopatias incipientes, permitindo a investigação direcionada e a implementação de condutas preventivas adequadas.

Pontos-chave

- O teste genético em pacientes com FA isolada familiar pode detectar situações de maior risco, prever desfechos e ajudar a entender novas opções terapêuticas

Bibliografia sugerida

Darbar D, Herron KJ, Ballew JD, Jahangir A, Gersh BJ, Shen WK, et al. Familial atrial fibrillation is a genetically heterogeneous disorder. J Am Coll Cardiol. 2003;41:2185–92.

Hindricks G, Potpara T, Dagres N, Arbelo E, Bax JJ, Blomström-Lundqvist C, et al. ESC Scientific Document Group. 2020 ESC Guidelines for the diagnosis and management of atrial fibrillation developed in collaboration with the European Association for Cardio-Thoracic Surgery (EACTS): The Task Force for the diagnosis and management of atrial fibrillation of the European Society of Cardiology (ESC) Developed with the special contribution of the European Heart Rhythm Association (EHRA) of the ESC. Eur Heart J. 2021 Feb 1;42(5):373-498. doi: 10.1093/eurheartj/ehaa612. Erratum in: Eur Heart J. 2021 Feb 1;42(5):507. Erratum in: Eur Heart J. 2021 Feb 1;42(5):546-547. Erratum in: Eur Heart J. 2021 Oct 21;42(40):4194.

Patel AP, Dron JS, Wang M, Pirruccello JP, Ng K, Natarajan P, et al. Association of Pathogenic DNA Variants Predisposing to Cardiomyopathy With Cardiovascular Disease Outcomes and All-Cause Mortality. JAMA Cardiol. 2022;7(7):723-32.

Wilde AAM, Semsarian C, Márquez MF, Sepehri Shamloo A, Ackerman MJ, Ashley EA, et al. European Heart Rhythm Association (EHRA)/Heart Rhythm Society (HRS)/Asia Pacific Heart Rhythm Society (APHRS)/Latin American Heart Rhythm Society (LAHRS) Expert Consensus Statement on the state of genetic testing for cardiac diseases. J Arrhythm. 2022 May 31;38(4):491-553.

Yoneda ZT, Anderson KC, Quintana JA, Neill MJ, Sims RA, Glazer AM, et al. Early-Onset Atrial Fibrillation and the Prevalence of Rare Variants in Cardiomyopathy and Arrhythmia Genes. JAMA Cardiol. 2021;6(12):1371-9.

Zeppenfeld K, Tfelt-Hansen J, de Riva M, Winkel BG, Behr ER, Blom NA, et al. 2022 ESC Guidelines for the management of patients with ventricular arrhythmias and the prevention of sudden cardiac death. Eur Heart J. 2022 Oct 21;43(40):3997-4126. doi: 10.1093/eurheartj/ehac262.

PERGUNTAS ORIENTADORAS

1) Em relação ao diagnóstico de FA em pacientes jovens, qual a alternativa incorreta?
   a) A FA é a arritmia sustentada mais comum na prática clínica. Está associada a comorbidades cardiovasculares como hipertensão arterial, diabetes melito e dislipidemias e a sua prevalência na população é maior quanto maior for a idade do paciente.
   b) O termo FA isolada se refere à fibrilação atrial que ocorre em indivíduos jovens, com menos de 60 anos e sem comorbidades clínicas associadas à fibrilação atrial.
   c) A FA é uma arritmia comum em idosos, porém não é esperado que ocorra em pacientes jovens, devendo motivar investigação genética sempre, mesmo antes de fazer avaliação de causas metabólicas.
   d) A FA em jovens deve motivar avaliação clínica de uso de medicações exógenas, substâncias estimulantes, condições clínicas metabólicas e, quando não se encontra causa associada, pode ser considerado teste genético, especialmente se houver histórico familiar de fibrilação atrial ou doença do sistema de condução e uso de marca-passo em familiares de primeiro grau.

2) Em relação ao tratamento, assinale a melhor alternativa:
   a) A FA em jovens pode estar associada à doença progressiva do sistema de condução, sendo importante avaliar a necessidade de marca-passo caso o paciente apresente síncopes e bradicardia associada.
   b) A FA em jovens tem indicação de estudo eletrofisiológico e ablação para tratamento definitivo em todos os casos.
   c) A FA em jovens e de causa genética pode estar associada a canalopatias, como síndrome de QT curto, ou pode ser a manifestação inicial de uma miocardiopatia, como a laminopatia.
   d) As afirmações A e C estão corretas.

3) Qual alternativa exemplifica um gene no qual a presença de uma variante patogênica pode estar associada à FA familiar?
   a) Gene *TMEM43*.
   b) Gene *LDLR*.
   c) Gene *SCN5A*.
   d) Gene *MED13L*.

4) Qual a alternativa **incorreta**?
   a) A avaliação molecular em FA isolada é importante para diagnosticar casos de miocardiopatias incipientes que possam ter a FA como primeira manifestação clínica.
   b) O diagnóstico molecular em casos de FA familiar é importante para decisão clínica sobre a ablação.
   c) O diagnóstico molecular em casos de FA familiar é importante pois pode ajudar a refinar o prognóstico em casos específicos.
   d) O diagnóstico molecular em casos de FA familiar pode identificar variantes associadas à doença do sistema de condução e, nesse caso, durante o seguimento clínico deve-se atentar para a possibilidade de bradicardias que requeiram implante de marcapasso.

RESPOSTAS COMENTADAS

1) **Letra C**
   A FA em jovens não é frequente, mas pode ter uma causa metabólica, como o hipertireoidismo. Sendo assim, devemos investigar causas secundárias antes de iniciar uma investigação genética.

2) **Letra D**
   A FA em jovens pode estar associada a canalopatias, doença de sistema de condução ou cardiomiopatias genéticas. Nem todos os casos terão indicação de ablação da FA, a avaliação deve ser individualizada, mesmo em pacientes jovens.

3) **Letra C**
   O gene *SCN5A* é associado a codificação de proteínas do canal de sódio e pode estar associado a FA familiar genética.

4) **Letra B**
   A importância do diagnóstico molecular em casos de FA familiar não está na decisão clínica sobre a ablação. A ablação deve ser indicada se o paciente for sintomático, refratário a antiarrítmicos, ou individualizada pela preferência do paciente.

7 | Síndrome de Wolff-Parkinson-White

Natália Quintella Sangiorgi Olivetti
Rodrigo Melo Kulchetscki

CASO CLÍNICO

Paciente iniciou acompanhamento aos 37 anos de idade devido a sintomas de cansaço aos esforços e palpitações. O eletrocardiograma apresentava intervalo PR curto, pré-excitação ventricular e sobrecarga ventricular. Foi submetido a estudo eletrofisiológico (EEF) para ablação de Wolff-Parkinson-White. O paciente evoluiu com sintomas de insuficiência cardíaca e hipertrofia ventricular. Na história familiar, uma irmã apresentou morte súbita cardíaca (MSC) aos 42 anos e um irmão teve MSC aos 51 anos. O pai tem cardiomiopatia hipertrófica (CMH).

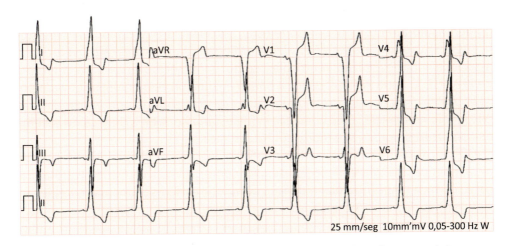

Figura 7.1. Eletrocardiograma demonstrando intervalo PR curto, pré-excitação ventricular e sobrecarga ventricular.

DEFINIÇÃO

A síndrome de Wolff-Parkinson-White (WPW) é uma condição congênita na qual uma via acessória está presente conectando o sistema elétrico atrial e ventricular além do nodo atrioventricular e resulta em um padrão de pré-excitação ventricular no eletrocardiograma (ECG). Pacientes com WPW podem apresentar taquicardia supraventricular paroxística (TPSV), fibrilação atrial com pré-excitação e, em casos raros, fibrilação ventricular.

A prevalência é de cerca de 1:1.000 pessoas. Na população geral, 0,1 a 0,3% dos eletrocardiogramas preenchem critérios para o diagnóstico. Em parentes de primeiro grau de pacientes com WPW, a prevalência pode chegar a 0,55%. Levando em conta o fato que 15-30% dos pacientes possuem vias acessórias retrógradas exclusivas, ou seja, sem manifestação no eletrocardiograma de pré-excitação – o chamado "WPW oculto" –, e que cerca de 30% dos adultos e crianças com WPW podem evoluir com padrão intermitente de pré-excitação em um seguimento de 5 anos, a prevalência real dessa condição é subestimada.

FENÓTIPO

A minoria dos pacientes é assintomática, em que o padrão eletrocardiográfico foi um achado de eletrocardiograma. Nos pacientes sintomáticos, os sintomas mais frequentes são palpitações, tontura e síncope. Raramente, morte súbita pode ser a apresentação clínica. Os pacientes em geral são jovens, sem miocardiopatia e a apresentação clínica é esporádica, na maioria dos casos não tem componente familiar. A WPW pode estar associada a cardiopatias, como a anomalia de Ebstein, em que ocorre inserção baixa do folheto septal da valva tricúspide e dilatação do ventrículo direito. Também pode estar associada a cardiomiopatia hipertrófica (CMH) causando alterações eletrocardiográficas de sobrecarga ventricular associada a pré-excitação ventricular, como pode ser observado na síndrome de PRKAG2. O gene *PRKAG2* codifica para a enzima proteína quinase ativada por AMP (AMPK), resultando em anormalidades de aumento do armazenamento de glicogênio no coração. Essa condição pode estar associada a doença do sistema de condução progressiva e morte súbita cardíaca.

Doenças genéticas associadas a WPW incluem paralisia periódica hipocalêmica, doença de Pompe (depósito de glicogênio), doença de Danon (cardiomiopatia, doença neuromuscular e déficit cognitivo), esclerose tuberosa complexa e alguns tipos de mitocondriopatias.

DIAGNÓSTICO MOLECULAR

O teste genético para diagnóstico molecular deve ser realizado apenas se alta suspeição clínica de etiologia genética, como quando houver associação de CMH, doença do sistema de condução ou morte súbita cardíaca nos familiares de primeiro grau (Tabela 7.1).

Tabela 7.1. Principais genes associados a forma genética de WPW

Gene	Fenótipo	Alteração proteica	Padrão de herança
Crom 11q	Anomalia de Ebstein	-	AD
PRKAG2	PR curto, sobrecarga ventricular, hipertrofia ventricular, doença de condução e morte súbita	Proteína quinase ativada por AMP	AD
GAA	Doença de Pompe: miocardiopatia dilatada ou hipertrófica, hipotonia generalizada, fraqueza próxima	Deficiência da maltase ácida α-1,4 glicosidase	AR
LAMP2	Doença de Danon: cardiomiopatia, doença neuromuscular e déficit cognitivo	Proteína associada a membrana do lisossomo 2	Ligada ao X
TSC1	Esclerose tuberosa complexa: rabdomiomas em crianças		AR
RNA mitocondrial	Mitocondriopatias (MELAS, LOHN)		Matrilinear

AD: autossômica dominante AR: autossômica recessiva. MELAS: Mitochondrial myopathy, Encephalopathy, Lactic Acidosis and Stroke; LOHN: Leber's Hereditary Optic Neuropathy.

RASTREAMENTO FAMILIAR

Deve-se realizar rastreamento familiar em cascata se encontrada variante patogênica ou possivelmente patogênica em gene relacionado com as formas genéticas de WPW no probando.

IMPLICAÇÕES PROGNÓSTICAS

O diagnóstico molecular pode identificar doenças de depósito, doenças neuromusculares e refinar a estratificação de risco desses pacientes.

IMPLICAÇÕES TERAPÊUTICAS

- O achado do teste genético direciona para tipos específicos de doenças em que a pré-excitação é apenas parte de um conjunto de sinais e sintomas que requer tratamento específico.
- A anomalia de Ebstein merece boa parte das vezes tratamento cirúrgico da anomalia de implantação dos folhetos septal e posterior, sendo a cirurgia do Cone o procedimento clássico. Outros tipos de procedimentos, a depender do grau de comprometimento do ventrículo direito, podem ser necessários. As vias acessórias na anomalia de Ebstein são em sua maioria à direita, e não infrequentemente são múltiplas e com padrão de condução atípico/decremental. A ablação por cateter nessa condição tem taxas de recorrência pouco maiores do que em pacientes com WPW não sindrômica.
- Algumas doenças de depósito, como é o caso da doença de Pompe, podem ser tratadas com reposição enzimática (alglucosidase alfa, que é uma

enzima construída por engenharia genética, que tem a capacidade de reproduzir a ação da alfa glicosidase ácida, enzima defeituosa que causa a síndrome).

- Na PRKAG2 e na doença de Danon, o fenótipo de hipertrofia ventricular pode ser acompanhado por sintomas de insuficiência cardíaca e distúrbios do sistema de condução, cujo tratamento em centros especializados é recomendado. Em algumas condições, o implante de dispositivos cardíacos eletrônicos implantáveis e o transplante cardíaco pode ser considerado.
- O diagnóstico familiar e rastreamento em cascata pode ser indicado em casos com genética positiva, com implicações terapêuticas e para aconselhamento genético.

Pontos-chave

O teste genético deve ser realizado na síndrome de WPW quando houver alta suspeição clínica: associação com hipertrofia ventricular, doença do sistema de condução, morte súbita cardíaca familiar e doenças neuromusculares.

Referências

Ehtisham J, Watkins H. Is Wolff-Parkinson-White syndrome a genetic disease? J Cardiovasc Electrophysiol. 2005 Nov;16(11):1258-62.

Gollob MH, Green MS, Tang AS, Gollob T, Karibe A, Ali Hassan AS, et al. Identification of a gene responsible for familial Wolff-Parkinson-White syndrome. N Engl J Med. 2001;344:1823–31.

Lopez-Sainz A, Dominguez F, Lopes LR, Ochoa JP, Barriales-Villa R, Climent V, et al. Clinical features and natural history of PRKAG2 variant cardiac glycogenosis. J Am Coll Cardiol. 2020;76:186–97.

Porto AG, Brun F, Severini GM, Losurdo P, Fabris E, Taylor MRG, et al. Clinical Spectrum of PRKAG2 Syndrome. Circ Arrhythm Electrophysiol. 2016 Jan;9(1):e003121. doi: 10.1161/CIRCEP.115.003121.

Wilde AAM, Semsarian C, Márquez MF, Sepehri Shamloo A, Ackerman MJ, Ashley EA, et al. European Heart Rhythm Association (EHRA)/Heart Rhythm Society (HRS)/Asia Pacific Heart Rhythm Society (APHRS)/Latin American Heart Rhythm Society (LAHRS) Expert Consensus Statement on the state of genetic testing for cardiac diseases. J Ar-rhythm. 2022 May 31;38(4):491-553.

Zeppenfeld K, Tfelt-Hansen J, de Riva M, Winkel BG, Behr ER, Blom NA, et al. 2022 ESC Guidelines for the management of patients with ventricular arrhythmias and the prevention of sudden cardiac death. Eur Heart J. 2022 Oct 21;43(40):3997-4126. doi: 10.1093/eurheartj/ehac262.

PERGUNTAS ORIENTADORAS

1) Qual das opções a seguir não é uma característica típica do padrão eletrocardiográfico de Wolff-Parkinson-White?
   a) Intervalo PR curto com presença de onda delta.
   b) Alargamento do QRS.
   c) Alteração secundária da repolarização.
   d) Sobrecarga ventricular esquerda.

2) Sobre o tratamento da WPW, assinale a alternativa correta.
   a) Após ablação por cateter, todos os pacientes podem ter alta e serem liberados para seguir vida normal.
   b) Sinais de alarme para doenças genéticas associadas à WPW incluem a presença de hipertrofia ventricular esquerda, bloqueios, insuficiência cardíaca ou histórico familiar positivo de cardiopatia e/ou morte súbita.
   c) O teste genético nunca é necessário em pacientes com WPW.
   d) Síncope, em geral, é um sinal de baixo risco nesses pacientes.

3) Foi indicado o teste genético para o caso anterior. Qual o gene provavelmente implicado no quadro clínico descrito?
   a) *PRKAG2.*
   b) *GAA.*
   c) *LAMP2.*
   d) *TSC1.*

4) Após o teste genético positivo, um diagnóstico molecular foi possível. São implicações clínicas do diagnóstico molecular, **exceto:**
   a) Permite o tratamento direcionado da doença, como é o caso da doença de Pompe.
   b) Possibilita e direciona o rastreamento familiar em cascata, com diagnóstico precoce e aconselhamento genético.
   c) Seguimento clínico voltado não só para a pré-excitação, mas também para o conjunto de sinais e sintomas da síndrome clínica diagnosticada.
   d) Não existem repercussões clínicas do teste genético e, portanto, este só deve ser realizado em ambiente de pesquisa.

RESPOSTAS COMENTADAS

1) **Letra D**
As alterações eletrocardiográficas típicas da WPW são intervalo PR curto (PR < 120 ms), onda delta, intervalo QRS alargado (QRS > 120 ms) e alterações de repolarização ventricular. O intervalo PR é encurtado porque a via acessória tem condução mais rápida que o sistema de condução normal. A onda delta é uma projeção eletrocardiográfica do estímulo elétrico passando pela via acessória. O QRS é alargado pois ocorre ativação ventricular fora do sistema de condução normal, o que também justifica as alterações de repolarização ventricular.

2) **Letra B**
Após a ablação por cateter os pacientes precisam realizar seguimento clínico para assegurar o sucesso clínico do procedimento. Em geral, recomenda-se realizar eletrocardiograma e teste ergométrico no seguimento.

Algumas cardiomiopatias genéticas podem estar associadas à WPW. Quando se observa sinais de sobrecarga ventricular esquerda ao eletrocardiograma, pode-se tratar da síndrome de PRKAG2. O teste genético pode ser considerado se houver suspeita de cardiomiopatia genética. A síncope é um fator de risco arrítmico em pacientes com WPW.

3) **Letra A**
A hipótese mais provável é síndrome de PRKAG2, uma cardiomiopatia causada por depósito de glicogênio que leva a alterações eletrocardiográficas específicas (sobrecarga ventricular e intervalo PR curto) associada ao aumento do espessamento ventricular no ecocardiograma e na ressonância cardíaca.

4) **Letra D.**
Todas as demais opções descrevem as vantagens e utilidades do teste genético.

8 | Morte Súbita Cardíaca

Luciana Sacilotto
Mauricio Ibrahim Scanavacca

CASO CLÍNICO

Paciente de 28 anos de idade apresentou morte súbita enquanto caminhava para o trabalho. Havia se queixado de palpitações durante a atividade física nos últimos seis meses, porém sem avaliação médica ou por exames complementares. Não havia história de morte súbita em familiares e tinha uma única irmã e um sobrinho de 5 anos. A necropsia revelou cardiopatia arritmogênica do ventrículo direito.

DEFINIÇÃO

Morte súbita (MS)

Trata-se de um evento fatal não originado por traumas, que ocorre dentro de 1 hora após o surgimento dos sintomas em um indivíduo aparentemente saudável. Quando não há testemunhas da morte, a definição aplica-se a casos em que o paciente estava em estado de boa saúde até 24 horas antes do acontecimento.

Morte súbita cardíaca (MSC)

A estimativa de MSC em indivíduos jovens (< 35 anos) aparentemente normais é de 1 caso para cada 100.000 pessoas por ano.

O termo MSC é aplicado nas seguintes situações:

- Quando a pessoa já possuía uma condição cardíaca, congênita ou adquirida ao longo da vida, que era potencialmente fatal e já conhecida antes do ocorrido.
- Quando a necropsia revela que uma anormalidade no coração ou nos vasos sanguíneos foi a causa provável do evento.
- Quando nenhum fator externo ao coração é identificado por meio da análise após a morte, chamada de exame *post-mortem*, tornando um distúrbio no ritmo cardíaco a causa mais provável do falecimento.

Síndromes de morte súbita arrítmica (SMSA)

Quando a investigação inclui necropsia sem resultados conclusivos, análises toxicológicas negativas e sem evidência de anormalidade estrutural no coração.

ETIOLOGIAS

As causas de MS, MSC e SMSA variam de acordo com a faixa etária. Entre pessoas com mais de 40 anos, as principais causas são as doenças cardiovasculares degenerativas, como doença arterial coronariana, doenças valvares e insuficiência cardíaca. Por outro lado, entre os jovens, as causas predominantes são as canalopatias, miocardiopatias hereditárias ou inflamatórias e aortopatias.

Cerca de metade das mortes cardíacas ocorrem em indivíduos que não apresentam doenças cardiovasculares diagnosticadas. A prevalência de SMSA é notável, principalmente em indivíduos com menos de 50 anos (**Figura 8.1**).

As condições arrítmicas subjacentes a SMSA abrangem canalopatias hereditárias, tais como síndrome de Brugada (SBr), síndrome do QT longo (SQTL), síndrome do QT curto (SQTC), taquicardia ventricular polimórfica catecolaminérgica (TVPC), extrassístoles de acoplamento ultracurto e fibrilação ventricular (FV) idiopática. Estudos com análises genéticas *post-mortem* também evidenciaram a existência de variantes associadas à cardiomiopatia em indivíduos vítimas de morte súbita, mesmo quando seus corações não apresentavam alterações macroscópicas visíveis. Esse achado suscita a possibilidade de que formas incipientes de cardiomiopatia também possam resultar em morte súbita.

Dessa maneira, na falta de um diagnóstico durante a vida, o teste genético *post-mortem* pode contribuir para um diagnóstico etiológico, conhecido como necropsia molecular. Nesses cenários, o objetivo primordial do diagnóstico é a identificação de casos familiares, visando a prevenção de que outros membros da família enfrentem uma morte súbita sem opções terapêuticas.

Investigação abrangente em vítimas de morte súbita ou sobreviventes

Os eventos de MS, MSC ou SMSA demandam uma abordagem multidisciplinar na busca por uma investigação minuciosa. Essa abordagem visa otimizar as chances de realização de um diagnóstico preciso, possibilitando o tratamento adequado para os sobreviventes e o rastreamento de potenciais condições hereditárias entre familiares.

Essa avaliação deve começar com uma análise das circunstâncias em que ocorreu a morte ou a parada cardíaca revertida. Fatores como o esforço ou repouso no momento da ocorrência, se durante o sono ou a noite, e a presença de sintomas premonitórios, como síncope ou convulsões, devem ser cuidadosamente considerados. As circunstâncias relacionadas com o evento devem ser avaliadas,

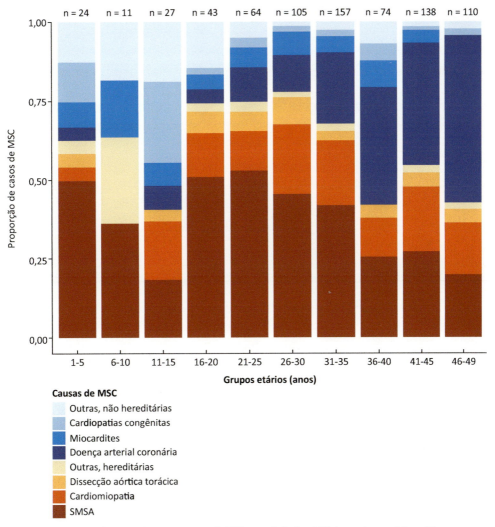

Figura 8.1. Distribuição das causas de morte em casos de MSC necropsiados (n = 753) de acordo com a faixa etária em pessoas de 1 a 49 anos na Dinamarca (dados não publicados de J.T.-H).

SMSA: Síndrome de Morte Súbita Arrítmica.

*A doença arterial coronariana, especialmente em pessoas jovens, pode ser devida a uma doença hereditária (como hipercolesterolemia familiar). Lynge TH et al. Heart Rhythm. 2023 Jan;20(1):61-68[MS3].

incluindo a identificação de fatores de risco cardiovascular. É igualmente essencial excluir, de forma minuciosa, o uso de drogas, intoxicação exógena ou substâncias estimulantes potencialmente perigosas, como termogênicos e anabolizantes. A **Tabela 8.1** apresenta um resumo dos indícios de diagnósticos.

Recomenda-se a elaboração de um heredograma abrangendo três gerações, no qual se incluem todas as ocorrências de mortes súbitas e doenças cardiovasculares relatadas (marcapasso, acidente vascular cerebral, infarto do miocárdio, insuficiência cardíaca ou arritmias).

Tabela 8.1. Pesquisa detalhada da história clínica

Detalhes da MS*	Suspeita diagnóstica
Idade	
▪ De O a 20 anos	SQTL, TVPC
▪ De 20 a 40 anos	SBr, CH, CAVD ou CAVE
Sexo	
▪ Masculino	SBr, CAVD
▪ Feminino	SQTL
Situação em que ocorreu óbito	
▪ Sono	SBr, SQTL
▪ Febre	SBr
▪ Afogamento	STQL, TVPC
▪ Estresse físico ou emocional	SQTL
▪ Estresse físico	CH, CAVD
▪ Puerpério	SQTL
▪ Uso de drogas que prolongam QT	SQTL
▪ Pós-prandial	SBr

* Pode haver alteração dos critérios conforme faixa etárias.

Detalhes na investigação de sobreviventes de SMSA ou MSC

O sobrevivente desempenha um papel central na investigação. O ECG convencional de 12 derivações deve ser repetido sempre que possível para detectar alterações transitórias do intervalo QT, supradesnivelamento do ponto J e padrão de ocorrência de extrassístoles ventriculares. O ECG com derivações superiores, exemplificadas no capítulo de Síndrome de Brugada, deve ser amplamente utilizado. É fundamental mensurar o intervalo QT, considerando a correção em relação à frequência cardíaca utilizando a fórmula de Bazett, ponderando alterações eletrolíticas, uso de drogas na reanimação cardíaca ou para sedação, bem como alterações dinâmicas em *status* após parada cardíaca. Também é relevante examinar atentamente as alterações da despolarização, como a onda épsilon, e da repolarização, como a inversão da onda T, que podem estar presentes em cardiopatias arritmogênicas (Tabela 8.2).

Adicionalmente, o teste ergométrico (TE) em pacientes sem sequela motora é uma ferramenta valiosa para investigar diferentes condições clínicas:

1. Arritmias ventriculares polimórficas durante o exercício, sugerem TVPC ou cardiomiopatias arritmogênicas.
2. Supradesnivelamento do segmento ST em precordiais direitas, na recuperação do teste ergométrico, principalmente utilizando derivações superiores, é diagnóstico de SBr.
3. Intervalo QTc maior de 480 ms em decúbito horizontal, ou em pé no quarto minuto da recuperação é um critério diagnóstico para a síndrome do QT longo.

Tabela 8.2. Avaliação do ECG

Alterações eletrocardiográficas*	Diagnóstico
Canalopatias	
▪ Supra de ST de > 2 mm com morfologia tipo 1 em pelo menos 1 derivação precordial V1, V2 ou V3	Síndrome de Brugada
▪ Intervalo QTc < 360 ms	Síndrome de QT curto
▪ Intervalo QTc > 480 ms	Síndrome de QT longo
▪ Taquicardia ventricular polimórfica no teste de esforço	Taquicardia ventricular polimórfica catecolaminérgica
Cardiopatias arritmogênicas	
▪ Onda épsilon em V1-V3	Cardiopatia arritmogênica do ventrículo direito
▪ Inversão de onda T de V1-V3	Cardiopatia arritmogênica do ventrículo direito
▪ Inversão de onda T inferior ou de V4 a V6	Cardiopatia arritmogênica do ventrículo esquerdo
▪ Sobrecarga ventricular	Cardiomiopatia hipertrófica
▪ Inversão profunda de onda T	Cardiomiopatia hipertrófica

Pode haver alteração dos critérios conforme faixa etárias.

O ecocardiograma é um componente essencial na avaliação de familiares. É utilizado para rastrear cardiomiopatias hereditárias que possam reforçar a suspeita diagnóstica do indivíduo afetado e direcionar a pesquisa dos familiares em risco. Em certos cenários, é viável complementar essa investigação com ressonância magnética, especialmente quando a possibilidade de uma cardiopatia arritmogênica estiver sob suspeita.

Existem testes provocativos que podem ser realizados em sobreviventes de parada cardíaca, como a administração de bloqueadores dos canais de sódio (como ajmalina) para evidenciar a síndrome de Brugada, e o teste com epinefrina em pacientes com restrições físicas pós-parada, como alternativa ao teste ergométrico, para revelar a presença TVPC ou SQTL.

O teste genético é recomendável em indivíduos jovens que sofreram MSC, mesmo que *post-mortem*, particularmente quando a doença cardiovascular subjacente for de origem genética, como é o caso de canalopatias, cardiomiopatias e aortopatias. Quando o diagnóstico não é conhecido previamente ou não pode ser determinado por meio da investigação do sobrevivente ou por necropsia, como nos casos de SMSA, a abordagem mencionada é igualmente apropriada. Isso é especialmente relevante se houver pistas que apontem para a presença de canalopatias (**Tabela 8.1**).

O aconselhamento genético é fundamental no esclarecimento de dúvidas que possam surgir antes do teste e para esclarecer os resultados obtidos à luz da relação entre genótipo e fenótipo. Essa etapa é importante, pois os resultados precisam ser interpretados com cautela, já que nem todas as variantes genéticas identificadas podem estar associadas à doença.

Detalhes adicionais na investigação de familiares das vítimas de SMSA ou MSC

O histórico familiar de morte súbita inexplicável ou de doença cardíaca hereditária representa um alerta para a necessidade de uma avaliação familiar abrangente. É fortemente recomendado que todos os familiares de primeiro grau das vítimas de morte súbita cardíaca sejam orientados por generalistas e pediatras sobre o potencial de risco de eventos semelhantes e se submetam a uma avaliação cardiológica completa, a fim de identificar riscos e guiar intervenções preventivas.

Os parentes de primeiro grau de um paciente que tenha sofrido uma parada cardíaca sem uma causa identificada desempenham um papel essencial no diagnóstico familiar, podendo oferecer pistas valiosas para orientar o rastreamento de outros membros da família. Nesse contexto, o ECG, o teste ergométrico e ecocardiograma são recomendados em todos os familiares de primeiro grau. Quando a causa da morte é identificada, o processo de rastreamento familiar segue as diretrizes específicas para cada condição discutida neste livro.

A identificação de uma mutação patogênica no caso índice (probando), permite o rastreamento de familiares de primeiro grau e em cascata em outros familiares.

Nos casos em que não é possível realizar a análise genética no paciente que faleceu, a investigação genética do familiar deve ser conduzida apenas se dados clínicos forem fortemente sugestivos de um diagnóstico específico em consideração.

Probando com MS, MSC, SMSA (sobreviventes ou não):
- De causa identificada > painel genético focado no diagnóstico.
- De causa não identificada > painel genético para "morte súbita".

Pontos-chave

- A morte cardíaca súbita em jovens é um importante tema na saúde pública e deve ser investigada em equipe multidisciplinar para acolhimento, investigação cardiológica detalhada e avaliação molecular.
- Quando há suspeita de causa genética, com ou sem diagnóstico clínico identificado, testes genéticos e aconselhamento são essenciais para as famílias, permitindo a avaliação de riscos, benefícios de estudos diagnósticos adicionais, bem como a análise dos resultados e de sua relevância clínica.

Recursos adicionais

- Consenso de Especialistas de 2020 sobre a investigação de indivíduos falecidos com morte súbita inexplicada, pacientes com parada cardíaca súbita e suas famílias.

Bibliografia sugerida

Wilde AAM, Semsarian C, Márquez MF, Sepehri Shamloo A, Ackerman MJ, Ashley EA, et al. European Heart Rhythm Association (EHRA)/Heart Rhythm Society (HRS)/Asia Pacific Heart Rhythm Society (APHRS)/Latin American Heart Rhythm Society (LAHRS) Expert Consensus Statement on the state of genetic testing for cardiac diseases. J Arrhythm. 2022 May 31;38(4):491-553. PMID: 340

Zeppenfeld K, Tfelt-Hansen J, de Riva M, Winkel BG, Behr ER, Blom NA, et al. 2022 ESC Guidelines for the management of patients with ventricular arrhythmias and the prevention of sudden cardiac death. Eur Heart J. 2022 Oct 21;43(40):3997-4126. doi: 10.1093/eurheartj/ehac262.

PERGUNTAS ORIENTADORAS

1) Como proceder com a irmã?
   a) ECG.
   b) ECG e ECO.
   c) Teste genético.
   d) ECG, ECO e ressonância.

2) Como proceder com o sobrinho?
   a) ECG e ECO.
   b) ECG, ECO e ressonância.
   c) Se a irmã não tiver cardiopatia, não é necessário acompanhamento do sobrinho.
   d) Acompanhamento clínico do sobrinho durante toda a vida adulta, exceto se teste genético do tio estiver disponível.

3) O que fazer após o diagnóstico necroscópico do paciente?
   a) O resultado da necrópsia já suficiente para a triagem familiar.
   b) Solicitar teste genético *post-mortem* para rastreamento familiar.
   c) A doença aparenta não ter base hereditária, pois ele é o único da família com a doença.
   d) A cardiopatia arritmogênica é indistinguível das miocardites.

4) Quais as implicações clínicas do diagnóstico molecular?
   a) Orientar familiares quanto ao estilo de vida.
   b) Determinar o início e tipo de acompanhamento do sobrinho e irmã.
   c) Planejamento familiar caso a irmã deseje ter mais filhos.
   d) Todas as anteriores.

RESPOSTAS COMENTADAS

1) **Letra D**
    Para a avaliação de fenótipo clínico, devemos realizar o eletrocardio-grama (ECG), ecocardiograma (ECO) e, se possível e disponível, realizar a ressonância cardíaca. O teste genético deve ser solicitado após a ava-liação clínica.

2) **Letra D**
    O sobrinho deve passar por avaliação clínica e seguimento. Caso o tes-te genético do tio seja positivo, deve-se realizar o teste do sobrinho.

3) **Letra B**
    O teste genético *post-mortem* é útil para realizar o diagnóstico molecu-lar e possibilitar a elucidação do caso.

4) **Letra D**
    O teste genético será útil para todas as ações descritas nas opções: orientar familiares quanto ao estilo de vida, determinar o início e tipo de acompanhamento do sobrinho e irmã e planejamento familiar se a irmã desejar ter mais filhos.

Seção 2

CARDIOMIOPATIAS

Coordenadores

FERNANDA ALMEIDA ANDRADE

SILAS R FURQUIM

9 | Cardiomiopatia Hipertrófica

Fernanda Almeida Andrade
Fernando Rabioglio Giugni
Edmundo Arteaga-Fernández

CASO CLÍNICO

Paciente do sexo masculino, 45 anos de idade, procura cardiologista após síncope durante jogo de futebol. Nega outras queixas. Ao exame físico, foi identificado sopro sistólico 2+/6+ em borda esternal esquerda, com acentuação à manobra de Valsalva. Sem outras alterações. Traz eletrocardiograma (ECG) que evidencia sobrecarga do ventrículo esquerdo.

- **Exames solicitados:** ecocardiograma transtorácico (ECOTT) que mostra septo interventricular de 21 mm, parede posterior do ventrículo esquerdo (PPVE) 9 mm e gradiente de via de saída do ventrículo esquerdo (VSVE) 40 mm.
- **Conduta:** iniciado atenolol 50 mg/dia, solicitados: ressonância magnética cardíaca (RMC) e holter 24 horas, além de encaminhamento ao grupo de Medicina de Precisão em Cardiologia.

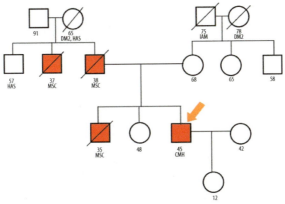

Figura 9.1. Heredograma.

seta laranja - probando, vermelho - fenótipo suspeito, DM2 - diabetes melito tipo 2, HAS - hipertensão arterial sistêmica, MS - morte súbita, quadrado - sexo masculino, círculo - sexo feminino, forma geométrica com traço no meio - óbito.

Heredograma

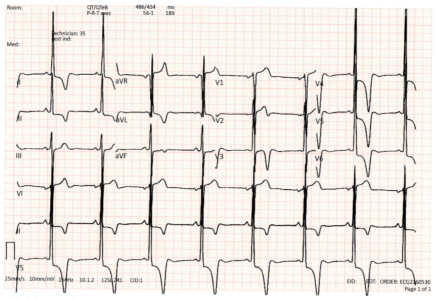

Figura 9.2. Sobrecarga de câmaras esquerdas.

ECG

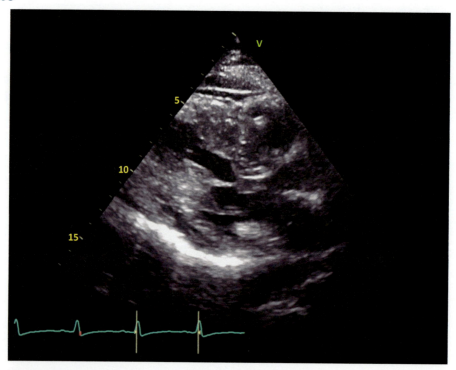

Figura 9.3. Corte longitudinal do coração evidenciando maior espessura (27 mm).

ECOTT

ABORDAGEM DA MEDICINA DE PRECISÃO

Fenótipo

A cardiomiopatia hipertrófica (CMH) é uma doença caracterizada por hipertrofia ventricular de etiologia genética (identificada ou não), na ausência de causas secundárias (como hipertensão, amiloidose, treinamento físico, doenças metabólicas ou valvopatias).

A hipertrofia é localizada principalmente na parede septal de forma assimétrica, contudo pode ocorrer de forma difusa (simétrica). Ela pode causar obstrução da VSVE ao repouso ou provocada pela manobra de Valsalva, em até 75% dos pacientes.

O critério diagnóstico mais frequentemente utilizado em adultos, estabelece o diagnóstico em exame de imagem (ecocardiograma transtorácico e ressonância magnética cardíaca) com: espessura $\geq$ 15 mm em qualquer parede ou espessura 13-14 mm em parente de 1º grau do probando com CMH. Em crianças, o critério é o Z escore $\geq$ +2,5 de espessura em qualquer parede ou Z $\geq$ 2 somado à história familiar de CMH.

A manifestação clínica é variada, em especial com dispneia, palpitações, dor torácica ou síncope. Em fases avançadas, pode evoluir para insuficiência cardíaca clássica, com posterior disfunção sistólica e dilatação ventricular em até 10%.

O ECG é um exame importante na suspeita da CMH pois evidencia a sobrecarga de câmaras esquerdas e tem boa sensibilidade e pouca especificidade, podendo auxiliar na suspeita de diagnósticos diferenciais, como doenças infiltrativas, onde costuma haver diminuição da voltagem.

Exames de imagem são os mais importantes na avaliação dos pacientes com CMH. O ECOTT é fundamental para o diagnóstico, por meio da avaliação da espessura da parede ventricular, e também possibilitando a avaliação da obstrução da VSVE e da função da valva mitral. O exame padrão-ouro é a RMC, com papel importante no diagnóstico diferencial e na quantificação da área de fibrose, um marcador de risco para morte súbita (MS).

Pacientes sem obstrução devem receber tratamento conforme os sintomas apresentados, por exemplo, manejo de arritmias, priorizando o uso de betabloqueadores, ou tratamento clássico (betabloqueador + inibidor do SRAA [sistema renina angiotensina-aldosterona], como inibidores da ECA [IECA], inibidores da neprilisina e dos receptores da angiotensina II [INRA], bloqueadores do receptor de angiotensina II), em casos de insuficiência cardíaca. Pacientes com obstrução de VSVE sintomática devem ser tratados farmacologicamente e, na refratariedade, devem ser avaliados para procedimentos de redução septal, como miectomia ou alcoolização.

Todos os pacientes com CMH devem ser submetidos à avaliação de risco de MS, sendo indicado o implante de cardiodesfibrilador implantável (CDI) como profilaxia secundária e na prevenção primária considerado conforme o risco.

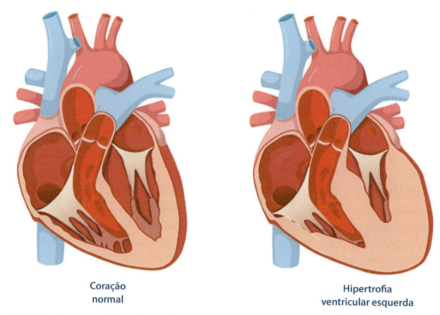

Coração normal

Hipertrofia ventricular esquerda

Figura 9.4. Ilustração comparando coração normal com CMH.

A CMH é uma doença de herança mendeliana, monogênica, causada por variantes patogênicas em genes que codificam componentes do sarcômero, principalmente. O padrão de herança na maioria das variantes é autossômica dominante, mas algumas variantes têm herança autossômica recessiva.

Diagnóstico genético e molecular

Recomenda-se a avaliação da história familiar de pelo menos três gerações, em pacientes com CMH. O teste genético (NGS – painel, exoma ou genoma) é indicado em todos os pacientes com fenótipo de CMH. Pode-se iniciar com um painel de genes para CMH e, caso não sejam identificadas variantes patogênicas, pode-se prosseguir com o sequenciamento de exoma. O painel geralmente inclui oito genes sarcoméricos, incluindo *MYH7, MYBPC3* (estes dois responsáveis por cerca de 70% dos casos), *TNNI3, TNNT2, TPM1, MYL2, MYL3* e *ACTC1*, e normalmente identificam uma variante causadora da doença em aproximadamente 30% de casos esporádicos e 60% de casos familiares. Variantes em TNNC1 (*troponina C1*) têm evidência moderada de patogenicidade. Variantes patogênicas não sarcoméricas com evidência moderada a forte de patogenicidade podem ser incluídas na camada inicial de genes testados, incluindo *CSRP3, JPH2, ALPK3* e *FHOD3*.

Existem doenças que simulam o fenótipo da CMH, as chamadas **fenocópias** e **genocópias**, com aumento da espessura ventricular em exames de imagem, mas não apresentam hipertrofia verdadeira das fibras miocárdicas, e sim preenchimento do miocárdio por outras substâncias. A diferença entre os termos envolve a etiologia, quando trata-se de doença genética mimetizando CMH denomina-se

genocópia, por exemplo: doença de Fabry *(GLA)*, doença de Pompe *(GAA)*, amiloidose *TTR*, doença de Danon *(LAMP2)*, síndrome do *PRKAG2*, entre outras. Por outro lado, o termo **fenocópia** trata-se de um termo utilizado quando a hipertrofia ventricular decorre de doenças de origem não genética, por exemplo: estenose aórtica, hipertensão arterial sistêmica, coração de atleta, amiloidose primária ou senil, e outras.

Um painel de genes para cardiomiopatias deve idealmente contemplar tanto genes sarcoméricos (*MYH7, MYBPC3, TNNI3, TNNT2, TPM1, MYL2, MYL3* e *ACTC1*) quanto genes associados às genocópias (*TTR, PRKAG2, LAMP2, GLA, GAA*).

A classificação da patogenicidade das variantes deve ser feita por laboratório ou equipe de medicina de precisão qualificada de acordo com os critérios do American College of Medical Genetics and Genomics (ACMG). Existe uma adaptação da classificação de patogenicidade específica para variantes no gene *MYH7*, feita por painel de especialistas do *ClinGen*.

O rendimento diagnóstico do teste genético em CMH atualmente é em torno de 60%. A penetrância da doença é de cerca de 80% e a expressividade é variável.

Tabela 9.1. Principais genes associados à CMH

Gene	Proporção de casos
MYBPC3	40-45%
MYH7	15-25%
TNNI3	1-7%
TNNT2	1-7%
TPM1	1-2%
ACTC1	1-2%
MYL2	1-2%
MYL3	1-2%
CSRP3	1-2%
TNNC1	1-2%
JPH2	1-2%

Implicações prognósticas e aconselhamento genético

Em caso de probando em que for identificada uma variante patogênica ou possivelmente patogênica em um gene associado à CMH, recomenda-se rastreamento genético em cascata (com segregação da variante encontrada) dos familiares. Para familiares com genótipo negativo, não se recomenda rastreamento clínico.

Nos casos em que o probando apresenta genótipo negativo, após a exclusão de genocópias, sugere-se o rastreamento clínico dos familiares.

A atividade física recreativa não se associou com aumento do risco de MS e não deve ser restringida em pacientes com CMH. Já a atividade física intensa/competitiva apresenta riscos, e a decisão de sua restrição deve ser compartilhada com o paciente após avaliação multiparamétrica.

A gestação, na maioria dos casos, é segura, mas as pacientes devem ser orientadas quanto aos potenciais riscos materno-fetais. Atenção especial às gestantes com obstrução grave de VSVE ou com IC avançada. Além disso, deve haver a orientação sobre a herança genética (50%).

Variantes patogênicas em genes sarcoméricos se associam com pior prognóstico e risco aumentado de MS. Pacientes com mais de uma variante patogênica em genes relacionados com a CMH também têm prognóstico pior. No entanto, ainda não há evidências suficientes para se recomendar mudanças de conduta diante desses casos.

Pacientes que tenham genótipo positivo (variantes patogênicas ou possivelmente patogênicas em genes associados à CMH) e fenótipo negativo devem ser acompanhados periodicamente por cardiologistas em centro de referência com experiência. Esse acompanhamento deve incluir exame físico, ECG e exame de imagem (em geral, ECOTT) para diagnóstico precoce. A periodicidade pode variar de 1 a 2 anos em crianças e de 3 a 5 anos em adultos. Não há evidências que justifiquem a restrição de atividades físicas nesses pacientes, tampouco a necessidade de terapias.

Terapias-alvo

O mavacanteno é um inibidor alostérico da miosina ATPase específica do coração, reduzindo o acoplamento miosina-actina, reduzindo, dessa forma, a hipercontratilidade do miocárdico, otimizando o consumo energético e melhorando o lusitropismo. Foi testado em pacientes com CMH obstrutiva nos ensaios clínicos randomizados placebo-controlados *EXPLORER-HCM* e *VALOR-HCM*. Mostrou melhora de sintomas e capacidade funcional, redução da indicação de terapias para redução septal, redução de gradiente em repouso e dinâmico com 16 semanas de tratamento. Já foi testada em ensaio clínico fase 3 para CMH não obstrutiva, com resultados promissores. O tratamento deve ser iniciado na dose de 5 mg, com reavaliações a cada quatro semanas, conforme o gradiente de VSVE e a FE. É contraindicado em pacientes com FE reduzida devido ao seu efeito inotrópico negativo. O medicamento foi aprovado pela Food and Drug Administration (FDA) em 2022.

Há outras terapias específicas sendo testadas, mas ainda se encontram em estágio pré-clínico. No Reino Unido, o aficantem está sendo estudado em um ensaio clínico de fase 3, mas ainda não está disponível para uso. No campo da terapia gênica, tecnologias como CRISPR/Cas9 e RNAi, que visam a edição ou o silenciamento de genes, apresentam potencial, mas ainda enfrentam desafios significativos para alcançar a prática clínica.

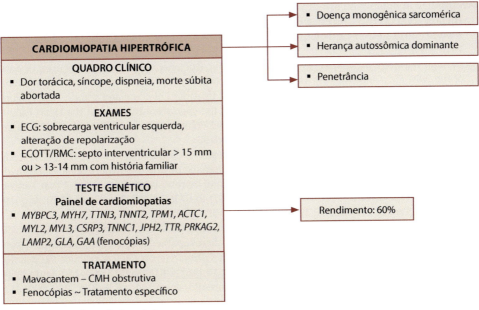

Figura 9.5. Resumo ilustrado do capítulo.

Quanto às genocópias, o diagnóstico molecular ganha relevância devido à possibilidade de tratamento e reversão da hipertrofia, como na amiloidose *TTR* e na doença de Fabry.

Bibliografia sugerida

Arbelo E, Protonotarios A, Gimeno JR, Arbustini E, Barriales-Villa R, Basso C, ESC Scientific Document Group. 2023 ESC Guidelines for the management of cardiomyopathies. Eur Heart J. 2023 Oct 1;44(37):3503-626. doi: 10.1093/eurheartj/ehad194. PMID: 37622657.

Authors/Task Force members and others, 2014 ESC Guidelines on diagnosis and management of hypertrophic cardiomyopathy: The Task Force for the Diagnosis and Management of Hypertrophic Cardiomyopathy of the European Society of Cardiology (ESC). Eur Heart J. 2014 Oct 14;35(39):2733-79.

Arbelo E, Protonotarios A, Gimeno JR, et al. ESC Scientific Document Group , 2023 ESC Guidelines for the management of cardiomyopathies: Developed by the task force on the management of cardiomyopathies. Eur Heart J. 2023 Oct 1;44(37):3503-3626.

Fernandes F, Simões MV, Correia EB, Marcondes-Braga FG, Filho ORC, Mesquita CT, et al. Diretriz sobre Diagnóstico e Tratamento da Cardiomiopatia Hipertrófica – 2024. Arq. Bras. Cardiol. 2024;121(7):e202400415.

Kelly MA, Caleshu C, Morales A, Buchan J, Wolf Z, Harrison SM, Adaptation and validation of the ACMG/AMP variant classification framework for MYH7-associated inherited cardiomyopathies: recommendations by ClinGen's Inherited Cardiomyopathy Expert Panel. Genet Med. 2018 Mar;20(3):351-9. doi: 10.1038/gim.2017.218. Epub 2018 Jan 4. PMID: 29300372; PMCID: PMC5876064.

Marcondes-Braga FG, Moura LAZ, Issa VS, Vieira JL, Rohde LE, Simões MV, et al. Atualização de Tópicos Emergentes da Diretriz Brasileira de Insuficiência Cardíaca – 2021. Arq Bras Cardiol [Internet]. 2021Jun;116(Arq. Bras. Cardiol., 2021 116(6)). Disponível em: https://doi.org/10.36660/abc.20210367.

Mavacamten in Adults With Symptomatic Obstructive HCM Who Are Eligible for Septal Reduction Therapy - VALOR-HCM. American College of Cardiology (ACC), 2023. Disponível em: <https://www.acc.org/Latest-in-Cardiology/Clinical-Trials/2022/04/01/02/42/VALOR-HCM>. Acesso em: 14 de julho de 2023.

McDonagh TA, Metra M, Adamo M, et al. ESC Scientific Document Group , 2023 Focused Update of the 2021 ESC Guidelines for the diagnosis and treatment of acute and chronic heart failure: Developed by the task force for the diagnosis and treatment of acute and chronic heart failure of the European Society of Cardiology (ESC) With the special contribution of the Heart Failure Association (HFA) of the ESC, European Heart Journal, Volume 44, Issue 37, 1 October 2023, Pages 3627–3639, https://doi.org/10.1093/eurheartj/ehad195

Olivotto I, Oreziak A, Barriales-Villa R, Abraham TP, Masri A, Garcia-Pavia P, EXPLORER-HCM study investigators. Mavacamten for treatment of symptomatic obstructive hypertrophic cardiomyopathy (EXPLORER-HCM): a randomised, double-blind, placebo-controlled, phase 3 trial. Lancet. 2020 Sep 12;396(10253):759-769. doi: 10.1016/S0140-6736(20)31792-X. Epub 2020 Aug 29. Erratum in: Lancet. 2020 Sep 12;396(10253):758. PMID: 32871100.

Ommen SR, Ho CY, Asif IM, Balaji S, Burke MA, Day SM, et al. 2024 AHA/ACC/AMSSM/HRS/PACES/SCMR Guideline for the Management of Hypertrophic Cardiomyopathy: A Report of the American Heart Association/American College of Cardiology Joint Committee on Clinical Practice Guidelines. Circulation. 2024 Jun 4;149(23):e1239-e1311. doi: 10.1161/CIR.0000000000001250. Epub 2024 May 8. Erratum in: Circulation. 2024 Aug 20;150(8):e198. doi: 10.1161/CIR.0000000000001277. PMID: 38718139.

Ommen SR, Mital S, Burke MA, Day SM, Deswal A, Elliott P, et al. 2020 AHA/ACC guideline for the diagnosis and treatment of patients with hypertrophic cardiomyopathy: a report of the American College of Cardiology/American Heart Association Joint Committee on Clinical Practice Guidelines. Circulation. 2020;142:e558-e631. doi: 10.1161/CIR.0000000000000937

Pelliccia A, Sharma S, Gati S, et al. ESC Scientific Document Group, 2020 ESC Guidelines on sports cardiology and exercise in patients with cardiovascular disease: The Task Force on sports cardiology and exercise in patients with cardiovascular disease. Eur Heart J. 2021 Jan 1;42(1):17-96.

Wilde AAM, Semsarian C, Márquez MF, et al. European Heart Rhythm Association (EHRA)/Heart Rhythm Society (HRS)/Asia Pacific Heart Rhythm Society (APHRS)/Latin American Heart Rhythm Society (LAHRS) Expert Consensus Statement on the State of Genetic Testing for Cardiac Diseases. Heart Rhythm. 2022 Jul;19(7):e1-e60. doi: 10.1016/j.hrthm.2022.03.1225. Epub 2022 Apr 4. PMID: 35390533.

PERGUNTAS ORIENTADORAS

1) Quando solicitar um teste genético para o paciente com CMH?
   a) Somente em pacientes com CMH, forma obstrutiva.
   b) Em pacientes com qualquer antecedente familiar de CMH.
   c) Em qualquer paciente com diagnóstico clínico de CMH.
   d) Não se recomenda solicitar teste genético na CMH.

2) O que são fenocópias e como diferenciar da CMH "verdadeira"?
   a) São doenças que estão associadas aos mesmos genes que causam a CMH, como a cardiomiopatia dilatada e a cardiomiopatia restritiva. Diferencia-se pela avaliação fenotípica detalhada com métodos de imagem.
   b) São CMH com teste genético negativo, também chamadas fen+/gen- . Diferencia-se pela positividade do teste genético.
   c) São doenças encontradas nos familiares do probando com CMH, tendo expressividade variável. Diferencia-se pelo rastreamento em cascata para encontrar o caso índice.
   d) São doenças com fenótipo semelhante à CMH, apresentando aumento da espessura miocárdica, porém sem hipertrofia dos cardiomiócitos de origem sarcomérica. Pode-se diferenciar, a depender do caso, com métodos de imagem específicos, avaliação histopatológica ou teste genético.

3) São benefícios do teste genético na CMH, **exceto**:
   a) Confirmar o diagnóstico clínico, estabelecendo a causa molecular.
   b) Rastrear familiares em caso de teste positivo.
   c) Contribuir com a avaliação prognóstica, ao encontrar-se variantes associadas a um maior risco de evolução desfavorável.
   d) Direcionar tratamento com terapia gênica via CRISPR/Cas9.

RESPOSTAS COMENTADAS

1) **Letra C**
Caso com diagnóstico clínico de CMH, independente da forma anatômica tem a indicação de solicitar teste genético para rastreio de variantes genéticas. Inclusive, uma das indicações do exame genético é para diagnóstico diferencial de genocópias e fenocópias.

2) **Letra D**
O termo fenocópias é utilizado para englobar doenças de origem não genéticas que mimetizam a CMH, por exemplo: HAS, estenose aórtica, coração de atleta, entre outras. Já o termo genocópias é utilizado para doenças que simulam CMH, porém com etiologia genética, como doença de Fabry, doença de Pompe, síndrome do PRKAG2, entre outras. A hipertrofia ventricular nos métodos de imagem como ECOTT ou RMC não são suficientes para diferenciar as etiologias, mas, por vezes, contribuem com alguns detalhes que aumentam a probabilidade diagnóstica.

3) **Letra D**
O teste genético é uma ferramenta valiosa para identificar variantes genéticas associadas a determinadas condições médicas ou características hereditárias. No entanto, existem vários desafios e considerações importantes que limitam a eficácia do teste genético como uma ferramenta direta para direcionar o tratamento com terapia gênica via CRISPR/Cas9, como: Complexidade Genética (muitas condições médicas são multifatoriais, o que significa que são influenciadas por vários genes, bem como por fatores ambientais), Interpretação de Variantes (nem todas as variantes genéticas são bem compreendidas em termos de sua função e impacto, algumas podem ter efeitos desconhecidos ou interações complexas), Variabilidade Genética, Expressão Gênica e Regulação (processo complexo que pode envolver interações com outros genes e elementos regulatórios).

10 | Cardiomiopatia Dilatada

Silas Ramos Furquim
Silvia Moreira Ayub Ferreira

CASO CLÍNICO

Paciente do sexo masculino, 31 anos, apresentou quadro de insuficiência cardíaca (IC) aguda, com necessidade de uso de inotrópico, e tendo o diagnóstico de miocardite aguda na ocasião. Desde então, relata dispneia aos pequenos esforços.

Sobre antecedentes pessoais, negava comorbidades, tabagismo, etilismo ou uso de drogas. Seu pai faleceu aos 60 anos, sem causa aparente; sem outros antecedentes familiares relevantes.

O ecocardiograma mostrava fração de ejeção (FE) do ventrículo esquerdo (VE) de 19%, com dilatação do átrio esquerdo (60 mm) e do VE (71 × 35 mm); o eletrocardiograma (ECG) mostrava ritmo sinusal com baixa voltagem em plano frontal e possível área inativa inferior. Sorologia para a doença de Chagas apresentava resultado negativo.

Ressonância magnética cardíaca mostrou dilatação de câmaras esquerdas e discreta do ventrículo direito, disfunção sistólica importante do VE; fibrose miocárdica de padrão não isquêmico em parede lateral; afilamento parietal e acinesia inferolateral e anterolateral médio-basais (**Figura 10.1**).

Angiotomografia de coronárias com ausência de redução luminal; escore total de cálcio de zero. Holter com frequência cardíaca média de 80 bpm, com extrassístoles ventriculares pouco frequentes.

Instituída terapia otimizada para IC, porém paciente evolui com sintomas refratários, sendo encaminhado para avaliação de transplante cardíaco.

Realizado painel genético para miocardiopatia dilatada, com presença de variante patogênica em *TTN*. Após informar diagnóstico ao paciente, convocado filho de 10 anos, que apresenta a mesma variante; o filho foi então encaminhado para avaliação clínica com ecocardiograma, ECG e consultas de acompanhamento.

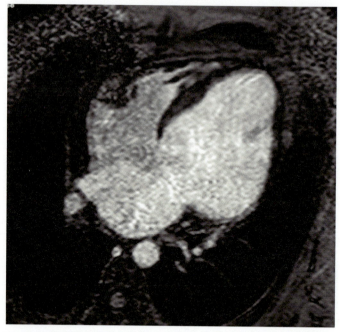

Figura 10.1. Ressonância magnética cardíaca mostrou dilatação de câmaras esquerdas e discreta do ventrículo direito, disfunção sistólica importante do VE; fibrose miocárdica de padrão não isquêmico em parede lateral; afilamento parietal e acinesia inferolateral e anterolateral médio-basais.

ABORDAGEM DA MEDICINA DE PRECISÃO

Fenótipo

Cardiomiopatia dilatada (CMD) é definida como uma dilatação do ventrículo esquerdo (VE) ou biventricular, com disfunção sistólica e queda da fração de ejeção (FE) na ausência de causas isquêmicas, hipertensivas, infecciosas (doença de Chagas, por exemplo), drogas ou toxinas (álcool, antracíclicos, cocaína etc.) ou valvopatias primárias. Sua prevalência varia entre 1/2500 a 1/250 na população geral. Entre todas as etiologias de IC no Brasil, a CMD corresponde a 14,6% e é a maior causa de transplante cardíaco no mundo.

Neste cenário é importante a definição da CMD em familiar ou esporádica. A CMD familiar é definida quando 2 ou mais familiares apresentam critérios para CMD ou o probando com CMD tem familiar de 1º grau que apresentou morte súbita em idade menor que 50 anos ou confirmação por autópsia de CMD. A CMD familiar apresenta um maior rendimento dos testes genéticos, porém CMD esporádica **não** exclui a possibilidade de causa genética.

As manifestações são as mesmas de um quadro de IC, com dispneia aos esforços, edema, ortopneia e dispneia paroxística noturna, porém cada vez mais, percebemos manifestações características de determinadas variantes genéticas, como as laminopatias, por exemplo, que apresentam um quadro arritmogênico mais exuberante associado às manifestações da IC.

A morte súbita (MS) pode ser a manifestação inicial do quadro; em um registro de MS abortada, a CMD foi identificada como etiologia em 10-19% das vítimas. A CMD tem uma prevalência anual de MS entre 2-4% ao ano.

O ECG apresenta alguma alteração em mais de 80% dos casos, sendo eles: defeitos de condução atrioventricular, bradicardia, baixa voltagem em derivações periféricas, inversão de onda T, onda Q em parede posterolateral (presente nas distrofias musculares), fibrilação atrial e bloqueio de ramo esquerdo (BRE – presente em um terço das CMD).

O ecocardiograma é um exame de grande importância na suspeita de CMD, pois avalia a FE do VE, o tamanho das cavidades e presença de complicações como insuficiência mitral ou hipertensão pulmonar. Além do diagnóstico, ele auxilia na avaliação prognóstica, uma vez que dilatação ventricular e redução da FE correlacionam-se com arritmias malignas e maior incidência de morte e necessidade de transplante cardíaco. É também um exame extremamente útil na avaliação de familiares portadores da variante em questão.

A ressonância magnética cardíaca consegue definir com acurácia o tamanho das cavidades e a função cardíaca além de auxiliar na pesquisa de fibrose por meio do realce tardio, ajudando na avaliação etiológica da IC, inclusive podendo ser um preditor de hospitalização e MS.

O prognóstico da CMD tem melhorado ao longo dos anos com a introdução da terapia médica otimizada, uso de dispositivos, como o cardiodesfibrilador implantável (CDI) e terapia de ressincronização cardíaca (TRC), com taxas de sobrevida livre de transplante em 8 anos que chegam a mais de 80% em algumas coortes.

Diagnóstico genético e molecular

Existem diversos padrões de heranças descritos na CMD, incluindo autossômico dominante, ligado ao X, autossômico recessivo e mitocondrial. Quanto ao teste utilizado, tem ganhado espaço a técnica NGS (*next generation sequencing*), que possibilita a pesquisa de um painel de genes predefinidos; é importante que o painel escolhido contenha pelo menos os genes mais frequentes, representados na **Tabela 10.1**.

O rendimento do teste, ou seja, a porcentagem de identificação de uma variante patogênica ou provavelmente patogênica, varia entre 15-40% dependendo de fatores como história familiar positiva, por exemplo. Recentemente, Escobar-Lopez *et al.* propuseram um escore que avalia (1) presença de miopatia esquelética, (2) história familiar de CMD, (3) baixa voltagem no ECG, (4) ausência de hipertensão e (5) ausência de BRE no ECG; a presença de quatro ou mais desses fatores pode levar a uma taxa de positividade do teste genético de até 79%.

Implicações prognósticas e aconselhamento genético

O racional para o teste genético nesta patologia é o auxílio diagnóstico, prognóstico e rastreio em cascata dos familiares.

Tabela 10.1. Principais variantes que devem ser pesquisadas na cardiomiopatia dilatada

Gene	Frequência	Gene	Frequência	Gene	Frequência
TTN	18-25%	MYBPC3	2%	DES	<1%
DSG2	4–15%	FLNC	0–3%	TMEM43	<1%
DSP	1-13%	ACTC1	<1%	TAZ	Desconhecida
PLN	0–12%	LDB3	<1%	BAG3	Desconhecida
LMNA	6%	TNNC1	<1%	RBM20	Desconhecida
MYH6	4%	TNNI3	<1%	DSC2	Desconhecida
MYH7	4%	TNNT2	<1%	DMD	Desconhecida
SCN5A	0–2%	TPM1	<1%	EMD	Desconhecida

Algumas CMD podem abrir o quadro com um padrão sugestivo de miocardite, por exemplo, porém a identificação de uma variante patogênica e uma história familiar positiva podem levar o raciocínio clínico para outro caminho.

Arritmias malignas são frequentes em quadros de IC, principalmente em situações de FE muito reduzida, porém algumas variantes genéticas apresentam-se com quadro predominantemente arritmogênico, o que pode, inclusive, alterar os valores de FE na indicação de cardiodesfibrilador implantável (CDI), como é o caso da *LMNA*, *PLN* e *FLNC*.

Em algumas situações, apesar da identificação de variante ainda não trazer mudanças da terapêutica, é uma oportunidade para o diagnóstico em familiares que se encontram em fase assintomática ou ainda não desenvolveram o fenótipo da doença. Em um trabalho que identificou variantes patogênicas em pacientes transplantados cardíacos, o rastreio familiar também identificou variantes patogênicas em 39,6% dos familiares, e destes, 52,6% tinham o fenótipo assintomático da doença. Portanto, o rastreio familiar é uma oportunidade para diagnóstico precoce, identificar as pessoas que precisam estar próximas ao sistema de saúde para seguimento clínico ou tirar a sombra de uma provável doença grave daqueles familiares que não apresentam a variante patogênica.

Terapias-alvo/específicas

Além dos benefícios quanto ao rastreio familiar, certas variantes genéticas trazem condutas específicas; esse é o caso das variantes com potencial arritmogênico que, segundo a Heart Rhythm Society, têm um limiar diferente de FE para indicação do CDI, como profilaxia primária:

- **LMNA:** indicado na presença de 2 ou mais dos seguintes fatores: FE <45%, taquicardia ventricular não sustentada (TVNS) e sexo masculino (IIa).
- **PLN:** variante com maior risco de arritmias malignas e IC terminal. Em pacientes com cardiomiopatia por fosfolambam e FE < 45% ou TVNS, CDI deve ser considerado (IIa).

- **FLNC:** apresenta um fenótipo de disfunção e dilatação do VE, fibrose miocárdica, ondas T negativas em parede inferolateral e baixa voltagem de QRS no ECG. Pacientes com mutação da *FLNC* e FC < 45% devem ser avaliados para CDI (IIa).

E técnicas de edição de genes, como CRISPR (*clustered regularly interspaced short palindromic repeats*) são promissoras alternativas para regulação da expressão proteica.

Bibliografia sugerida

Jain A, Norton N, Bruno KA, Cooper LT Jr, Atwal PS, Fairweather D. Sex Differences, Genetic and Environmental Influences on Dilated Cardiomyopathy. J Clin Med. 2021 May 25;10(11):2289. doi: 10.3390/jcm10112289. PMID: 34070351; PMCID: PMC8197492.

Jordan E, Peterson L, Ai T, Asatryan B, Bronicki L, Brown E, et al. Evidence-Based Assessment of Genes in Dilated Cardiomyopathy. Circulation. 2021 Jul 6;144(1):7-19. doi: 10.1161/CIRCULATIONAHA.120.053033. Epub 2021 May 5. PMID: 33947203; PMCID: PMC8247549.

McNally EM, Mestroni L. Dilated Cardiomyopathy: Genetic Determinants and Mechanisms. Circ Res. 2017 Sep 15;121(7):731-48. doi: 10.1161/CIRCRESAHA.116.309396. PMID: 28912180; PMCID: PMC5626020.

Merlo M, Cannatà A, Gobbo M, Stolfo D, Elliott PM, Sinagra G. (2018), Evolving concepts in dilated cardiomyopathy. Eur J Heart Fail. 20: 228-39. https://doi.org/10.1002/ejhf.1103

Musunuru K, Hershberger RE, Day SM, Klinedinst NJ, Landstrom AP, Parikh VN, American Heart Association Council on Genomic and Precision Medicine; Council on Arteriosclerosis, Thrombosis and Vascular Biology; Council on Cardiovascular and Stroke Nursing; and Council on Clinical Cardiology (2020). Genetic Testing for Inherited Cardiovascular Diseases: A Scientific Statement From the American Heart Association. Circulation. Genomic and precision medicine, 13(4), e000067.

Orphanou N, Papatheodorou E, Anastasakis A. Dilated cardiomyopathy in the era of precision medicine: latest concepts and developments. Heart Fail Rev 27, 1173-91 (2022).

Paul C, Peters S, Perrin M, Fatkin D, Amerena J. Non-ischaemic dilated cardiomyopathy: recognising the genetic links. Intern Med J. 2023 Feb;53(2):178-85. doi: 10.1111/imj.15921. Epub 2022 Sep 21. PMID: 36043846.

Rosenbaum AN, Agre KE, Pereira NL. Genetics of dilated cardiomyopathy: practical implications for heart failure management. Nat Rev Cardiol. 2020; 17: 286-97.

PERGUNTAS ORIENTADORAS

1) Qual a importância da identificação da variante genética envolvida na cardiomiopatia dilatada?
   a) Auxílio na avaliação prognóstica.
   b) Possibilidade de rastreio familiar e diagnóstico precoce.
   c) Potencial de terapias específicas.
   d) Todas as anteriores.

2) Quais as indicações de testagem genética na cardiomiopatia dilatada?
   a) Em todos os casos de insuficiência cardíaca.
   b) Em casos de insuficiência cardíaca com acometimento de mais de um familiar.
   c) Cardiomiopatia dilatada em idade menor de 60 anos, mesmo sem história familiar e excluídas causas secundárias.
   d) Em pacientes jovens com IC, mesmo com a presença de uma causa secundária.

3) Quais os diagnósticos devem ser descartados antes de pensar em cardiomiopatia dilatada?
   a) Cardiomiopatia isquêmica.
   b) Valvopatias.
   c) Cardiomiopatia hipertensiva.
   d) Todas as anteriores.

RESPOSTAS COMENTADAS

1) **Letra D**
Em comparação com pacientes com CMD e genótipo negativo, pacientes com variantes patogênicas ou provavelmente patogênicas apresentam piores desfechos clínicos, especialmente quanto ao risco de arritmias malignas e IC avançada. O risco é maior principalmente naqueles com FE ≤ 35%. As principais diretrizes de IC recomendam o rastreamento familiar após a identificação de uma variante patogênica ou provavelmente patogênica. O diagnóstico em familiares é útil para iniciar o tratamento precoce, evitando a progressão da doença e morte súbita. O rastreamento é recomendado em familiares de primeiro grau, a partir dos 10 anos de idade.

Algumas variantes trazem riscos particulares e, por conseguinte, recomendações distintas de manejo clínico. A *Heart Rhythm Society* sugere a indicação do CDI para portadores de variantes patogênicas no gene *LMNA* (mutação *non-missense*), na presença de dois ou mais dos seguintes fatores: FE < 45% na primeira avaliação, taquicardia ventricular não sustentada e sexo masculino (grau de recomendação classe IIa). Além disso, novas técnicas estão em estudos, como a técnica de edição gênica, CRISPR/CAS9 (*clustered regularly interspaced short palindromic repeats*), que podem tornar-se alternativas terapêuticas futuras.

2) **Letra C**
O teste genético está indicado em paciente com CMD em idade menor de 60 anos, mesmo sem história familiar e excluídas causas secundárias. Quando há mais de uma pessoa acometida na família, o teste deve ser feito no membro com maior acometimento da doença. É importante que a testagem genética seja acompanhada do aconselhamento genético pré e pós-teste.

Além dos pacientes com CMD, os familiares de primeiro grau do paciente acometido e com variante identificada também têm a indicação de testagem.

3) Letra D

Ao avaliar um paciente com suspeita de cardiomiopatia dilatada, é importante descartar outras causas possíveis antes de considerar uma causa genética. Algumas condições que devem ser consideradas e descartadas incluem:

1. Doença arterial coronariana/Cardiomiopatia isquêmica.
2. Hipertensão arterial/Cardiomiopatia hipertensiva.
3. Doenças valvulares primárias (por exemplo: a regurgitação mitral ou a estenose aórtica grave).
4. Cardiomiopatias adquiridas:
   a. Miocardite.
   b. Cardiotoxicidade: Uso de drogas ilícitas (cocaína, crack etc.) e lícitas (álcool, medicações – antracíclicos).

11 | Cardiomiopatia arritmogênica

Natália Quintella Sangiorgi Olivetti
Silas Ramos Furquim
Francisco Carlos da Costa Darrieux

CASOS CLÍNICOS

1) Um paciente de 45 anos se apresenta com quadro de síncope durante esforço físico. Apresenta alteração de repolarização ventricular no eletrocardiograma (ECG) (**Figura 11.1A**), arritmias ventriculares monomórficas (padrão de BRE) de alta densidade e com TVNS ao Holter de 24 horas. Constatada a presença de potenciais tardios no ECG de alta resolução (ECGAR), além de dilatação e disfunção moderada do ventrículo direito no exame de Ressonância Magnética Cardíaca (RMC). O paciente referiu que o pai faleceu subitamente aos 45 anos.

2) Uma paciente de 18 anos teve taquicardia ventricular sustentada (padrão monomórfico tipo BRE) durante jogo de futebol, que foi revertida com cardioversão elétrica. No ECG foi observado inversão de onda T em derivações laterais e inferiores (**Figura 11.1B**). O ecocardiograma demonstrou função biventricular preservada. A RMC demonstrou realce tardio miocárdico circunferencial de padrão não isquêmico.

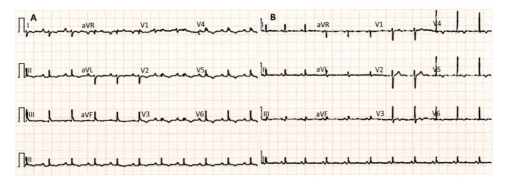

Figura 11.1 A,B. Eletrocardiograma demonstrando (A) inversão de onda T em derivações precordiais (V1-V6), onda épsilon (V1-V3) e baixa voltagem do QRS e (B) inversão de onda T em derivações precordiais esquerdas (V4-V6) e inferiores (DII, DIII, aVF).

DEFINIÇÃO

Cardiomiopatia arritmogênica (CMA) é uma miocardiopatia geneticamente determinada que causa substituição fibrogordurosa no cardiomiócito e predisposição para morte súbita cardíaca, particularmente em pacientes jovens e atletas. O termo que foi inicialmente atribuído a essa doença foi "displasia arritmogênica do ventrículo direito". Com a evolução da caracterização genética e avanço na capacidade de detecção dos exames de imagem cardíaca houve uma mudança no entendimento sobre a doença e o nome da doença também se atualizou. O termo *displasia* foi substituído por *cardiomiopatia arritmogênica do ventrículo direito*. Na atualidade se reconhecem formas clínicas com acometimento do ventrículo esquerdo (VE) que podem ser associadas às alterações do VD ou até mesmo o acometimento isolado do VE. Essa mudança de perspectiva levou à mudança de nomenclatura para *cardiomiopatia arritmogênica*.

FENÓTIPO

A apresentação clínica é variável, desde quadros assintomáticos e sem fenótipo, parada cardíaca por arritmia ventricular, até necessidade de transplante cardíaco devido à insuficiência cardíaca refratária. Os sintomas mais comuns são palpitações e síncopes, geralmente ocorrendo durante o exercício. A morte súbita pode ocorrer em pacientes previamente assintomáticos, jovens e atletas competitivos, apesar de ser rara como primeira manifestação.

A CMA também pode assemelhar-se a um quadro de miocardite, com sintomas de dor torácica, alteração de eletrocardiograma e elevação de troponina. O diagnóstico diferencial entre a CMA e a miocardite pode ser desafiador visto que em ambas o realce tardio mesocárdio e/ou epicárdico tem distribuição e padrão semelhantes (padrão em anel ou *ring like*). O teste genético é fundamental para diferenciação entre miocardiopatia inflamatória e genética nesse cenário clínico. Pacientes que abrem o quadro com insuficiência cardíaca e disfunção ventricular podem ter o diagnóstico incorreto de cardiomiopatia idiopática, se não houver suspeita clínica e investigação diagnóstica adequada.

O diagnóstico é baseado na combinação de informações genéticas, eletrocardiográficas, imagens e achados histológicos. Para isso, foi proposto um escore formulado por consenso de especialistas em 1994 e revisado em 2010, conhecido por *Task Force* (TF) 2010 (**Tabela 11.1**).

Para diagnóstico definido de CAVD é necessário ter ao menos 2 critérios maiores ou 1 critério maior e 2 critérios menores ou 4 critérios menores.

O escore diagnóstico TF 2010, tem boa sensibilidade e especificidade para diagnóstico de CMA com acometimento do ventrículo direito, porém não tem boa sensibilidade para diagnóstico de formas com a apresentação clínica com envolvimento predominante ou exclusivo do ventrículo esquerdo. Por isso, em 2020, um grupo de especialistas da Universidade de Pádua, na Itália, propôs a criação de critérios para o diagnóstico clínico das formas predominantes esquerdas de CMA, que são conhecidos como critérios de Pádua (**Tabela 11.2**).

Tabela 11.1. Critérios diagnósticos de CAVD conforme o TF 2010

Categoria	Critério maior	Critério menor
Imagem		
ECO – acinesia, discinesia ou aneurisma e mais um dos seguintes:	CPT ≥ 36 (21 mm/m²) (homens) CPL ≥ 32 (19 mm/m²) (mulheres)	CPT: 32-36 (18-21mm/m²) (homens) CPL: 29-32 (16-19mm/m²) (mulheres)
RMC - acinesia, discinesia ou dissincronismo associados a mais um dos seguintes:	VDFVD ≥ 110 mL/m² (homens), VDFVD ≥ 100 mL/m² (mulheres) FEVD ≤ 40%	VDFVD: 100-110 mL/m² (homens) VDFVD: 90-100 mL/m² (mulheres) FEVD: 40-45%
Angiografia	acinesia, discinesia, dissincronismo	—
Caracterização tecidual da parede na biópsia endomiocárdica		
Biópsia endomiocárdica	Miócitos residuais < 60% pela análise morfométrica (ou < 50% se estimado), com substituição fibrosa do miocárdio da parede livre do VD em ≥ 1 amostra	Miócitos residuais < 60% pela análise morfométrica (ou < 50% se estimado), com substituição fibrosa do miocárdio da parede livre do VD em ≥ 1 amostra
Alterações de repolarização		
Repolarização (em indivíduos > 14 anos)	Inversão de onda T de V1 a V3 ou além na ausência de BRD	Inversão de onda T de V1 a V3 ou além na presença de BRD
		Inversão de onda T em V4, V5, V6
Alterações de despolarização		
Despolarização	Onda épsilon V1-V3	Tempo de ativação terminal ≥ 55 ms
ECGAR: • presença de 1 dos 3 parâmetros e QRS ≤ 110 ms		QRS f ≥ 114 ms Duração ≥ 38 ms Voltagem ≤ 20
Arritmias ventriculares		
TV ou TVNS com morfologia de BRE (QRS negativo em V1, V2 e V3)	Eixo superior	Eixo inferior Eixo indeterminado
Holter – densidade de arritmias ventriculares	—	Extrassístoles ventriculares (EEVV) ≥ 500
História familiar e genética		
História familiar e mutação genética	CAVD confirmada por critérios TFC em familiar de 1° grau	História CAVD não confirmada
	Confirmação histopatológica em autópsia em familiar de 1° grau	Confirmação histopatológica em autópsia ou cirurgia em familiar de 2° grau
	Mutação patogênica	MSC < 35 anos em familiar de 1° grau

BRD: bloqueio de ramo direito. BRE: bloqueio de ramo esquerdo. CAVD: cardiomiopatia arritmogênica do ventrículo direito. CPL: diâmetro do trato de saída do ventrículo direito ao corte paraesternal longitudinal do eixo longo medido na diástole. CPT: diâmetro do trato de saída do ventrículo direito ao corte paraesternal longitudinal do eixo curto medido na diástole. ECGAR: eletrocardiograma de alta resolução. ECO: ecocardiograma. EEVV: extrassístoles ventriculares. FAC: variação racional da área. FEVD: fração de ejeção do ventrículo direito. RMC: ressonância magnética cardíaca. TV: taquicardia ventricular sustentada. TVNS: taquicardia ventricular não sustentada. VDFVD: volume diastólico final do ventrículo direito.

Tabela 11.2. Critérios de Pádua para caracterização de forma esquerda

Alterações ventriculares morfofuncionais (ECO, RMC ou Angiografia)	
Critério menor: • Disfunção sistólica global de VE (redução da FEVE ou redução do *strain* ecocardiográfico longitudinal global) com ou sem dilatação de VE (aumento do VDFVE de acordo com idade, sexo, ASC)	**Critério maior:** • Hipocinesia regional de VE ou acinesia de parede livre de VE, septo ou ambos
Alterações miocárdicas estruturais	
	Critério maior: • Realce tardio de VE (padrão linear) em ≥1 segmento da parede livre do VE (subepicárdico ou mesocárdico), septo ou ambos
Alterações de repolarização	
Critério menor: • Inversão de onda T em precordiais esquerdas (V4-V6) (na ausência de BRE completo)	
Alterações de despolarização	
Critério menor: • Baixa voltagem do QRS (< 0,5 mV pico a pico) em derivações periféricas (na ausência de obesidade, enfisema, ou derrame pericárdico)	
Arritmias ventriculares	
Critério menor: • Extrassístoles ventriculares frequentes (> 500 em 24 h), TV sustentada ou não sustentada com morfologia de BRD (excluindo padrão fascicular)	
História familiar e genética	
	Critério maior: • Identificação de variante patogênica ou provavelmente patogênica em gene relacionado com CMA*

Critério obrigatório para cardiomiopatia arritmogênica de ventrículo esquerdo. ASC: área de superfície corpórea. BRD: bloqueio de ramo direito. BRE: bloqueio de ramo esquerdo. CMA: cardiomiopatia arritmogênica. FEVE: fração de ejeção do ventrículo esquerdo. TV: taquicardia ventricular. VE: ventrículo esquerdo. VDFVE: volume diastólico final de ventrículo esquerdo.

De acordo com Corrado *et al.*, quando o paciente preenche os critérios clássicos de diagnóstico de CAVD pelo TF 2010, as alterações observadas em VE são presumidamente alterações relacionadas com CMA forma biventricular. Em pacientes que não têm alterações clínicas de VD detectáveis, que apresentam critérios para forma esquerda exclusivamente, não se deve fechar um diagnóstico conclusivo sem a demonstração genética de uma variante patogênica ou possivelmente patogênica em gene relacionado com CMA. Essa condição se faz necessária para o diagnóstico das formas predominantes e exclusivas de VE porque as alterações estruturais de VE podem ter sobreposição de apresentação clínica com cardiomiopatias de outras etiologias, como cardiomiopatia dilatada, miocardite e sarcoidose cardíaca.

Após avaliação e, conforme soma de pontuação, o diagnóstico é dividido em:
- **Definitivo:** 2 critérios maiores; ou 1 maior e 2 menores; ou 4 menores de diferentes categorias.
- **Boderline:** 1 critério maior e 1 menor; ou 3 menores de diferentes categorias.
- **Possível:** 1 critério maior; ou 2 menores de diferentes categorias.

As opções terapêuticas consistem em medicações como o betabloqueador e antiarrítmicos, ablação por cateter e o cardiodesfibrilador implantável (CDI). É contraindicada a prática de esporte competitivo e atividade física intensa ou de alto rendimento, definida como aquela que atinge mais de 70% do consumo máximo de oxigênio.

DIAGNÓSTICO GENÉTICO E MOLECULAR

A maioria das variantes patogênicas relacionadas com CMA afeta genes codificantes de proteínas estruturais envolvidas na organização ou composição de proteínas das junções intercelulares. Isso inclui as proteínas desmossomais, como placofilina 2 (*PKP2*), desmoplaquina (*DSP*), desmogleína (*DSG2*), desmocolina (*DSC2*) e algumas proteínas de aderência juncional como catenina (*CTNNA3*) e caderina (*CDH2*). Também podem ocorrer variantes relacionadas com CMA em genes não desmossomais como fosfolambam (*PLN*), filamina C (*FLNC*), desmina (*DES*), titina (*TTN*) e lamina A/C (*LMNA*). As variantes em genes não desmossomais também podem ocorrer em outras cardiomiopatias, como a cardiomiopatia dilatada e formas neuromusculares de cardiomiopatias. Variantes patogênicas ou provavelmente patogênicas em genes não desmossomais, como a proteína transmembrana 43 (*TMEM43*) e o fator de crescimento transformador beta-3 (*TGFß-3*), também têm sido identificados em casos de CMA. Estudos de correlação genótipo–fenótipo têm demonstrado que as mutações nos genes *DSP*, *PLN* e *FLNC* são as mais frequentemente relacionadas com a forma predominante esquerda da CMA, enquanto as mutações em genes desmossomais, como *PKP2*, *DSC2*, *DSG2* são mais associadas à forma predominante direita.

IMPLICAÇÕES PROGNÓSTICAS E ACONSELHAMENTO GENÉTICO

Os pacientes com diagnóstico de CMA não devem praticar atividade esportiva competitiva ou atividade física extenuante devido ao aumento do risco arrítmico e de progressão da miocardiopatia. Essa recomendação tem sido estendida também aos portadores de variantes patogênicas em genes desmossomais que não têm manifestações clínicas, pois foi demonstrado que a prática de atividade física extenuante nesses carreadores está associada a maior probabilidade de desenvolver fenótipo clínico e que isso ocorra em idade mais precoce.

O rastreamento genético em cascata tem recomendação classe I para familiares de primeiro grau quando se identifica uma variante patogênica em CMA.

Tabela 11.3. Genes envolvidos na CMA.

Gene	Proteína codificada	Localização
JUP	Placoglobina	Desmossomo
DSP	Desmoplaquina	Desmossomo
PKP2	Placofilina-2	Desmossomo
DSG2	Desmogleína-2	Desmossomo
DSC2	Desmocolina-2	Desmossomo
TMEM43	Proteína transmembrana 43	Envelope nuclear
LMNA	Lamina A/C	Envelope nuclear
DES	Desmina	Filamento intermediário
CTNNA3	Alfa-T-catenina	Area composita
PLN	Fosfolamban	SERCA
TGFB3	Fator de crescimento transformado Beta 3	Fator de crescimento
TTN	Titina	Sarcômero
SCN5A	Canal de sódio voltagem dependente (subunidade alfa 5)	Canal de sódio
CDH2	Caderina C	Area composita

Os exames clínicos devem ser realizados nos familiares carreadores da variante e a avaliação clínica cardiológica deve ser feita em todos os familiares de primeiro grau.

Quando se tem o diagnóstico confirmado de CMA, mas não há identificação de variante patogênica ou provavelmente patogênica no probando, deve-se realizar o rastreio clínico com uma avaliação clínica cardiológica completa em todos os familiares de primeiro grau.

TERAPIAS-ALVO

O cardiodesfibrilador implantável (CDI) é a única terapia que comprovadamente reduz o risco de morte súbita cardíaca na CMA, porém sua indicação deve ser criteriosa. Existem recomendações específicas, baseadas na estratificação de risco de cada paciente. O CDI tem indicação classe I para pacientes de alto risco, classe IIa para risco intermediário e classe III para assintomáticos, sem fatores de risco ou em portadores assintomáticos de variantes genéticas (**Figura 11.2**).

Nos casos de CMA de predomínio esquerdo, há um consenso de especialistas que leva em consideração alguns aspectos para a indicação de CDI para prevenção primária, uma vez que nos casos de prevenção secundária há claras evidências para a indicação. No caso de prevenção primária, variantes patogênicas em PLN, FLNC ou LMNA, mesmo com FEVE abaixo de 45% já são considerados pacientes de alto risco de morte súbita e com indicação mais precoce de CDI.

MEDICINA DE PRECISÃO EM CARDIOLOGIA

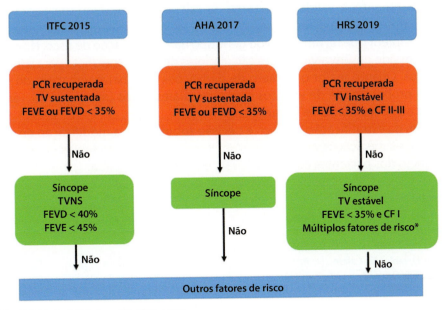

* Maior: TVNS, indocibilidade ao EEF, FEVE < 49%
** Menor: Sexo masculino, EEVV 1.000, testando, múltiplas variantes desmossômicas.

Figura 11.2. Algoritmos de estratificação de risco na CAVD.
AHA: American Heart Association; CF: Classe Funcional; EEF: Estudo Eletrofisiológico; EEVV: Extrassístoles ventriculares; FEVD:Fração de ejeção do ventrículo direito; FEVE: Fração de ejeção do ventrículo esquerdo; HRS: Heart Rhythm Society; ITFC: International Task Force Criteria; PCR: Parada cardiorrespiratória;TV: Taquicardia ventricular. TVNS: Taquicardia ventricular não sustentada. Adaptado de Bosman et al. Vermelho: alto risco. Verde: risco intermediário. Azul: baixo risco.

Uma calculadora de risco foi desenvolvida, baseada em um novo modelo de predição de risco, disponível online (www.arvcrisk.com) que pode estimar o risco individual de cada paciente (**Figura 11.3**).

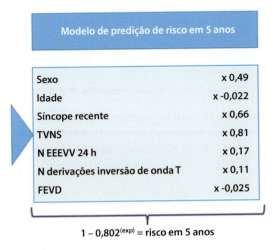

Figura 11.3. Modelo de predição de risco da calculadora de risco na CAVD.
EEVV: extrassístoles ventriculares;FEVD: fração de ejeção de ventrículo direito; N: número; TVNS: taquicardia ventricular não sustentada.

No momento, a validação externa da calculadora mostrou um papel diferente conforme a composição genética predominante da população estudada. Podemos inferir que há um papel do genótipo na estratificação de risco. Novos estudos têm sido desenvolvidos com calculadoras de risco específicas para subtipos genéticos. Quanto maior o número de derivações com baixa voltagem do QRS, maior a probabilidade de eventos cardiovasculares sérios (morte súbita, terapia por CDI ou necessidade de Tx cardíaco).

Além da estratificação de risco e decisão sobre o CDI, a modificação de estilo de vida e as medicações para disfunção ventricular são estratégias importantes no manejo dos pacientes com essa desafiadora miocardiopatia.

Bibliografia sugerida

Cadrin-Tourigny J, Bosman LP, Nozza A, Wang W, Tadros R, Bhonsale A, et al. A new prediction model for ventricular arrhythmias in arrhythmogenic right ventricular cardiomyopathy. Eur Heart J. 2019 Jun 14;40(23):1850-1858. doi: 10.1093/eurheartj/ehz103.

Corrado D, Link MS, Calkins H. Arrhythmogenic Right Ventricular Cardiomyopathy. N Engl J Med. 2017;376(1):61-72.

Corrado D, Wichter T, Link MS, Hauer RN, Marchlinski FE, Anastasakis A, et al. Treatment of Arrhythmogenic Right Ventricular Cardiomyopathy/Dysplasia: An International Task Force Consensus Statement. Circulation. 2015;132(5):441-53.

James CA, Jongbloed JDH, Hershberger RE, et al. International Evidence Based Reappraisal of Genes Associated With Arrhythmogenic Right Ventricular Cardiomyopathy Using the Clinical Genome Resource Framework. Circ Genom Precis Med. 2021;14(3):e003273.

Marcus FI, McKenna WJ, Sherrill D, Basso C, Bauce B, Bluemke DA, et al. Diagnosis of arrhythmogenic right ventricular cardiomyopathy/dysplasia: proposed modification of the Task Force Criteria. Eur Heart J. 2010;31(7):806-14.

Olivetti NQS, Sacilotto L, Wulkan F, Pessente GD, Carvalho MLP, Moleta D, et al. Clinical Features, Genetic Findings, and Risk Stratification in Arrhythmogenic Right Ventricular Cardiomyopathy: Data From a Brazilian Cohort. Circulation: Arrhythmia and Electrophysiology. 2023;16: e011391.

Richards S, Aziz N, Bale S, Bick D, Das S, Gastier-Foster J, et al. Standards and guidelines for the interpretation of sequence variants: a joint consensus recommendation of the American College of Medical Genetics and Genomics and the Association for Molecular Pathology. Genet Med. 2015;17(5):405-24.

Towbin JA, McKenna WJ, Abrams DJ, Ackerman MJ, Calkins H, Darrieux FCC, et al. 2019 HRS expert consensus statement on evaluation, risk stratification, and management of arrhythmogenic cardiomyopathy. Heart Rhythm. 2019;16(11):e301-e72.

Wallace R, Calkins H. Risk Stratification in Arrhythmogenic Right Ventricular Cardiomyopathy. Arrhythm Electrophysiol Rev. 2021;10(1):26-32.

Wilde AAM, Semsarian C, Márquez MF, Sepehri Shamloo A, Ackerman MJ, Ashley EA, et al. European Heart Rhythm Association (EHRA)/Heart Rhythm Society (HRS)/Asia Pacific Heart Rhythm Society (APHRS)/Latin American Heart Rhythm Society (LAHRS) Expert Consensus Statement on the state of genetic testing for cardiac diseases. J Arrhythm. 2022 May 31;38(4):491-553. doi: 10.1002/joa3.12717.

MEDICINA DE PRECISÃO EM CARDIOLOGIA

PERGUNTAS ORIENTADORAS

1) Quando considerar definitivo o diagnóstico de miocardiopatia arritmogênica?
   a) Quando nas formas de predomínio direito os critérios da Task Force 2010 apontarem menos 2 critérios maiores ou 1 critério maior e 2 critérios menores ou 4 critérios menores.
   b) Quando nas formas de predomínio esquerdo houver além dos critérios de Pádua (2 critérios maiores ou 1 critério maior e 2 critérios menores ou 4 critérios menores) existir a confirmação de variante patogênica relacionada.
   c) Não é possível à luz do conhecimento atual fechar algum critério definitivo para cardiomiopatias arritmogênicas. O diagnóstico é presumido.
   d) Duas alternativas estão corretas.

2) Como fazer diagnóstico diferencial da miocardiopatia arritmogênica com outras miocardiopatias?
   a) É mandatória a exclusão de outras causas mais comuns, como por exemplo nas miocardiopatias isquêmica, valvar, hipertensiva ou doenças infiltrativas (sarcoidose, amiloidose).
   b) Se houver variante classe 3 (pelo ACMG) em caso de rastreamento familiar, mesmo se o paciente for portador de cardiopatia hipertensiva ou coronária, o diagnóstico da miocardiopatia arritmogênica possui alto grau de suspeição.
   c) Apresentação clínica tardia (após 60 anos de idade) em indivíduo sem comorbidades cardiovasculares aumenta o escore diagnóstico para causa primária (cardiomiopatia arritmogênica), independente da presença ou não de arritmias no quadro clínico.
   d) Se houver concomitância de cardiopatia congênita e dilatação do ventrículo direito, em especial as relacionadas com o tratamento de hipofluxo pulmonar (p. ex., tetralogia de Fallot corrigida), é alta a probabilidade de miocardiopatia arritmogênica direita.

3) Identificar um perfil genético dessas miocardiopatias pode impactar na decisão sobre CDI?
   a) Variantes classe 3 devem ser usadas para decisão clínica, se o gene for não disputado na literatura como associado a cardiopatia arritmogênica.
   b) Ainda não se pode indicar CDI com base apenas no perfil genético em portadores de miocardiopatias, independente da fração de ejeção do ventrículo esquerdo.

c) É recomendável pelos atuais documentos de consenso a indicação de CDI mais precoce nos casos de miocardiopatia arritmogênica com FEVE um pouco mais alta (entre 35 e 45%) se houver identificação de variante patogênica em FLNC ou LMNA.

d) Permanece a indicação de CDI para prevenção primária nos casos de miocardiopatia arritmogênica com FEVE abaixo de 35% e o teste genético não tem influência em FEVE maiores.

4) Qual a implicação do diagnóstico na prática de exercício físico?

a) Nenhuma, pois não há diretriz restritiva para a prática de exercícios físicos competitivos.

b) Após o diagnóstico, fatores como tipo de variante encontrada, fenótipo e sintomas não interferem nas orientações para a prática de exercícios físicos competitivos.

c) Somente os esportes de baixo componente dinâmico e estático (classe IA de Bethesda) são permitidos para os pacientes portadores de genótipo positivo para cardiomiopatia arritmogênica do ventrículo direito.

d) Os familiares de cardiomiopatia arritmogênica do ventrículo direito com variantes patogênicas em PKP2, devem ser aconselhados a não praticarem atividades físicas de alto rendimento, independente do fenótipo.

RESPOSTAS COMENTADAS

1) **Letra D**
As alternativas A e B descrevem a quantidade somatória de critérios diagnósticos necessários para fechar um diagnóstico definitivo.

2) **Letra A**
É importante realizar diagnóstico diferencial com outras causas de miocardiopatias mais comuns. Variantes classe 3 são de significado incerto e, portanto, não se deve tomar decisões clínicas baseadas nesse achado. Como a idade de apresentação fenotípica em geral ocorre entre 20 e 40 anos, quanto mais idoso o paciente (exemplo > 60 anos) menos provável que seja uma cardiomiopatia arritmogênica, devendo-se estar atento aos diagnósticos diferenciais de cardiopatias mais prevalentes (p. ex., coronária e chagas). A concomitância com cardiopatias genéticas torna pouco provável o diagnóstico de cardiomiopatia arritmogênica.

3) **Letra C**
A *Guideline* da ESC 2023 de Cardiomiopatias recomenda a indicação de CDI mais precoce nos casos de miocardiopatia arritmogênica com FEVE um pouco mais alta (entre 35 e 45%) se houver identificação de variante patogênica em FLNC ou LMNA.

4) **Letra D**
Familiares com a presença de variante patogênica em genes desmossomais como o PKP2 está associada a uma maior chance de desenvolver o fenótipo clínico e por isso devem ser aconselhados sobre este risco.

12 | Cardiomiopatia Não Compactada

Maria Tereza Sampaio de Sousa Lira
Silas Ramos Furquim

CASO CLÍNICO

Paciente do sexo feminino, 45 anos de idade, procura cardiologista com histórico de dispneia progressiva há alguns meses, apresentando, no momento, dispneia aos pequenos esforços, associada a ortopneia e dispneia paroxística noturna. Ao exame físico, observou-se presença de B3, com sinais de hipervolemia esquerda e direita. Foram solicitados exames: ECG evidenciou bloqueio de ramo esquerdo (BRE) e o ecocardiograma (Eco) mostrou dilatação ventricular esquerda (60 x 41 mm), com fração de ejeção (FE) de 59% e aumento da trabeculação ventricular. Após compensação clínica, foi solicitada ressonância magnética (**Figura 12.1**), que evidenciou aumento da trabeculação da região apical do ventrículo esquerdo, com relação máxima de 2,8. A paciente foi encaminhada ao grupo de Medicina de Precisão em Cardiologia, onde a pesquisa de variante genética revelou uma variante patogênica no gene *TTN*.

ABORDAGEM DA MEDICINA DE PRECISÃO

Fenótipo

A cardiomiopatia não compactada (CMNC) é um distúrbio primário e complexo do miocárdio, com um fenótipo distinto que se caracteriza por numerosas trabeculações e proeminentes recessos intertrabeculares. A CMNC foi categorizada como uma "cardiopatia não classificada", entretanto evidências recentes apontam para reclassificação em um fenótipo distinto, mas nem sempre patológico. Por definição, a não compactação se refere ao ventrículo esquerdo (VE) e é mais comum no ápice, raramente envolvendo o septo interventricular. Todavia, pode acometer o ventrículo direito (VD) ou ambos.

Sugere-se que o miocárdio não compactado (MNC) seja resultado da parada intrauterina da compactação do miocárdio fetal, que normalmente acontece da

Capítulo 12 – Cardiomiopatia Não Compactada

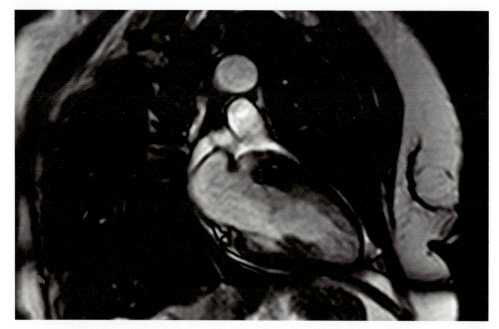

Figura 12.1. Imagem de ressonância magnética cardíaca mostrando aumento da trabeculação da região apical do ventrículo esquerdo, com relação máxima de 2,8.

base para o ápice, do epicárdio para o endocárdio e do septo para a parede lateral. No entanto, alguns autores sugerem que a alteração seria resultado da persistência anormal da camada trabecular e não da não compactação.

As trabeculações proeminentes podem se desenvolver na vida adulta. O remodelamento em resposta às condições de sobrecarga do VE pode explicar as características fenotípicas de MNC observadas em alguns atletas e em alguns indivíduos hipertensos, grávidas, com insuficiência cardíaca (IC) ou distúrbios hematológicos (por exemplo, β-talassemia). Além disso, o MNC pode ocorrer como um fenômeno transitório em pacientes com outras doenças, como a miocardite.

Embora a CMNC seja classificada como uma cardiomiopatia primária de origem genética pela American Heart Association, sua definição, critérios diagnósticos e implicações clínicas continuam sendo debatidos. Diante disso, a real prevalência desta alteração do miocárdio não é conhecida e depende do método de imagem utilizado. Em estudos que utilizaram ecocardiograma para o diagnóstico, a prevalência variou de 0,014% a 1,3% na população geral, chegando a 4% na população com IC. No entanto, acredita-se que esse número seja subestimado, uma vez que o aumento da qualidade da imagem ecocardiográfica nos últimos anos, o surgimento de outros métodos diagnósticos como a ressonância cardíaca e a tomografia de coração, além da conscientização dos médicos sobre a patologia, podem aumentar a taxa de diagnóstico.

A apresentação clínica é variável, desde a forma assintomática até um quadro de IC avançada e necessidade de transplante cardíaco. As manifestações clínicas mais frequentes, segundo uma revisão sistemática que incluiu 241 pacientes, foram dispneia (60%), palpitação (18%), dor no peito (15%), síncope ou pré-síncope (9%) e acidente vascular cerebral prévio (3%). Deste total, 56% dos pacientes tinham IC, e 31% estavam em classe funcional (CF) III e IV da New York Heart Association (NYHA). Além da IC, a CMNC tem potencial de se apresentar com arritmias (inclusive fibrilação atrial e taquicardia ventricular), morte súbita, distúrbios de condução ou evento tromboembólico em qualquer idade.

As trabeculações presentes nessa condição podem alterar o desenvolvimento do sistema de condução His-Purkinje, gerando predisposição a distúrbios de condução. Além disso, advoga-se que a isquemia subendocárdica, disfunção no sistema simpático, formação de circuitos de reentrada entre os recessos e áreas de fibrose também explicariam a alta frequência de arritmias.

O risco real de eventos tromboembólicos não é conhecido. Com os dados disponíveis até o momento, não está claro se há uma maior taxa de eventos quando comparado a outros pacientes com IC. Uma revisão sistemática de 5 estudos observacionais encontrou uma taxa média de 8% de eventos em um acompanhamento de 39 meses.

O ECG geralmente é alterado nos pacientes com CMNC, mas os achados são inespecíficos. As anormalidades observadas incluem bloqueio de ramo esquerdo ou direito, bloqueio fascicular, fibrilação atrial e taquicardia ventricular. A síndrome de Wolff-Parkinson-White (WPW) e a taquicardia ventricular foram observadas com mais frequência em crianças enquanto a fibrilação atrial e outras arritmias ventriculares foram relatadas como mais prevalentes em adultos.

O ecocardiograma é o exame mais comumente utilizado para estabelecer o diagnóstico na CMNC, por ser de baixo custo, amplamente disponível e não necessitar da exposição à radiação ou contraste. Os critérios de Jenni são validados e amplamente aceitos para o diagnóstico dessa condição. Alternativamente, alguns clínicos utilizam os critérios de Chin ou Stöllberger, que também foram validados. **(Tabela 12.1)**.

A ressonância magnética cardíaca (RMC) é sugerida na maioria dos pacientes com CMNC conhecida ou suspeita. A RMC fornece informações estruturais, como a fibrose pelo realce tardio com gadolínio, por exemplo, que diferem daquelas fornecidas pela ecocardiografia e podem ter valor prognóstico. Além disso, por ter uma melhor resolução de imagem, é uma boa opção para pacientes com janelas limitadas, diagnóstico diferencial de outras miocardiopatias e avaliação de presença de trombos. A tomografia cardíaca é um método alternativo para o diagnóstico de CMNC se o ecocardiograma não for diagnóstico e a RMC não estiver disponível **(Tabela 12.1)**.

Os pacientes com CMNC e disfunção sistólica do VE são tratados de acordo com as recomendações gerais para as outras etiologias. Em relação a anticoagulação, seu uso é recomendado em pacientes com FEVE < 40%, fibrilação atrial, trombo intracavitário e presença de evento embólico prévio.

Tabela 12.1. Critérios para o diagnóstico de CMNC em exames de Imagem

Ecocardiograma	

1. Jenni (grupo Zurique)	• Uma proporção máxima de miocárdio não compactado para compacto > 2:1 no **final da sístole** no eixo curto paraesternal
	• Critérios morfológicos:
	  – Ausência de anormalidades cardíacas coexistentes
	  – Evidência de Doppler colorido de fluxo dentro dos recessos intertrabeculares profundos
	  – Malha trabecular proeminente no ápice do VE ou segmentos médios da parede inferior e lateral
	  – Espessura da parede compactada ≤ 8,1 mm
	  – Achado adicional: hipocinesia de segmentos não compactados e possivelmente outros segmentos adjacentes podem estar presentes

2. Chin (Califórnia)	• A presença de X/Y ≤ 0,5, em que X é a distância da superfície epicárdica ao vale do recesso trabecular e Y é a distância da superfície epicárdica ao pico da trabeculação. Este critério é aplicado a trabéculas no ápice do VE em cortes subxifoides ou apicais de quatro câmaras no **final da diástole**
3. Stöllberger (Viena)	• Razão de miocárdio não compactado (NC) para compactado (C) ≥ 2 no **final da diástole** (adicionado posteriormente) • > 3 trabeculações projetando-se da parede do VE, apicalmente aos músculos papilares, visíveis em um único plano de imagem • Espaços intertrabeculares perfundidos da cavidade ventricular, visualizados no Doppler colorido • As trabeculações devem ter a mesma ecogenicidade do miocárdio enquanto se movem em sincronia com as contrações ventriculares
Ressonância magnética cardíaca	
1. Peterson	• Uma proporção máxima de miocárdio não compactado para compacto > 2,3 no **final da diástole**
2. Jacquier	• Uma massa trabeculada do VE > 20% da massa global do VE no **final da diástole** medida no eixo curto
Tomografia Cardíaca	
1. Melendez-Ramirez	• Razão de miocárdio não compactado (NC) para compactado (C) ≥ 2,2 no **final da diástole** com envolvimento de 2 ou mais segmentos

O uso de cardiodesfibrilador implantável (CDI) é recomendado para profilaxia primária naqueles com FEVE inferior a 35% com CF II-III da NYHA. Os que apresentam história de síncope inexplicada devem ser submetidos a estudo eletrofisiológico. O uso do ressincronizador segue as mesmas recomendações das outras etiologias de ICFER, com potencial para remodelamento reverso. Os pacientes que apresentam disfunção cardíaca, que se tornam refratários ao manejo habitual, devem ser encaminhados a um centro especializado em IC avançada para avaliação de transplante cardíaco.

Diagnóstico genético e molecular

Diversos estudos avaliaram aspectos clínicos e genéticos de pacientes com CMNC, gerando um panorama heterogêneo de conhecimento. Análises de sequenciamento, por exemplo, revelaram uma complexa arquitetura genética da doença com variantes afetando funcionalmente diversos genes. Uma herança autossômica dominante com penetrância variável ocorre mais comumente do que os padrões ligados ao cromossomo X ou autossômico recessivo, o que é semelhante a cardiomiopatia hipertrófica e dilatada.

Recomenda-se teste genético (NGS – painel, exoma ou genoma) em todos os pacientes com fenótipo de CMNC. Pode-se iniciar com painel de genes para CMNC e, caso não sejam identificadas variantes patogênicas, prosseguir com sequenciamento de exoma e genoma. Além disso, deve-se realizar testes em parentes de primeiro grau do caso índice quando uma variante genética relacionada com a doença for identificada.

Uma grande variedade de mutações genéticas foi relatada em pacientes com CMNC, principalmente em genes que codificam proteínas sarcoméricas, citoesqueléticas, da linha Z e mitocondriais. As mutações mais comuns envolvem as proteínas sarcoméricas (cerca de 80%), incluindo na titina (*TTN*) e a betamiosina (*MYH7*).

Os genes mais frequentemente envolvidos são: *MYH7, TTN, HCN4, LDB3, DTNA, TAZ, LMNA, ACTC, TNN2, TNN13, MYBPC3, SCN5A, SNTA1, PRDM16, TPM1* (**Tabela 12.2**). A maioria dos genes envolvidos na CMNC também estão associados a outros fenótipos (como a cardiomiopatia hipertrófica ou a cardiomiopatia dilatada).

A mutação no gene *TAZ* resulta no truncamento das proteínas tafazzinas, o que pode levar a uma grande deficiência de cardiolipina na membrana mitocondrial, desencadeando a síndrome de Barth. Essa síndrome é uma doença recessiva ligada ao cromossomo X que causa cardiomiopatia, neutropenia e miopatia esquelética.

Tabela 12.2. Genes associados a cardiomiopatia não compactada

Gene	Proteína
TTN	Titina
MYH7	Cadeia pesada da miosina 7
HCN4	Canal 4 ativado por nucleotídeo cíclico ativado por hiperpolarização de potássio/sódio
LDB3	LIM domain binding protein 3
DTNA	Distrobrevina-α
TAZ	Tafazina
LMNA	Laminina A/C
ACTC	Actina-α do músculo cardíaco
TNNT2	Troponina T2
TNNI3	Troponina I3
MYBPC3	Proteína C ligante de miosina
SCN5A	Subunidade-α do canal de sódio
SNTA1	Sintrofina-α-1
PRDM16	PR/SET domínio 16
TPM1	Tropomiosina 1
NKX2-5	Homeobox Nkx-2.5

Existem doenças que simulam o fenótipo da CMNC e como os critérios diagnósticos estão evoluindo e ainda apresentam especificidade limitada, deve-se ter o cuidado para distinguir essa etiologia de outras com morfologias semelhantes. O diagnóstico diferencial inclui cardiomiopatia hipertrófica (especialmente a forma apical), cardiomiopatia dilatada, cardiomiopatia restritiva, endomiocardiofibrose e cordas tendíneas aberrantes; inclusive algumas dessas condições podem compartilhar as mesmas variantes genéticas. Com relação à cardiomiopatia hipertrófica, pode haver um *overlapping* com a não compactação, principalmente com genes *MYH7* e *MYBPC3*. Diante da falta de um exame padrão-ouro para a condição da CMNC, o médico tende a fechar o diagnóstico quando os critérios morfológicos são atendidos, todavia estudos genéticos sugerem que pode haver sobreposição de cardiomiopatias.

Implicações prognósticas e aconselhamento genético

Diante do diagnóstico genético do probando, recomenda-se rastreamento genético em cascata (com segregação da variante encontrada) e clínico dos familiares.

Em caso de probando com fenótipo positivo e genótipo negativo, descartadas genocópias, sugere-se rastreamento clínico cuidadoso dos familiares.

Os eventos cardíacos adversos maiores são mais comuns naqueles que apresentam variantes no gene *MYBPC3* ou *TTN*, enquanto aqueles com variantes no *MYH7* tiveram baixa taxa de eventos.

Atletas com diagnóstico de CMNC associada a disfunção sistólica, histórico de síncope ou taquiarritmias atriais ou ventriculares significativas no Holter ou teste de esforço **não** devem participar de esportes competitivos, com exceção daqueles de baixa intensidade.

A gravidez em mulheres com essa patologia deve incluir o aconselhamento pré-concepcional em relação aos riscos maternos e fetais, incluindo a hereditariedade da doença. Durante a gestação, o manejo é semelhante ao de outras cardiomiopatias. Durante essa fase pode ocorrer o aumento reversível das trabeculações do VE que deve ser diferenciado da CMNC.

Pacientes que tenham genótipo positivo e fenótipo negativo devem ser monitorados periodicamente com anamnese detalhada, exame físico, ECG e exame de imagem (em geral, ecocardiograma) para diagnóstico precoce. A periodicidade pode variar 1-2 anos em crianças e 3-5 anos em adultos. Não há evidências para restringir realização de atividade física nesses pacientes. Tampouco há terapias eficazes liberadas para este grupo. O implante de CDI é contraindicado nesses casos.

Terapias-alvo

Não há terapia específica para CMNC, então o manejo deve ser focado na prevenção ou tratamento de complicações maiores conforme elas aparecem, como exacerbações de insuficiência cardíaca, arritmias, prevenção de morte súbita cardíaca, formação de coágulos intraventriculares e acidente vascular cerebral.

Bibliografia sugerida

Filho DCS, do Rêgo Aquino PL, de Souza Silva G, Fabro CB. Left Ventricular Noncompaction: New Insights into a Poorly Understood Disease. Curr Cardiol Rev. 2021;17(2):209-16. doi: 10.2174/1573403X16666200716151015. PMID: 32674738; PMCID: PMC8226207.

Gerard H, Iline N, Martel H, Nguyen K, Richard P, Donal E, et al. Prognosis of Adults With Isolated Left Ventricular Non-Compaction: Results of a Prospective Multicentric Study. Front Cardiovasc Med. 2022 May 2;9:856160.

Hänselmann A, Veltmann C, Bauersachs J, Berliner D. Dilated cardiomyopathies and non-compaction cardiomyopathy. Herz. 2020 May;45(3):212-20. doi: 10.1007/s00059-020-04903-5. PMID: 32107565; PMCID: PMC7198644.

Hesaraki M, Bora U, Pahlavan S, Salehi N, Mousavi SA, Barekat M, et al. A Novel Missense Variant in Actin Binding Domain of MYH7 Is Associated With Left Ventricular Noncompaction. Front Cardiovasc Med. 2022 Apr 8;9:839862.

Ichida F. Left ventricular noncompaction - Risk stratification and genetic consideration. J Cardiol. 2020 Jan;75(1):1-9.

Kayvanpour E, Sedaghat-Hamedani F, Gi WT, Tugrul OF, Amr A, Haas J, et al. Clinical and genetic insights into non-compaction: a meta-analysis and systematic review on 7598 individuals. Clin Res Cardiol. 2019 Nov;108(11):1297-308.

Lorca R, Martín M, Pascual I, Astudillo A, Díaz Molina B, Cigarrán H, et al. Characterization of Left Ventricular Non-Compaction Cardiomyopathy. J Clin Med. 2020 Aug 5;9(8):2524. doi: 10.3390/jcm9082524. PMID: 32764337; PMCID: PMC7464545.

Miszalski-Jamka K, Jefferies JL, Mazur W, Głowacki J, Hu J, Lazar M, et al. Novel Genetic Triggers and Genotype-Phenotype Correlations in Patients With Left Ventricular Noncompaction. Circ Cardiovasc Genet. 2017 Aug;10(4):e001763.

Richard P, Ader F, Roux M, Donal E, Eicher JC, Aoutil N, et al. Targeted panel sequencing in adult patients with left ventricular non-compaction reveals a large genetic heterogeneity. Clin Genet. 2019 Mar;95(3):356-67.

Srivastava S, Yavari M, Al-Abcha A, Banga S, Abela G. Ventricular non-compaction review. Heart Fail Rev. 2022 Jul;27(4):1063-76.

van Waning JI, Caliskan K, Hoedemaekers YM, van Spaendonck-Zwarts KY, Baas AF, Boekholdt SM, et al. Genetics, Clinical Features, and Long-Term Outcome of Noncompaction Cardiomyopathy. J Am Coll Cardiol. 2018 Feb 20;71(7):711-22.

PERGUNTAS ORIENTADORAS

1) Dentre as alternativas, qual não faz parte dos critérios diagnósticos de CMNC?
   a) Uma proporção máxima de miocárdio não compactado para compacto > 2:1 no final da diástole no eixo curto paraesternal.
   b) Ausência de anormalidades cardíacas coexistentes.
   c) Evidência de Doppler colorido de fluxo dentro dos recessos intertrabeculares profundos.
   d) Proporção máxima do miocárdio não compactado para compacto > 2,3 ao final da diástole na ressonância.

2) Quanto à base genética da CMNC é correto afirmar, **exceto**?
   a) Análises de sequenciamento revelaram uma complexa arquitetura genética da doença com variantes afetando funcionalmente diversos genes.
   b) A CMNC é uma doença heterogênea com a possibilidade de associação com múltiplos fenótipos, podendo aparecer isoladamente ou em associação com cardiomiopatia dilatada, hipertensiva e arritmogênica.
   c) A correlação genótipo-fenótipo da CMNC é bem-definida, com sua base genética amplamente estudada.
   d) As mutações mais comuns envolvem as proteínas sarcoméricas (cerca de 80%), incluindo na titina (*TTN*) e a betamiosina *(MYH7)*.

3) Sobre as implicações da avaliação genética e fenotípica da CMNC, é **correto** afirmar:
   a) Pacientes que tenham genótipo positivo e fenótipo negativo não devem ser monitorados periodicamente.
   b) Os eventos cardíacos adversos maiores são mais comuns nos casos com a presença de variantes no gene *MYBPC3* ou *TTN*.
   c) Em caso de probando com fenótipo positivo e genótipo negativo, não há necessidade de rastreamento na família.
   d) Paciente com genótipo positivo e fenótipo negativo deve receber orientação para restrição de atividades físicas.

RESPOSTAS COMENTADAS

1) **Letra A**
Os critérios de Jenni são validados e amplamente aceitos para o diagnóstico dessa condição. São eles:
- Uma proporção máxima de miocárdio não compactado para compacto > 2:1 no **final da sístole** no eixo curto paraesternal.
- Critérios morfológicos:
  - Ausência de anormalidades cardíacas coexistentes;
  - Evidência de Doppler colorido de fluxo dentro dos recessos intertrabeculares profundos.
  - Malha trabecular proeminente no ápice do VE ou segmentos médios da parede inferior e lateral.
  - Espessura da parede compactada ≤ 8,1 mm.
  - Achado adicional: hipocinesia de segmentos não compactados e possivelmente outros segmentos adjacentes podem estar presentes.

Alternativamente, também pode-se usar a ressonância magnética Cardíaca para o diagnóstico de CMNC por meio de uma proporção máxima de miocárdio não compactado para compacto > 2,3 no final da diástole.

2) **Letra C**
A American Heart Association define a CMNC como uma cardiomiopatia genética, já a European Society of Cardiology a coloca como uma entidade não classificada. A base genética da CMNC é um tema em constante estudo, severamente limitado pela heterogeneidade dos critérios diagnósticos. É comum a presença de miocárdio não compactado em pacientes que preenchem critérios para outras cardiomiopatias como dilatada, hipertrófica, restritiva ou arritmogênica, dificultando ainda mais a definição de sua base genética.

3) **Letra B**
Avaliação e aconselhamento genético são recomendados para pacientes com CMNC. Tal avaliação, além de poder identificar variantes implicadas, podem auxiliar na identificação de traços ou características morfológicas que possam sugerir síndromes onde o miocárdio não compactado faça parte. A avaliação se estende aos familiares de primeiro grau. Os familiares de pacientes com fenótipo positivo e nos quais não se identifica uma variante causal devem ser avaliados clinicamente.
Na identificação de uma variante em um paciente com fenótipo negativo, o rastreio clínico periódico está indicado com a finalidade de

realizar o diagnóstico precoce, caso a patologia se manifeste. Porém, nesses casos, não há indicação de restrição às atividades físicas ou terapias específicas.

A avaliação genética também pode trazer informações prognósticas. Os eventos cardíacos adversos maiores são mais comuns naqueles que apresentam mutação no gene *MYBPC3* ou *TTN*, enquanto aqueles com mutação no *MYH7* tiveram baixa taxa de eventos.

13 | Cardiomiopatia Restritiva

Fernanda Almeida Andrade
Luciano Nastari

CASO CLÍNICO

Paciente do sexo masculino, 26 anos de idade, refere episódios frequentes de hipertensão arterial e cansaço aos grandes esforços seguido de tontura. Relata dor e queimação nas mãos e nos pés desde a infância, bem como intolerância ao calor. Nega outras queixas. Ao exame físico, bulhas hipofonéticas, edema 3+/4+ em membros inferiores, turgência jugular a 45º, hepatomegalia a 4 cm do rebordo costal direito e estertores bibasais. Pápulas vermelhas agrupadas e não pruriginosas em área de mucosa labial e região umbilical. Sem outras alterações. Traz eletrocardiograma (ECG) sem alterações e ultrassom (US) de rins e vias urinárias com rins diminuídos (9 cm) e padrão parenquimatoso crônico.

Exames solicitados: urina tipo 1 com proteinúria 3+ e hemoglobinúria 2+, elementos anormais. Função renal alterada com ClCr 16 mL/min. PTH aumentado (116 pg/mL). Fósforo e cálcio séricos em valores aumentados limítrofes indicavam hiperparatireoidismo secundário à doença renal crônica. Ecocardiograma transtorácico (ECOTT) com disfunção diastólica grau 3, função sistólica preservada e hipertrofia ventricular septal de 14 mm.

Conduta: solicitada dosagem de alfa-galactosidase A, ressonância magnética cardíaca (RMC) e proteínas monoclonais sérica e urinária e encaminhado ao grupo de Medicina de Precisão em Cardiologia.

Capítulo 13 – Cardiomiopatia Restritiva

HEREDOGRAMA

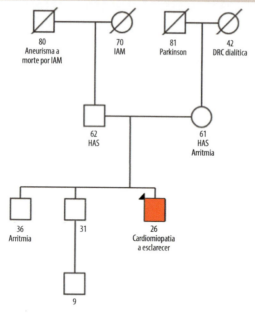

Figura 13.1. Heredograma.

Seta preta: probando; vermelho: fenótipo suspeito; DRC: doença renal crônica; HAS: hipertensão arterial sistêmica; AO: aorta; IAM: infarto agudo do miocárdio; quadrado: sexo masculino; círculo: sexo feminino; forma geométrica com traço no meio: óbito.

ECOTT

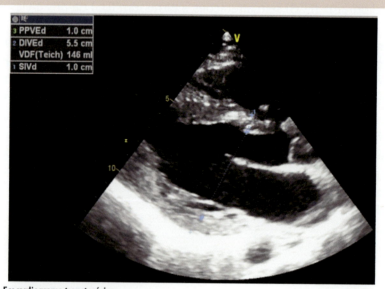

Figura 13.2. Ecocardiograma transtorácico.

AE 37 mm. SIV 10 mm. PPVE 11mm. VD 36 mm. VE 32x25 mm. FEVE 68%. Função sistólica preservada e hipertrofia miocárdica assimétrica, localizada em região apical (espessura máxima 17 mm), sem alterações segmentares e sem obstrução dinâmica intraventricular. Função diastólica preservada. Função do VD preservada. Valvas normais. Sem alterações em pericárdio.

MEDICINA DE PRECISÃO EM CARDIOLOGIA — 113

TESTE ENZIMÁTICO

PESQUISA PARA DOENÇA DE FABRY

Material: Sangue em papel filtro
Método: Cromatografia Liquida/ Espectrometria de Massas em Tandem (LC-MS/MS)

ATIVIDADE DE ALFA-GALACTOSIDASE A (GLA)   0,21   mcmol/L/h

V. Ref.: Recém-Nato (até 30 dias de vida): Superior ou igual a 2,57 mcmol/L/h
        Lactentes e Adultos.............: Superior ou igual a 1,68 mcmol/L/h

- A integridade da amostra é validada pela dosagem da enzima de referência abaixo:

> Atividade de Alfa-Glicosidase Ácida (GAA)   2,61   mcmol/L/h

V. Ref.: Recém-Nato (até 30 dias de vida): Superior ou igual a 2,58 mcmol/L/h
        Lactentes e Adultos.............: Superior ou igual a 2,10 mcmol/L/h

Observação: **Material colhido e identificado pelo contratante**

Figura 13.3. Teste enzimatico compativel com a suspeita diagnostica de Doenca de Fabry..

TESTE GENÉTICO

		Informações sobre a(s) variante(s) encontrada(s)				
Gene	Sequência referência	Coordenada cromossômica (GRCh37)	Variante c. DNA	Variante Proteína	Classificação ACMG	Zigosidade
GLA	NM_000169.3	chrX-100653021	c.1066C>T	p.Arg356Trp	Patogênica	Hemizigoto

Figura 13.4. Teste genetico compativel com a suspeita diagnóstica de Doenca de Fabry.

RESSONÂNCIA MAGNÉTICA CARDÍACA

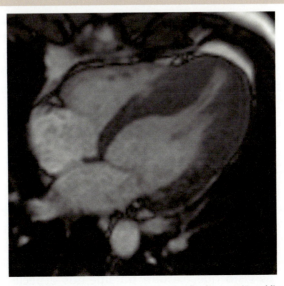

Figura 13.5. Câmaras que revelam hipertrofia miocárdica assimétrica localizada em região médio-apical (espessura máxima 21 mm), sem obstrução dinâmica intraventricular.

ABORDAGEM DA MEDICINA DE PRECISÃO

Fenótipo

As cardiomiopatias restritivas constituem um grupo de enfermidades caracterizadas por disfunção diastólica acentuada, com preservação ou leve redução da função sistólica, dilatação dos átrios, ausência ou leve dilatação ventricular, aumento da espessura da parede em doenças infiltrativas ou de depósito, e obstrução das cavidades ventriculares na endomiocardiofibrose. Para o diagnóstico inicial, destacam-se a história clínica e o exame físico, evidenciando sintomas de congestão sistêmica significativa, como estase jugular, hepatomegalia, ortopneia, ascite e edema de membros.

O eletrocardiograma, na maioria das vezes, não é específico, mas, em certos casos, pode sugerir algumas etiologias. Entre os achados possíveis estão sobrecargas atriais, baixa voltagem dos complexos QRS, distúrbios de condução (BAVT), alterações na repolarização, PR curto, com áreas eletricamente inativas; estas últimas são frequentemente observadas na amiloidose.

O ecocardiograma transtorácico é um exame fundamental para a análise da função ventricular e, em particular, para a caracterização da disfunção diastólica predominante, utilizando técnicas de Doppler tecidual e *speckle tracking*. Ele pode demonstrar um padrão restritivo grave, dilatação e redução ou ausência de variação inspiratória do fluxo nas veias cavas, dilatação das cavidades atriais, às vezes maiores do que as ventriculares. O aumento da espessura ventricular e/ou atrial favorece o diagnóstico de doenças infiltrativas ou de depósito, assim como o aumento da espessura do septo atrial associado à hiperrefringência do miocárdio.

A ressonância magnética cardíaca (RMC) é imprescindível na avaliação do espessamento pericárdico e na detecção de obliteração ventricular por fibrose (realce tardio) na presença de endomiocardiofibrose. Na amiloidose, na sarcoidose e nas doenças de depósito a RMC possibilita o diagnóstico mais precoce e corrobora para distinção entre as diferentes etiologias com base em dados do padrão de realce tardio. Além disso, na hemocromatose cardíaca as partículas micromagnéticas de hemossiderina distorcem o campo magnético com redução de sinal medido com o "T2 estrela" (T2*), parâmetro de relaxamento que indica e quantifica a deposição de ferro em tecidos, sendo patognomônico de depósito de ferro no miocárdio quando menor que 20 ms.

Outras modalidades de imagem são a cintilografia com pirofosfato de tecnécio na amiloidose.

Pet Scan no diagnóstico da sarcoidose e miocardite viral.

A biópsia miocárdica tem papel de destaque para a realização do diagnóstico etiológico, contudo, pode-se lançar mão dos testes genéticos a fim de possibilitar diagnóstico sem a necessidade de medidas invasivas.

O diagnóstico específico da causa da cardiomiopatia restritiva tem implicações importantes visto que existem tratamentos específicos para algumas situações, como uso de desferroxamina e/ou deferriprone na hemocromatose, reposição enzimática com alfa-galactosidase na doença de Fabry, quimioterapia na amiloidose secundária e Tafamidis na amiloidose genética por variantes patogênicas da transtirretina (*TTRm*). A cirurgia pode ser necessária nas doenças obliterativas com endomiocardiofibrose e síndrome hipereosinofílica.

Diagnóstico genético e molecular

A cardiomiopatia restritiva é definida como uma doença primária ou secundária do músculo cardíaco que causa rigidez devido à acentuada redução do enchimento diastólico pela diminuição do relaxamento e complacência ventricular ou pela obliteração miocárdica. A função sistólica geralmente está preservada, pelo menos no início da doença, e a espessura das paredes pode ser normal ou aumentada, dependendo da causa subjacente.

O termo restritivo abarca um grupo heterogêneo de doenças de diferentes etiologias, sendo mais frequentemente associadas a doenças genéticas ou adquiridas, logo, há uma grande gama de processos patogênicos responsáveis pelas alterações endocárdicas e/ou miocárdicas, sendo subclassificadas ainda como: infiltrativas, não infiltrativas, de depósitos ou obliterativas (endomiocárdicas). Alguns distúrbios em proteínas sarcoméricas podem decorrer de variantes patogênicas, destacam-se: troponina T (*TNNT2*), troponina I (*TNNI3*), alfa-actina (*ACT*) e betamiosina de cadeia pesada (*MYH7*), a maioria delas com padrão de transmissão autossômica dominante (**Tabelas 13.1** e **13.5**).

As causas mais frequentes na prática clínica são aquelas secundárias à amiloidose, à hemocromatose# e à endomiocardiofibrose. A amiloidose *TTR* e a doença de Fabry são importantes etiologias das cardiomiopatias restritivas e ambas têm interesse renovado pela caracterização genética por meio da Medicina de Precisão e também pelas novas opções de terapêuticas específicas, fatores estes que são capazes de mudar o prognóstico dessas doenças.

A abordagem terapêutica fundamental se baseia no tratamento da causa identificada, aliado ao manejo tradicional da insuficiência cardíaca. Os avanços nos biomarcadores e na análise genômica interativa, como transcriptoma e microRNAS, têm proporcionado a caracterização de diferentes fenótipos de amiloidose, fornecendo informações valiosas sobre opções de tratamento e prognóstico. No entanto, é importante lembrar de alguns detalhes cruciais:

- A terapia diurética deve ser utilizada com cautela, evitando a hipovolemia e a redução da pressão de enchimento ventricular, o que pode desencadear uma diminuição no débito cardíaco.
- Nos casos de endomiocardiofibrose unilateral ou bilateral, a cirurgia é indicada para pacientes classificados como grau funcional III ou IV.
- O uso de inibidores da enzima conversora de angiotensina (IECA) e bloqueadores dos receptores da angiotensina (BRA) geralmente é mal tolerado devido à hipotensão e disautonomia, especialmente em casos de amiloidose e hemocromatose.

116 Capítulo 13 – Cardiomiopatia Restritiva

Tabela 13.1. Diferença entre doenças do depósito de glicogênio e lisossomal com hipertrófica sarcomérica

	Cardiomiopatia hipertrófica	*Doença de Fabry*	*Doença de Danon*	*Síndrome do PRKAG2*
Genes	*MYH7* *MYBPC3* *TNNI3* *TPM1* *MYL2* *MYL3* *ACTC1* *TNNT2* *CSRP3* *TNNC1* *JPH2* *TTN* *FLNC*	*GLA*	*LAMP-2*	*PRKAG2*
Herança genética Transmissão H/H	Autossômica Dominante Sim	Recessiva Ligada X Não	Dominante ligada X Não	Autossômica Dominante Sim
Envolvimento Extracardíaco	Não	Renal, SNC, visual Ausente na variante Cardíaca (mulher)	Muscular, visual SNC Forma cardíaca isolada(mulher) 70% casos	Raro - miopatia esquelética, retardo mental
Eletrocardiograma	HVE, Q anormais, aumento de AE Alterações de ST e T	HVE, Q anormais, aumento de AE Alterações de ST e T	HVE, Q anormais, Alterações de ST e T PR curto e onda delta WPW	HVE, Q anormais, Bloqueio AV, FA, *Flutter* PR curto e onda delta (WPW)
Ecocardiograma	Hipertrofia Assimétrica Septal 80% Apical 10% FE preservada	Hipertrofia concêntrica 90%. FE preservada	Mais severa HVE Concêntrica	Hipertrofia concêntrica FE preservada a reduzida
Gradiente na VSVE	Presente em 80% dos casos	Muito raro, presente em 1 de 139 pacientes	Presente em 40% de uma série, baixo	Muito raro

- É necessário cautela ao prescrever digitálicos e betabloqueadores devido ao maior risco de bradicardia e bloqueios atrioventriculares.

O desenvolvimento de novas terapias específicas para amiloidose *TTR* é um campo intensamente investigado. As terapias de silenciamento gênico da *TTR*, que se mostraram efetivas para o tratamento da polineuropatia amiloide hereditária, estão sendo atualmente testadas em grandes estudos multicêntricos em pacientes com acometimento cardíaco. Entre essas terapias, destacam-se as plataformas de RNA de interferência, que estão sendo incorporadas à prática clínica com potencial significativo de modificar a história natural da amiloidose cardíaca.

O diagnóstico genético e molecular na doença de Fabry (GLA) tem apresentado notável progresso. Atualmente, ele contribui para a identificação e tratamento com a reposição enzimática que reverte a maioria dos sinais e sintomas e, se aplicado de forma precoce, há possibilidade de remodelamento cardíaco reverso, alterando a evolução natural da doença.

Nos casos refratários, o transplante cardíaco deve ser considerado, uma vez que pacientes em classe funcional avançada apresentam elevado risco de mortalidade em um ano.

Diagnósticos específicos

Doença de Fabry

A doença de Fabry é uma condição genética hereditária ligada ao cromossomo X, que afeta cerca de 1 a cada 40.000 pessoas em todo o mundo. No entanto, esse dado pode estar subestimado devido às diferentes manifestações da doença e às dificuldades socioeconômicas no diagnóstico. A doença é causada por uma variante patogênica no gene *GLA* que afeta a síntese e a atividade de uma enzima chamada alfa-galactosidase A (*GLA*). Essa variante genética resulta na deficiência ou ausência dessa enzima nos lisossomos, levando ao acúmulo de substâncias chamadas globotriasilceramida (Gb3) e esfingolipídios. Esse acúmulo ocorre em vários órgãos e tecidos; incluindo olhos, pele, intestino, rins, sistema nervoso, vasos sanguíneos e coração. Esse processo desencadeia uma resposta inflamatória e aumento do estresse oxidativo nos órgãos afetados.

No coração, a doença de Fabry se manifesta com hipertrofia ventricular concêntrica, fibrose no músculo cardíaco, insuficiência cardíaca e arritmias. Essas alterações comprometem significativamente a qualidade de vida dos pacientes e representam a principal causa de morte relacionada com a doença. No exame microscópico, é possível observar a presença predominante de fibrose na camada média do músculo cardíaco, especialmente na região posterobasal. Nos estágios avançados da doença, a fibrose pode-se estender por toda a espessura do músculo cardíaco, aumentando o risco de arritmias ventriculares e morte súbita.

No sexo masculino, homozigoto, as manifestações se iniciam na infância e na adolescência, com angioqueratomas em regiões abdominal e inguinal, envolvimento gastrintestinal com diarreia crônica, neuropatias sensoriais de mãos e/ou pés com dor, hipo-hidrose e acroparesias. O envolvimento ocular é característico com a córnea em espiral ou circular (córnea verticilata). No envolvimento micro-vascular, podem ocorrer acidente vascular cerebral, insuficiência renal, insuficiên-cia cardíaca e arritmias; representando as formas mais graves da doença. No sexo feminino, heterozigoto ou homozigoto, as formas clínicas são mais leves; entre-tanto, as formas graves também podem ocorrer, geralmente manifestando-se de forma mais tardia na idade adulta, especialmente em heterozigotos.

A cardiomiopatia associada à doença de Fabry é a principal causa pela re-dução da expectativa de vida e pela maior causa de morte. As manifestações cardíacas mais frequentes são insuficiência cardíaca com quadro clínico variável, angina pectoris, taquiarritmias, distúrbios de condução ventricular e morte súbi-ta. Mais de 50% dos pacientes com doença de Fabry apresentam envolvimento cardíaco com hipertrofia ventricular concêntrica. Na investigação de sintomas cardiovasculares, o eletrocardiograma inicial pode revelar sinais de sobrecarga ventricular esquerda e alterações difusas da repolarização ventricular (inversão de onda T). No ecocardiograma transtorácico, o achado mais marcante é a presença de hipertrofia ventricular concêntrica significativa, na ausência de hipertensão arterial sistêmica ou de lesões obstrutivas da via de saída do ventrículo esquerdo. Essa hipertrofia resulta do acúmulo intracelular de Gb3 nos miócitos, no endoté-lio vascular coronariano e nas valvas cardíacas. Histologicamente, é caracterizada pela hipertrofia dos miócitos, vacuolização e depósitos intracelular de lisossomas. Tem se destacado mais recentemente a ativação da cascata inflamatória asso-ciada à ativação neuro-hormonal levando à fibrose e consequente remodelação ventricular.

A hipertrofia ventricular aumenta com a evolução da doença, sendo fre-quente observar espessuras de septo e da parede posterior superiores a 15 mm. Além disso, a fração de ejeção geralmente está preservada, associada à disfun-ção diastólica (quase sempre presente). Tais achados ecocardiográficos exigem diagnóstico diferencial com a miocardiopatia hipertrófica. No mais, pode ocorrer também hipertrofia de músculos papilares, porém em grande parte dos casos não há obstrução significativa da via de saída e movimento sistólico anterior da válvula mitral. Nas formas mais avançadas pode ocorrer disfunção sistólica global ou segmentar, mais frequentemente nos segmentos basais e parede posterolate-ral, essas alterações são precocemente observadas com a utilização de técnicas adicionais ao ecocardiograma - Doppler tecidual e Strain radial e longitudinal. O envolvimento valvar geralmente é discreto, com espessura aumentada dos folhe-tos e graus leves de refluxos valvares.

A ressonância magnética do coração tem obtido destaque ao demonstrar o aumento global da espessura das paredes e a presença de realce intramural (mesocárdico) nas porções basal e posterolateral do ventrículo esquerdo. Na evo-lução, podem existir segmentos com fibrose transmural e comprometimento da função sistólica, substratos para as arritmias ventriculares.

O biomarcador específico mais importante é o Lyso Gb3, produto do Gb3 acumulado, sua concentração sanguínea pode ser dosada para rastreamento e diagnóstico da doença de Fabry em pacientes de alto risco. Estão elevados em 100% dos pacientes do sexo masculino com fenótipo clássico e em 40-50% das pacientes do sexo feminino. Cabe ressaltar que o nível de Lyso Gb3 sofre influência do sexo e da idade. Também pode estar elevado na doença de Gaucher. A principal limitação é que não tem relação com desfechos clínicos, mas pode ter correlação envolvimento do SNC e com hipertrofia cardíaca.

A redução da atividade da enzima alfagalactosidase A (α-Gal A) < 5% é a chave para o diagnóstico da Doença de Fabry (DF) estando presente em 100% dos pacientes homozigotos e em torno de 50% dos pacientes heterozigóticos. Vale ressaltar que no sexo feminino a atividade enzimática estará presente e não serve para diagnóstico devido ao tipo de padrão de herança familiar; sendo necessário outros métodos, como teste genético e/ou biópsia para confirmação do caso.

Nos pacientes com diagnóstico incerto apesar dos dados clínicos, genéticos e bioquímicos podemos buscar a presença de alterações histológicas sugestivas de depósitos lisossômicos em órgãos-alvos como rim, pele e miocárdio.

Tabela 13.2. Informações relacionadas com a terapia específica para doença de Fabry

Medicação	Dose Via de administração	Periodicidade	Tipo de variante indicada	Idade para início de terapia aprovada em bula	Contraindicações
Terapia de reposição enzimática					
Alfa-agasidade	0,2 mg/kg Intravenoso	15/15 dias	Qualquer*	7 anos	Graves reações à infusão
Beta-agasidade	1,0 mg/kg Intravenoso	15/15 dias	Qualquer*	8 anos	Graves reações à infusão/presença de anticorpo classe IgE
Chaperona					
Migalastat	1 cápsula (123 mg) Via oral	Dias alternados	Variantes amenable*, **	16 anos	TFG < 30 mL/ min/1,73 m^2

TFG: taxa de filtração glomerular.

* Presença de variante associada ao diagnóstico definitivo de doença de Fabry.

** Mutações suscetíveis em ensaio in vitro (HEK test).

Tabela 13.3. Critérios de não indicação para o tratamento/classe de recomendação (homens e mulheres)

- DRC sem opção de transplante renal, em combinação com IC avançada – NYHA IV (classe IIA)
- Indicação primária renal: DRC estágio 5 (classe IIA)
- Doença de Fabry avançada ou outras comorbidades em que a expectativa de vida é inferior a 1 ano (classe IIB)
- Declínio cognitivo severo de qualquer causa (classe IIB)
- Outras condições em que o benefício da terapia não é favorável (classe III)
- Reações anafiláticas com uso de TRE associado à presença de IgE (classe III)

DRC: doença renal crônica; IC: insuficiência cardíaca; NYHA: New York Heart Association; TRE: terapia de reposição enzimática.

A terapia de reposição enzimática (TRE) com a infusão endovenosa alfa-agasidade recombinante humana é o tratamento padrão da doença de Fabry. Em vários estudos a TRE demonstrou a capacidade de estabilizar a evolução da doença, com melhora da função renal, redução da hipertrofia e melhora da função cardíaca, retardando o aparecimento de eventos, e sendo capaz de melhorar a qualidade de vida dos pacientes e prolongar a vida, com ganho médio de 17 anos de sobrevida. Os efeitos da TRE dependem da fase da doença e do grau de acometimento dos órgãos envolvidos. Seu uso está recomendado para pacientes com idade acima de 7 anos na dose de 0,2 mg/kg de peso, em infusão intravenosa com duração de 40 minutos, em semanas alternadas. Os principais efeitos colaterais são: febre, cefaleia, náuseas e calafrios; as reações de hipersensibilidade grave podem ocorrer, porém são raras e constituem contraindicação para uso da TRE. A monitorização do tratamento para o envolvimento cardíaco deve ser feito com eletrocardiograma e ecocardiograma para documentação da redução da hipertrofia ventricular e melhora da função ventricular.

Outra opção terapêutica para pacientes com doença de Fabry é o desenvolvimento de uma micromolécula farmacológica (Agalastat), que atua como uma chaperona. Essa substância se liga a sítios das formas mutantes da enzima alfa-galactosidade-A, estabilizando essas enzimas e, consequentemente, favorecendo ou facilitando a atividade residual da enzima. Esse mecanismo promove o aumento do tráfego de lisossomas, catalisando os depósitos de esfingolipídios nas células, retardando assim a progressão da doença. Pequenos estudos randomizados têm demonstrado que essa terapêutica é capaz de estabilizar a doença, especialmente em relação aos envolvimentos cardíaco e renal. Dessa forma, trata-se de uma alternativa de tratamento, principalmente para pacientes com formas mutantes de enzimas que não respondem à terapia de reposição enzimática pelo desenvolvimento de autoanticorpos ou reações de hipersensibilidade à reposição enzimática.

Doença de Danon

A doença de Danon é uma doença genética de herança autossômica dominante ligada ao cromossomo X com variante patogênica ou provavelmente patogênica em gene *LAMP2*. Há uma deficiência da enzima LAMP2 que contribui para o desenvolvimento da doença caracterizada classicamente pela tríade de IC como fenocópia de CMH associada miopatia esquelética e ao déficit intelectual variável em pacientes do sexo masculino. Já no sexo feminino geralmente cursa apenas com miocardiopatia. A prevalência pelo Orphanet é <1/1.000.000. O fenótipo da miocardiopatia em geral é hipertrófico, mas há também descrito o dilatado. A miopatia em geral é leve, com fraqueza proximal dos músculos de membros e cervical e estudos de condução nervosa mostram polineuropatia sensorial e motora. Nos pacientes do sexo masculino, o déficit intelectual pode ser observado em metade dos casos e, nos do sexo feminino, em 10%, com sintomas de leve intensidade.

Os exames laboratoriais evidenciam elevação dos níveis séricos de creatino-quinase (CPK/ CK) de 5 a 10 vezes acima dos limites normais.

Os achados eletrocardiográficos são anormais em todos os pacientes, com presença de pré-excitação ventricular ("pseudo" Wolff-Parkinson-White (WPW)), voltagem alta nas derivações precordiais, ondas T negativas gigantes, bloqueio AV, *flutter* atrial, fibrilação atrial, bradicardia, ondas Q anormais e bloqueio completo de ramo esquerdo.

O ECOTT e/ou a RMC evidencia que a maioria dos pacientes apresenta fenótipo de CMH concêntrica com comprometimento da função ventricular esquerda.

Não há terapia específica.

Síndrome do PRKAG2

A síndrome PRKAG2 é uma doença hereditária autossômica dominante muito rara, de prevalência não estabelecida, com poucos casos descritos no mundo. É caracterizada por hipertrofia ventricular, porém devido à vacuolização por aumento do armazenamento de glicogênio e da captação celular de glicose, ao contrário do que ocorre devido a um defeito na degradação de glicogênio. Além disso, associa-se a pré-excitação ventricular ("pseudo" WPW) e anormalidades do sistema de condução, com descrição de risco aumentado de morte súbita.

A apresentação clínica é variável, a depender do acometimento ventricular e do desenvolvimento de IC. Contudo, é frequente os achados de taquiarritmias, que que estão associadas à morte súbita. Outro dado descrito é o distúrbio do tecido de condução, o qual pode levar ao implante de marca-passo (MP) de forma "preventiva", a depender do caso clínico, sempre individualizado, principalmente quando há disfunção sistólica do VE importante e bloqueio AV de alto grau.

Os achados eletrocardiográficos são de intervalo PR curto em 70% dos casos, bloqueios AVs ou sinoatriais e bloqueio de ramo direito. Achados de HVE, como alta voltagem nos complexos QRS com anormalidades de repolarização ventricular; vale lembrar que esses achados podem estar presentes mesmo na ausência de HVE em exame de imagem, fator explicado pela patogênese da doença.

Nos exames de imagem (ECOTT e/ou RMC), observa-se hipertrofia cardíaca acometendo principalmente o ventrículo esquerdo (VE), de caráter progressivo, acompanhada de disfunção sistólica e diastólica.

Não há terapia específica para a condição. Há dados que relacionam a síndrome com eventos trombogênicos, sendo recomendada a anticoagulação plena, principalmente na presença de Fibrilação Atrial (FA)/*Flutter* atrial (FLU), independentemente do CHA2DS2-VASc, e considerar em ICFER (<35%), embora ainda não haja consenso estabelecido a respeito.

Doença de Pompe

A doença de Pompe (ou glicogenose tipo II, GSD II) é uma genética de herança autossômica recessiva, onde a variante patogênica ou provavelmente patogênica no gene *GAA*, responsável por produzir a proteína alfa-glicosidade ácida

(GAA), envolve a deposição de glicogênio lisossomal na ausência ou redução da atividade da enzima maltase ácida (**Figura 13.5**). A prevalência mundial da doença varia de 1:40.000 a 1:200.000 e afeta crianças e adultos. Classicamente, é uma doença bastante conhecida na neurologia por uma miopatia metabólica rara e grave pode-se manifestar desde antes do nascimento até a vida adulta.

O quadro clínico é variado mas pode ser classificado de duas formas: clássica ou infantil e adulta (**Tabela 13.4**).

Tabela 13.4. Classificação do quadro clínico da doença de Pompe

Forma clássica (infantil)	*Forma adulta*
• Fraqueza muscular • Dificuldade de alimentação e em ganhar peso • Dificuldade respiratória • Crescimento anormal do coração, língua e fígado	• Fraqueza dos músculos do quadril e das pernas • Dificuldades de mobilidade (andar, subir escadas, se levantar) • Dificuldades respiratórias • Escoliose • Dores musculares

Casos de início tardio são subdiagnosticados pois os sintomas iniciais podem ser inespecíficos por longo período, especialmente, com outras miopatias, **e na cardiologia com o uso de estatinas**.

O diagnóstico precoce tem implicações importantes para a evolução da doença e a qualidade de vida do paciente, uma vez que é uma doença tratável atualmente com reposição enzimática, com eficácia comprovada e melhores resultados se o tratamento for iniciado precocemente.

A confirmação do diagnóstico é feita pelo teste genético que detecta a variante patogênica ou provavelmente patogênica (em **homozigose**) no gene *GAA*. A realização do teste genético também é altamente recomendada para pessoas que tenham histórico familiar da doença. O ensaio da atividade enzimática da GAA também pode ser realizado para dar suporte ao diagnóstico. Além disso, vale lembrar que pode ser investigada no Teste da Bochechinha, um teste de triagem neonatal genética assim que a criança nasce.

O tratamento deve ser realizado por uma equipe multidisciplinar e individualizado, a depender dos sinais e sintomas de cada paciente. A reposição da enzima GAA (alfa-glicosidase ácida) já é uma realidade, inclusive no SUS.

Síndrome de Emery-Dreifuss

A distrofia muscular de Emery-Dreifuss (DMED) é doença rara, com real prevalência difícil de ser estimada, possui herança ligada ao cromossomo X, pode ser herdada de forma ligada ao cromossomo X (DMED-X), autossômica dominante (DMED2) ou autossômica recessiva (DMED3). Na DMED-X a alteração genética está localizada no lócus Xq28 (gene *STA*), responsável pela produção da proteína emerina. A emerina é uma proteína encontrada na membrana nuclear interna de fibras musculares (esqueléticas, cardíacas e lisas), e também de modo difuso no citoplasma de diversas células como fibroblastos cutâneos, leucócitos e células da mucosa oral. Já foram relatados cerca de 70 tipos de variantes patogênicas ou provavelmente patogênicas em pacientes com DMED-X, causando ausência ou produção de uma forma incompleta de emerina.

A síndrome é caracterizada por sinais de miopatia crônica, com envolvimento articular e cardíaco. Há descrição de sintomas de diminuição de força muscular (nas cinturas escapular e pélvica) e dificuldade progressiva de marcha, disfagia, contratura articular em cotovelos e tornozelos. Com relação à parte cardiovascular, é descrita cardiomiopatia de diferentes fenótipos, principalmente com disfunção diastólica e padrão restritivo, mas em fases avançadas pode ser dilatada com sintomas e sinais clássicos de IC.

Laboratorialmente, a creatinoquinase (CK/CPK) encontra-se alterada. O eletrocardiograma pode cursar com bloqueios atrioventriculares de diferentes graus, bloqueio do ramo direito e taquiarritmias. A eletromiografia de agulha nos músculos periféricos é essencial para avaliar diagnósticos diferenciais.

O diagnóstico deve ser confirmado pela biópsia muscular e estudo genético, porém o quadro clínico associado a contraturas articulares e as alterações do estudo eletrocardiográfico sugerem a hipótese diagnóstica. A biópsia muscular com histoquímica, nas colorações pela hematoxilina e eosina (HE), tricromo de Gomori modificado, oil red O, PAS, cresil violeta e sirius red, bem como as reações histoquímicas (ATPases, NADH, esterase, miofosforilase, fosfatase acida, fosfatase alcalina, desidrogenase succinica, citocromo C oxidase e adenilato deaminase) evidenciam um aumento discreto do tecido endomesial com infiltração por tecido adiposo, fibras musculares com variação no diâmetro, grande número de fibras hipertróficas e atróficas arredondadas e poliédricas, núcleos múltiplos com raras fibras tendo o mesmo central, altamente compatíveis com miopatia crônica. A imunocitoquímica mostra deficiência da proteína emerina na membrana nuclear interna, enquanto que as proteínas distrofina, disferlina e sarcoglicanas encontram-se preservadas na membrana das fibras musculares, confirmando o diagnóstico.

Não há terapia específica, contudo pacientes com defeitos da condução cardíaca deve-se considerar o implante de marca-passo; além disso, o risco de acidente vascular cerebral isquêmico em função de embolia de origem cardíaca deve ser considerada, principalmente na presença de FA/FLU (independentemente do CHA2DS2-VASc).

Síndrome de Cantu

A síndrome de Cantu é uma doença rara caracterizada por hipertricose congênita, osteocondrodisplasia, cardiomegalia e dismorfismo; com a prevalência estimada em < 1/1.000.000; e de herança autossômica dominante.

Seus achados clínicos envolvem hipertricose congênita, morfologia facial com ponte nasal larga, boca ampla com lábios cheios e macroglossia, anormalidades esqueléticas (espessamento da calvária, costelas largas, escoliose e alargamento das metáfises). Sobre a parte cardiovascular, temos hipertrofia ventricular e desenvolvimento de IC de alto débito, pode vir associada a um derrame pericárdico e, em muitos casos, um canal arterial patente (PCA). Outras anormalidades vasculares podem incluir ectasia de raiz aórtica e aorta ascendente com raro aneurisma aórtico, vascularização tortuosa envolvendo o cérebro e vasculatura retiniana, e comunicações arteriovenosas pulmonares. A presença de edema generalizado (que pode estar presente ao nascimento) resolve-se espontaneamente; edema periférico das extremidades inferiores (e, às vezes, dos braços e mãos) pode desenvolver-se na adolescência. Atrasos no desenvolvimento são comuns; problemas comportamentais podem incluir transtorno de déficit de atenção/hiperatividade, transtorno do espectro do autismo, transtorno obsessivo-compulsivo, ansiedade e depressão.

O diagnóstico da síndrome de Cantu é estabelecido em um paciente com achados clínicos sugestivos e uma variante patogênica heterozigótica em *ABCC9* ou *KCNJ8* identificada por teste genético molecular. O primeiro caso no Brasil foi descrito em 2018.

Não há tratamento específico. Há o tratamento individualizado a depender do quadro clínicode cada paciente. As intervenções incluem o fechamento cirúrgico de PCA, pericardiocentese, uso de meias de compressão para edema periférico, depilação ou remoção a *laser* para hipertricose, uso de colete e/ou cirurgia conforme necessário para escoliose, além do tratamento direcionado para enxaquecas e atrasos no desenvolvimento, caso presentes.

RASopatias

Abordadas em capítulo específico.

Implicações prognósticas e aconselhamento genético

- Não há limitação de atividade física específica para a doença.
- Não há contraindicação de gestação, contudo a paciente deve ser informada dos riscos em potencial, inclusive de transmissão genética.

RESUMO

Tabela 13.5. Tipos de cardiomiopatias restritivas - classificação conforme etiologia

Não infiltrativas	Infiltrativas	Doenças do depósito	Endomiocárdicas
- Idiopática - Familiar (genética) - Esclerodermia - Hipertrófica - Diabética	- Amiloidose - Sarcoidose - Hiperoxalúria	- Hemocromatose - Doença de Fabry (*GLA*) - Doença de Pompe - Doença de Danon (*LAMP-2*) - Síndrome *PRKAG2* (*PRKAG2*) - Mucopolissacaridoses I) Hurler II) Hunter III) Morquio IV) Maroteaux - Doença de Gaucher (mucolipidose)	- Endocardiomiofibrose - Síndrome hipereosinofílica - Síndrome carcinoide - Radiação - Quimioterapia (antraciclinas)

Bibliografia sugerida

Almeida DR, Carvalho AC, Azevedo JE, et al. Dificuldades no diagnóstico das miocardiopatias. Arq Bras Cardiol. 1994;62:131-37.

Amamash NM, Seward JB, Bailey KR, Edwards WD, Tjik J. Clinical profile and outcome of idiopathic restrictive cardiomyopathy. Circulation. 2000;101:2490-96.

Anderson LJ, Heiden S, Davis B, Prescott E, Charrier CC, Bunce NH, et al. Cardiovascular T2 star (T2*) magnetic resonance for the early diagnosis of maycardiol iron overload. Eur Heart J. 2001; 22:2171-79.

Arbelo E, Protonotarios A, Gimeno JR, Arbustini E, Barriales-Villa R, Basso C, et al., ESC Scientific Document Group. 2023 ESC Guidelines for the management of cardiomyopathies. Eur Heart J. 2023 Oct 1;44(37):3503-626. doi: 10.1093/eurheartj/ehad194. PMID: 37622657.

Baroldi G, Camerini F, Goodwin JF. Advances in cardiomyophathies. New York: Springer-Verlag; 1990 Springer.

Brendan N, et al. Anderson Fabry Cardiomyophaty: prevalence, pathophysiology, diagnosis and treatment. Heart Fail Ver. 2015.

Davies MJ. The cardiomyophaties. Heart. 2000;83:469-74.

Fernandes F, Simões MV, Correia EB, Marcondes-Braga FG, Filho ORC, Mesquita CT, et al. Diretriz sobre Diagnóstico e Tratamento da Cardiomiopatia Hipertrófica – 2024. Arq. Bras. Cardiol. 2024;121(7):e202400415.

Fussner LA, Karlstedt E, Hodge DO, Fine MN, Kalra S, et al. Management and outcomes of cardiac sarcoi-dosis: a 20-year experience in two tertiary care centres. European Journal of Heart Failure. 2018:20:1713-20.

Garcia MJ. Constrictive pericarditis versus restrictive cardiomyophaty? J Am Coll Cardiol. 2016;-67: 2061-76.

Germain DP, Hughes DA, Nicholls K, Bichet DG, Giugliani R, Wilcox WR, et al. Treatment of Fabry's Disease with the Pharmacologic Chaperone Migalastat. N Engl J Med Engl J Med. 2016.

Hughes DA, et al. Oral pharmacological chaperone migalastat compared with enzyme replacement therapy in Fabry disease: 18-month results from the randomised phase III ATTRACT study J Med Genet. 2017;54:288–96.

Hutt DF, Quigley AM, Page J, et al. Utility and limitations of 3,3-diphosphono-1,2-propanodicarboxylic acid scintigraphy in systemic amyloidosis. Eur Heart J Cardiovasc Imaging. 2014; 15(11):1289–98.

Keren A, Popp RL. Assignment of patients into the classification of cardiomyopahaties. Circulation. 1992;86:1622-33.

Khan A, Sirrs SM, Bichet DG, Morel CF, Tocoian A, Lan L, et al. The Safety of Agalsidase Alfa Enzyme Replacement Therapy in Canadian Patients with Fabry Disease Following Implementation of a Bioreactor Process. Drugs in R&D.2021 Dec;21(4):385-97.

Kushwaha SS, Fallon JT, Fuster V. Restrictive cardiomyopathy. N Engl J Med. 1997;336(4):267-76.

Maron JB, Towbin JA, Thiene G, et al. Contemporary definitions and classification of the cardiomyopathies: an American Heart Association Scientific Statement from the Council on Clinical Cardiology, Heart Failure and Transplantation Committee; Quality of Care and Outcomes Research and Functional Genomics and Translational Biology Interdisciplinary Working Groups; and Council on Epidemiology and Prevention Circulation. 2006;113:1807-16.

McDonagh TA, Metra M, Adamo M, et al. ESC Scientific Document Group, 2023 Focused Update of the 2021 ESC Guidelines for the diagnosis and treatment of acute and chronic heart failure: Developed by the task force for the diagnosis and treatment of acute and chronic heart failure of the European Society of Cardiology (ESC) With the special contribution of the Heart Failure Association (HFA) of the ESC, European Heart Journal, Volume 44, Issue 37, 1 October 2023, Pages 3627–3639, https://doi.org/10.1093/eurheartj/ehad195

Muchtar E, Blauwet LA, Gertz MA. Restrictive cardiomyopathy genetics, pathogenesis, clinical manifestations, diagnosis, and terapy. Circ Res. 2017;121:819-37.

Richardson P, Mckenna W, Bristow M, et al. Report of the 1995 World Health Organzation/ International Society and Federation of Cardilogy: tasque force on the definition and classification of cardiomyopathies. Circulation. 1996;93:841-42.

Seydelmann N, Wanner C, Stork S, Ertl G, Weidemann F. Fabry disease and the heart. Best Pract Res Clin Endocrinol Metab. 2015 Mar;29(2):195-204.

Silva CAB, Andrade LGM, Vaisbich MH, Barreto FC. Brazilian consensus recommendations for the diagnosis, screening, and treatment of individuals with fabry disease: Committee for Rare Diseases – Brazilian Society of Nephrology/2021. Braz J Nephrol. 2022;44(2):249-67.

Tanner MA, Galanelo R, Dessi C, Smith CG, Westwood MA, Agus A, et al. A randomized, placebo-controlled, double-blind trial of the effects of combined therapy with deferoxamine and deferipone on myocardial iron in thalassemia major using cardiovascular magnetic resonance. Circulation. 2007;115:789-96.

Towbin JA. Inherited cardiomyopathies. Circ J. 2014;78:2347–56.

PERGUNTAS ORIENTADORAS

1) Quando suspeitar de doença de Fabry?
   a) Em pacientes com CMH associada a disfunção renal e manchas vermelhas em mucosas.
   b) Em pacientes com manchas amarelas em olhos, hipertrofia do tendão calcâneo e arco corneal.
   c) Em qualquer paciente com diagnóstico clínico de CMH.
   d) Paciente com quadro de dispneia súbita associada a derrame pericárdico de grande monta e hipotensão arterial.

2) As alternativas sugerem cardiomiopatia restritiva, **exceto**:
   a) A ressonância miocárdica demonstra imagem linear hiperintensa representando a fibrose endocárdica, que caracteriza o sinal de "duplo V".
   b) Paciente com hipertrofia excêntrica associada a quadro de hipertensão arterial sistêmica há 20 anos.
   c) História familiar de doença renal crônica associada a cardiomiopatia hipertrófica na mãe e em dois irmãos.
   d) Avaliação histopatológica com depósito de glicogênio entre os cardiomiócitos, sem desarranjo sarcomérico.

3) Sobre o tratamento da doença de Fabry:
   a) Não há nenhum tratamento específico disponível. Estão disponíveis as mesmas opções terapêuticas de outras cardiomiopatias.
   b) Cardiomiopatia hipertrófica com espessura do septo ventricular acima de 18 mm, associada à obstrução da via de saída ventricular, deve ser encaminhada para cirurgia cardíaca a fim de realizar miomectomia septal.
   c) O uso da agalsidase promove estabilidade da doença, com melhora do índice de massa ventricular. A dose varia conforme o subtipo utilizado. Há algumas contraindicações a depender da gravidade da classe funcional da IC e da disfunção renal associada.
   d) O biomarcador específico mais importante é a associação de troponina e Lyso Gb3, produto do Gb3 acumulado. Suas concentrações sanguíneas podem ser dosadas para rastreamento e diagnóstico da doença de Fabry em pacientes de alto risco.

RESPOSTAS COMENTADAS

1) **Letra A.**

   a) **A doença de Fabry é uma condição genética rara caracterizada pela deficiência ou ausência da enzima alfa-galactosidase A, levando ao acúmulo lisossomal em diversas células e órgãos. A suspeita da doença de Fabry pode surgir em pacientes com cardiomiopatia hipertrófica (CMH), especialmente quando associada à disfunção renal e a presença de manchas vermelhas em mucosas, conhecidas como angioqueratomas.**

   b) Essas características podem sugerir outras condições, mas não são características específicas da doença de Fabry. De fato, são fatores clínicos associados às dislipidemias genéticas, como a hipercolesterolemia familiar.

   c) Embora a doença de Fabry possa manifestar-se com CMH, deve-se lembrar que trata-se de uma doença sistêmica, logo o achado isolado de cardiomiopatia é possível, mas orienta-se buscar a presença de disfunção renal, angioqueratomas, neuropatias, dor abdominal e outros sinais e sintomas para enriquecer a hipótese diagnóstica.

   d) Esses sintomas não são características típicas da doença de Fabry, pode-se sugerir tamponamento cardíaco.

2) **Letra B.**

   a) A presença de fibrose subendocárdica com sinal em "V" (realce subendocárdico apical sobre o miocárdio normal) ou sinal do "V duplo" (aparência em três camadas consistindo em miocárdio normal, realce subendocárdico e trombo sobreposto) na RMC é patognomônica da endocardiomiofibrose, a cardiomiopatia restritiva mais comum.

   b) **A hipertrofia excêntrica está mais associada à cardiomiopatia dilatada do que à cardiomiopatia restritiva. Além disso, a presença de hipertensão arterial sistêmica por um longo período pode levar a alterações cardíacas, como hipertrofia concêntrica, mas não é uma característica típica da cardiomiopatia restritiva.**

c) A presença de cardiomiopatia hipertrófica na família não sugere diretamente cardiomiopatia restritiva, mas quando há análise de heredograma é possível inferir doença genética ligada ao X e sugerir doença de Fabry como uma hipótese diagnóstica quando associa-se DRC e CMH.

d) Estes achados sugerem uma condição como a síndrome de PRKAG2, não a cardiomiopatia por doença de Fabry.

3) **Letra C.**

a) A afirmação é incorreta. A doença de Fabry tem tratamento específico, como a terapia de reposição enzimática.

b) A afirmação é incorreta. A doença de Fabry tem tratamento específico, não cirúrgico. E o tratamento citado, em verdade é para CMH.

c) **A agalsidase é uma enzima de reposição utilizada no tratamento da doença de Fabry, que é uma doença genética rara caracterizada pela deficiência ou ausência da enzima alfa-galactosidase A. A reposição enzimática com agalsidase tem como objetivo reduzir o acúmulo de glicoesfingolipídios nos tecidos, proporcionando melhora nos sintomas e no índice de massa ventricular.**

d) O biomarcador específico mais importante é APENAS a Lyso Gb3, produto do Gb3 acumulado, sua concentração sanguínea pode ser dosada para rastreamento e diagnóstico da doença de Fabry em pacientes de alto risco.

14 | Amiloidose por Transtirretina

Fernanda Almeida Andrade
Fábio Fernandes

CASO CLÍNICO

Paciente do sexo masculino, 51 anos de idade, procura cardiologista devido a dispneia aos esforços há 1 ano, com progressiva piora nos últimos 2 meses, atualmente em classe funcional II, associada a anasarca, tontura e 1 episódio de síncope. Nega outras queixas. Ao exame físico, apresentava sinais de congestão sistêmica, como B3, turgência jugular a 45º, hepatomegalia a 3 cm do rebordo costal direito e edema de membros inferiores 2+/4+. Não foram identificadas outras alterações. Traz eletrocardiograma (ECG) com sobrecarga biatrial e baixa voltagem difusa.

Exames solicitados: Hemograma com anemia normocítica e normocrômica. Função renal alterada com ClCr caracterizando DRC KDIGO III. Proteinúria > 300 mg/24 h. Proteína de Bence Jones negativa. Ecocardiograma transtorácico (ECOTT) com disfunção diastólica predominante de padrão restritivo, dilatação e redução ou ausência de variação inspiratória de fluxo na veia cava inferior, dilatação biatrial, aumento da espessura do septo atrial associada a hiperrefringência do miocárdio.

Conduta: Solicitados ressonância magnética cardíaca (RMC), holter 24 horas, proteínas monoclonais sérica e urinária, dosagem de globulina Kappa e Lambda, cintilografia com pirofosfato e encaminhado ao grupo de Medicina de Precisão em Cardiologia.

Capítulo 14 – Amiloidose por Transtirretina

ECG

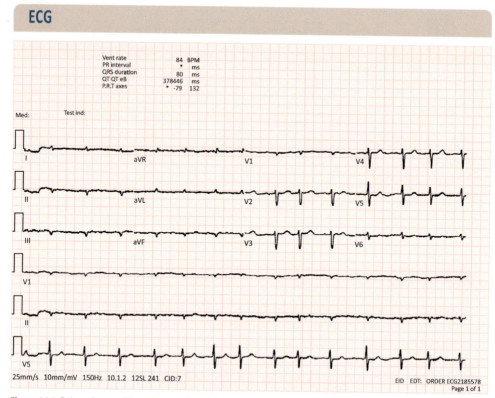

Figura 14.1. Baixa voltagem difusa, alteração de repolarização ventricular inferolateral.

HEREDOGRAMA

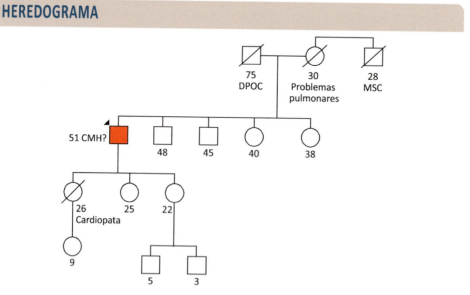

Figura 14.2. Heredograma.

Seta preta: probando; vermelho: fenótipo suspeito; DPOC: doença pulmonar obstrutiva crônica; CMH: cardiomiopatia hipertrófica; MSC: morte súbita cardíaca; quadrado: sexo masculino; círculo: sexo feminino; forma geométrica com traço no meio: óbito.

ECOTT

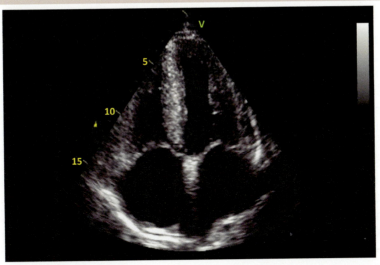

Figura 14.3. Hipertrofia septal médio-basal de 13 mm, hiperrefringência em septo interventricular (seta vermelha).

CINTILOGRAFIA COM PIROFOSFATO DE TECNÉCIO

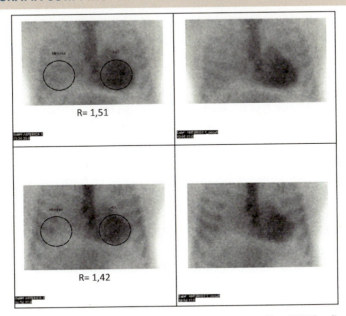

Figura 14.4. As cintilografias planas realizadas em 1 e 3 horas, bem como as tomográficas (SPECT) realizadas 3 horas após a administração endovenosa do radiofármaco, demonstram concentração anormal do radiofármaco em projeção das paredes do ventrículo esquerdo e ventrículo direito, com intensidade maior que dos arcos costais (grau 3). A avaliação quantitativa das imagens de 1 hora revelou relação de contagens no coração/área contralateral igual a 1,51. Já a avaliação quantitativa das imagens de 3 horas mostrou relação de contagens no coração/área contralateral igual a 1,42. (Valores de referência para amiloidose do tipo ATTR - avaliação quantitativa: relação coração/área contralateral nas imagens de 1hora: maior ou igual a 1,5; relação coração/área contralateral nas imagens de 3 horas: maior ou igual a 1,3.) Exame altamente sugestivo de amiloidose ATTR.

ABORDAGEM DA MEDICINA DE PRECISÃO

Fenótipo

A amiloidose cardíaca é causada pelo depósito extracelular de paraproteínas (proteínas amiloides) e pela separação e substituição progressiva dos miócitos por material fibrilar amiloide, com infiltração intersticial nos átrios e ventrículos. Essa infiltração resulta no espessamento das paredes cardíacas, levando a alterações importantes no relaxamento e na complacência do coração.

O quadro clínico é, em sua maioria, inespecífico, sendo geralmente caracterizado pela tríade sintomática de dispneia, palpitações e precordialgia. Podem estar presentes sinais de insuficiência cardíaca congestiva grave. Síncope pode ser decorrente de bradiarritmias, taquiarritmias ou hipotensão postural associada à neuropatia autonômica.

Manifestações extracardíacas são frequentes na amiloidose *TTR* como síndrome do túnel do carpo em 30-40% dos casos e neuropatia periférica em até 50% dos casos, essas manifestações geralmente precedem a sintomatologia cardíaca. A proteinúria com síndrome nefrótica e a macroglossia são achados frequentes na forma AL da amiloidose. A história familiar de morte cardíaca e de neuropatia deve ser investigada. Fibrilação atrial com fenômenos tromboembólicos ocorre em até 25% dos pacientes. Morte súbita pode ser encontrada e causada por bloqueio AV avançado (dissociação eletromecânica) ou arritmia ventricular.

O eletrocardiograma é o exame inicial, que pode evidenciar sobrecarga uni ou biatrial, baixa voltagem, distúrbios de condução, padrão de pseudoinfarto com ondas Q nas derivações V1-V2, bradiarritmias e arritmias ventriculares complexas.

O ecocardiograma transtorácico evidencia o padrão de disfunção diastólica grave com as alterações do padrão normal do fluxo mitral, ou seja, restritivo; também há o aumento biatrial, o aumento simétrico da espessura miocárdica de ambos os ventrículos e hiperrefringência do tecido miocárdico. O ventrículo esquerdo com dimensões menores que o normal é o esperado. Embora a fração de ejeção seja geralmente preservada, o débito cardíaco é baixo devido à diminuição do volume ventricular. Imagens com a técnica *speckle-tracking* avalia a deformação real do miocárdio com o estresse longitudinal alterado em segmentos específicos do ventrículo esquerdo (basal e médio-ventricular) poupando segmentos apicais, com padrão característico de *apical sparing* (cereja de bolo) e, inclusive, com implicações prognósticas. Contudo, essa alteração não é específica e a sua ausência não afasta o diagnóstico de amiloidose.

A ressonância magnética cardíaca com gadolínio pode detectar infiltração miocárdica precoce. O aumento dos espaços extracelulares é evidenciado com a rápida migração do contraste que gera realce tardio difuso em área subendocárdica, entretanto, pode ser também focal, global ou transmural. Esse padrão se associa a um pior prognóstico e tem correlação com a presença de fibrose na biópsia miocárdica. O mapeamento T1 nativo (aumentado), o realce tardio e o volume extracelular também oferecem informações prognósticas.

A cintilografia miocárdica com tecnécio (^{99m}Tc-PYP scan) demonstra hipercaptação maciça e difusa do radiofármaco, que se liga ao cálcio presente na proteína amiloide. Em estudos comparados com ressonância magnética ou biópsia miocárdica, tem sensibilidade superior a 95% e especificidade de 86% para a amiloidose do tipo *TTR*. Além disso, é útil para o controle de tratamento e análise prognóstica. Na forma primária (AL), essa hipercaptação ocorre em aproximadamente 20% dos pacientes.

É importante destacar que, após o estabelecimento da suspeita clínica, baseada na história clínica e achados sugestivos de amiloidose cardíaca, a etapa essencial em casos de alta suspeita clínica, envolve a investigação de cadeias leves monoclonais de imunoglobulinas (imunofixação sérica e urinária e dosagem de relação de cadeias leves kappa/lambda) para uma triagem efetiva da presença de amiloidose AL (primária), pois o diagnóstico da forma AL é uma **urgência médica**. O início imediato do tratamento é crucial, pois qualquer atraso pode resultar em significativa piora do prognóstico.

Diagnóstico genético e molecular

A amiloidose transtirretina pode ser dividida didaticamente em dois tipos: selvagem (TTRw) e mutante (TTRm). Na amiloidose transtirretina tipo selvagem (TTRw) a proteína TTR é produzida primariamente no fígado, mas também pode estar presente nas células do plexo coroide cerebral e epitélio pigmentado retiniano. A transformação amiloide dessa proteína ocorre mais frequentemente em idosos (amiloidose senil), podendo ser diagnosticada também em mulheres abaixo de 50 anos. Já a amiloidose transtirretina mutante (TTRm) decorre de variantes patogênicas da proteína amiloidogênica – produzida no fígado, a transtirretina, de transmissão autossômica dominante, causadora da cardiomiopatia restritiva e das neuropatias. Geralmente, afeta homens mais velhos e se apresenta como uma cardiomiopatia restritiva de início tardio, uma dica é o pródromo de neuropatia periférica ascendente e/ou síndrome de túnel do carpo.

Atualmente, há descrição de mais de 140 variantes gênicas que se associam à deposição de paraproteínas amiloide nos tecidos, dentre estas algumas são polimorfismos já bem determinados, enquanto outras ainda têm significado indeterminado. O envolvimento cardíaco é um forte preditor de pior prognóstico; mais de 80% dos óbitos são decorrentes de insuficiência cardíaca ou arritmia ventricular.

Dentre as variantes patogênicas, existem as que causam preferentemente neuropatia, como a *TTR*v V30Met, e alguns genótipos mais comuns na ATTR cardíaca, como *TTR*v V122I e Leu58Hist (**Figura 14.5**). Essas variantes geralmente estão associadas a um início precoce, antes dos 30 anos, ou tardio, após os 60 anos, com uma ligeira predominância em mulheres em relação aos homens. São mais prevalentes em populações portuguesa, sueca e japonesa, apresentando uma maior incidência de distúrbios de condução em comparação à insuficiência cardíaca, além de neuropatia periférica e neuropatia autonômica. Outro genótipo relevante é o Val122Ile (V122I), observado principalmente em afro-americanos e afro-caribenhos, com idade de início entre 60 e 65 anos e um leve predomínio masculino. Esse genótipo está associado principalmente à neuropatia periférica, sendo comum a ocorrência da síndrome do túnel do carpo bilateral. Já o genótipo Thr60Ala (T60A) ocorre predominantemente em indivíduos irlandeses com idade acima de 60 anos, e está associado à neuropatia autonômica e neuropatia periférica. Deve-se considerar, no entanto, que a correlação genotípica/ fenotípica não é implacável, ou seja, nem sempre corresponderá ao descrito para cada genótipo.

Em comparação a essas variantes específicas, a ATTR selvagem representa 80% a 90% dos casos e, geralmente, afeta mais o sexo masculino, classicamente apresentam a síndrome do túnel do carpo bilateral, estenose espinhal e ruptura do tendão do bíceps.

O diagnóstico histológico requer a demonstração do componente amiloide nos tecidos por meio da coloração com o vermelho congo e, se possível, com a caracterização do tipo de proteína amiloide depositada com a imunoperoxidase para detecção de transtirretina. O aspirado de gordura subcutânea é positivo em 60-80% dos casos, sendo menos frequentes nas formas TTRm (40%) e TTRw (14%) dos casos.

O método padrão-ouro envolve a biópsia endomiocárdica devido à alta sensibilidade; o processo é difuso no miocárdio e a análise histológica na microscopia com vermelho congo demonstra a substituição dos miócitos pelo material fibrilar amiloide. Além dessa avaliação, pode ser realizada a tipificação da paraproteína depositada pela técnica de espectroscopia de massa, que tem sensibilidade e especificidade próximas a 100%, e pode ser um passo importante, visto que há possibilidade de tratamentos específicos.

De fato, atualmente tem-se considerado dispensável a realização de biópsia miocárdica na maioria dos casos. Diante de uma suspeita clínica associada a achados positivos nos exames de imagem, esses elementos podem ser suficientes para estabelecer a suspeita diagnóstica, possibilitando a confirmação por meio da análise genética.

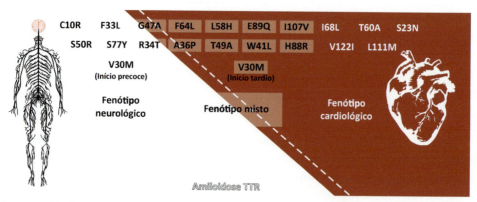

Figura 14.5. Distribuição das diferentes mutações da ATTRv associadas a fenótipos neurológicos, cardiológicos ou mistos.

O teste genético está disponível para a caracterização da amiloidose genética, forma *TTR*, podendo ser realizado com amostra de sangue periférico ou com material de *swab* oral. Essa documentação é importante com perspectiva a prognóstico, tratamento específico e, principalmente, para aconselhamento genético. Além disso, pela possibilidade da gama de diagnósticos diferenciais, como cardiomiopatia hipertrófica, sarcoidose, doença de Fabry e outras.

Implicações prognósticas e aconselhamento genético

O prognóstico também é pobre com expectativa de vida média de 24 meses, a depender do grau de envolvimento cardíaco, está diretamente relacionado com o diagnóstico tardio da doença, envolvimento de múltiplos órgãos, comorbidades e toxicidade de algumas intervenções terapêuticas. Mediante os avanços nas multimodalidades de imagem e possíveis tratamentos específicos em avaliação, espera-se uma mudança na história natural com aumento de sobrevida desses pacientes. O Sistema de Estadiamento de Mayo leva em consideração os níveis de troponina T e NT-proBNP (peptídio natriurético do tipo B pró-terminal), enquanto o Sistema de Estadiamento do Reino Unido considera o NT-proBNP e a taxa de filtração glomerular estimada (eGFR). Os estágios são determinados com base em parâmetros específicos e têm correlação com a sobrevida mediana dos pacientes. Por exemplo, no Sistema de Estadiamento Mayo, o Estágio 1 é caracterizado por ambos os parâmetros dentro da faixa normal, com uma sobrevida mediana de 66 meses, enquanto o Estágio 3 indica ambos os parâmetros anormais, com uma sobrevida mediana de 20 meses. Esses sistemas de estadiamento auxiliam na avaliação do prognóstico dos pacientes com ATTR-CM.

Não há limitação de atividade física específica para a doença.

Não há contraindicação de gestação, contudo a paciente deve ser informada dos riscos em potencial, inclusive de transmissão genética.

O tratamento envolve a base da insuficiência cardíaca, com cautela ao uso de vasodilatadores e betabloqueadores em razão da exacerbação da hipotensão postural associada à neuropatia e ao maior risco de bloqueio atrioventricular (AV).

O princípio do tratamento específico ideal da amiloidose seria interromper a produção e a deposição das paraproteínas anormais nos órgãos acometidos. Há duas opções terapêuticas recentes: o tafamidis - estabilizador das formas tetraméricas de paraproteínas presentes na forma mutante; e o AG10 - estabilizador seletivo dos tetrâmeros da TTR.

Há descrição de melhora dos sintomas de neuropatia e benefícios na amiloidose cardíaca com o uso do tafamidis, além de estabilização da doença, e consequente melhora de sobrevida, principalmente quando empregada em fases iniciais do acometimento cardíaco. O AG10 tem a função de mimetizar a influência estrutural da mutação protetora super estabilizadora T119M, o que reduz significativamente a taxa de dissociação dos tetrâmeros. Essa medicação foi avaliada em estudo multicêntrico fase 2, randomizado, duplo cego, placebo-controlado envolvendo 49 pacientes com cardiomiopatia por ATTR sintomáticos, em classe funcional II ou III.

O tratamento, bem tolerado, demonstrou estabilização da TTR quase completa. Outro estudo clínico multicêntrico fase 3, que testa o efeito do AG10, encontra-se em andamento (ClinicalTrial.gov – Identificador: NCT03860935).

Terapias baseadas no silenciamento da expressão dos genes que codificam a produção hepática de TTR são promissoras, incluindo estratégias com RNA de interferência (Patisiran) e oligonucleotídeos antisense (Inotersen). Ambos os fármacos foram testados em estudos multicêntricos fase 3 em pacientes com polineuropatia por ATTRw e mostraram-se efetivos em reduzir a progressão das manifestações neurológicas. As análises *post hoc* de subgrupos sugerem efeitos positivos sobre a progressão da cardiomiopatia. Ambas as classes de silenciadores de expressão gênica estão atualmente sendo testadas em estudos multicêntricos fase 3 em pacientes com diagnóstico de ATTR (ClinicalTrials.gov Identifiers: NCT03997383 e NCT04136171). Recentemente, o FDA aprovou o Patisiran como a primeira terapia que interfere sobre o RNA, silenciando o gene que codifica a síntese de proteína amiloide, para o tratamento da ATTR.

Para os casos refratários de amiloidose familiar resta a alternativa de transplante hepático isolado ou associado ao transplante cardíaco em pacientes jovens e sem outras comorbidades.

RESUMO ILUSTRADO

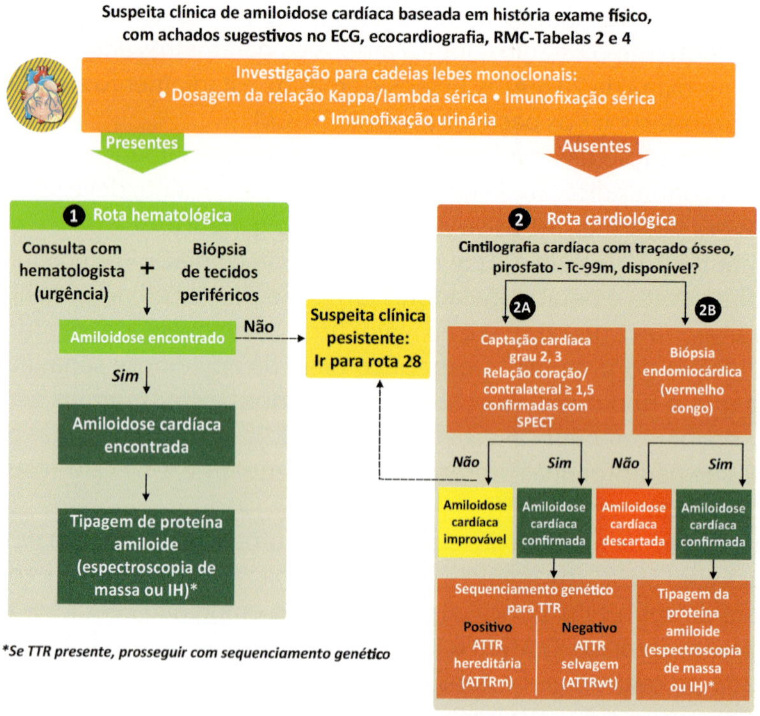

Figura 14.6. Fluxograma para o diagnóstico de amiloidose cardíaca.

Fonte: imagem cedida pelo Dr. Fabio Fernandes, autor do "Posicionamento sobre Diagnóstico e Tratamento da Amiloidose Cardíaca da Sociedade Brasileira de Cardiologia (SBC)" – 2021.

Bibliografia sugerida

Adams D, Gonzalez-Duarte A, O'Riordan WD, et al. Patisiran, an RNAi therapeutic, for hereditary transthyre-tin amyloidosis. N Engl J Med. 2018;379(1).

Alvarez R, Fitzgerald K, Gamba-Vitalo C, Nochur SV, Vaishnaw AK, Sah DW, et al. Safety and efficacy of RNAi therapy for transthyretin amyloidosis. N Engl J Med. 2013.

Arbelo E, Protonotarios A, Gimeno JR, Arbustini E, Barriales-Villa R, Basso C, et al. ESC Scientific Document Group. 2023 ESC Guidelines for the management of cardiomyopathies. Eur Heart J. 2023 Oct 1;44(37):3503-626. doi: 10.1093/eurheartj/ehad194. PMID: 37622657.

Bhogal S, Ladia V, Sitwala P, et al. Cardiac amyloidosis- an uptodated review with emphasis on diagnosis and future directions. Current Problems in Cardiology. 2017. Doi: 10.1016/j.cpcardiol.2017.04.003.

Coelho T, Adams D, Silva A, Lozeron P, et al. Suhr OB. Safety and efficacy of RNAi therapy for trans--thyretin amyloidosis. N Engl J Med. 2013;369:819-29.

Dey BR, Chung SS, Spitzer TR, Zheng H, Macgillivray TE, Seldin DC, et al. Cardiac transplantation follo-wed by dose-intensive melphalan and autologous stem-cell transplantation for light chain amy-loidosis and heart failure. Transplantation. 2010;90:905-11. doi: 10.1097/TP.0b013e3181f10edb.

Donnelly JP, Hanna M. Cardiac amyloidosis: an uptodate on diagnosis and treatment. Cleveland Clinic Journal of medicine. 2017; 84:12-26.

Arbelo E, Protonotarios A, Gimeno JR, et al. ESC Scientific Document Group, 2023 ESC Guidelines for the management of cardiomyopathies: Developed by the task force on the management of cardiomyopathies. Eur Heart J. 2023 Oct 1;44(37):3503-3626.

Ericzon BG, Wilczek HE, Larsson M, et al. Liver transplantation for hereditary transthyretin amyloido-sis: after 20 years still the best therapeutic alternative? Transplantation. 2015;99:1847-54.

Gillmore JD, Maurer MS, Falk RH, et al. Nonbiopsy diagnosis of cardiac transthyretin amyloidosis. Circulation. 2016;133(24):2404-12.

Kittleson MM, Maurer MS, Ambardekar AV, Bullock-Palmer RP, Chang PP, Eisen HJ, et al. American Heart Association Heart Failure and Transplantation Committee of the Council on Clinical Cardiology. Cardiac Amyloidosis: Evolving Diagnosis and Management: A Scientific Statement From the American Heart Association. Circulation. 2020 Jul 7;142(1):e7-e22. doi: 10.1161/CIR.0000000000000792. Epub 2020 Jun 1. Erratum in: Circulation. 2021 Jul 6;144(1):e10.

Maurer MS, Elliott P, Comenzo R, Semigran M, Rapezzi C. Addressing Common Questions Encountered in the Diagnosis and Management of Cardiac Am-yloidosis. Circulation. 2017;135:1357-77.

Maurer MS, Schwartz JH, Gundapaneni B, et al. ATTR-ACT Study Investigators. Tafamidis treatment for patients with transthyretin amyloid cardiomyopathy. N Engl J Med. 2018.

Rammos A, Meladinis V, Vovas G, Patsouras D. Restrictive Cardiomyopathies: The Importance of Nonin-vasive Cardiac Imaging Modalities in Diagnosis and Treatment—A Systematic Review. Radiology Research and Practice. 2017.

Senapati A, Sperry BW, Grodin JL, et al. Prognostic implication of relative regional strain ratio in cardiac amyloidosis. Heart 2016;102:748-54.

Simões MV, Fernandes F, Marcondes FG, et. Posicionamento sobre Diagnóstico e Tratamento da Amiloidose Cardíaca – 2021. Position Statement on Diagnosis and Treatment of Cardiac Amyloidosis – 2021. Arq Bras Cardiol. 2021.

Sipe JD, Benson MD, Buxbaum JN, et al. Amyloid fibril proteins and amyloidosis: chemical iden-tifi cation and clinical classifi cation International Society of Amyloidosis 2016 Nomenclature Guidelines. Amyloid. 2016;23(4):209-13.

Vranian MN, Sperry BW, Hanna M, et al. Technetium pyrophosphate uptake in transthyretin cardiac amyloidosis : associations with echocardiographic disease severity and outcomes. J Nucl Cardiol. 2018; 25(4):1247-56.

PERGUNTAS ORIENTADORAS

1) Como é feito o diagnóstico de amiloidose TTR?
   a) Com ecocardiograma transtorácico e/ou ressonância magnética cardíaca.
   b) Biópsia de pele ou tecido adiposo abdominal ou endomiocárdica.
   c) Teste genético.
   d) Todas as anteriores e sempre descartar Amiloidose AL.

2) Quando suspeitar de amiloidose TTR?
   I) ECG com sobrecarga biatrial e baixa voltagem difusa.
   II) Ecocardiograma transtorácico com átrios maiores que ventrículos e hipertrofia de septo interventricular, com presença de apical *sparring*.
   III) Hipertrofia ventricular apical e obstrução de via de saída ventricular.
   IV) Disfunção renal associada a neuropatia periférica e sintomas de congestão sistêmica.
   a) I e II.
   b) I, III e IV.
   c) II e III.
   d) I, II, IV.

3) É tratamento para amiloidose TTR, **exceto**:
   a) Transplante hepático e/ou cardíaco.
   b) Tafamidis e AG10 – estabilizadores dos tetrâmeros da proteína amiloide.
   c) Transplante cardíaco isolado.
   d) Patisiran – supressão gênica por meio de siRNA.

RESPOSTAS COMENTADAS

1) **Letra D**

O diagnóstico de amiloidose TTR envolve uma combinação de métodos clínicos, exames laboratoriais e técnicas de imagem. Veja algumas etapas comuns no diagnóstico:

- Avaliação clínica.
- Exames laboratoriais.
- Amostras de sangue e/ou urina podem ser coletadas para procurar sinais de proteína amiloide ou outras substâncias indicativas de disfunção orgânica. Marcadores como a proteína C reativa (PCR) e a velocidade de hemossedimentação (VHS) podem ser úteis.
- Biópsia de gordura abdominal (biópsia de gordura subcutânea) ou de órgãos acometidos.
- Exames de imagem, como cintilografia com 99mTc-PYP, ECOTT e RMC, são utilizados para avaliar morfologia, depósito amiloide e função cardíaca.
- Testes genéticos, especialmente útil em casos de amiloidose hereditária (TTR) e diagnósticos diferenciais (genocópias).

É importante ressaltar que a amiloidose TTR pode-se manifestar de diferentes maneiras e afetar vários órgãos, sendo assim, a abordagem diagnóstica pode variar de acordo com a apresentação clínica específica do paciente. O diagnóstico preciso é fundamental para orientar o plano de tratamento e gerenciar a condição da melhor forma possível.

2) **Letra D**

I) ECG com sobrecarga biatrial e baixa voltagem difusa.
O padrão eletrocardiográfico de baixa voltagem difusa sugere, de modo geral, doenças de depósito, contudo não é patognomônico. Outras doenças como DPOC, derrame pericárdico, obesidade e outras também podem apresentar essa característica. Com relação à sobrecarga biatrial, de fato é encontrada em doenças restritivas, mas, isoladamente, não define amiloidose. Portanto, trata-se de dados sugestivos, principalmente quando associado às características clínicas.

II) Ecocardiograma transtorácico com átrios maiores que ventrículos e hipertrofia de septo interventricular, com presença de apical *sparring*.
O padrão ecocardiográfico de átrios maiores que ventrículos é encontrado em doenças restritivas mas isoladamente não define amiloidose.

O padrão de *apical sparring* em ECOTT refere-se à preservação da contratilidade na região apical do ventrículo esquerdo, enquanto outras regiões podem apresentar disfunção contrátil. É frequentemente associado à amiloidose cardíaca, mas não é exclusivo dessa condição, há outras condições cardíacas e não cardíacas: cardiomiopatia restritiva idiopática, sarcoidose cardíaca, algumas formas de cardiomiopatia hipertrófica, doença arterial coronariana (especialmente quando há redistribuição de fluxo sanguíneo na circulação coronariana), HAS e doenças infiltrativas não amiloidóticas (hemocromatose cardíaca).

III) Hipertrofia ventricular apical e obstrução de via de saída ventricular.
O padrão de hipertrofia ventricular apical é um subtipo de cardiomiopatia hipertrófica. A obstrução de via de saída de VE é encontrada na cardiomiopatia hipertrófica, mas não pode ser considerada um achado patognomônico. Há CMH sem obstrução de VSVE, por exemplo, a CMH apical.

IV) Disfunção renal associada a neuropatia periférica e sintomas de congestão sistêmica.
A amiloidose envolve não apenas o comprometimento cardíaco, ela é uma doença sistêmica com acometimento da função renal, neuropatia periférica e sintomas de congestão sistêmica. Os depósitos de amiloide podem se acumular nos rins, interferindo em sua função normal, levando à disfunção renal progressiva. O acúmulo de amiloide nos nervos interfere na transmissão sináptica, resultando em sintomas como dor, formigamento, fraqueza e perda de sensação nas extremidades. Quanto à congestão sistêmica, esta se refere-se ao acúmulo excessivo de fluido nos tecidos, decorrente da disfunção ventricular diastólica e/ou sistólica. Vale lembrar que o diagnóstico e o gerenciamento da amiloidose geralmente requerem uma abordagem multidisciplinar, envolvendo especialistas em cardiologia, nefrologia, neurologia e outras áreas, dependendo dos órgãos acometidos.

3) **Letra C**

a) Transplante hepático e/ou cardíaco.
O transplante hepático é uma opção de tratamento para a amiloidose TTR hereditária, pois a proteína transtirretina é produzida principalmente no fígado. O transplante cardíaco pode ser considerado em casos de amiloidose cardíaca.

b) Tafamidis e AG10 – estabilizadores dos tetrâmeros da proteína amiloide.

Tafamidis e AG10 são medicamentos que atuam estabilizando os tetrâmeros da proteína amiloide, reduzindo assim a formação de fibrilas. Esses medicamentos são opções de tratamento para amiloidose TTR.

c) Transplante cardíaco isolado.
A opção de transplante cardíaco isolado não é um tratamento padrão para a amiloidose TTR. Embora o transplante cardíaco possa ser considerado em casos graves, o transplante hepático é mais comumente realizado, uma vez que a proteína transtirretina é produzida principalmente no fígado.

d) Patisiran – supressão gênica por meio de siRNA.
Patisiran é uma terapia baseada em RNA de interferência (siRNA) que suprime a produção da proteína transtirrtina. É uma opção de tratamento para a amiloidose TTR.

15 | Distrofias Musculares com Acometimento Cardíaco

Silas Ramos Furquim
Brenno Rizerio Gomes

CASO CLÍNICO

Paciente do sexo masculino, 30 anos de idade, em acompanhamento com a neurologia devido à distrofia muscular de Becker, com acometimento de membros inferiores e necessidade de muletas para deambulação, iniciou quadro de dispneia aos pequenos esforços. Ao exame físico apresentava PA: 100 x 80 mmHg FC: 86 bpm, sopro sistólico em foco mitral 3+/6+ e edema de membros inferiores +/4+. Exames laboratoriais revelaram troponina e CPK elevados. Ecocardiograma evidenciou dilatação importante do ventrículo esquerdo (72 x 62 mm) e fração de ejeção de 29%. A ressonância cardíaca mostrou fibrose miocárdica anterolateral basal, médio e inferolateral medial. Iniciado betabloqueador, inibidor de enzima conversora de angiotensina e inibidor de mineralocorticoide, além de iniciada discussão sobre cardiodesfibrilador implantável (CDI) profilático.

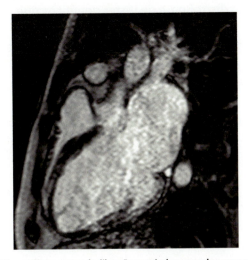

Figura 15.1. Ressonância magnética cardíaca mostrando dilatação ventricular esquerda e presença de realce tardio.

ABORDAGEM DA MEDICINA DE PRECISÃO

Fenótipo

Distrofias musculares hereditárias são um conjunto de doenças causadas pela deficiência da distrofina, uma proteína citoesquelética. As principais são a distrofia muscular de Duchenne (DMD) e a distrofia muscular de Becker (DMB). A distrofina é responsável pela fixação da actina ao sarcolema, reforçando a membrana plasmática e mantendo uma ligação mecânica entre o citoesqueleto e a matriz extracelular. A ausência ou deficiência da distrofina enfraquece e rompe a membrana sarcolêmica, resultando no influxo de cálcio e necrose das fibras musculares.

A variabilidade clínica depende do quanto a produção da proteína distrofina é afetada pela variante genética, sendo ausente na DMD e parcialmente funcional na DMB. Na DMD, os sintomas são notados já na infância, com pseudo-hipertrofia da panturrilha, incapacidade de levantar-se sem a ajuda dos membros superiores como apoio (sinal de Gowers) e perda da deambulação durante a adolescência. A doença tem caráter progressivo levando à morte, em geral, na segunda década de vida por insuficiência respiratória. Apesar do acometimento respiratório, a cardiomiopatia vem sendo considerada como uma das principais causas de morte na DMD.

A DMB apresenta maior variabilidade de gravidade. Os sintomas podem variar desde fraqueza nos membros, levando à perda da deambulação no final da segunda década de vida, até síndromes incomuns, como mialgias na juventude e na idade adulta jovem.

A DMD é o tipo mais comum, acometendo 1 em cada 5.000 nascidos nos EUA, enquanto a DMB acomete 1 em cada 19.000.

O diagnóstico pode ser confirmado por meio da biópsia muscular, que demonstra ausência da distrofina, e de testes genéticos que identificam as variantes da distrofina.

Com os avanços no suporte ventilatório, com destaque para o CPAP/BPAP houve redução das mortes relacionadas com o acometimento respiratório. Como consequência, o aumento da sobrevida desses pacientes resultou em uma maior predominância de causas cardiovasculares.

O acometimento cardíaco se inicia precocemente e aumenta com a idade. Estima-se que 25% dos meninos tenham cardiomiopatia aos 6 anos, 59% aos 10 anos e mais de 90% dos jovens acima dos 18 anos apresentem evidências de disfunção cardíaca.

Na DMB, mais de 70% dos pacientes desenvolvem cardiomiopatia, sendo considerada a principal causa de morte nesse grupo.

Os sintomas de insuficiência cardíaca podem estar ocultos por anos devido à inatividade dos pacientes, o que torna o diagnóstico de cardiomiopatia um grande desafio.

As arritmias são comuns, sendo a mais frequente a taquicardia sinusal. Já arritmias como taquicardia ventricular, complexos ventriculares prematuros, dentre outras são mais frequentes em pacientes com FE reduzida (< 35%). O uso do ecocardiograma pode mostrar movimentação anormal na parede basal posterior, dilatação ventricular e função sistólica reduzida. Há recomendações para realização de Ecocardiograma aos 6 anos e repetição a cada 1 a 2 anos até os 10 anos de idade. Após os 10 anos é recomendado um ecocardiograma anual para avaliar a função ventricular. A ressonância magnética cardíaca pode demonstrar alterações mais precocemente por meio do realce tardio. Existe correlação de fibrose, avaliada pelo realce tardio, com aumento da idade e queda da função ventricular.

Diagnóstico genético e molecular

DMD e DMB são resultado de uma variante herdada ou *de novo* do gene *DMD* localizado no cromossomo Xp21.1. A variante pode acometer qualquer um dos 79 éxons do gene de diferentes formas, como deleções, duplicações, inserções e mutações pontuais. A DMD é herdada de forma recessiva ligada ao X, onde uma portadora do sexo feminino com um cromossomo X carregando a variante em *DMD* tem 50% de chance de passar o cromossomo X alterado para seu filho. Portadoras do sexo feminino também podem apresentar sintomas se houver inativação preferencial do X. Apesar de a maioria dos casos serem herdados, variantes *de novo* são comuns, chegando a um terço dos casos.

Implicações prognósticas e aconselhamento genético

Uma vez que a doença apresenta evidências de acometimento cardíaco já em idade precoce, o diagnóstico auxilia no rastreio e início do tratamento em fases iniciais. Existem recomendações para início da avaliação com ecocardiograma periódico a partir dos 6 anos de idade.

Por ser uma doença de herança recessiva ligada ao X, as DMD e DMB afetam homens; porém as mulheres podem ser carreadoras. Isso tem repercussões no aconselhamento genético e planejamento pré-natal, além do fato de que mulheres carreadoras também podem ser sintomáticas. Em uma coorte de mulheres com a variante da distrofina foram identificados sintomas de fraqueza muscular em 22% e evidência de dilatação ventricular em 18% delas. Isso pode ocorrer devido ao mecanismo de inativação do cromossomo X, ou seja, da proporção de cromossomos X mutados inativos *versus* ativos. Portanto, em pacientes carreadoras da variante seria interessante uma avaliação quanto a doenças musculares e cardíacas.

Terapias-alvo

O tratamento-padrão para o acometimento cardíaco inclui betabloqueadores, inibidores do receptor de angiotensina, inibidores mineralocorticoides e uso de corticoides em casos selecionados, além da discussão sobre CDI e transplante cardíaco em condições especiais, a depender da expectativa de vida. Porém, novas terapias direcionadas à deficiência de distrofina estão em desenvolvimento, incluindo o *exon skipping*, que busca restaurar o RNA mensageiro, reduzindo a gravidade da variante; a substituição do gene da distrofina por meio de vetores adenovírus recombinantes; e estratégias de edição de gene com o sistema CRISPR/CAS9, que remove a variante genética e a substitui por uma cópia funcional do gene de interesse.

Bibliografia sugerida

Forum Kamdar, Garry DJ. Dystrophin-Deficient CardiomyopathyJ Am Coll Cardiol. 2016 May 31;67(21):2533-46. ISSN 0735-1097, https://doi.org/10.1016/j.jacc.2016.02.081.

Duan D, Goemans N, Takeda S. et al. Duchenne muscular dystrophy. Nat Rev Dis Primers. 2021;7:13. https://doi.org/10.1038/s41572-021-00248-3

Waldrop MA, Flanigan KM. Update in Duchenne and Becker muscular dystrophy. Curr Opin Neurol. 2019 Oct;32(5):722-7. doi: 10.1097/WCO.0000000000000739. PMID: 31343429.

PERGUNTAS ORIENTADORAS

1) Quanto às distrofias musculares:
   a) Distrofias musculares são um conjunto de doenças adquiridas que causam deficiência da distrofina.
   b) As principais distrofias musculares são a distrofia muscular de Duchenne e distrofia muscular de Becker.
   c) São causadas exclusivamente por variantes herdadas de forma recessiva.
   d) Por se tratar de uma doença de herança ligada ao X, as mulheres não são sintomáticas.

2) Quanto ao acometimento cardíaco:
   a) Inicia-se em idades avançadas.
   b) Reduz com o passar da idade.
   c) A suspeita de acometimento cardíaco deve ser feita na presença de sintomas de insuficiência cardíaca.
   d) Há recomendações para realização de ecocardiograma aos 6 anos e repetição a cada 1 a 2 anos até os 10 anos de idade.

3) Como o diagnóstico precoce implica no seguimento e no prognóstico?
   a) Familiares do sexo feminino não precisam ser avaliadas.
   b) Por se tratar de uma doença progressiva, os pacientes não são candidatos a transplante cardíaco.
   c) O diagnóstico precoce abre a possibilidade do rastreio de acometimento cardíaco.
   d) Apesar do conhecimento da base genética, as terapias para evitar a progressão da doença são limitadas.

RESPOSTAS COMENTADAS

1) **Letra B**

Distrofias musculares hereditárias são um conjunto de doenças causadas pela deficiência da distrofina, uma proteína citoesquelética. As principais são a distrofia muscular de Duchenne (DMD) e a distrofia muscular de Becker (DMB). A distrofina é responsável pela fixação da actina ao sarcolema, reforçando a membrana plasmática e mantendo uma ligação mecânica entre o citoesqueleto e a matriz extracelular. A ausência ou deficiência da distrofina enfraquece e rompe a membrana sarcolêmica, resultando no influxo de cálcio e necrose das fibras musculares.

DMD e DMB são resultado de uma variante herdada ou *de novo* do gene DMD localizado no cromossomo Xp21.1.

Por ser uma doença de herança recessiva ligada ao X, as DMD e DMB afetam homens; porém as mulheres podem ser carreadoras. Isso tem repercussões no aconselhamento genético e planejamento pré-natal, além do fato de que mulheres carreadoras também podem ser sintomáticas. Em uma coorte de mulheres com a variante da distrofina foram identificados sintomas de fraqueza muscular em 22% e evidência de dilatação ventricular em 18% delas.

2) **Letra D**

O acometimento cardíaco se inicia em idade precoce e aumenta com a idade. Estima-se que 25% dos meninos tenham cardiomiopatia aos 6 anos, aumentando com o passar da idade: 59% aos 10 anos e mais de 90% dos jovens acima dos 18 anos apresentam evidências de disfunção cardíaca.

Os sintomas de insuficiência cardíaca podem permanecer ocultos por anos devido à inatividade do paciente, o que torna o diagnóstico de cardiomiopatia um grande desafio.

Há recomendações para realização de ecocardiograma aos 6 anos e repetição a cada 1 a 2 anos até os 10 anos de idade. Após os 10 anos, é recomendado um ecocardiograma anual para avaliar a função ventricular.

3) **Letra C**

Portadoras do sexo feminino também podem apresentar sintomas se houver inativação preferencial do X. Mulheres carreadoras também podem ser sintomáticas. Em uma coorte de mulheres com a variante da distrofina foram identificados sintomas de fraqueza muscular em 22% e evidência de dilatação ventricular em 18% delas. Isso pode ocorrer devido ao mecanismo de inativação do cromossomo X, ou seja, da proporção de cromossomos X mutados inativos *versus* ativos. Portanto, em pacientes carreadoras da variante seria interessante uma avaliação quanto a doenças musculares e cardíacas.

O tratamento padrão para o acometimento cardíaco inclui betabloqueadores, inibidores do receptor de angiotensina, inibidores mineralocorticoides e uso de corticoides em casos selecionados, além da discussão sobre CDI e transplante cardíaco em condições especiais, a depender da expectativa de vida.

Uma vez que a doença apresenta evidências de acometimento cardíaco já em idade precoce, o diagnóstico auxilia no rastreio e no início do tratamento em fases iniciais. Existem recomendações para início da avaliação com ecocardiograma periódico a partir dos 6 anos de idade.

Novas terapias direcionadas à deficiência de distrofina estão em desenvolvimento, incluindo o "exon skipping", que busca restaurar o RNA mensageiro reduzindo a gravidade da variante; a substituição do gene da distrofina por meio de vetores adenovírus recombinantes; e estratégias de edição de gene com o sistema CRISPR/CAS9, que remove a variante genética e a substitui por uma cópia funcional do gene de interesse.

16 Insuficiência Cardíaca além das Cardiomiopatias

Fernanda Almeida Andrade
Felix José Alvarez Ramires
Dirceu Rodrigues Almeida

CASO CLÍNICO

Paciente do sexo masculino, 58 anos de idade, com diagnóstico de insuficiência cardíaca com fração de ejeção reduzida, de etiologia não definida (idiopática), realizado há 11 anos. Sem histórico de diabetes, obesidade, abuso de álcool ou drogas ilícitas. Nega episódios prévios sugestivos de miocardite. O ecocardiograma transtorácico e a ressonância magnética do coração evidenciaram cardiomiopatia dilatada, sem sinais de inflamação e sem sinais realce compatível com fibrose miocárdica. O cateterismo cardíaco evidenciou artérias coronárias normais. Mantém-se em classe funcional III, apresentando bradicardia sinusal com períodos de BAV 1 grau sem sintomas. Apresenta boa adesão ao tratamento com metoprolol 100 mg/dia, espironolactona 25mg/dia, enalapril 20 mg a cada 12 horas e dapagliflozina 10 mg/dia.

Ao exame físico, observa-se edema de membros 1+/4+, PA 95/60 mmHg bilateral, FC 43 bpm, sem hepatomegalia e sem turgência jugular. Ausência de outras alterações. O eletrocardiograma evidencia bradicardia sinusal, com frequência cardíaca de 40 bpm.

Em uso de: metoprolol 100 mg/dia, espironolactona 25 mg/dia, enalapril 20 mg a cada 12 horas e dapagliflozina 10 mg/dia.

Conduta: Paciente encaminhado ao grupo de Medicina de Precisão em Cardiologia para avaliação etiológica e de resposta à terapêutica com testes de farmacogenômica.

TESTE GENÉTICO (NGS – PAINEL DE CARDIOMIOPATIAS)

Detalhes sobre a(s) variante(s) encontrada(s):

INFORMAÇÕES SOBRE A (S) VARIANTE (S) ENCONTRADA (S)						
Gene	Sequência referência	Coordenada cromossômica (GRCh37)	Variante c.DNA	Variante Proteína	Classificação ACMG	Zigosidade
TTN	NM_001267550.2	chr2-178609756	c.51667C>T	p.Arg17223*	Possivelmente patogênica	Heterozigoto

Foi encontrada uma variante genética compatível com a suspeita clínica de cardiomiopatia dilatada. A variante detectada p.Arg17223* está no gene *TTN* (Titina) em heterozigose e foi classificada como possivelmente patogênica de acordo com os bancos de dados até o momento. O resultado do teste genético deve ser discutido com paciente e familiares de primeiro grau em consulta de aconselhamento genético. Recomenda-se realizar avaliação clínica e rastreamento genético da variante nos familiares de primeiro grau.

TESTE DE FARMACOGENÔMICA

Metoprolol	CYP2D6 *2/*4	Média	II	Metabolizador Intermediário; Risco aumentado de eventos adversos	Considerar uma dose reduzida

ABORDAGEM DA MEDICINA DE PRECISÃO

Diagnóstico genético e molecular

Na medicina de precisão, o **diagnóstico** da insuficiência cardíaca (IC) de origem idiopática tem se beneficiado de avanços significativos. A abordagem tradicional para o diagnóstico dessa condição é baseada em características clínicas, exames de imagem e testes laboratoriais gerais. No entanto, é possível investigar aspectos mais específicos para um diagnóstico mais preciso, a seguir, alguns métodos úteis:

- **Genômica:** o sequenciamento genético de alta resolução permite identificar variantes genéticas relacionadas com a IC, possibilitando um tratamento mais direcionado e prognóstico mais preciso.
- **Perfil molecular:** a análise do perfil molecular do paciente, como transcriptômica e proteômica, pode fornecer informações valiosas sobre as vias moleculares envolvidas na IC, direcionando opções terapêuticas mais eficazes.
- **Biomarcadores:** a identificação e análise de biomarcadores específicos podem auxiliar no diagnóstico e monitoramento da doença; podem incluir

substâncias liberadas durante processos patológicos no coração, como peptídeos natriuréticos, citocinas inflamatórias, marcadores de estresse oxidativo, entre outros.

- **Modelos de inteligência artificial:** a aplicação de algoritmos de inteligência artificial em dados clínicos e de imagem pode auxiliar na identificação de padrões e no desenvolvimento de modelos preditivos para a IC.

Inovações no tratamento

A IC representa um importante problema de saúde pública, associando-se a altas taxas de mortalidade e morbidade. Recentemente, foi evidenciado o papel do background genético no surgimento e desenvolvimento da doença, tanto na IC com quanto na IC sem disfunção sistólica, abrangendo formas familiares e não familiares dessa condição. As formas familiares de cardiomiopatia dilatada têm se mostrado mais frequentes do que se pensava anteriormente. Vários modos de herança e fenótipos foram relatados indicando que essa condição apresenta alta heterogeneidade genética. Cinco genes (distrofina, actina cardíaca, desmina, lamina A/C e delta-sarcoglicano) e *loci* adicionais foram identificados em famílias nas quais a cardiomiopatia dilatada ocorre de forma isolada ou associada a outros sintomas cardíacos ou extracardíacos.

Foi postulado que o defeito molecular envolvido poderia levar a interações anormais entre as proteínas do citoesqueleto, responsáveis tanto pelo defeito na transmissão de força quanto pela ruptura da membrana. Mais recentemente, a identificação de variantes patogênicas em genes que codificam proteínas sarcoméricas deu origem a uma segunda hipótese, sugerindo que a doença também pode resultar de um defeito na geração de força. Na cardiomiopatia dilatada não monogênica, até o momento, foram identificados genes de suscetibilidade (papel no desenvolvimento da doença) e genes modificadores (papel na evolução/ prognóstico da doença). Alguns dados sugerem que a eficácia dos inibidores da enzima conversora de angiotensina e os efeitos colaterais podem estar relacionados com alguns polimorfismos genéticos, como o polimorfismo I/D do gene da enzima conversora de angiotensina.

Embora preliminares, esses dados são promissores e podem ser o primeiro passo para a aplicação da farmacogenômica na insuficiência cardíaca. Isso é de suma importância, pois o tratamento médico da IC é caracterizado pela necessidade de polifarmácia. Um dos maiores desafios do próximo milênio, portanto, será identificar marcadores genéticos que possam ajudar a definir os respondedores às principais classes de tratamento, incluindo inibidores da enzima conversora de angiotensina, antagonistas dos receptores β-adrenérgicos, antagonistas dos receptores AT1 da angiotensina, espironolactona, inibidores da vasopeptidase e endotelina antagonistas do receptor.

A terapia guiada por estudos genéticos na IC é uma abordagem terapêutica que se baseia em informações genéticas individuais do paciente para ajudar a determinar o tratamento mais eficaz e seguro para essa condição. Pode incluir a identificação de variantes genéticas específicas que estão associadas à IC, bem como a análise de polimorfismos de nucleotídeo único (SNPs) que podem influenciar a resposta a medicamentos utilizados no tratamento da IC.

Por exemplo, alguns estudos têm investigado a relação entre a variação genética do receptor beta-adrenérgico e a resposta ao tratamento com betabloqueadores, que são medicamentos indispensáveis no tratamento da IC. Alguns pacientes com IC podem ter uma variação genética específica do receptor beta-adrenérgico que os torna menos responsivos ao tratamento com betabloqueadores. Nesses casos, esse estudo genético pode ajudar a identificar pacientes que podem se beneficiar mais de outro tipo de tratamento ou de uma dose mais alta de betabloqueadores.

Outra aplicação é na identificação de pacientes com maior risco de desenvolver efeitos colaterais de certos medicamentos utilizados no tratamento da IC, por exemplo, maior risco de desenvolver toxicidade por digoxina.

A farmacogenômica é uma área da genômica que estuda como as variações genéticas individuais podem influenciar a resposta a medicamentos. Especificamente na IC, tem sido estudada para identificar variações genéticas que possam influenciar a eficácia e segurança dos medicamentos utilizados no tratamento. Existem diversos genes que podem sofrer alterações e influenciar no tratamento da IC. Alguns dos principais genes envolvidos estão demonstrados na **Tabela 16.1**.

Tabela 16.1.

Gene	Ação
ACE (angiotensin converting enzyme)	Codifica uma enzima envolvida na regulação da pressão arterial e no controle do sistema renina-angiotensina-aldosterona. Variantes nesse gene podem influenciar a resposta a medicamentos como inibidores da ECA (enzima conversora da angiotensina), que são comumente usados no tratamento da insuficiência cardíaca e da hipertensão arterial.
ADRB1 (beta-1 adrenérgico)	Codifica um receptor para a adrenalina e noradrenalina, hormônios envolvidos no controle da frequência cardíaca e da pressão arterial. Variantes nesse gene podem influenciar a resposta a medicamentos como betabloqueadores, que são usados no tratamento da insuficiência cardíaca para diminuir a frequência cardíaca e reduzir a sobrecarga do coração.
CYP2D6 (citocromo P450 2D6)	Codifica uma enzima envolvida no metabolismo de muitos medicamentos, incluindo alguns betabloqueadores usados no tratamento da insuficiência cardíaca. Variantes nesse gene podem influenciar a eficácia e a segurança desses medicamentos.
CYP2C9 (citocromo P450 2C9)	Codifica uma enzima envolvida no metabolismo de muitos medicamentos, incluindo a varfarina, um anticoagulante usado no tratamento da insuficiência cardíaca. Variantes nesse gene podem influenciar a eficácia e a segurança da varfarina.
VKORC1 (vitamina K epóxido redutase complexo 1)	Codifica uma proteína envolvida no metabolismo da vitamina K e na regulação da coagulação sanguínea. Variantes nesse gene podem influenciar a resposta à varfarina, como mencionado anteriormente.

Por exemplo, estudos têm mostrado que a variação genética no gene *CYP2D6*, responsável pelo metabolismo de muitos medicamentos para o coração, pode influenciar a resposta a esses medicamentos em pacientes com IC. Além disso, variações em outros genes envolvidos no metabolismo de medicamentos, como *CYP2C9* e *VKORC1*, também podem afetar a resposta a alguns medicamentos utilizados no tratamento da IC.

O gene *CYP2D6* é responsável pelo metabolismo de muitos medicamentos, incluindo betabloqueadores e inibidores da enzima conversora de angiotensina (IECA). As variantes nesse gene podem levar a uma redução na atividade desta enzima com consequente diminuição na taxa de metabolismo desses medicamentos, ou seja, resultando em níveis mais elevados de medicamentos no sangue e maior risco de efeitos colaterais ou níveis mais baixos com menor eficácia do tratamento.

Já o gene *CYP2C9* é responsável pelo metabolismo de anticoagulantes, como a varfarina. Variantes nesse gene podem levar a uma redução na atividade da enzima com a diminuição na taxa de metabolismo da varfarina, gerando níveis mais elevados de varfarina no sangue e maior risco de hemorragias ou níveis mais baixos de varfarina no sangue e menor eficácia do tratamento.

A alteração no gene *VKORC1* pode interferir no metabolismo de anticoagulantes, como a varfarina, que age inibindo a coagulação do sangue. Para que seu efeito terapêutico seja alcançado, é necessário que a dose seja cuidadosamente ajustada para cada paciente. Esse gene é responsável pela produção da vitamina K epóxido redutase, uma enzima que regula a função da vitamina K, que é necessária para a coagulação do sangue. Variantes no gene geram diferenças na atividade da enzima, o que pode levar a diferenças na resposta do paciente à varfarina, isto é, maior sensibilidade necessitando de doses menores para atingir o mesmo efeito anticoagulante que pacientes com uma atividade normal da enzima. Por outro lado, pacientes com variantes genéticas no gene *VKORC1*, que levam a uma maior atividade da enzima, podem apresentar menor sensibilidade à varfarina, o que significa que eles precisam de doses mais elevadas do medicamento para atingir o mesmo efeito anticoagulante do que pacientes com uma atividade normal da enzima.

O conhecimento das variações genéticas de um paciente também pode ajudar a personalizar o tratamento, otimizar a dosagem do medicamento e reduzir os riscos de efeitos colaterais.

Petersen *et al.*, em 2012, realizaram estudo com pacientes com IC tratados com metoprolol e carvedilol a fim de observar diferenças prognósticas quando estratificados para uma combinação específica de um genótipo; após análise dos resultados foi encontrada a duplicação do risco de mortalidade em pacientes tratados com carvedilol com a combinação do genótipo de ganho de função *ADRB1* (Arg389-homozigoto), o genótipo de ganho de função AGT (Thr174-homozigoto) e o genótipo de ganho de função AGT (Thr174-homozigoto) genótipo *ADRB2* regulado negativamente (transportador de Gln27). Já Baudhuin *et al.* observou que pacientes homozigotos para a variante ADRB1 389Gly ou que eram metabolizadores fracas de *CYP2D6* alcançaram uma dose significativamente maior de carvedilol (p = 0,01 e p = 0,02, respectivamente).

A farmacogenômica **ainda é uma área de pesquisa em desenvolvimento na IC**, mas tem o potencial de permitir que os médicos personalizem o tratamento com base nas características genéticas individuais de cada paciente. Isso pode ajudar a melhorar a eficácia dos medicamentos e reduzir os riscos de efeitos colaterais. No entanto, ainda são necessárias mais pesquisas para determinar quais variações genéticas são mais relevantes para o tratamento da IC e como utilizar essas informações na prática clínica.

Cardiologia do futuro

A terapia gênica, área promissora de pesquisa para o tratamento da insuficiência cardíaca, ainda está em fase experimental e não está amplamente disponível como tratamento clínico; envolve a entrega de material genético às células para modificar sua função ou introduzir novos genes que possam produzir efeitos terapêuticos. Para IC, pode envolver a introdução de genes que podem estimular o crescimento de novos vasos sanguíneos, melhorar a função das células do músculo cardíaco ou reduzir a inflamação no coração.

Vários ensaios clínicos foram conduzidos para avaliar a segurança e a eficácia da terapia gênica para insuficiência cardíaca. Uma abordagem envolve o uso de células-tronco geneticamente modificadas para produzir proteínas terapêuticas. Primeiro, as células-tronco são coletadas, geralmente da medula óssea ou do tecido adiposo do próprio paciente, essas células têm a capacidade de se transformar em cardiomiócitos, e, em seguida, são geneticamente modificadas em laboratório, inserindo genes nas células-tronco que instruem a produção das proteínas desejadas. Uma vez que as células-tronco tenham sido geneticamente modificadas, são reintroduzidas no paciente, geralmente por meio de injeção direta no coração, diferenciam-se em células cardíacas funcionais e secretam proteínas que desempenham funções específicas no coração, como promover o crescimento de novos vasos sanguíneos, reduzir a inflamação, estimular a regeneração do tecido cardíaco danificado ou melhorar a função contrátil do coração.

Outra abordagem envolve o uso de um vírus para entregar genes terapêuticos ao músculo cardíaco. Os principais vírus utilizados nessa abordagem são:

- **Vírus adenovírus:** vírus comuns que foram modificados para carregar genes terapêuticos. Têm a capacidade de infectar células cardíacas e transferir o material genético desejado para o núcleo dessas células.
- **Vírus adenoassociado (AAV):** vírus não patogênicos que também foram modificados para transportar genes terapêuticos. Têm a capacidade de infectar células cardíacas e integrar o material genético em seu genoma, permitindo uma expressão prolongada dos genes terapêuticos.
- **Vírus lentivírus:** têm a vantagem de serem capazes de infectar tanto células em divisão como células não divisíveis, o que aumenta sua eficácia na entrega de genes terapêuticos.

Os genes terapêuticos transportados pelos vírus podem incluir fatores de crescimento, enzimas ou proteínas que visam corrigir deficiências ou promover a regeneração do músculo cardíaco afetado. Embora os resultados desses estudos tenham sido promissores, mais pesquisas são necessárias para determinar a segurança e a eficácia a longo prazo da terapia genética para IC. Além disso, a terapia gênica é um tratamento complexo e caro que requer equipamentos e conhecimentos especializados, o que pode limitar sua disponibilidade.

Bibliografia sugerida

Abou-Saleh H, Zouein FA, El-Yazbi A, Sanoudou D, Raynaud C, Rao C, et al. The march of pluripotent stem cells in cardiovascular regenerative medicine. Stem Cell Res Ther. 2018 Jul 27;9(1):201. doi: 10.1186/s13287-018-0947-5. PMID: 30053890; PMCID: PMC6062943.

Baudhuin LM, Miller WL, Train L, Bryant S, Hartman KA, Phelps M, et al. Relation of ADRB1, CYP2D6, and UGT1A1 polymorphisms with dose of, and response to, carvedilol or metoprolol therapy in patients with chronic heart failure. Am J Cardiol. 2010 Aug 1;106(3):402-8. doi: 10.1016/j.amjcard.2010.03.041. PMID: 20643254.

Cascorbi I, Paul M, Kroemer HK. Pharmacogenomics of heart failure -- focus on drug disposition and action. Cardiovasc Res. 2004 Oct 1;64(1):32-9. doi: 10.1016/j.cardiores.2004.06.003. PMID: 15364611.

Charron P, Komajda M. Are we ready for pharmacogenomics in heart failure? Eur J Pharmacol. 2001 Apr 6;417(1-2):1-9. doi: 10.1016/s0014-2999(01)00878-0. PMID: 11301053.

Chen KT, Kang YN, Lin YC, Tsai IL, Chang WC, Fang TC, et al. Efficacy and Safety of Mineralocorticoid Receptor Antagonists in Kidney Failure Patients Treated with Dialysis: A Systematic Review and Meta-Analysis. Clin J Am Soc Nephrol. 2021 Jun;16(6):916-25. doi: 10.2215/CJN.15841020. Epub 2021 Jun 11. PMID: 34117083; PMCID: PMC8216612.

Duarte JD, Cavallari LH. Pharmacogenetics to guide cardiovascular drug therapy. Nat Rev Cardiol. 2021 Sep;18(9):649-65. doi: 10.1038/s41569-021-00549-w. Epub 2021 May 5. PMID: 33953382.

Guerra LA, Lteif C, Arwood MJ, McDonough CW, Dumeny L, Desai AA, et al. Genetic polymorphisms in ADRB2 and ADRB1 are associated with differential survival in heart failure patients taking β-blockers. Pharmacogenomics J. 2022 Feb;22(1):62-8. doi: 10.1038/s41397-021-00257-1. Epub 2021 Oct 12. PMID: 34642472.

McDonagh TA, Metra M, Adamo M, et al. ESC Scientific Document Group , 2023 Focused Update of the 2021 ESC Guidelines for the diagnosis and treatment of acute and chronic heart failure. Eur Heart J. 2023 Oct 1;44(37):3627-3639.

McNamara DM. Emerging role of pharmacogenomics in heart failure. Curr Opin Cardiol. 2008 May;23(3):261-8. doi: 10.1097/HCO.0b013e3282fcd662. PMID: 18382216.

Mestroni L, Taylor MR. Pharmacogenomics, personalized medicine, and heart failure. Discov Med. 2011 Jun;11(61):551-61. PMID: 21712021.

Mottet F, Vardeny O, de Denus S. Pharmacogenomics of heart failure: a systematic review. Pharmacogenomics. 2016 Nov;17(16):1817-58. doi: 10.2217/pgs-2016-0118. Epub 2016 Nov 4. PMID: 27813451.

Oni-Orisan A, Lanfear DE. Pharmacogenomics in heart failure: where are we now and how can we reach clinical application? Cardiol Rev. 2014 Sep-Oct;22(5):193-8. doi: 10.1097/CRD.0000000000000028. PMID: 25093738.

Parikh KS, Ahmad T, Fiuzat M. Potential applications of pharmacogenomics to heart failure therapies. Heart Fail Clin. 2014 Oct;10(4):599-606. doi: 10.1016/j.hfc.2014.07.007. Epub 2014 Aug 15. PMID: 25217435.

Parikh KS, Fiuzat M, Davis G, Neely M, Blain-Nelson P, Whellan DJ, et al. Dose Response of β-Blockers in Adrenergic Receptor Polymorphism Genotypes. Circ Genom Precis Med. 2018 Aug;11(8):e002210. doi: 10.1161/CIRCGEN.117.002210. PMID: 30354340.

Petersen M, Andersen JT, Jimenez-Solem E, Broedbaek K, Afzal S, Nyegaard M, et al. Effect of specific ADRB1/ADRB2/AGT genotype combinations on the association between survival and carvedilol treatment in chronic heart failure: a substudy of the ECHOS trial. Pharmacogenet Genomics. 2012 Oct;22(10):709-15. doi: 10.1097/FPC.0b013e3283540286.

Yan Q. The Yin-Yang Dynamics in Cardiovascular Pharmacogenomics and Personalized Medicine. Methods Mol Biol. 2022;2547:255-66. doi: 10.1007/978-1-0716-2573-6_11. PMID: 36068468.

PERGUNTAS ORIENTADORAS

1. Qual é a abordagem terapêutica que envolve a entrega de material genético às células para modificar sua função ou introduzir novos genes no tratamento da insuficiência cardíaca?
   A) Terapia gênica.
   B) Terapia com células-tronco.
   C) Terapia farmacogenômica.
   D) Terapia imunológica.

2. Qual gene está relacionado com o metabolismo de betabloqueadores no tratamento da insuficiência cardíaca?
   A) *CYP2D6*.
   B) *ADRB1*.
   C) *ACE*.
   D) *VKORC1*.

3. Qual é o gene que codifica uma enzima envolvida no controle da pressão arterial e pode influenciar a resposta a inibidores da ECA?
   A) *ADRB1*.
   B) *CYP2D6*.
   C) *VKORC1*.
   D) *ACE*.

RESPOSTAS COMENTADAS (GABARITO + ÁUDIO BREVE COMENTANDO CADA ALTERNATIVA)

1) **Letra A**

   a) **A terapia gênica é a abordagem terapêutica que envolve a entrega de material genético às células para modificar sua função ou introduzir novos genes. Esse método visa corrigir defeitos genéticos ou fornecer instruções genéticas específicas para melhorar a função celular. Na insuficiência cardíaca, a terapia gênica pode ser explorada para corrigir ou modular genes associados à função cardíaca.**

   b) Envolve o uso de células-tronco para regenerar tecidos danificados ou substituir células disfuncionais. Pode ter aplicações em regeneração cardíaca.

   c) Refere-se ao uso da informação genética de um indivíduo para otimizar o tratamento com medicamentos, levando em consideração a variabilidade genética na resposta a fármacos.

   d) Envolve intervenções que visam modular ou estimular o sistema imunológico para tratar condições específicas, como alguns tipos de câncer

2) **Letra A**

   a) **O gene *CYP2D6* está diretamente relacionado com o metabolismo de muitos medicamentos, incluindo os betabloqueadores. A enzima CYP2D6, codificada por esse gene, é responsável pela metabolização de uma variedade de substâncias, incluindo alguns betabloqueadores. Variações genéticas nesse gene podem influenciar a taxa de metabolismo desses medicamentos, afetando assim a resposta individual a eles.**

   b) *ADRB1* (Receptor Beta-1 de Adrenalina): este gene codifica o receptor alvo dos betabloqueadores, não está diretamente envolvido no metabolismo dos medicamentos, mas sim na resposta celular aos mesmos.

MEDICINA DE PRECISÃO EM CARDIOLOGIA

c) *ACE* (Enzima Conversora de Angiotensina): este gene está relacionado com o sistema renina-angiotensina-aldosterona, e não com o metabolismo de betabloqueadores.

d) *VKORC1*: este gene está relacionado com o metabolismo da vitamina K e é alvo de anticoagulantes orais como a varfarina, mas não está associado ao metabolismo de betabloqueadores.

3) **Letra D**

a) *ADRB1* (Receptor Beta-1 de Adrenalina): este gene codifica um receptor para a adrenalina, não a enzima ECA, e não está diretamente relacionado aos inibidores da ECA.

b) CYP2D6: este gene está envolvido no metabolismo de vários medicamentos, mas não está associado diretamente ao controle da pressão arterial ou à resposta aos inibidores da ECA.

c) *VKORC1*: este gene está relacionado com o metabolismo da vitamina K e é alvo de anticoagulantes orais, não influenciando a resposta aos inibidores da ECA.

d) **O gene *ACE* codifica a enzima conversora de angiotensina (ECA), que está envolvida no sistema renina-angiotensina-aldosterona, desempenhando um papel crucial no controle da pressão arterial. Inibidores da ECA, medicamentos frequentemente usados para tratar hipertensão e condições cardíacas, agem bloqueando a ação desta enzima.**

Seção 3

VASCULOPATIAS, VALVOPATIAS E DISFUNÇÕES DO SISTEMA CONJUNTIVO

Coordenadores

LAYARA FERNANDA VICENTE PEREIRA LIPARI

FERNANDO RABIOGLIO GIUGNI

17 | Aneurisma e Dissecção de Aorta Familiar

Fernando Rabioglio Giugni
Vagner Madrini Junior
Ricardo Ribeiro Dias

CASO CLÍNICO

Paciente do sexo feminino, 52 de idade, procurou cardiologista após exames de rotina revelarem dilatação da aorta. Assintomática e sem alterações ao exame físico. Traz exames: ECG (sem alterações) e ECO (mostrando dilatação da raiz da aorta – 46 mm). Foi solicitada angiotomografia de aorta, que revelou aneurisma fusiforme em aorta ascendente com maior diâmetro de 48 mm. A paciente foi encaminhada ao grupo de Medicina de Precisão em Cardiologia. Solicitado painel para aortopatias.

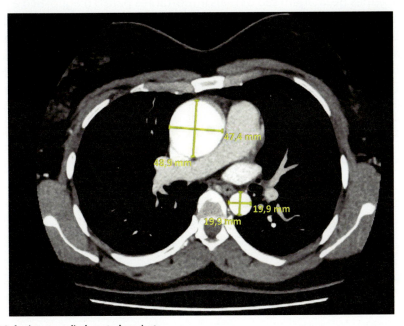

Figura 17.1. Angiotomogradia da aorta do paciente
Fonte: acervo CardioGen.

ABORDAGEM DA MEDICINA DE PRECISÃO

Fenótipo

Embora haja alguma divergência, a maioria das diretrizes define dilatação ou ectasia da aorta torácica como o aumento do diâmetro do vaso acima de 4 cm, enquanto aneurisma da aorta torácica (AAT) é caracterizado por diâmetro superior a 4,5 cm.

Síndromes aórticas agudas (SAAs) são definidas quando há uma perda na integridade da parede da aorta, apresentando alta morbimortalidade. As principais SAAs incluem dissecção aguda de aorta (DAA), hematoma intramural e úlcera aterosclerótica penetrante.

Aneurismas de aorta torácica hereditários (AATH) são definidos como aortopatias com herança mendeliana recorrentes em famílias. São divididos em AATH sindrômicos (vide Capítulo 19), quando associados a outras manifestações fenotípicas características de uma síndrome genética, e AATH não sindrômicos, também chamados de AAT familiar.

Aneurismas de aorta geralmente são assintomáticos. É frequente que a primeira manifestação clínica seja no contexto de síndrome aórtica aguda. Nesses casos, é frequente que o paciente se apresente com dor torácica lancinante com irradiação para as costas. A depender da topografia da dissecção na aorta e dos demais ramos envolvidos, o quadro clínico pode compreender diferentes manifestações, como: déficit neurológico agudo, insuficiência aórtica aguda, derrame pericárdico, isquemia de membros.

Os exames de imagem são os mais importantes para o diagnóstico e planejamento terapêutico das aortopatias. Na suspeita clínica, diante da estabilidade do paciente, deve-se realizar angiotomografia ou angiorressonância da aorta.

É importante que seja realizada avaliação de características fenotípicas típicas de síndromes genéticas associadas à aortopatias, como as síndromes de Marfan, Ehlers-Danlos e Loeys-Dietz. Detalhes sobre essas patologias estão descritos no Capítulo 19.

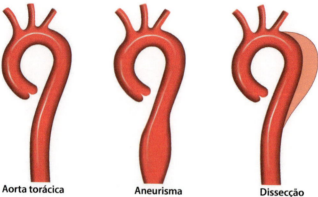

Figura 17.2. Ilustração de aneurisma de aorta e de síndrome aórticas agudas
Fonte: adaptada de *https://www.frontiersin.org/articles/10.3389/fcvm.2021.805150/full*

Diagnóstico genético e molecular

As aortopatias geralmente têm algum substrato genético. A maioria dos casos têm herança complexa, com componentes poligênico e ambiental.

Cerca de 20% dos casos têm herança mendeliana e são portanto chamadoss de AATH.

O diagnóstico de AATH pode ser feito em pacientes com AAT:

- Havendo dois ou mais membros de uma família com AAT; ou
- Pela identificação de variante patogênica associada a AATH não sindrômico em membro da família; ou
- Pela diagnóstico de síndrome genética associada a AAT (AATH sindrômico) em membro da família.

Outras etiologias incluem síndrome de Turner, que é uma cromossomopatia (X0), aortites inflamatórias e infecciosas, causas traumáticas e doenças congênitas, como valva aórtica bicúspide.

Recomenda-se teste genético (NGS – painel, exoma ou genoma) em pacientes que tenham suspeita de AATH. São suspeitos para tais diagnósticos pacientes com aortopatias e:

- Idade jovem (≤ 60 anos).
- História familiar de AAT, aneurisma intracraniano, aneurisma periférico ou morte súbita cardíaca.
- Características fenotípicas sindrômicas.

Os genes mais frequentemente envolvidos em casos de AATH não sindrômico são: *ACTA2, MYH11, MYLK, LOX* e *PRKG1*. Também estão associados os genes *MAT2A, MFAP5, FOXE3* e *THSD4*.

Estão associados a AATH sindrômico os genes *FBN1* (Marfan), *COL3A1* (Ehlers-Danlos vascular), *TGFBR1* (Loeys-Dietz tipo 1), *TGFBR2* (Loeys-Dietz tipo 2), *SMAD3* (Loeys-Dietz tipo 3), *TGFB2* (Loeys-Dietz tipo 4), *TGFB3* (Loeys-Dietz tipo 5), ainda que o paciente não tenha características fenotípicas evidentes.

Um painel de genes para aortopatias deve idealmente contemplar tanto genes associados a AATH sindrômico quando não sindrômico.

A classificação da patogenicidade das variantes deve ser feita por laboratório ou equipe de medicina de precisão qualificada de acordo com os critérios do ACMG/AMP. Não há recomendações específicas para classificação dos genes associados a aortopatias.

O rendimento diagnóstico do teste genético em AAT é cerca de 20%.

A penetrância da doença é incompleta e a expressividade é variável.

Em casos de suspeita de síndrome de Turner, recomenda-se realização de cariótipo de sangue periférico com banda G, lembrando que há possibilidade de mosaicismo, podendo ser necessário análise de um número maior de metáfases.

Não há evidência até o momento para se recomendar teste genético em casos de aortites. Algumas aortites inflamatórias, como a arterite de Takayasu, apresentam componente genético na sua etiologia, porém não são doenças monogênicas.

Até o momento, não há recomendação para o uso clínico de escore de risco poligênico associado a aortopatias.

A valva aórtica bicúspide tem, em uma minoria dos casos, associação com etiologia monogênica. No entanto, não há recomendação de teste genético de forma rotineira nesses pacientes. O manejo de pacientes com valva aórtica bicúspide será abordado no Capítulo 20.

As características fenotípicas das AATS associadas a cada gene. Estão resumidas na **Tabela 17.1**.

Tabela 17.1. Correlação genótipo × fenótipo dos principais genes associados a AATH não sindrômica

Gene	Fenótipo
ACTA2	• Costuma apresentar-se com DAA tipo A ou B • Aneurismas envolvem raiz e aorta ascendente • Subgrupo de variantes predispõem a doença vaso-oclusiva – recomenda-se rastreamento para doença arterial coronariana e cerebrovascular nesses indivíduos • Podem sofrer DAA com < 4,5 cm de diâmetro
MYH11	• Costuma apresentar-se com DAA tipo A ou B • Podem sofrer DAA com < 5,0 cm de diâmetro • Aneurismas envolvem raiz e aorta ascendente • Podem apresentar doença arterial periférica
MYLK	• Costuma apresentar-se a partir dos 40 anos com DAA tipo A com pequena dilatação prévia (mediana de 4,25 cm)
LOX	• Costuma apresentar-se com aneurismas da raiz da aorta, dilatações fusiformes da raiz e aorta ascendente que podem se estender até o arco, ou com DAA tipo A • Pode ter discretas características sistêmicas da Síndrome de Marfan
PRKG1	• Costuma apresentar-se no final da adolescência com DAA tipo A ou B sem dilatação prévia

DAA: dissecção aguda de aorta.

Implicações prognósticas e aconselhamento genético

Diante do diagnóstico genético do probando, recomenda-se rastreamento genético em cascata (com segregação da variante encontrada). Nos familiares com genótipo positivo, recomenda-se rastreamento clínico.

Em caso de probando com fenótipo positivo de AAT familiar, com genótipo negativo, sugere-se rastreamento clínico dos familiares com exame de imagem.

Exercícios isométricos, atividades de alta intensidade e esportes de contato devem ser evitados por pacientes com AAT. Atividade física leve a moderada deve ser incentivada.

Recomenda-se aconselhamento genético pré-gestacional em pacientes com AAT familiar, considerando o risco aumentado de dissecção aguda de aorta na gestação. Recomenda-se também realizar imagem da aorta nesses pacientes antes do início da gestação, para avaliação dos diâmetros. Sugere-se que a gestação e o parto sejam conduzidos em centro especializado com equipe multidisciplinar.

Recomenda-se correção cirúrgica profilática antes da gestação em casos de AAT familiar com diâmetro > 4,5 cm. Quando o diâmetro é 4 a 4,5 cm, a decisão deve ser individualizada e compartilhada com a paciente.

Durante a gestação, recomenda-se tratamento para HAS conforme diretrizes. É indicado o uso de betabloqueadores durante a gestação e pós-parto. O monitoramento do diâmetro da aorta deve ser realizado a cada trimestre por meio de ecocardiograma, com reavaliação algumas semanas após o parto. A frequência pode ser ainda maior em casos específicos com maior risco. Caso o ecocardiograma não seja adequado para avaliação da aorta, sugere-se ressonância magnética para evitar exposição à radiação ionizante.

Para pacientes com aneurisma de aorta familiar, sugere-se a realização de parto cesáreo.

Pacientes com genótipo positivo e fenótipo negativo devem ser monitorados periodicamente com exames de imagem para diagnóstico precoce. A periodicidade pode variar de 5 anos para jovens a 10 anos para pacientes de maior idade.

São considerados fatores de risco para DAA em pacientes com AAT familiar:

- Histórico familiar de DAA com diâmetro da aorta < 5 cm.
- Histórico familiar de morte súbita com idade < 50 anos.
- Crescimento rápido do diâmetro da aorta: > 0,5 cm/ano em 1 ano, ou > 0,3 cm/ano em 2 anos consecutivos.

Terapias-alvo

Não há terapias moleculares para aneurisma e dissecção de aorta familiar em aprovadas para uso clínico.

O tratamento cirúrgico deve ser indicado mais precocemente em pacientes com AAT familiar em relação a pacientes com AAT esporádico. Os cortes variam conforme o genótipo do paciente e conforme a presença de fatores de risco adicionais. As recomendações referentes aos principais genes estão descritas na **Tabela 17.2**.

Tabela 17.2. Indicação cirúrgica em pacientes com aneurisma de aorta torácica familiar

Gene	Fatores de risco*	Diâmetro da aorta
ACTA2	Não	≥ 4,5
ACTA2	Sim	≥ 4,2
PRKG1	Não	≥ 4,2
PRKG1	Sim	≥ 4,0
MYLK	Independe	≥ 4,2
Outros genes ou teste negativo	Não	≥ 5,0
Outros genes ou teste negativo	Sim	≥ 4,5

*Histórico familiar de DAA com diâmetro da aorta < 5 cm; história familiar de morte súbita com idade < 50 anos; crescimento rápido do diâmetro da aorta: > 0,5 cm/ano em 1 ano, ou > 0,3 cm/ano em 2 anos consecutivos.

Referências e leitura adicional

Acharya M, Maselli D, Mariscalco G. Genetic screening in heritable thoracic aortic disease-rationale, potentials and pitfalls. Indian J Thorac Cardiovasc Surg. 2022 Apr;38(Suppl 1):24-35. doi: 10.1007/s12055-020-01124-7. Epub 2021 Mar 2. PMID: 35463717; PMCID: PMC8980988.

Fletcher AJ, Syed MBJ, Aitman TJ, Newby DE, Walker NL. Inherited Thoracic Aortic Disease: New Insights and Translational Targets. Circulation. 2020 May 12;141(19):1570-87. doi: 10.1161/CIRCULATIONAHA.119.043756. Epub 2020 May 11. PMID: 32392100; PMCID: PMC7217141.

Isselbacher EM, Preventza O, Black JH 3rd, Augoustides JG, Beck AW, Bolen MA, et al. 2022 ACC/AHA guideline for the diagnosis and management of aortic disease: a report of the American Heart Association/American College of Cardiology Joint Committee on Clinical Practice Guidelines. Circulation. 2022;146:24. doi: 10.1161/CIR.0000000000001106

Renard M, Francis C, Ghosh R, Scott AF, Witmer PD, Adès LC, et al. Clinical Validity of Genes for Heritable Thoracic Aortic Aneurysm and Dissection. J Am Coll Cardiol. 2018 Aug 7;72(6):605-15. doi: 10.1016/j.jacc.2018.04.089. PMID: 30071989; PMCID: PMC6378369.

Wolford BN, Hornsby WE, Guo D, Zhou W, Lin M, Farhat L, et al. Clinical Implications of Identifying Pathogenic Variants in Individuals With Thoracic Aortic Dissection. Circ Genom Precis Med. 2019 Jun;12(6):e002476. doi: 10.1161/CIRCGEN.118.002476. Epub 2019 Jun 18. PMID: 31211624; PMCID: PMC6582991.

PERGUNTAS ORIENTADORAS

1) Recomenda-se solicitar um teste genético para o paciente aneurisma de aorta, **exceto**:
   a) Em pacientes com características dismórficas sindrômicas.
   b) Em pacientes com sinais sugestivos de aortite.
   c) Em pacientes com menos de 60 anos.
   d) Em pacientes com histórico familiar de aneurisma ou dissecção de aorta.

2) Caso seja identificada uma variante patogênica em gene associado a aneurisma e dissecção de aorta nesta paciente, qual o impacto terapêutico?
   a) Deve ser iniciada medicação betabloqueadora, considerando o maior risco de complicações.
   b) Deve ser realizado cateterismo para avaliação das artérias coronárias, considerando o risco de acometimento de outros territórios vasculares.
   c) Deve-se indicar cirurgia mais precocemente, considerando o maior risco de complicações.
   d) Não há impacto terapêutico para a paciente, somente para seus familiares, que serão rastreados.

3) Em relação ao rastreamento de familiares de paciente com aortopatia e teste genético positivo:
   a) Deve-se realizar a segregação da variante em familiares de 1º grau.
   b) Deve-se realizar o rastreamento clínico em familiares de 1º grau com exame de imagem, e, somente nos casos positivos, realizar rastreamento genético.
   c) Não há recomendação de rastreio familiar, pois trata-se de doença complexa com herança poligênica.
   d) Não há recomendação de rastreio familiar, pois o padrão de herança habitualmente é autossômico recessivo.

4) Das aortopatias hereditárias sindrômicas, não está recomendada a realização do painel para aortopatias na suspeita de:
   a) Síndrome de Ehlers-Danlos.
   b) Síndrome de Marfan.
   c) Síndrome de Loeys-Dietz.
   d) Síndrome de Turner.

RESPOSTAS COMENTADAS

1) **Letra B**

Recomenda-se teste genético para pacientes com aneurisma de aorta torácica se idade ≤ 60 anos (alternativa *c*), histórico familiar positivo (AAT, aneurisma intracraniano, aneurisma periférico ou morte súbita cardíaca; alternativa *d*) ou características fenotípicas sindrômicas (alternativa *a*). A incorreta é a alternativa *b*, não se recomenda para pacientes com aortite, pois tais patologias são adquiridas ou poligênicas, e não mendelianas.

2) **Letra C**

A presença de variante patogênica no teste genético na paciente implica maior risco de complicações, e, na maioria dos casos, intervenção cirúrgica mais precoce (correta alternativa *c*; incorreta alternativa *d*). Os cortes de diâmetro da aorta para a indicação cirúrgica variam conforme a variante encontrada. A positividade do teste não implica na prescrição de betabloqueadores, sugeridos em diretrizes para aneurismas de aorta (incorreta alternativa *a*). Pode-se considerar a investigação de outros territórios vasculares conforme a variante encontrada, mas sugere-se que seja conduzida de forma não invasiva (incorreta alternativa *b*).

3) **Letra A**

Quando o teste genético é considerado positivo, ou seja, aponta uma variante patogênica associada ao aneurisma de aorta, trata-se de doença mendeliana com padrão de herança autossômico dominante (incorretas alternativas *c* e *d*). Nesses casos, é recomendado o rastreamento genético para segregação da variante em familiares de 1º grau (correta alternativa *a*). O rastreamento clínico dos familiares só deverá ser realizado naqueles em que a variante for identificada (incorreta alternativa *b*).

4) **Letra D**

Não se deve realizar painel genético na síndrome de Turner, pois trata-se anomalia cromossômica (monossomia do cromossomo X), que pode ser diagnosticada por meio de cariótipo (correta alternativa *d*). As síndromes de Marfan, Ehlers-Danlos e Loeys-Dietz têm herança autossômica dominante e podem ser diagnosticadas por meio de painel genético (incorretas alternativas *a*, *b* e *c*).

18 | Dissecção de Artéria Coronária Espontânea

Fernanda Almeida Andrade
Bianca Domit Werner Linnenkamp
Adriano Caixeta

CASO CLÍNICO

Paciente do sexo feminino, 30 anos de idade, procura pronto atendimento com queixa de dor torácica retroesternal irradiada para o dorso, associada a dispneia e sensação de sufocamento. Nega episódios similares anteriores. Refere primeira gestação há 1 ano, sem intercorrências. Nega uso de álcool, drogas, tabagismo e hormônios exógenos. Ao exame físico, apresentava PA 100 × 70 mmHg e FC 90 bpm. Sem outros achados. O eletrocardiograma (ECG) mostrou supradesnivelamento do segmento ST em parede inferolateral .

Exames solicitados: Angiografia coronariana evidenciando lesão obstrutiva compatível com dissecção coronariana espontânea em artéria coronária direita tipo IV. Troponina US 20,9 ng/mL. Sem outras alterações em exames laboratoriais.

Conduta: Solicitado painel reumatológico e investigação de trombofilias, ecocardiograma transtorácico, angiotomografia de aorta e seus ramos (cervical, tórax e abdome), angiotomografia coronariana e angiotomografia de crânio para investigar etiologia e encaminhado ao grupo de Medicina de Precisão em Cardiologia.

ECG

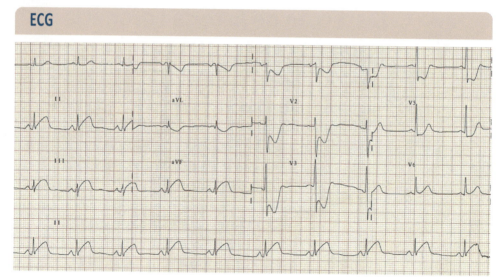

Figura 18.1. Supradesnivelamento ST em parede inferior com imagem em espelho de V1 a V4.

ABORDAGEM DA MEDICINA DE PRECISÃO

Fenótipo

Nos últimos dez anos, descobriu-se que a Dissecção de Artéria Coronária Espontânea (SCAD, do inglês, *spontaneous coronary artery dissection*) é uma causa importante de ataques cardíacos em pessoas jovens, especialmente aquelas com menos de 50 anos. Entre os casos de SCAD, as mulheres representam entre 87,0% e 95,0%, e geralmente apresentam a condição entre as idades de 44 e 53 anos. Embora a maioria dos casos relatados até agora tenha sido em pessoas brancas, um estudo recente com uma amostra mais diversificada racial e etnicamente (com 45,0% de hispano-americanos e 16,0% de negros) mostrou que a apresentação clínica e os resultados são semelhantes nessas outras populações. Isso sugere que, em vez dessas populações terem um menor risco de desenvolver SCAD, é possível que elas estejam sub-representadas nos registros atuais devido a diferentes métodos de recrutamento, das tendências de referência e da diversidade racial e étnica das comunidades que circundam os centros de pesquisa.

Recentemente, ficou claro que a SCAD não é tão rara como se pensava anteriormente e pode ser estudada com mais detalhes. No entanto, apesar dos avanços no reconhecimento da doença, ainda há incertezas sobre como cuidar dos pacientes na fase aguda da doença e quais medidas tomar a longo prazo, e essas orientações não são totalmente respaldadas por evidências médicas. Nos últimos anos, alguns registros internacionais têm relatado suas primeiras experiências com a incidência, fisiopatologia e tratamento da SCAD. Os dois registros mais importantes são o Registro Canadense e o da Mayo Clinic. No Registro Canadense, que inclui 750 pacientes, foi observado que a SCAD não é uma doença benigna, pois 19,9% dos pacientes tiveram eventos clínicos ao longo de um acompanhamento de 3,1 anos, e houve uma recorrência da SCAD em 10,4% dos casos. A artéria mais frequentemente afetada foi a artéria coronária descendente anterior (ADA), e o tipo 2 de SCAD foi o mais comum. Além disso, a estimativa de risco de eventos isquêmicos combinados nos primeiros 30 dias foi de cerca de 9,0%, incluindo morte, reinfarto, extensão da SCAD, necessidade de nova intervenção não planejada e acidente vascular encefálico ou ataque isquêmico transitório.

É importante destacar que a SCAD durante o período periparto (gravidez e pós-parto) apresenta um risco de eventos isquêmicos três vezes maior em comparação com mulheres fora desse período. Um estudo realizado na Mayo Clinic analisou mais de 1.000 pacientes com SCAD, dos quais 9,0% ocorreram durante o ciclo gravídico-puerperal. A principal apresentação da SCAD é o infarto agudo do miocárdio com supradesnivelamento do segmento-ST (IAMCSST), e houve um maior envolvimento do tronco da coronária esquerda ou ocorrência de múltiplas dissecções. Em outras séries de estudos, observou-se que a artéria mais afetada na SCAD é a ADA, conforme mencionado anteriormente. Além disso, dissecções espontâneas múltiplas e do tronco da coronária esquerda podem ocorrer em aproximadamente 20,0% e 12,0% dos casos, respectivamente. Uma análise recente de 53 casos de SCAD em pacientes com IAMCSST, conduzida por Lobo S. *et al.*, revelou que o IAMCSST-SCAD é uma causa importante de infarto agudo, especialmente em mulheres jovens. Esses casos de IAMCSST-SCAD se caracterizaram por um maior envolvimento do tronco da coronária esquerda, da artéria descendente anterior e por uma maior incidência de choque cardiogênico em comparação com pacientes com IAMCSST sem SCAD. No nosso Registro Brasileiro *SCALIBUR*, envolvendo 220 casos com, observamos que a SCAD acometeu mais mulheres (85%) sem ou com poucos fatores de risco e média de idade de 50 anos. A maioria dos casos de SCAD manifestou-se como infarto agudo do miocárdio sem supradesnivelamento do segmento-ST (IAMCSST; 47%), com IAMCSST (38%) e angina instável (12%). Os tipos de SCAD mais frequentes foram os tipos 2, 1 e 3, respectivamente. O choque cardiogênico na admissão esteve presente em 3% dos casos, afetando a maioria (50%) dos pacientes no período associado à gravidez. No entanto, 73,5% dos pacientes foram tratados clinicamente, 21% tiveram intervenção percutânea coronariana (ICP) e 0,6% tiveram revascularização do miocárdio.

Diagnóstico genético e molecular

A SCAD é um distúrbio potencialmente fatal que afeta predominantemente as mulheres. Ela se manifesta como uma síndrome coronariana aguda (infarto do miocárdio ou angina instável) ou morte cardíaca súbita. A SCAD ocorre devido à ruptura dos vasos *vasorum* ou a uma lesão na camada interna da artéria. O hematoma intramural resultante faz com que a parede do vaso culpado se projete para o lúmen, obstruindo assim o fluxo sanguíneo para o miocárdio e levando a lesões no músculo cardíaco. A SCAD é responsável por até 4% dos casos de síndromes

Tabela 18.1. Fatores precipitantes e condições predisponentes potenciais

Categoria	Descrição	N 750 (%)
Fatores precipitantes	Estresse emocional (avaliado como alto ou severo)	377 (50,3%)
	Escala de percepção de estresse ≥ 20	288 (41,2%)
	Estresse físico incomum e intenso	216 (28,9%)
	Estresse isométrico > 50 lb	74 (9,8%)
	Uso de cocaína/anfetamina	2 (0,3%)
	Estresse tipo Valsalva	90 (12,0%)
	Sem fator precipitante	252 (33,6%)
Condições predisponentes	Displasia fibromuscular	233 (31,1%)
	Doença inflamatória sistêmica	35 (4,7%)
	Distúrbio do tecido conjuntivo	27 (3,6%)
	Terapia hormonal ativa	75 (10,0%)
	Período periparto	34 (4,5%)
	Multigestações (≥ 5 gestações)	67 (8,9%)
	Multiparidade (≥ 4 partos)	64 (8,5%)
	Grande multiparidade (≥ 5 partos)	17 (2,3%)
	Idiopática (nenhuma das condições acima)	376 (50,1%)

Fonte: European Heart Journal. 2019;40:1188-97.

coronarianas agudas e é a principal causa de infarto do miocárdio relacionado com a gravidez. Muitas vezes, as pessoas afetadas têm poucos dos fatores de risco tradicionais associados à doença arterial coronariana aterosclerótica, como dislipidemia, diabetes e obesidade.

Fatores conhecidos por precipitar ou predispor a SCAD incluem gravidez, a presença de distúrbios vasculares extracoronarianos (principalmente displasia fibromuscular – DFM), hipertensão, doenças inflamatórias, enxaqueca e estresse físico ou emocional significativo. Na última década, foram relatados casos de SCAD em pacientes com doenças do tecido conjuntivo (CTD) e CTD previamente não diagnosticadas encontradas em pacientes com SCAD. As CTD apresentam um componente vascular, e existe agora um conjunto crescente de evidências que associa a SCAD a outras vasculopatias, como a DFM e enxaqueca. Além disso, uma proporção significativa de casos de SCAD não associados à DFM apresenta anormalidades vasculares. Portanto, a sobreposição entre SCAD e CTD, assim como outras vasculopatias, merece investigação adicional.

No que diz respeito à causa da SCAD, é provável que seja influenciada por uma combinação de vários fatores. Isso inclui o sexo, flutuações hormonais, condições arteriais subjacentes, fatores genéticos e precipitantes ambientais, físicos e emocionais. O mecanismo exato da SCAD ainda não é totalmente compreendido, mas há várias teorias baseadas em estudos patológicos iniciais e, mais recentemente, em novas descobertas de técnicas de imagem, como tomografia de coerência óptica (OCT) e ultrassonografia intracoronária (IVUS). Essas técnicas estão nos ajudando a entender melhor o processo de dissecção da artéria coronária e a identificar possíveis mecanismos envolvidos.

Ao examinar especificamente o aspecto genético, foi identificada uma relação entre a SCAD e uma condição chamada DFM. Do ponto de vista genético, a DFM foi associada ao lócus de risco PHACTR1/EDN1 (regulador de fosfatase e actina 1/endotelina 1) localizado no cromossomo 6 (6q24). Sabe-se que este lócus também está associado a risco aumentado para infarto agudo do miocárdio, doença arterial coronariana além de enxaqueca e dissecção arterial cervicocerebral. Especificamente, o alelo comum rs9349379-A está associado a risco aumentado para DFM, enxaqueca e dissecção arterial cervicocerebral enquanto o alelo alternado rs9349379-G está mais relacionado com a doença arterial coronariana e infarto agudo do miocárdio.

Além da DFM, foram identificadas variantes genéticas que influenciam a sinalização do fator de crescimento transformador beta (TGFβ), as quais são conhecidas como causadoras de uma doença monogênica bem estabelecida chamada síndrome de Marfan. Essa síndrome é uma condição do tecido conjuntivo que está associada a aneurisma e dissecção da aorta ascendente. Curiosamente, também foi descrito um caso em que uma variante missense heterozigótica *de novo* no gene *FBN1* foi encontrada em um indivíduo com SCAD recorrente, mas sem evidências da síndrome de Marfan. No entanto, ainda não foi estabelecida a prevalência de variantes em genes candidatos relacionados com CTD ou SCAD, bem como o papel de variantes comuns ou raras em diferentes coortes de SCAD. Utilizando sequenciamento completo do genoma (WGS) em uma coorte de 91 pacientes não relacionados com SCAD, buscamos (1) identificar variantes genéticas raras potencialmente prejudiciais, tanto em regiões codificadoras quanto não codificadoras, em genes associados a SCAD e CTD, mesmo na ausência de um fenótipo de CTD; (2) investigar ainda mais o papel de variantes comuns; e (3) identificar genes candidatos que possam desempenhar um papel na causa da SCAD.

Essas descobertas destacam a importância do perfil genético na predisposição e desenvolvimento da SCAD, demonstrando a influência de variante sem genes específicos relacionados com a regulação vascular e com o tecido conjuntivo. No entanto, é necessário realizar mais pesquisas para compreender completamente o papel dessas variantes genéticas na patogênese da SCAD e sua relevância clínica.

A SCAD foi relatada em alguns pacientes com síndromes vasculares raras, principalmente síndrome de Ehlers-Danlos vascular (vEDS), Marfan e Loeys-Dietz. Outros relatos de casos descreveram a SCAD em associação com doença renal policística ou síndrome de Alport. Há uma ampla quantidade de evidências dessas doenças raras do tecido conjuntivo que suporta a fragilidade arterial com dissecção vascular como um risco clínico reconhecido entre os pacientes afetados. A sobreposição clínica entre SCAD e essas doenças raras hereditárias do tecido conjuntivo e aortopatias implicava uma fisiopatologia genética compartilhada envolvendo variantes genéticas altamente penetrantes de uma lista finita de genes. Essas associações motivaram uma busca mais sistemática por outras variantes raras em genes que causam essas síndromes em pacientes com SCAD.

Em um estudo relatado por Henkin *et al.*, de 116 pacientes encaminhados de um centro nacional de referência de SCAD para avaliação genética, 59 foram submetidos a sequenciamento genético baseado em painel. Desses, apenas três apresentaram variantes em genes associados a doenças conhecidas do tecido conjuntivo, incluindo um paciente com síndrome de Marfan, um paciente com vEDS isolado e um terceiro paciente com vEDS que também tinha DFM. Outro estudo, realizado por Kaadan *et al.*, relatou resultados de 44 pacientes encaminhados por uma clínica de SCAD para avaliação em uma clínica de genética cardiovascular e selecionados para teste genético baseado em painel. Seis pacientes (8,2%) tinham um fator genético identificável associado a doença vascular, sendo três pacientes com variantes no gene *COL3A1*, causadoras de vEDS, um paciente com variante no gene *LMX1B*, causadora da síndrome de Nail-Patella, um com variante no gene *PKD1*, causadora da doença renal policística autossômica dominante, e um com variante no gene *SMAD3*, relacionado com a síndrome de Loeys-Dietz. Esses dois pequenos estudos sugeriram que as variantes causadoras raras no gene *COL3A1* eram a descoberta genética mais frequente em pacientes com SCAD.

Em um estudo mais recente realizado por Verstraeten *et al.*, o sequenciamento direcionado de um painel de 25 genes envolvidos em aneurisma e dissecção torácica e aórtica foi aplicado a uma coorte de 179 pacientes com SCAD±DFM e 102 pacientes apenas com DFM grave. Utilizando o banco de dados público de variantes genéticas na população geral (gnomAD) como conjunto de controle, os autores demonstraram que o gene *SMAD2*, um regulador transcricional chave da sinalização do fator de crescimento transformador-beta (TGF-β), apresentou enriquecimento significativo de variantes raras em pacientes com SCAD±DFM em comparação com a população em geral, após correção para taxa de descoberta falsa. Os autores também relataram uma frequência combinada significativamente maior de variantes nos 6 genes da síndrome de Loeys-Dietz em pacientes com SCAD, mas não em pacientes apenas com DFM, embora, exceto pelo *SMAD2*, essas variantes individualmente não tenham alcançado o limiar corrigido para significância estatística. Variantes provavelmente patogênicas em pacientes com SCAD também foram relatadas nos genes *COL3A1*, *FLNA* e *LOX*.

As estimativas atuais são de que aproximadamente 5% de todos os pacientes com SCAD apresentam uma etiologia monogênica envolvendo genes que foram previamente implicados em doenças vasculares do tecido conjuntivo (DTCs), incluindo genes subjacentes à síndrome de Ehlers-Danlos vascular (atribuível à variante patogênica no *COL3A1*), síndrome de Marfan (*FBN1*), síndrome de Loeys-Dietz (LDS) (*TGFB2, TGFB3, TGFBR1, TGFBR2, SMAD2, SMAD3*), e colágenos fibrilares (*COL3A1, COL5A1*).

Adlam D *et al.* (2023) conduziram uma metanálise *GWAS* de oito estudos de caso-controle independentes (**Tabela 18.2**). Dezesseis loci demonstraram sinais significativos de associação com SCAD em todo o genoma, entre os quais 11 foram recentemente descritos para esta doença. Um lócus no cromossomo 4 (*AFAP1*) foi recentemente relatado para SCAD no contexto da gravidez e agora foi confirmado como geralmente envolvido na SCAD. As razões de chances estimadas de *loci* associados variou de 1,25 (intervalo de confiança de 95% (IC) = 1,16–1,35 em *ZNF827* no cromossomo 4 a 2,04 (95% IC = 1,77–2,35) no cromossomo 21 próximo ao *KCNE2*. Houve evidências de poligenicidade substancial para SCAD com uma estimativa baseada em polimorfismo de nucleotídeo único (SNP) com herdabilidade acima de 0,70. O lócus *ECM1/ADAMTSL4* no cromossomo 1 representou a maior proporção de herdabilidade para SCAD em nosso conjunto de dados (h2 = 0,028), seguido pelo *COL4A1/COL4A2 locus*, que continha dois sinais *GWAS* independentes (h2 = 0,022). No geral, estimaram que os 16 loci expliquem aproximadamente 24% da herdabilidade total baseada em SNP de SCAD.

Nos últimos 5 anos, houve avanços significativos em nosso entendimento da base genética da SCAD. Em alguns casos, a SCAD pode resultar de variantes genéticas raras, geralmente em genes relacionados com arteriopatias hereditárias ou distúrbios do tecido conjuntivo. Isso representa de 4% a 10% dos pacientes, dependendo da seleção dos pacientes antes dos testes genéticos. Atualmente, **os testes genéticos de rotina não são prática consensual nessa área**, mas isso pode ser reconsiderado à medida que mais informações se tornem disponíveis. Os resultados de estudos genéticos recentes sugerem que fatores genéticos raros e comuns estão envolvidos na predisposição à SCAD. Destacamos diversos mecanismos biológicos relacionados com a integridade das artérias, compartilhados com várias arteriopatias associadas, incluindo DFM, dissecção das artérias cervicais, enxaqueca e doença renal policística em adultos. No entanto, a maioria dos estudos descritos até o momento possui limitações em termos de poder estatístico, o que tem restringido a descoberta de novos genes e *loci*. Portanto, são necessários esforços consideráveis para desvendar totalmente a base genética dessa causa pouco reconhecida de infarto agudo do miocárdio (IAM). Apesar da complexidade do diagnóstico, o uso de coortes maiores de pacientes, com ênfase na inclusão de etnias mais diversas, provavelmente revelará mecanismos moleculares adicionais da SCAD. Além disso, a integração de conjuntos de dados transcriptômicos e proteômicos, combinada com o desenvolvimento de sistemas celulares e modelos genéticos de animais pequenos, também é esperada para auxiliar no desenvolvimento de intervenções terapêuticas futuras com base nos mecanismos envolvidos.

Capítulo 18 – Dissecção de Artéria Coronária Espontânea

Tabela 18.2. Metanálise *GWAS* e polimorfismo de nucleotídeo único de herdabilidade

Lócus	Chr: posição	Gene	EA	OA	EAF	SCAD GWAS metanálise (1917 casos e 9792 controles)		
						OR (95%CI)	Pa	Hetb
1	1:59656909	FGGY-DT	T	G	0,29	1,34 (1,24-1,46)	$1,4 \times 10^{-12}$	0,04
2^c	1:95050472	F3	C	T	0,19	1,32 (1,20-1,45)	$5,8 \times 10^{-9}$	0,10
3	1:150504062	ECM1/ ADAMTSL4	C	T	0,28	1,72 (1,59-1,87)	$6,1 \times 10^{-39}$	0,64
4	4:7774352	AFAP1	G	A	0,45	1,29 (1,20-1,40)	$2,6 \times 10^{-11}$	0,82
5	4:146788035	ZNF827	C	T	0,48	1,25 (1,16-1,35)	$8,9 \times 10^{-9}$	0,38
6	5:52155642	ITGA1	G	A	0,27	1,27 (1,17-1,38)	$1,1 \times 10^{-8}$	0,31
7	6:12903957	PHACTR1	A	G	0,62	1,64 (1,51-1,78)	$2,9 \times 10^{-32}$	0,19
8	10:124259062	HTRA1	A	G	0,89	1,44 (1,26-1,64)	$4,6 \times 10^{-8}$	0,60
9	11:95308854	SESN3	A	T	0,17	1,47 (1,33-1,61)	$4,1 \times 10^{-15}$	0,19
10^c	12:57527283	LRP1	T	C	0,62	1,62 (1,49-1,76)	$9,0 \times 10^{-31}$	0,70
11	12:89978233	ATP2B1	C	T	0,59	1,28 (1,18-1,39)	$7,0 \times 10^{-10}$	0,66
12	13:110838236	COL4A1	G	A	0,64	1,31 (1,21-1,42)	$1,0 \times 10^{-10}$	0,52
12	13:111040681	COL4A2	G	A	0,73	1,50 (1,37-1,65)	$2,5 \times 10^{-18}$	0,42
13^c	15:48763754	FBN1	G	A	0,11	1,54 (1,37-1,72)	$1,6 \times 10^{-13}$	0,03
14	15:71628370	THSD4	A	T	0,68	1,32 (1,22-1,44)	$5,5 \times 10^{-11}$	0,24
15^c	21:35593827	MRPS6/SCL5A3/ KCNE2	G	A	0,88	2,04 (1,77-2,35)	$1,2 \times 10^{-22}$	0,50
16	22:33282971	TIMP3	T	C	0,11	1,38(1,23-1,55)	$3,3 \times 10^{-8}$	0,02

P *valor de associação não ajustado obtido pelo teste de Wald bilateral,* **b** *valores do teste de heterogeneidade da estatística Q de Cochran,* **c** *Loci relatados anteriormente na SCAD,* **EA** *alelo de efeito,* **EAF** *frequência do alelo de efeito,* **OA** *outro alelo,* **OR** *razão de chances. (Modificado de Adlam D., et al. 2023.)*

Implicações prognósticas e aconselhamento genético

O prognóstico depende da correlação entre a SCAD e o perfil genômico. Isso se torna essencial não apenas para o diagnóstico de doenças vasculares de origem monogênica, que já estão bem documentadas na literatura, como a síndrome de Marfan e suas fenocópias, mas também na busca de variantes genéticas deletérias que possam ser responsáveis pela definição de maior risco, e destarte, busca-se à prevenção primária e o manejo diferencial do paciente com história familiar.

RESUMO ILUSTRADO

Bibliografia sugerida

Adlam D, Alfonso F, Maas A, Vrints C. European Society of Cardiology, acute cardiovascular care association, SCAD study group: a position paper on spontaneous coronary artery dissection. Eur Heart J. 2018;39(36):3353-68.

Adlam D, Berrandou TE, Georges A, et al. Genome-wide association meta-analysis of spontaneous coronary artery dissection identifies risk variants and genes related to artery integrity and tissue--mediated coagulation. Nat Genet. 2023;55:964-72. https://doi.org/10.1038/s41588-023-01410-1

Adlam D, Olson TM, Combaret N, Kovacic JC, Iismaa SE, Al-Hussaini A, et al. Association of the PHACTR1/EDN1 Genetic Locus With Spontaneous Coronary Artery Dissection. J Am Coll Cardiol. 2019;73(1):58-66.

Amrani-Midoun A, Adlam D, Bouatia-Naji N. Recent Advances on the Genetics of Spontaneous Coronary Artery Dissection. Circ Genom Precis Med. 2021 Dec;14(6):e003393. doi: 10.1161/CIRCGEN.121.003393.

Auer J, Punzengruber C, Berent R, Weber T, Lamm G, Hartl P, et al. Spontaneous coronary artery dissection involving the left main stem: assessment by intravascular ultrasound. Heart. 2004;90(7):e39.

Cade JR, Szarf G, de Siqueira ME, Chaves Á, Andréa JC, Figueira HR, et al. Pregnancy-associated spontaneous coronary artery dissection: insights from a case series of 13 patients. Eur Heart J Cardiovasc Imaging. 2017;18(1):54-61.

Combaret N, Gerbaud E, Dérimay F, Souteyrand G, Cassagnes L, Bouajila S, et al. National French registry of spontaneous coronary artery dissections: prevalence of fibromuscular dysplasia and genetic analyses. EuroIntervention. 2021;17(6):508-15.

Hayes SN, Kim ESH, Saw J, Adlam D, Arslanian-Engoren C, Economy KE, et al. Spontaneous Coronary Artery Dissection: Current State of the Science: A Scientific Statement From the American Heart Association. Circulation. 2018;137(19):e523-e57.

Hayes SN, Tweet MS, Adlam D, Kim ESH, Gulati R, Price JE, et al. Spontaneous Coronary Artery Dissection: JACC State-of-the-Art Review. J Am Coll Cardiol. 2020;76(8):961-84.

Hering D, Piper C, Hohmann C, Schultheiss HP, Horstkotte D. Prospective study of the incidence, pathogenesis and therapy of spontaneous, by coronary angiography diagnosed coronary artery dissection. Z Kardiol. 1998;87(12):961-70.

Jackson R, Al-Hussaini A, Joseph S, van Soest G, Wood A, Macaya F, et al. Spontaneous Coronary Artery Dissection: Pathophysiological Insights From Optical Coherence Tomography. JACC Cardiovasc Imaging. 2019;12(12):2475-88.

Kok SN, Hayes SN, Cutrer FM, Raphael CE, Gulati R, Best PJM, et al. Prevalence and Clinical Factors of Migraine in Patients With Spontaneous Coronary Artery Dissection. J Am Heart Assoc. 2018;7(24):e010140.

Lobo AS, Cantu SM, Sharkey SW, Grey EZ, Storey K, Witt D, et al. Revascularization in Patients With Spontaneous Coronary Artery Dissection and ST-Segment Elevation Myocardial Infarction. J Am Coll Cardiol. 2019;74(10):1290-300.

Meng PN, Xu C, You W, Wu ZM, Xie DJ, Zhang H, et al. Spontaneous Coronary Artery Dissection as a Cause of Acute Myocardial Infarction in Young Female Population: A Single-center Study. Chin Med J (Engl). 2017;130(13):1534-9.

Nakashima T, Noguchi T, Haruta S, Yamamoto Y, Oshima S, Nakao K, et al. Prognostic impact of spontaneous coronary artery dissection in young female patients with acute myocardial infarction: A report from the Angina Pectoris-Myocardial Infarction Multicenter Investigators in Japan. Int J Cardiol. 2016;207:341-8.

Nishiguchi T, Tanaka A, Ozaki Y, Taruya A, Fukuda S, Taguchi H, et al. Prevalence of spontaneous coronary artery dissection in patients with acute coronary syndrome. Eur Heart J Acute Cardiovasc Care. 2016;5(3):263-70.

Pretty HC. Dissecting aneurysm of coronary artery in a woman aged 42: rupture. British Medical Journal. 1931;1(1).

Saw J, Humphries K, Aymong E, Sedlak T, Prakash R, Starovoytov A, et al. Spontaneous Coronary Artery Dissection: Clinical Outcomes and Risk of Recurrence. J Am Coll Cardiol. 2017;70(9):1148-58.

Saw J, Starovoytov A, Humphries K, et al. Canadian spontaneous coronary artery dissection cohort study: in-hospital and 30-day outcomes. Eur Heart J. 2019; 40:1188.

Saw J, Starovoytov A, Humphries K, Sheth T, So D, Minhas K, et al. Canadian spontaneous coronary artery dissection cohort study: in-hospital and 30-day outcomes. Eur Heart J. 2019;40(15):1188-97.

Tarr I, Hesselson S, Iismaa SE, Rath E, Monger S, Troup M, et al. Exploring the Genetic Architecture of Spontaneous Coronary Artery Dissection Using Whole-Genome Sequencing. Circ Genom Precis Med. 2022 Aug;15(4):e003527. doi: 10.1161/CIRCGEN.121.003527.

Tweet MS, Hayes SN, Codsi E, Gulati R, Rose CH, Best PJM. Spontaneous Coronary Artery Dissection Associated With Pregnancy. J Am Coll Cardiol. 2017;70(4):426-35.

Verstraeten A, Van Laer L, Van Dijk FS, Vikkula M, Samani NJ, Persu A, et al. Enrichment of Rare Variants in Loeys-Dietz Syndrome Genes in Spontaneous Coronary Artery Dissection but Not in Severe Fibromuscular Dysplasia. Circulation. 2020 Sep 8;142(10):1021-4. doi: 10.1161/CIRCULATIONAHA.120.045946.

Waterbury TM, Tarantini G, Vogel B, Mehran R, Gersh BJ, Gulati R. Non-atherosclerotic causes of acute coronary syndromes. Nat Rev Cardiol. 2020;17(4):229-41.

Waterbury TM, Tweet MS, Hayes SN, Eleid MF, Bell MR, Lerman A, et al. Early Natural History of Spontaneous Coronary Artery Dissection. Circ Cardiovasc Interv. 2018;11(9):e006772.

Wang Y, Starovoytov A, Murad AM, et al. Burden of Rare Genetic Variants in Spontaneous Coronary Artery Dissection With High-risk Features. JAMA Cardiol. Published online September 14, 2022. doi:10.1001/jamacardio.2022.2970.

PERGUNTAS ORIENTADORAS

1) Como é feito o diagnóstico de Dissecção de Artéria Coronária Espontânea (SCAD)?
   a) Apenas é possível por meio do estudo coronariano com tomografia de coerência óptica (OCT) ou ultrassom intracoronário (USIC).
   b) Ecocardiograma com disfunção ventricular correspondente à supradesnivelamento de segmento ST de paredes correspondentes.
   c) Teste genético.
   d) O diagnóstico é feito na maioria das vezes por meio da angiografia coronariana invasiva ou angiotomografia coronariana.

2) Quando suspeitar de Dissecção de Artéria Coronária Espontânea (SCAD)?
   I) Mulher, jovem, no ciclo gravídico-puerperal.
   II) Homem, jovem, com envergadura maior que altura, altura acima do previsto pelo sexo e idade, ectasia de raiz aórtica e história familiar de morte súbita cardíaca em dois tios.
   III) Mulher, 50 anos, com história de dois infartos do miocárdio prévios, lesão em artéria renal unilateral e lesão em artéria basilar unilateral.
   IV) Homem, 80 anos, tabagista, obeso e com três infartos prévios.
   a) I e II
   b) I, II e III
   c) II e III
   d) I, II, IV

3) Com relação a displasia fibromuscular (DFM) é correto afirmar, **exceto**:
   a) A DFM envolve artérias de pequeno e médio calibres e é uma causa bem conhecida de hipertensão em mulheres jovens caucasianas, quando envolve as artérias renais.
   b) Os principais sítios acometidos são as artérias renais, cerebrais, carótidas, viscerais, ilíacas, subclávias, braquiais e poplíteas. As manifestações clínicas correlacionam-se com o sítio acometido, e a hipertensão arterial sistêmica é um sintoma frequente pelo acometimento das artérias renais em 60%-75% dos casos.
   c) Na DFM, efeitos da corticoterapia podem ser direta e rapidamente benéficos para a parede vascular, levando a melhora imediata das lesões. O tratamento com revascularização (cirúrgica ou por angioplastia percutânea transluminal) é recomendado apenas em casos sintomáticos.

d) O diagnóstico da DFM é feito por meio de exame histopatológico e/ou angiográfico. A DFM pode apresentar-se como doença vascular sistêmica, mimetizando vasculites. Essa compreensão é importante porque tanto a vasculite quanto a DFM podem ter curso clínico grave, e exigem tratamentos diferentes.

RESPOSTAS COMENTADAS (GABARITO + ÁUDIO BREVE COMENTANDO CADA ALTERNATIVA)

1) **Letra D**

   a) Embora a OCT e o USIC possam fornecer detalhes adicionais, a angiografia coronariana invasiva e a angiotomografia coronariana são métodos mais comuns para o diagnóstico.

   b) O ecocardiograma pode ser útil na avaliação da função ventricular, mas a angiografia coronariana é mais específica para diagnosticar SCAD.

   c) Embora alguns casos de SCAD possam estar associados a predisposição genética, o diagnóstico inicial geralmente é feito por métodos de imagem.

   d) **O diagnóstico de Dissecção de Artéria Coronária Espontânea (SCAD) é frequentemente realizado por meio dos métodos de imagem, sendo a angiografia coronariana invasiva (cateterismo cardíaco) uma ferramenta padrão para visualizar diretamente as artérias coronárias. A angiotomografia coronariana, uma forma de tomografia computadorizada cardíaca, também pode ser utilizada para avaliar as artérias coronárias e identificar a dissecção.**

2) **Letra B**

   a) Essa opção não inclui a mulher de 50 anos com história de infartos prévios, lesões em artéria renal e basilar (opção III), tornando-a incompleta.

   b) **A Dissecção de Artéria Coronária Espontânea (SCAD) é uma condição que geralmente afeta mulheres jovens, especialmente durante o ciclo gravídico-puerperal (opção I). Também pode ocorrer em homens jovens com características físicas específicas e histórico familiar de morte súbita cardíaca (opção II). Além disso, pode ocorrer em mulheres de meia-idade com antecedentes de infartos do miocárdio, lesões em artérias renais e basilar (opção III).**

c) Esta opção exclui mulheres jovens no ciclo gravídico-puerperal (opção I), que também podem estar em risco de SCAD.

d) Inclui um homem de 80 anos com múltiplos fatores de risco, o que não é típico para SCAD. Essa opção abrange uma faixa etária e perfil de risco mais amplos.

3) **Letra C**

a) A DFM é uma causa conhecida de hipertensão, especialmente em mulheres jovens, quando afeta as artérias renais.

b) A DFM pode afetar várias artérias, e as manifestações clínicas dependem do local afetado.

c) **A corticoterapia não é considerada um tratamento eficaz para a displasia fibromuscular (DFM). O tratamento principal para a DFM sintomática é a revascularização, que pode ser realizada cirurgicamente ou por meio de angioplastia percutânea transluminal. A escolha entre as opções de tratamento depende das características específicas do caso.**

d) Esta afirmação é verdadeira. O diagnóstico da DFM geralmente envolve exames angiográficos e, em alguns casos, pode ser confirmado por histopatologia.

19 | Síndromes Genéticas Associadas a Aneurismas e Dissecção de Grandes Vasos

Fernando Rabioglio Giugni
Bianca Domit Werner Linnenkamp
Lucas Vieira Lacerda Pires

ABORDAGEM DA MEDICINA DE PRECISÃO

Fenótipo

Há algumas síndromes genéticas estão associadas aos aneurismas de aorta torácica hereditários (AATH). São causadas por variantes em genes ligados ao tecido conjuntivo. Geralmente, estão associadas a diversas manifestações fenotípicas sistêmicas. Entre essas síndromes, destacam-se: síndrome de Marfan (SM), síndrome de Ehlers-Danlos tipo vascular (SEDv) e síndrome de Loeys-Dietz (SLD).

Outra condição associada aos aneurismas de aorta torácica (AAT), embora raramente hereditária, é a síndrome de Turner, causada pela monossomia total ou parcial de um cromossomo X.

A avaliação por médico geneticista é fundamental para a adequada caracterização do fenótipo desses pacientes.

As principais características de cada síndrome estão descritas na **Tabela 19.1**.

Aspectos gerais sobre AAT e dissecção aguda de aorta, incluindo AATH não sindrômico, estão descritos no Capítulo 17.

Diagnóstico genético e molecular

SM, SEDv e SLD são doenças monogênicas. Estão associadas a variantes patogênicas nos genes *FBN1* (SM), *COL3A1* (SEDv), *TGFBR1* (SLD-I), *TGFBR2* (SLD-II), *SMAD3* (SLD-III), *TGFB2* (SLD-IV), *TGFB3* (SLD-V).

Outros genes que podem se associar a AATH sindrômico são *SLC2A10* (síndrome de tortuosidade arterial), *SKI* (síndrome de Shprintzen-Goldberg), *FLNA* (síndrome de Ehlers-Danlos com heterotopia nodular periventricular), *BGN* (síndrome de Meester-Loeys).

Alguns genes estão associados a AATS não sindrômico, mas eventualmente podem cursar com algumas características fenotípicas sindrômicas: *LOX* (características marfanoides, valva aórtica bicúspide), *ACTA2* (doença cerebrovascular tipo Moyamoya, hipertensão pulmonar, doença pulmonar, hipoperistalse, bexiga hipotônica, midríase congênita).

Tabela 19.1. Características fenotípicas das principais síndromes

Síndrome	Características
Marfan (https://marfan.org/dx/score/)	<ul><li>Dilatação da raiz da aorta</li><li>*Ectopia lentis* (subluxação do cristalino)</li><li>Sinal do punho e do polegar</li><li>Deformidades da parede torácica anterior: *pectus carinatum, pectus excavatum* ou assimetria do tórax</li><li>Desvio em valgo do retropé, pés planos</li><li>Pneumotórax</li><li>Ectasia dural</li><li>Protrusão acetabular</li><li>Redução da razão segmento superior/segmento inferior e envergadura/altura</li><li>Escoliose ou cifose toracolombar</li><li>Redução da extensão do cotovelo</li><li>Características faciais: dolicocefalia, enoftalmia, fissuras palpebrais inclinadas para baixo, hipoplasia malar, retrognatismo</li><li>Estrias da pele</li><li>Miopia</li><li>Prolapso da válvula mitral</li></ul>
Ehlers-Danlos vascular	<ul><li>Aneurismas, dissecções e rupturas arteriais</li><li>Ruptura intestinal, ruptura uterina durante gestação</li><li>Pele fina e translúcida, acrogeria, fragilidade cutânea</li><li>Dismorfismos faciais típicos</li><li>Fístula carótido-cavernosa</li><li>Hipermobilidade de pequenas articulações, luxações/subluxações articulares crônicas, luxação congênita dos quadris, pés tortos.</li><li>Ruptura de tendões/músculos</li><li>Varizes precoces</li><li>Hemo/pneumotórax</li></ul>
Loeys-Dietz	<ul><li>Vasculares: tortuosidades arteriais (principalmente crânio-cervicais), aneurismas e dissecções</li><li>Dismorfismos craniofaciais: hipertelorismo ocular, estrabismo, úvula bífida, fenda palatina, craniossinostose</li><li>Deformidades esqueléticas: *pectus excavatum* ou *carinatum*, escoliose, hipermobilidade articular, aracnodactilia, camptodactilia, pé torto, alterações cervicais</li><li>Dermatológicas: pele aveludada, translucente, fragilidade capilar, cicatrizes distróficas.</li><li>Alergoimunológicas: alergias alimentares, alergias sazonais, asma, eczema, esofagite eosinofílica, doença inflamatória intestinal</li></ul>
Turner	<ul><li>Valva aórtica bicúspide</li><li>Coarctação de aorta</li><li>Baixa estatura</li><li>Linfedema</li><li>Pescoço alado</li><li>Falência ovariana prematura</li><li>Dismorfismos faciais com micrognatia</li></ul>

Recomenda-se realização de teste genético tipo NGS (painel para aortopatias, exoma ou genoma) em casos de AAT com características fenotípicas sindrômicas. Um painel para aortopatias deve incluir genes associados a AATH sindrômico e não sindrômico (Capítulo 17).

A classificação da patogenicidade das variantes deve ser feita por laboratório ou equipe de medicina de precisão qualificada de acordo com os critérios do ACMG/AMP. Não há recomendações específicas para a classificação dos genes associados a aortopatias.

A síndrome de Turner é causada por uma aneuploidia, uma monossomia parcial ou total do cromossomo X. Quando suspeitada, deve ser realizado o cariótipo de sangue periférico com banda G, lembrando que há possibilidade de mosaicismo, podendo ser necessário análise de um número maior de metáfases.

Valva aórtica bicúspide tem uma minoria dos casos associada a etiologia monogênica. Por ora não há recomendação de teste genético de forma rotineira nesses pacientes. Pacientes com valva aórtica bicúspide serão abordados no Capítulo 20.

Implicações prognósticas e aconselhamento genético

Diante do diagnóstico genético do probando, recomenda-se rastreamento genético em cascata (com segregação da variante encontrada). Nos familiares com genótipo positivo, recomenda-se rastreamento clínico.

Em caso de probando com fenótipo positivo para síndrome genética associada a aortopatia, com genótipo negativo, sugere-se rastreamento clínico dos familiares.

Indivíduos com síndromes genéticas associadas a aneurismas de aorta torácica devem seguir recomendações gerais para AATH descritas no Capítulo 17. Há particularidades para cada síndrome que devem ser aprofundadas em aconselhamento por médico geneticista conforme o caso.

Terapias-alvo

Não há terapias moleculares para AATH sindrômico.

O tratamento cirúrgico deve ser indicado mais precocemente em pacientes com AATH sindrômico em relação aos com AAT esporádico. O corte para indicar intervenção varia conforme o gene alterado. A **Tabela 19.2** apresenta os diâmetros da aorta para indicação cirúrgica conforme o genótipo do paciente, para as principais síndromes genéticas.

Tabela 19.2. Diâmetros da aorta para indicação cirúrgica conforme o genótipo do paciente

Gene	Síndrome	Fatores de risco*	Diâmetro da aorta
FBN1	Marfan	Não	5,0 cm
FBN1	Marfan	Sim	4,5 cm
COL3A1	Ehlers-Danlos vascular	-	sem dados
TGFBR1	Loeys-Dietz I	Não	4,5 cm
TGFBR1	Loeys-Dietz I	Sim	4,0 cm
TGFBR2	Loeys-Dietz II	Não	4,5 cm
TGFBR2	Loeys-Dietz II	Sim	4,0 cm
SMAD3	Loeys-Dietz III	-	4,5 cm
TGFB2	Loeys-Dietz IV	-	4,5 cm
TGFB3	Loeys-Dietz V	-	5,0 cm
X0 †	Turner	-	IAS 2,5 cm/m^2

*História familiar de DAA com diâmetro da aorta < 5 cm; história familiar de morte súbita com idade < 50 anos; crescimento rápido do diâmetro da aorta: > 0,5 cm/ano em 1 ano, ou > 0,3 cm/ano em 2 anos consecutivos.

IAS: (índice aorta-superfície corpórea - razão do diâmetro da aorta [cm] pela superfície corpórea [m²]).

†Não é gene, é aneuploidia.

Bibliografia sugerida

Isselbacher EM, Preventza O, Black JH 3rd, Augoustides JG, Beck AW, Bolen MA, et al. 2022 ACC/AHA guideline for the diagnosis and management of aortic disease: a report of the American Heart Association/American College of Cardiology Joint Committee on Clinical Practice Guidelines. Circulation. 2022;146:24. doi: 10.1161/CIR.0000000000001106

Fletcher AJ, Syed MBJ, Aitman TJ, Newby DE, Walker NL. Inherited Thoracic Aortic Disease: New Insights and Translational Targets. Circulation. 2020 May 12;141(19):1570-87. doi: 10.1161/CIRCULATIONAHA.119.043756. Epub 2020 May 11. PMID: 32392100; PMCID: PMC7217141. https://marfan.org/

Loeys BL, Schwarze U, Holm T, Callewaert BL, Thomas GH, Pannu H, et al. Aneurysm syndromes caused by mutations in the TGF-beta receptor. N Engl J Med. 2006 Aug 24;355(8):788-98. doi: 10.1056/NEJMoa055695. PMID: 16928994.

Renard M, Francis C, Ghosh R, Scott AF, Witmer PD, Adès LC, et al. Clinical Validity of Genes for Heritable Thoracic Aortic Aneurysm and Dissection. J Am Coll Cardiol. 2018 Aug 7;72(6):605-15. doi: 10.1016/j.jacc.2018.04.089. PMID: 30071989; PMCID: PMC6378369.

PERGUNTAS ORIENTADORAS

Caso clínico

Paciente do sexo feminino, 22 anos de idade, procura cardiologista devido a preocupação com sua saúde. Conta que a mãe faleceu aos 30 anos por dissecção aguda da aorta e tem mais duas tias maternas que realizaram cirurgias na aorta quando eram jovens. Sem outras queixas espontâneas. Em relação aos antecedentes, conta duas cirurgias ortopédicas por luxações, uma em tornozelo E e a outra em ombro D. Sem alterações da propedêutica cardiovascular.

1) É importante avaliar no exame físico desta paciente, **exceto**:
   a) Orofaringe e palato, em busca de fenda palatina e tonsila úvula bífida.
   b) Mobilidade articular.
   c) Inspeção cutânea, para ver presença de pele fina e translúcida.
   d) Genitália, para acessar se é ambígua.

2) Neste caso, em relação ao teste genético, é **incorreto**:
   a) Deve ser solicitado imediatamente painel para aortopatias, pois trata-se de familiar de 1° grau de paciente falecida por dissecção aguda de aorta.
   b) Deve ser solicitado painel para aortopatias após avaliação do geneticista, se confirmada hipótese de síndrome genética associada a aneurisma de aorta torácica.
   c) Deve ser solicitado painel para aortopatias após exame de imagem diagnosticando o aneurisma de aorta torácica na paciente.
   d) Deve ser solicitado sequenciamento por Sanger, caso esteja disponível resultado de teste genético de uma das tias da paciente com variante "provavelmente patogênica".

3) São síndromes associadas a aneurisma de aorta e hipermobilidade articular, **exceto**:
   a) Síndrome de Marfan.
   b) Síndrome de Ehlers-Danlos forma vascular.
   c) Síndrome de Turner.
   d) Síndrome de Loeys-Dietz.

4) Se confirmado o diagnóstico de aneurisma de aorta torácica heredítá-rio sindrômico, **não se recomenda**:
   a) Aconselhamento genético.
   b) Realização de teste genético.
   c) Intervenção cirúrgica precoce, conforme variante encontrada.
   d) Corticoterapia.

RESPOSTAS COMENTADAS

1) **Letra D**

As principais síndromes que cursam com aneurismas e dissecções de grandes vasos incluem as síndromes de Marfan, Loeys-Dietz e Ehlers-Danlos tipo vascular. Indivíduos com síndrome de Loeys-Dietz podem apresentar como achados adicionais anomalias de palato como fenda palatina e úvula bífida, além de craniossinostose, frouxidão ligamentar e camptodactilia. Por outro lado, nos quadros de Ehlers-Danlos vascular é possível observar ao exame físico alterações de pele, como pele fina e translúcida, acrogeria, hipermobilidade de pequenas articulações e dismorfismos faciais. Na síndrome de Marfan é importante avaliar clinicamente e calcular o escore clínico. A avaliação da genitália faz parte do exame físico, no entanto genitália ambígua não é esperada nestes quadros clínicos. Portanto esta é a alternativa incorreta.

2) **Letra A**

Neste momento a paciente ainda não apresenta achados suficientes que indiquem diagnóstico de aortopatia ou de síndrome genética relacionada com a aortopatia. O ideal é sempre que disponível testar geneticamente o indivíduo que já tenha um fenótipo clínico mais positivo a fim de aumentar o valor preditivo positivo do teste. Neste caso, os familiares que tiveram aortopatia poderiam ser testados por meio de teste ampliado, como o painel de aortopatias e se identificada uma variante patogênica ou provavelmente patogênica, o rastreamento familiar em cascata poderia ser feito, preferencialmente por sequenciamento tipo Sanger por permitir melhor custo-benefício. Adicionalmente, a avaliação por médico geneticista pode auxiliar no delineamento do fenótipo da paciente do caso, buscando achados adicionais que poderiam corroborar a suspeita de síndrome genética relacionada com a aortopatia. Portanto, a alternativa incorreta é a A.

3) **Letra C**

Apesar de a síndrome de Turner poder cursar com aortopatia, em particular valva aórtica bicúspide e coarctação de aorta, ao exame físico os principais achados são baixa estatura, linfedema, pescoço curto e alado e dismorfismos faciais. Portanto, esta alternativa é a incorreta.

4) **Letra D**

Se confirmada síndrome genética relacionada com a aortopatia, o aconselhamento genético do probando e seus familiares é fundamental a fim de informar este diagnóstico, suas implicações e possibilidades. Também é importante para calcular o risco de recorrência e permitir a avaliação de familiares em risco. Indivíduos com síndrome de Marfan e Loeys-Dietz apresentam indicações de tratamento individualizado pois há um risco maior de ruptura da aorta nos indivíduos sindrômicos em comparação aos não sindrômicos, portanto os valores de medida de aorta para indicação de abordagem cirúrgica são inferiores ao recomendado para pacientes não sindrômicos. Corticoterapia não faz parte do tratamento, portanto esta é a alternativa incorreta.

20 | Valva Aórtica Bivalvularizada

Layara Fernanda Vicente Pereira Lipari
Flávio Tarasoutchi
Roney Orismar Sampaio
Antonio de Santis

A valva aórtica bicúspide (ou bivalvularizada) é atualmente a doença cardíaca congênita mais comum, com prevalência estimada entre 0,5 e 2%, conforme estudos populacionais. A apresentação clínica pode variar desde alteração morfológica isolada, sem repercussão clínica, até valvopatia sintomática, podendo também estar associada à dilatação aórtica.

Um estudo prospectivo publicado no JAMA acompanhou mais de 600 pacientes com valva aórtica bivalvar e identificou eventos cardiovasculares em 25% dos casos ao longo de 10 anos de seguimento. Os eventos relatados incluíram cirurgia cardíaca (substituição valvar com ou sem cirurgia na aorta) em 22% dos pacientes, morte de causa cardiovascular em 3%, insuficiência cardíaca em 2% e complicações aórticas (dissecção ou aneurisma) em 2%.

A valva aórtica bivalvularizada pode ser identificada como achado isolado (com ou sem valvopatia, com ou sem aortopatia) ou como parte integrante de uma síndrome clínica complexa, juntamente a outros achados característicos, assim como é o caso da síndrome de Turner, síndrome de Marfan, síndrome de Loeys-Dietz e outras cardiopatias congênitas, como a coarctação de aorta e o defeito do septo interventricular.

CASO CLÍNICO

Paciente do sexo masculino, 57 anos de idade, procurou o cardiologista devido a história de dispneia progressiva há cerca de 6 meses, atualmente presente aos mínimos esforços, acompanhada de ortopneia. Relatou ainda dor torácica anginosa e episódio de síncope. Ao exame físico, apresentava FC = 72 bpm, PA = 124 x 82 mmHg, pulsos finos e sinais de congestão esquerda. À ausculta cardíaca, identificou-se um sopro sistólico ejetivo 3+/6+ em foco aórtico, com pico tardio. Não foram encontradas outras alterações relevantes. Solicitados exames: eletrocardiograma: ritmo sinusal e sobrecarga de ventrículo esquerdo; ecocardiograma: aneurisma de aorta ascendente (52 mm), função biventricular preservada, valva aórtica tricúspide com abertura bivalvularizada com rafe entre as cúspides coronarianas direita e esquerda, apresentando estenose importante (área valvar 0,9 cm² e gradiente médio VE-Ao 55 mmHg); angiotomografia de aorta torácica (**Figura 20.1**): calcificação importante da valva aórtica e dilatação de aorta ascendente (53,7 mm no maior diâmetro).

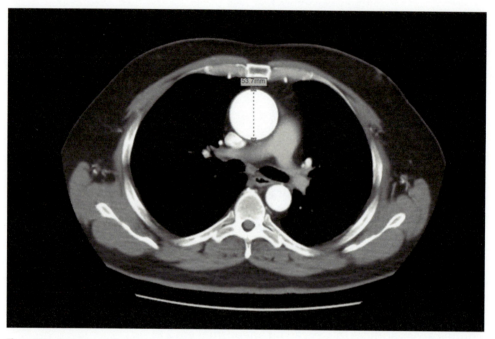

Figura 20.1. Angiotomografia de aorta ascendente evidenciando aneurisma – dilatação de 53,7 mm no maior eixo. Nota-se importante dilatação especialmente quando comparada a aorta ascendente com a porção descendente e com o tronco da artéria pulmonar.

ABORDAGEM DA MEDICINA DE PRECISÃO

Fenótipo

A classificação de Sievers avalia a valva aórtica bivalvularizada de acordo com a anatomia, especificamente a presença, número e posição das rafes (fusão de comissuras). Ela foi criada com base em avaliação anatomopatológica, porém pode ser avaliada por exames de imagem como o ecocardiograma (janela paraesternal eixo curto), e caracteriza a valva aórtica em três classes: tipo 0 (ausência de rafe, também chamada de bicúspide ou "bicúspide verdadeira"), tipo 1 (presença de uma rafe – tipo mais comum) e tipo 2 (presença de 2 rafes), conforme **Figura 20.2**.

Pode haver também dilatação aórtica (aneurisma) e sua prevalência é variável nos diversos estudos, podendo chegar a 50-60% dos pacientes com valva aórtica bivalvularizada.

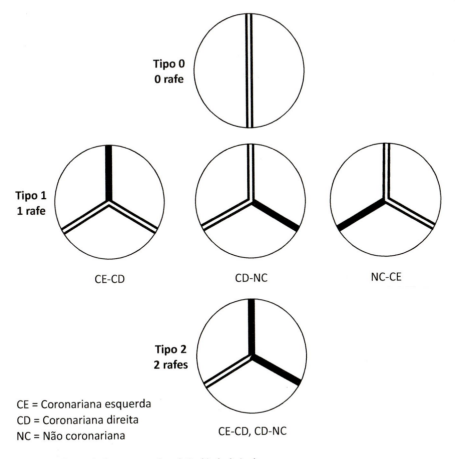

Figura 20.2. Classificação de Sievers para valva aórtica bivalvularizada.
Fonte: Adaptada de Sievers et al., 2007.

Fisiopatologia

A aortopatia tem em sua fisiopatologia dois mecanismos prováveis, não excludentes, sendo um genético e outro hemodinâmico. A origem embriológica comum da valva aórtica e da aorta ascendente fomenta a base genética. Já quanto ao mecanismo hemodinâmico, a hipótese se fundamenta na alteração de fluxo gerada pela morfologia valvar, que mesmo sem alteração de função (ou seja, sem insuficiência ou estenose) torna o fluxo turbulento na raiz e/ou porção ascendente da aorta, gerando uma força tangencial constante com estresse de parede assimétrico, promovendo a dilatação do vaso. Desta maneira, acredita-se que os dois mecanismos atuem em conjunto na gênese da dilatação aórtica.

Exames complementares

O eletrocardiograma pode apresentar alterações como sobrecarga ventricular esquerda, sobrecarga atrial esquerda e até mesmo fibrilação atrial quando há valvopatia anatomicamente importante com repercussão clínica. A radiografia de tórax pode evidenciar calcificação em topografia aórtica, quando presente, porém este achado é bastante inespecífico. Pode ser visto ainda alargamento mediastinal, inferindo dilatação aórtica, que pode ser mais bem avaliado em exames com maior acurácia como a angiotomografia de tórax.

O ecocardiograma permite identificar valvopatia associada – insuficiência ou estenose aórtica – e precisar sua gravidade anatômica, fundamental para guiar a conduta. Nem sempre o diagnóstico da etiologia da valvopatia aórtica é possível ao ecocardiograma (transtorácico ou mesmo transesofágico), podendo este ser complementado também pela tomografia e ressonância magnética. Em algumas situações, o diagnóstico etiológico não é possível pelos exames de imagem, sendo concluído apenas no intraoperatório.

A angiotomografia de tórax tem ainda papel fundamental na avaliação dos diâmetros aórticos, avaliação e classificação dos aneurismas. De semelhante modo, a ressonância magnética, apesar de menos acessível, pode ser usada para avaliação de diâmetros aórticos, tendo maior aplicabilidade nas ectasias e aneurismas que nas dissecções agudas.

Alterações histológicas

Avaliações histológicas de aortas de pacientes com valva aórtica bivalvularizada revelaram degeneração acelerada da camada muscular lisa com alterações da matriz extracelular com maior fragmentação de elastina e alterações do colágeno. Essas alterações também foram observadas em pacientes portadores de valva aórtica bivalvularizada que não apresentavam dilatação aórtica. Algumas alterações histológicas e moleculares são similares às encontradas em pacientes portadores de síndrome de Marfan, fundamentando a ocorrência de fenótipos também similares do ponto de vista cardiovascular.

Diagnóstico genético e molecular

A valva aórtica bivalvularizada apresenta herança descrita como autossômica dominante com penetrância reduzida e expressividade variável. O rendimento do teste pode ser de 10 a 30% e a herdabilidade pode ser de 9% em familiares de primeiro grau, chegando a 24% em famílias com mais de um portador da doença.

O gene com maior evidência de associação com valva aórtica bivalvularizada é o NOTCH1, tanto na forma familiar quanto na esporádica. A via do NOTCH1 se associa ao desenvolvimento endocárdico. Variantes no NOTCH1 se associam a alterações da formação da valva aórtica e algumas variantes de perda de função se associam a outras cardiopatias congênitas, envolvendo a via de saída do ventrículo esquerdo e valvopatia mitral e variantes com inativação do gene se associam a aneurisma de aorta torácica.

A família GATA, da superfamília dos dedos de zinco (fatores de transcrição), é formada por 6 membros, de maneira que GATA1, 2 e 3 se relacionam a hematopoese e GATA4, 5 e 6 são fundamentais na embriogênese cardiovascular. Algumas variantes se correlacionaram ao desenvolvimento de valva aórtica bivalvulariza-da em estudos feitos com humanos e em ratos, sendo observada penetrância variável.

Alguns estudos sugerem que o GATA6 atua no remodelamento da valva aór-tica, e sua haploinsuficiência está associada à valva aórtica bivalvularizada com fenótipo de rafe entre as cúspides coronarianas direita e esquerda (Sievers tipo 1 CD-CE). GATA5 regula a via NOTCH, desempenhando papel na formação das estruturas cardíacas e valva aórtica. Um estudo com ratos evidenciou que varian-tes que resultam em deleção do fator de transcrição GATA5 levam ao desenvol-vimento de valva aórtica bivalvularizada com penetrância variável, apresentando morfologia de fusão das cúspides não coronariana e coronariana direita (Sievers tipo 1 CD-NC).

Os genes *TGFB1*, *TGFBR1* e *TGFBR2* estão associados à síndrome de Loeys-Dietz e aortopatias. Pacientes com essas condições apresentam maior prevalência de val-va aórtica bivalvularizada e devem ser avaliados também para outros acometimen-tos da síndrome. Além disso, há impacto ainda sobre a decisão de cirurgia da aorta, com redução do corte do diâmetro de aorta para indicação cirúrgica.

Variantes de perda de função em SMAD6 levam a alterações na sinalização da via do TGF-beta, sendo encontrada associação importante entre a presença de valva aórtica bivalvularizada e aneurisma de aorta torácica. No entanto, foi observada uma correlação limitada com a presença de aneurisma nos pacientes com valva aórtica trivalvularizada.

O TBX5, por sua vez, é um fator de transcrição que já foi associado a fibrilação atrial e algumas alterações congênitas. Mais recentemente também foi identi-ficada uma variante tipo nonsense que prejudica a atividade de transcrição da proteína que foi associada a valva aórtica bivalvularizada familiar. Mais estudos são necessários para melhor entendimento do papel do TBX5, assim como das vias moleculares implicadas nessas patologias.

O gene *FBN1*, classicamente associado à Síndrome de Marfan, codifica uma glicoproteína extracelular (fibrilina-1), que atua na manutenção da integridade estrutural da aorta. Esta patologia se associa a maior frequência de valva aórtica bivalvularizada que a população geral e foram encontrados alguns mecanismos em comum em ambas, sendo eles o aumento da atividade de metaloproteinases (MMP) e a redução da expressão da fibrilina-1 na parede aórtica, assim geran-do alterações de matriz extracelular. Algumas publicações defendem que estes acometimentos podem ocorrer na ausência da síndrome porém é mais aceita a tese de que alguns pacientes apresentam algumas manifestações sistêmicas mais leves, justificado pela heterogeneidade do fenótipo.

Variantes missense no gene *ACTA2*, que codifica alfa-actina de células muscu-lares lisas se mostraram relacionadas com 14% dos casos familiares de aneurismas e dissecções de aorta ascendente. Nos pacientes com aneurisma de aorta torá-cica, a presença de variantes em *ACTA2* se correlacionou também a uma maior incidência de valva aórtica bivalvularizada.

Testes genéticos

Os testes genéticos não são indicados rotineiramente para pacientes com valva aórtica bivalvularizada, porém podem ser recomendados no contexto de aortopatia com suspeita de causa genética (pacientes jovens, sem outros fatores de risco e, principalmente, quando houver suspeita de casos sindrômicos). Nesses casos, a investigação molecular pode ser feita por meio de NGS (Sequenciamento de Nova Geração), painel, exoma ou genoma. É importante, inicialmente, avaliar se o paciente apresenta fenótipo sugestivo de alguma patologia sindrômica que possa direcionar um pouco mais o teste. No caso de aortopatias sindrômicas, pode ser necessária avaliação por outros especialistas, como ortopedista, oftalmologista (a depender dos demais acometimentos da síndrome).

O padrão de herança na maioria das variantes é autossômica dominante com penetrância e especificidade variáveis.

Os genes mais frequentemente envolvidos são: *NOTCH1, SMAD6, GATA6, GATA5, TGFBR1, TGFBR2, TGFB2, FBN1, ELN, EGFR, FLNA, ACTA2, GATA4, NKX2-5, TBX5.*

A classificação da patogenicidade das variantes deve ser feita por laboratório ou equipe de medicina de precisão qualificada de acordo com os critérios do ACMG (American College of Medical Genetics and Genomics).

Implicações prognósticas e aconselhamento genético

Diante do diagnóstico genético do probando com fenótipo de valva aórtica bivalvularizada, recomenda-se realizar um rastreamento genético em cascata (com segregação da variante encontrada) e uma avaliação clínica dos familiares.

Em caso de probando com fenótipo presente e teste genético sem variantes patogênicas ou provavelmente patogênicas relacionadas com a valva aórtica bivalvularizada, sugere-se rastreamento clínico dos familiares, pois o rendimento do teste genético para estes pacientes ainda é baixo.

Gestação, na maioria dos casos é segura, mas, sempre que possível, as pacientes devem ser avaliadas quanto a indicação de abordagem cirúrgica da valvopatia e, quando presente, da aortopatia, ainda na fase pré-gestacional.

Tratamento e terapias-alvo

Ainda não há terapias farmacológicas sugeridas para pacientes com valva aórtica bivalvularizada. O único tratamento efetivo em caso de valvopatia anatomicamente importante é a correção cirúrgica ou percutânea, em alguns casos, pode ser indicada ainda cirurgia da aorta, de acordo com seu diâmetro.

A indicação cirúrgica pela valvopatia, segundo a Diretriz Brasileira de Valvopatias da Sociedade Brasileira de Cardiologia, depende da valvopatia apresentada. Em geral, indica-se intervenção (troca valvar cirúrgica ou percutânea) apenas em casos de valvopatia anatomicamente importante (estenose e/ou insuficiência aórtica) sintomática ou com complicadores (a abordagem percutânea ou TAVI – implante de valva aórtica transcateter – é mais bem descrita e apresenta melhor evidência para estenose aórtica do que para insuficiência aórtica). O procedimento cirúrgico convencional pode ser indicado nas valvopatias moderadas como cirurgia de oportunidade, ou seja, em caso de outra indicação de cirurgia cardíaca concomitante.

Na presença de Síndrome de Marfan, indica-se abordagem quando o diâmetro máximo da aorta é ≥ 50 mm (ou ≥ 45 mm com fatores de risco) e nos casos de variante nos genes *TGFBR1* ou *TGFBR2* (incluindo síndrome de Loeys-Dietz), o corte para indicar cirurgia passa a ser ≥ 45 mm (ou ≥ 40 mm com fatores de risco). Os fatores de risco que implicam em redução do diâmetro que indica cirurgia são a presença de história familiar de dissecção de aorta, história pessoal de dissecção vascular, insuficiência mitral ou aórtica importante, desejo reprodutivo, hipertensão arterial de difícil controle e/ou aumento do diâmetro aórtico > 3 mm/ano.

No caso de indicação de abordagem da aorta por cirurgia de oportunidade, ou seja, para pacientes que já apresentam outra indicação de cirurgia cardiovascular – valvopatia aórtica com indicação de intervenção (insuficiência e/ou estenose aórtica com sintomas e/ou complicadores) –, a indicação de abordagem combinada (cirurgia de aorta + troca valvar) também é antecipada, porém com algumas divergências na literatura. A Diretriz Europeia de Valvopatias recomenda a intervenção em diâmetros ≥ 45 mm, enquanto a Diretriz Americana sugere ≥ 50 mm (ou ≥ 45 mm em centros de excelência com cirurgião especialista e time multidisciplinar dedicado – "Multidisciplinary Aortic Team").

Bibliografia sugerida

Debiec R, Hamby SE, Jones PD, Coolman S, Asiani M, Kharodia S, et al. Novel loss of function mutation in NOTCH1 in a family with bicuspid aortic valve, ventricular septal defect, thoracic aortic aneurysm, and aortic valve stenosis. Mol Genet Genomic Med. 2020;8:e1437.

Freeze SL, Landis BJ, Ware SM, Helm BM. Bicuspid Aortic Valve: A Review with Recommendations for Genetic Counseling. J Genet Couns. 2016;25:1171-8.

Gillis E, Kumar AA, Luyckx I, Preuss C, Cannaerts E, van de Beek G, et al. Candidate Gene Resequencing in a Large Bicuspid Aortic Valve-Associated Thoracic Aortic Aneurysm Cohort: SMAD6 as an Important Contributor. Front Physiol. 2017;8:400.

Girdauskas E, Geist L, Disha K, Kazakbaev I, Groß T, Schulz S, et al. Genetic abnormalities in bicuspid aortic valve root phenotype: preliminary results. Eur J Cardiothorac Surg 2017;52:156–62.

Gould RA, Aziz H, Woods CE, Seman-Senderos MA, Sparks E, Preuss C, et al. ROBO4 variants predispose individuals to bicuspid aortic valve and thoracic aortic aneurysm. Nat Genet. 2019;51:42-50.

Guo DC, Pannu H, Tran-Fadulu V, Papke CL, Yu RK, Avidan N, et al. Mutations in smooth muscle alpha--actin (ACTA2) lead to thoracic aortic aneurysms and dissections. Nat Genet. 2007;39:1488-93.

Isselbacher EM, Preventza O, Hamilton Black J 3rd, et al. 2022 ACC/AHA Guideline for the Diagnosis and Management of Aortic Disease: A Report of the American Heart Association/American College of Cardiology Joint Committee on Clinical Practice Guidelines. J Am Coll Cardiol. 2022. doi:10.1016/j.jacc.2022.08.004.

JiangWF, Xu YJ, Zhao CM, Wang XH, Qiu XB, Liu X, et al. A novel TBX5 mutation predisposes to familial cardiac septal defects and atrial fibrillation as well as bicuspid aortic valve. Genet Mol Biol. 2020;43:e20200142.

Johnston KW, Rutherford RB, Tilson MD, et al. Suggested standards for reporting on arterial aneurysms. Subcommittee on Reporting Standards for Arterial Aneurysms, Ad Hoc Committee on Reporting Standards, Society for Vascular Surgery and North American Chapter, International Society for Cardiovascular Surgery. J Vasc Surg. 1991;13:452–8.

Junco-Vicente A, del Río-García Á, Martín M, Rodríguez I. Update in Biomolecular and Genetic Bases of Bicuspid Aortopathy. Int J Mol Sci. 2021;22:5694. https://doi.org/10.3390/ijms22115694

Laforest,B, Nemer M. GATA5 interacts with GATA4 and GATA6 in outflow tract development. Dev Biol. 2011;358:368-78.

Leeper NJ, Tedesco MM, Kojima Y, Schultz GM, Kundu RK, Ashley EA, et al. Apelin prevents aortic aneurysm formation by inhibiting macrophage inflammation. Am J Physiol Heart Circ Physiol. 2009;296:H1329-H1335.

Li RG, Xu YJ, Wang J, Liu XY, Yuan F, Huang RT, et al. GATA4 Loss-of-Function Mutation and the Congenitally Bicuspid Aortic Valve. Am J Cardiol. 2018;121:469-74.

Longobardo L, Carerj ML, Pizzino G, Bitto A, Piccione MC, Zucco M, et al. Impairment of elastic properties of the aorta in bicuspid aortic valve: Relationship between biomolecular and aortic strain patterns. Eur Heart J Cardiovasc Imaging. 2018;19:879-87.

Padang R, Bannon PG, Jeremy R, Richmond DR, Semsarian C, Vallely M, et al. The genetic and molecular basis of bicuspid aortic valve associated thoracic aortopathy: a link to phenotype heterogeneity. Ann Cardiothorac Surg. 2013 Jan;2(1):83-91. doi: 10.3978/j.issn.2225-319X.2012.11.17.

Pedersen MW, Groth KA, Mortensen KH, Brodersen J, Gravholt CH, Andersen NH. Clinical and pathophysiological aspects of bicuspid aortic valve disease. Cardiol Young. 2019;29:1-10.

Pepe G, Nistri S, Giusti B, Sticchi E, Attanasio M, Porciani C, et al. Identification of fibrillin 1 gene mutations in patients with bicuspid aortic valve (BAV) without Marfan syndrome. BMC Med Genet. 2014;15:23.

Sievers H, Schmidtke C. A classification system for the bicuspid aortic valve from 304 surgical specimens. J Thorac Cardiovasc Surg. 2007;133(5):1226-33.

Simsek EC, Yakar Tuluce S, Tuluce K, Emren SV, Cuhadar S, Nazli C. The relationship between serum apelin levels and aortic dilatation in bicuspid aortic valve patients. Congenit Heart Dis. 2019;14:256-63.

Siu SC, Silversides CK. Bicuspid aortic valve disease. J Am Coll Cardiol. 2010;55:2789-800.

Tarasoutchi F, Montera MW, Ramos AIO, Sampaio RO, Rosa VEE, Accorsi TAD, Santis A, et al. Atualização das Diretrizes Brasileiras de Valvopatias – 2020. Arq Bras Cardiol. 2020;115(4):720-75.

Tzemos N, Therrien J, Yip J, Thanassoulis G, Tremblay S, Jamorski MT, et al. Outcomes in adults with bicuspid aortic valves. JAMA. 2008 Sep 17;300(11):1317-25. doi: 10.1001/jama.300.11.1317. PMID: 18799444.

Vahanian A, Beyersdorf F, Praz F, Milojevic M, Baldus S, Bauersachs J, et al. 2021 ESC/EACTS Guidelines for the management of valvular heart disease. Eur Heart J. 2022 Feb 12;43(7):561-632. doi: 10.1093/eurheartj/ehab395. Erratum in: Eur Heart J. 2022 Feb 18.

PERGUNTAS ORIENTADORAS

1) A valva aórtica bivalvularizada pode apresentar dilatação aórtica associada. Qual a fisiopatologia desta dilatação?
   a) A presença de variantes genéticas patogênicas determina o desenvolvimento de dilatação de aorta – os pacientes que não apresentam variantes patogênicas ou provavelmente patogênicas não têm risco de dilatação de aorta.
   b) O fluxo de sangue em jato, direcionado pela morfologia de abertura da valva aórtica bivalvularizada, é suficiente para determinar um estresse de parede que leva à dilatação aórtica.
   c) A fisiopatologia depende tanto de uma influência genética quanto do maior estresse de parede pelo direcionamento do fluxo de sangue através da valva aórtica bivalvularizada.
   d) A dilatação aórtica ocorre apenas em pacientes portadores de síndromes genéticas, como é o caso da síndrome de Marfan.

2) Como pode ser feito o diagnóstico de valva aórtica bivalvularizada?
   a) A anamnese e exame físico permitem o diagnóstico da valvopatia aórtica e sua etiologia, além da detecção da dilatação aórtica.
   b) O padrão-ouro é a tomografia cardíaca com a quantificação do escore de cálcio aórtico.
   c) O ecocardiograma, por ter uma avaliação dinâmica, sempre permite o diagnóstico preciso da valvopatia e sua etiologia.
   d) O diagnóstico pode ser feito por exames de imagem ou, em alguns casos, pela limitação dos métodos, sua confirmação só pode ser feita no intraoperatório.

3) Qual o impacto da testagem genética sobre as condutas para o paciente com valva aórtica bivalvularizada?
   a) Não há mudança no tratamento, apenas impacto familiar pela possibilidade de transmissão dos genes à prole.
   b) Algumas variantes, quando presentes, tornam mais precoce a indicação de abordagem cirúrgica da aorta (diâmetros menores).
   c) Para os pacientes portadores de variantes patogênicas ou provavelmente patogênicas relacionadas com o desenvolvimento de valva aórtica bivalvularizada que apresentem valvopatia com indicação cirúrgica, sempre deve ser indicada cirurgia de substituição da aorta independente de seu diâmetro.
   d) Pacientes sem variantes patogênicas ou provavelmente patogênicas relacionadas com o desenvolvimento de valva aórtica bivalvularizada não devem ser indicados para abordagem cirúrgica da aorta pelo comportamento mais benigno e baixo risco de progressão para aneurisma ou complicações como rotura e dissecção.

RESPOSTAS COMENTADAS

1) **Letra C**

   a) A presença de variantes genéticas não tem correlação direta com a presença de dilatação de aorta. Além disso, a herança genética não é suficiente, pois a fisiopatologia também envolve o estresse de parede gerado pelo fluxo de sangue em jato na aorta, direcionado pela anatomia bivalvularizada da abertura da valva aórtica.

   b) As teorias atualmente aceitas para a fisiopatologia da dilatação de aorta nos pacientes com valva aórtica bivalvularizada admite tanto a influência da herança genética quanto o estresse de parede relacionado com o fluxo de sangue em jato na parede da aorta.

   c) **A aortopatia na valva aórtica bivalvularizada tem em sua fisiopatologia dois mecanismos sendo um genético e outro hemodinâmico. A origem embriológica comum da valva aórtica e da aorta ascendente fomenta a base genética. Já quanto ao mecanismo hemodinâmico, a hipótese é gerada pela alteração de fluxo gerada pela morfologia valvar, que causa um fluxo turbulento na raiz e/ou porção ascendente da aorta e gera uma força tangencial constante com estresse de parede assimétrico, promovendo a dilatação do vaso.**

   d) Pacientes com valva aórtica bivalvularizada não sindrômicos também podem apresentar aneurisma de aorta.

2) **Letra D**

   a) A anamnese pode identificar a presença de sintomas, principalmente na presença de valvopatia (insuficiência ou estenose), que pode ser avaliada de maneira complementar pela ausculta cardíaca. Em alguns casos pode haver a presença de um clique sistólico precoce em pacientes com valvopatia por valva aórtica bivalvularizada, porém a avaliação da etiologia da valvopatia e da anatomia da aorta deve ser complementada com exames de imagem como ecocardiograma e angiotomografia de aorta.

   b) Por vezes, o diagnóstico de valva aórtica bivalvularizada pode ser feito pelo ecocardiograma e a angiotomografia de aorta pode ser importante para avaliar a presença de dilatação de aorta. A avaliação do escore de cálcio da valva aórtica é utilizada principalmente para definição de gravidade anatômica da valvopatia porém pode ser útil no planejamento do tratamento (principalmente quando considerada a possibilidade de implante percutâneo de prótese valvar).

c) Em algumas situações, principalmente com valvopatia anatomicamente importante, a grande quantidade de cálcio na valva aórtica pode dificultar o diagnóstico etiológico e a visualização da anatomia da valva aórtica – nestes casos, a tomografia de aorta pode auxiliar no diagnóstico, porém em alguns casos o diagnóstico definitivo só é possível no procedimento cirúrgico, com a visualização da anatomia da valva.

d) **A avaliação por ecocardiograma pode falhar ao avaliar a anatomia valvar aórtica principalmente em pacientes com calcificação importante das cúspides (dificulta a visualização das rafes), podendo ser complementada pela tomografia, porém este método também apresenta suas limitações e, em alguns casos, o diagnóstico definitivo só é possível no intraoperatório, pela visualização da anatomia valvar aórtica.**

3) **Letra B**

a) Nos casos de doenças sindrômicas, por exemplo síndrome de Marfan, pode ser importante tanto a realização do escore clínico de Marfan quanto a avaliação complementar com outras especialidades pelo risco de outros acometimentos (ortopedista, oftalmologista), bem como a avaliação do diâmetro da aorta, que tem indicação mais precoce de abordagem do que nos casos não sindrômicos.

b) **A detecção de algumas variantes patogênicas e provavelmente patogênicas, principalmente relacionadas com síndromes que cursam com valva aórtica bivalvularizada e aortopatias permitem tanto um diagnóstico mais amplo e avaliação de outros acometimentos sistêmicos, bem como podem alterar a indicação de cirurgia de substituição da aorta.**

c) A presença de variantes patogênicas ou provavelmente patogênicas relacionadas com o fenótipo pode alterar o limiar para indicação de cirurgia de aorta, principalmente nos casos sindrômicos em que a indicação cirúrgica é mais precoce, mas em todos os casos a indicação leva em conta o diâmetro da aorta.

d) O teste pode não detectar variantes de interesse na maioria dos pacientes com valva aórtica bivalvularizada, pois seu rendimento é relativamente baixo (10 a 30%). Contudo, isso não altera a conduta quanto à indicação da cirurgia e os familiares devem ser orientados a realizar rastreamento clínico.

21 | Prolapso de Valva Mitral

Layara Fernanda Vicente Pereira Lipari
João Ricardo Cordeiro Fernandes
Vitor Emer Egypto Rosa
Lucas José Neves Tachotti Pires

O prolapso de valva mitral é uma causa frequente de insuficiência mitral no Brasil e no mundo, estando presente em 2-3% da população. Trata-se da etiologia mais frequente de valvopatia mitral primária nos países desenvolvidos e vem aumentando sua prevalência no Brasil nos últimos anos.

CASO CLÍNICO

Paciente do sexo masculino, 45 anos de idade, procura atendimento com queixa de dispneia em piora progressiva nos últimos três meses, atualmente em classe funcional III, além de ortopneia. Nega precordialgia, síncope ou outras queixas. Ao exame físico, apresentava FC = 90 bpm, PA = 110 x 76 mmHg, sinais de congestão esquerda e, ao exame cardiovascular, ritmo cardíaco irregular e sopro meso/telessistólico regurgitativo 3+/6+ em foco mitral, com irradiação para linha axilar média e focos da base. Sem outras alterações ao exame.

Solicitados exames: eletrocardiograma: ritmo de fibrilação atrial e sinais de sobrecarga de ventrículo esquerdo. Ecocardiograma transtorácico: aumento de câmaras esquerdas: diâmetro do átrio esquerdo 52 mm, volume do átrio esquerdo 62 mL/mm²; ventrículo esquerdo 60 × 41 mm . Fração de ejeção do ventrículo esquerdo 59%. Valva mitral com prolapso de cúspide posterior e insuficiência de grau importante.

ABORDAGEM DA MEDICINA DE PRECISÃO

Fenótipo

Seu diagnóstico é feito pelo ecocardiograma, que identifica a protrusão de uma ou de ambas as cúspides mitrais para dentro do átrio esquerdo (≥ 2 mm). A protrusão da(s) cúspide(s) para o átrio esquerdo gera estresse nas cordoalhas tendíneas, o que pode ocasionar sua ruptura. Nesses casos, ocorre a eversão da borda da cúspide, denominado *flail*. Alguns pacientes podem apresentar prolapso sem evolução para disfunção valvar, porém, quando há progressão de doença, ocorre desenvolvimento de insuficiência mitral. Do ponto de vista adaptativo do miocárdio, a insuficiência mitral gera sobrecarga de volume e pressão, ocasionando hipertrofia ventricular excêntrica.

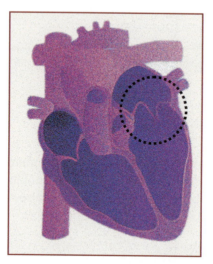

FIGURA 21.1. Representação esquemática de prolapso mitral (adaptada de doi: 10.1093/eurheartj/ehac049).

A insuficiência mitral que ocorre em consequência do prolapso pode evoluir até uma fase de desadaptação, em que inicialmente ocorrem aumento de átrio e ventrículo esquerdos, redução de fração de ejeção ventricular e pode haver ainda hipertensão pulmonar e fibrilação atrial. Os sintomas mais frequentes nessa fase envolvem o desenvolvimento de insuficiência cardíaca (dispneia, ortopneia, dispneia paroxística noturna, edema de membros inferiores).

Pacientes com prolapso mitral podem ainda desenvolver arritmias ventriculares, incluindo desde extrassístoles ventriculares até arritmias ventriculares sustentadas e morte súbita. A prevalência de prolapso mitral em autópsias de adultos jovens com morte súbita varia entre 4% e 7%, destacando o prolapso mitral arritmogênico como uma causa de morte súbita cardíaca ainda pouco explorada. Este termo refere-se ao grupo de pacientes com prolapso mitral que, na ausência de outros substratos arrítmicos, apresenta arritmias ventriculares frequentes ou complexas. Ainda há lacunas no conhecimento tanto de sua fisiopatologia quanto das implicações em prognóstico e possíveis mudanças de conduta clínica.

Fisiopatologia

O desenvolvimento do prolapso mitral está associado a degeneração mixomatosa (que causa espessamento de folhetos e dilatação do anel) ou deficiência fibroelástica dos folhetos (que, por sua vez, leva ao desenvolvimento de folhetos deficientes em colágeno, elastina e proteoglicanos, menor dilatação anular e cordas tendíneas alongadas).

Exames complementares

Na presença de insuficiência mitral, a radiografia de tórax pode evidenciar aumento das câmaras esquerdas e, em casos mais graves sinais de hipertensão pulmonar. O eletrocardiograma pode apresentar sobrecarga de câmaras esquerdas e fibrilação atrial.

O ecocardiograma permite identificar o prolapso pela projeção das cúspides da valva mitral para dentro do átrio esquerdo ≥ 2 mm, permitindo também sua caracterização de acordo com a cúspide acometida e seu segmento ou escalope (segmento 1, 2 ou 3 da cúspide anterior ou posterior). Além disso, o exame possibilita avaliar a presença de insuficiência mitral, graduar a valvopatia (leve, moderada ou importante), e identificar suas possíveis repercussões anatômicas (como dilatação ventricular) ou funcionais (como redução da fração de ejeção ou presença de hipertensão pulmonar), aspectos fundamentais para guiar a conduta.

Diagnóstico genético e molecular

O prolapso mitral pode ser sindrômico ou não sindrômico (dividido ainda em esporádico ou familiar, sendo este o mais comum). O prolapso mitral é uma doença vista como familiar em mais de 60% dos casos, o que aventa a importância de se considerar uma avaliação genética e consulta de aconselhamento genético junto ao acompanhamento habitual do paciente.

Causas sindrômicas

Os casos sindrômicos ocorrem principalmente associados à síndrome de Marfan, síndrome de Loeys-Dietz, Ehlers-Danlos e aneuploidias.

A maioria das síndromes que apresentam prolapso mitral associado têm uma fisiopatologia baseada em alterações da sinalização da via do TGF-β ou outras associadas a formação e modulação da matriz extracelular.

A síndrome de Marfan é uma doença do tecido conectivo com transmissão autossômica dominante que atinge cerca de 1 a cada 5.000 pessoas. Destes, estima-se que cerca de 50% apresentem prolapso mitral (43% aos 30 anos, com incremento na prevalência para 77% aos 60 anos). O diagnóstico da síndrome é baseado nos critérios de Ghent, que incluem o prolapso mitral em sua pontuação. A presença de variantes patogênicas ou provavelmente patogênicas em FBN1 se associa ao desenvolvimento da síndrome de Marfan, com herança autossômica dominante e penetrância elevada (descrita como penetrância completa em algumas publicações).

A síndrome de Loeys-Dietz também pode estar associada à presença de prolapso mitral, ainda que em expressividade menor que o observado na síndrome de Marfan. Os genes mais associados são *TGFBR1, TGFBR2, TGFB2, SMAD3*.

As aneuploidias, como as trissomias dos cromossomos 13, 15 e 18 levam a múltiplas malformações cardíacas, incluindo alterações valvares. A doença multivalvar é frequente na trissomia do 18, afetando valvas semilunares e atrioventriculares com degeneração mixomatosa dos folhetos.

A síndrome de Ehlers-Danlos está relacionada com variantes do colágeno tipo I (COL-1), III, V, XI e tenascina. Trata-se de grupo heterogêneo de doenças hereditárias do tecido conjuntivo. O fenótipo é variável e compreende principalmente hipermobilidade articular, hiperextensibilidade da pele e fragilidade tecidual. A forma vascular é a mais grave e se associa a maior risco de dissecção vascular, perfuração gastrointestinal ou ruptura de órgãos. O envolvimento cardíaco é menos frequente, porém quando ocorre costuma se apresentar com prolapso mitral ou tricúspide que geralmente não evoluem com insuficiência valvar importante.

As formas sindrômicas, como as síndromes de Marfan, Ehlers-Danlos e Loeys-Dietz, podem apresentar outros acometimentos extracardíacos, englobando aneurismas e dissecções de aorta, porém não se restringindo a eles. Desta forma, os pacientes devem ser avaliados de forma individualizada quanto a outras manifestações da síndrome e encaminhados a outros especialistas (ortopedista, oftalmologista, dentre outros) quando necessário.

Causas não sindrômicas

As formas não sindrômicas familiares apresentam dois padrões de transmissão: a herança ligada ao X e a herança autossômica dominante, sendo esta a mais frequente. A expressividade gênica é influenciada por fatores como idade e sexo, além de apresentar fenótipo variável em uma mesma família.

No padrão de herança autossômica dominante, alguns *loci* relacionados foram encontrados nos cromossomos 16, 11 e 13 (genes *MMVP1*, *MMVP2* e *MMVP3*, respectivamente). De maneira mais ampla, um estudo de GWAS (Genome-Wide Association Study) feito em 2015 com 1.412 casos de prolapso mitral e 2.439 controles, encontrou dois genes com variantes relacionadas com o prolapso mitral e com relevância inclusive para a fisiopatologia da insuficiência mitral, o *LMCD1* e o *TNS1*. Ambos estão relacionados com a proliferação e migração celular e possuem uma provável associação com a formação do prolapso mitral durante o desenvolvimento.

Algumas variantes de perda de função no gene *DCHS1* se associaram ao desenvolvimento de prolapso mitral familiar. Além disso, outras variantes no mesmo gene foram também encontradas em um estudo grego com pacientes portadores de prolapso mitral esporádico. DCHS1 parece estar envolvido com a manutenção da estabilidade de proteínas - estudos com camundongos identificaram que os animais afetados apresentavam prolapso com valvas espessadas, sendo identificada desorganização das células intersticiais.

A herança ligada ao X foi aventada inicialmente nos anos 60 em um estudo francês, que encontrou um padrão genético associado ao cromossomo Xq28, com variante patogênica no gene *FLNA*. Foi observada uma penetrância discrepante com relação ao sexo, sendo incompleta no sexo feminino e completa no masculino. O fenótipo desses pacientes apresenta tanto alterações congênitas quanto degenerativas e há frequente acometimento multivalvar nos pacientes do sexo masculino. Ainda na família das filaminas, o gene da FLNC também foi associado ao desenvolvimento de prolapso mitral e há ainda uma hipótese de que ele possa servir como substrato genético para o prolapso mitral arritmogênico.

Foram realizados até o momento alguns estudos de GWAS para investigação das alterações genéticas em casos esporádicos. Foram identificadas possíveis variantes patogênicas em LMCD1 (que se associa ao desenvolvimento de insuficiência mitral e tricúspide – regula migração e replicação celular), TNS1 (juntamente ao LMCD1, já descrito nos casos familiares) e GLIS1 (expressa no endotélio e células mesenquimais de roedores, foi associada ao desenvolvimento de insuficiências valvares em estudo de *knockout* em *zebrafish*, apontando possível associação na fisiopatologia do prolapso mitral).

Foi publicada em 2022 uma metanálise de seis estudos com GWAS, com inclusão de quase 5.000 casos e mais de 400.000 controles e desenvolvido um escore de risco poligênico para prolapso mitral. Foram identificados alguns genes candidatos relacionados com a sinalização da via do TGF-beta (*LTBP2, TGFB2*), cardiomiopatias (*ALPK3, BAG3, RBM20*) e citoesqueleto (*SPTBN1*) e outros como *LMCD1* e *NMB*. Contudo, por se tratar de estudo de GWAS e como vários destes genes já apresentam associação a outras doenças com melhor evidência, ainda são necessários outros estudos neste campo.

Testes genéticos

Os testes genéticos não são indicados rotineiramente para pacientes com prolapso mitral, tendo maior aplicabilidade no âmbito de pesquisa clínica. Contudo, sendo esta uma doença vista como familiar em mais de 60% dos casos, pode ser considerada uma avaliação genética, familiar e consulta de aconselhamento genético junto ao acompanhamento habitual do paciente.

Pode ser realizado teste genético (NGS – Sequenciamento de Nova Geração – painel, exoma ou genoma) nos pacientes com fenótipo de prolapso mitral sindrômico ou não sindrômico.

O padrão de herança pode ser autossômica dominante (mais frequentemente) ou ligada ao X, ambos com penetrância e especificidade variáveis.

É importante avaliar clinicamente se o paciente apresenta fenótipo sugestivo de alguma patologia sindrômica que possa direcionar um pouco mais o teste. Além disso, a depender da síndrome, pode ser necessária avaliação por outros especialistas, como ortopedista, oftalmologista ou outros (a depender dos demais acometimentos da síndrome).

Os genes mais frequentemente envolvidos são:

- Forma sindrômica: *FBN1, FBN2, TGFB2, TGFBR1, TGFBR2*, aneuploidias (trissomia 13, 15, 18), colágeno tipos 1, 3, 5 e 11.

- Forma não sindrômica: *MMVP1, MMVP2, MMVP3, LMCD1, TNS1, DCHS1, FLNA* e *GLIS1*.

A classificação da patogenicidade das variantes deve ser feita por laboratório ou equipe de medicina de precisão qualificada de acordo com os critérios do ACMG (American College of Medical Genetics and Genomics).

Implicações prognósticas e aconselhamento genético

Diante do diagnóstico genético do probando com fenótipo de prolapso mitral, sugere-se realizar rastreamento genético e clínico dos familiares em cascata (segregação em Sanger da variante encontrada).

Em caso de probando com fenótipo de prolapso mitral, porém sem variantes patogênicas ou provavelmente patogênicas ao teste genético, sugere-se rastreamento clínico dos familiares de primeiro grau.

A gestação, na maioria dos casos, é segura. As insuficiências valvares são, em geral, mais bem toleradas que as estenoses, contudo, em um contexto de gestação e hipervolemia, pode haver descompensação clínica. O ideal é que seja realizado planejamento familiar, com avaliação da indicação de tratamento cirúrgico da valvopatia antes da gestação, especialmente na suspeita de casos sindrômicos como síndrome de Marfan e os outros já descritos previamente.

Tratamento e terapias-alvo

Até o presente momento não há terapias específicas para prolapso mitral guiadas pelo teste genético. A terapia farmacológica com diuréticos e/ou vasodilatadores pode auxiliar no controle de sintomas da insuficiência mitral, mas não muda a evolução natural da doença.

O tratamento intervencionista da valvopatia depende da presença de sintomas ou complicadores. Recomenda-se intervenção cirúrgica da valva mitral (plástica ou substituição por prótese) nos casos de insuficiência mitral anatomicamente importante na presença de sintomas (IB), complicadores como fração de ejeção < 60% e/ou diâmetro sistólico do ventrículo esquerdo ≥ 40 mm (todos com nível de evidência IB) ou pressão sistólica da artéria pulmonar ≥ 50 mmHg ou fibrilação atrial (ambos com indicação IIa B). Pode ser considerada abordagem precoce com plástica mitral nos assintomáticos sem complicadores com anatomia favorável (prolapso do segmento P2), desde que em centros de excelência (IIa B), onde sejam registradas taxas de mortalidade cirúrgica baixas (< 1%) e alta taxa de sucesso da plástica valvar (> 95%). No caso de pacientes com outras indicações de cirurgia cardíaca, a abordagem por oportunidade pode ser realizada em pacientes com insuficiência mitral moderada ou importante, independente da presença de sintomas ou complicadores.

Bibliografia sugerida

Furlong J, Kurczynski TW, Hennessy JR. New marfanoid syndrome with craniosynostosis. Am J Med Genet. 1987;26:599-604.

Guicciardi NA, De Bonis M, Di Resta C, Ascione G, Alfieri O, Maisano F, et al. Genetic background of mitral valve prolapse. Rev Cardiovasc Med. 2022;23(3):96. https://doi.org/10.31083/j.rcm2303096

Le Tourneau T, Mérot J, Rimbert A, et al. Genetics of syndromic and non-syndromic mitral valve prolapse. Heart 2018;104:978-84.

Roselli C, Yu M, Nauffal V, Georges A, Yang Q, Love K, et al. Genome-wide association study reveals novel genetic loci: a new polygenic risk score for mitral valve prolapse. Eur Heart J. 2022 May 1;43(17):1668-80. doi: 10.1093/eurheartj/ehac049. PMID: 35245370; PMCID: PMC9649914.

Tarasoutchi F, Montera MW, Ramos AIO, Sampaio RO, Rosa VEE, Accorsi TAD, et al. Atualização das Diretrizes Brasileiras de Valvopatias – 2020. Arq Bras Cardiol. 2020;115(4):720-75.

Thacoor A. Mitral valve prolapse and Marfan syndrome. Congenital Heart Disease. 2017;00:1–5. https://doi.org/10.1111/chd.12467

PERGUNTAS ORIENTADORAS

1) Qual das síndromes abaixo se associa a maior frequência de prolapso mitral?
   a) Síndrome de Marfan.
   b) Síndrome de Asperger.
   c) Anomalia de Ebstein.
   d) Síndrome do PRKAG2.

2) Qual a conduta frente à detecção de variante patogênica em FBN1 em paciente portador de prolapso mitral?
   a) Independente da presença de insuficiência mitral ou de sua gravidade anatômica, recomenda-se cirurgia de troca valvar mitral na presença de variante patogênica em FBN1.
   b) Deve ser realizado *screening* genético em familiares de primeiro grau com genoma completo.
   c) Deve ser feito aconselhamento genético e ou contraindicada reprodução, dada a alta penetrância e gravidade da patologia.
   d) Variantes patogênicas em FBN1 se correlacionam à Síndrome de Marfan e o paciente deve ser avaliado clinicamente para outros acometimentos da síndrome (aortopatia, luxação de cristalino, deformidades ortopédicas, dentre outras) e os familiares de primeiro grau devem passar por avaliação genética e clínica.

3) Sobre as condutas no prolapso mitral, assinale a alternativa **correta**:
   a) O tratamento gene-guiado é feito quando identificada variante no gene da FLNC. Pela associação com prolapso mitral arritmogênico, indica-se implante de cardiodesfibrilador implantável para estes pacientes.
   b) Nos probandos em que for detectada variante(s) patogênica(s) ou provavelmente patogênica(s) ao teste genético, podem ser rastreados os familiares com teste genético (Sanger).
   c) Para os probandos sem variantes patogênicas ou provavelmente patogênicas ao teste genético, deve ser coletado teste genético dos familiares de primeiro grau.
   d) Não há terapia gene-guiada nos pacientes com prolapso mitral esporádico ou familiar, mas no caso de pacientes sindrômicos a cirurgia de troca valvar deve ser indicada mais precocemente.

RESPOSTAS

1) **Letra A**

   a) **A síndrome de Marfan é uma condição genética que afeta o tecido conectivo transmitida de forma autossômica dominante, afetando aproximadamente 1 em cada 5.000 indivíduos. Destes, cerca de 50% apresentam prolapso mitral. O diagnóstico da síndrome é estabelecido com base nos critérios de Ghent, que incluem a presença de prolapso mitral em seus critérios diagnósticos.**

   b) A Síndrome de Asperger faz parte do Transtorno do Espectro Autista e não apresenta prolapso mitral como uma apresentação fenotípica.

   c) A anomalia de Ebstein é definida pela implantação baixa da valva tricúspide, podendo haver alterações anatômicas das cúspides da valva e uma porção variável da parte proximal do ventrículo direito localizada em continuidade com o átrio direito ('atrializado'), devido à posição anormal da valva tricúspide. Não há alterações na anatomia mitral.

   d) A síndrome do PRKAG2 é uma doença genética de herança autossômica dominante, genocópia da miocardiopatia hipertrófica, com fisiopatologia relacionada ao acúmulo intracelular de glicogênio. O fenótipo inclui principalmente pré-excitação e hipertrofia ventricular, sem manifestações relacionadas a valva mitral

2) **Letra D**

   a) O tratamento do prolapso mitral é indicado com base na anatomia valvar (presença de insuficiência mitral anatomicamente importante) e na existência de sintomas e/ou complicadores. Não há mudança de conduta para a valvopatia mitral baseada nos achados do teste genético.

   b) Os familiares de primeiro grau devem realizar aconselhamento genético e devem realizar teste de Sanger para pesquisa da variante encontrada no probando, bem como avaliação clínica.

c) O probando deve ser orientado da chance de 50% de transmissão da variante à prole e, como a doença tem alta penetrância (sendo penetrância completa em alguns estudos), isso corresponde a um risco de 50% de ter um filho ou filha portador da síndrome de Marfan. Contudo, no aconselhamento genético ele/ela deve ser orientado(a) da possibilidade de fertilização *in vitro* com seleção de embriões, que permite a reprodução sem risco de transmissão da patologia.

d) **As formas sindrômicas como síndrome de Marfan, Ehlers-Danlos e Loeys-Dietz podem apresentar outros acometimentos além da valva mitral, como os descritos na alternativa acima. Desta forma, os pacientes devem ser avaliados de forma individualizada quanto a outras manifestações da síndrome e encaminhados a outros especialistas (ortopedista, oftalmologista, dentre outros) quando necessário.**

3) **Letra B**

a) Até o presente momento não há terapias específicas para prolapso mitral guiadas pelo teste genético. A presença de variantes patogênicas relacionadas a formas sindrômicas sinaliza para a necessidade de investigação de outros acometimentos.

b) **Os familiares devem realizar teste genético (Sanger) de modo a rastrear a presença da variante detectada no probando e este screening deve ser feito em cascata (iniciando pelos familiares de primeiro grau).**

c) Caso o teste genético do probando não identifique variantes patogênicas ou provavelmente patogênicas de interesse os familiares devem realizar apenas avaliação clínica.

d) Os pacientes portadores de síndromes que cursem com prolapso mitral, como é o caso principalmente da síndrome de Marfan, síndrome de Loeys-Dietz e Ehlers-Danlos apresentam as mesmas indicações para cirurgia de valva mitral que a população geral, contudo, caso apresentem aortopatia, o diagnóstico sindrômico do paciente pode influenciar na indicação de cirurgia de correção de aorta (na presença de aneurismas).

Seção 4

CARDIOPATIAS CONGÊNITAS

Coordenadores

BIANCA D W LINNENKAMP

LUCAS V L PIRES

22 | Cardiopatias Congênitas Complexas (Sindrômicas e Não Sindrômicas), Defeitos de Lateralidade e Cardiopatias Conotruncais

Lucas Vieira Lacerda Pires
Bianca Domit Werner Linnenkamp

CASO CLÍNICO

Recém-nascido do sexo feminino, filha de um casal hígido e não consanguíneo, nascida de uma gestação a termo, cujo pré-natal não foi adequadamente realizado. Ao nascimento, pesava 3.087 g, comprimento de 47 cm e perímetro cefálico de 34 cm. O parto foi normal, e a recém-nascida nasceu hipotônica e cianótica. Após estabilização clínica, foi e a recém-nascida nasceu hipotônica a unidade de terapia intensiva, onde, durante investigação diagnóstica, foi realizado ecocardiograma que identificou Tetralogia de Fallot. Outros exames de investigação foram solicitados, revelando timo hipoplásico e hipocalcemia.

Durante avaliação clínica, a história familiar foi coletada, revelando que o pai da paciente apresentava uma comunicação interventricular sem repercussão hemodinâmica, em acompanhamento, e que seu irmão estava em tratamento para esquizofrenia de início precoce.

ABORDAGEM DA MEDICINA DE PRECISÃO

Fenótipo

O coração é o órgão mais afetado por malformações congênitas, e os defeitos congênitos cardíacos representam um dos principais fatores de morbimortalidade no período neonatal. Estima-se que cerca de 10% dos natimortos e 1% dos nascidos vivos apresentam alguma cardiopatia congênita. Aproximadamente metade das cardiopatias congênitas são graves e exigem alguma abordagem no período neonatal ou nos primeiros anos de vida. As cardiopatias congênitas complexas formam um grupo diversificado de doenças graves que acometem o sistema cardíaco, sendo classicamente definidas como cardiopatias nas quais há associação de anomalias da drenagem venosa sistêmica e pulmonar, das drenagens atrioventriculares e defeitos estruturais do coração. Entre os defeitos cardíacos congênitos, os mais frequentes são os defeitos septais isolados (comunicação interatrial ou comunicação interventricular).

Os defeitos de lateralidade são outra apresentação possível para as cardiopatias congênitas. Defeitos de lateralidade, também conhecidos como heterotaxia, são anomalias nas posições habituais dos órgãos. O coração é um órgão comumente afetado nos quadros de heterotaxia, e seu grau pode variar desde casos mais leves, com defeitos envolvendo apenas os grandes vasos, até casos mais graves, que se manifestam com a dextrocardia. Além da dextrocardia, defeitos de lateralidade de outros órgãos podem estar associados, levando aos quadros de *situs inversus*, no qual diversos outros órgãos podem estar mal posicionados. Normalmente, os defeitos de lateralidade estão inclusos em um grupo maior de doenças que inclui diversas síndromes genéticas: as ciliopatias, um grupo de condições genéticas causadas por mutações em genes que codificam os cílios celulares, organelas localizadas nas membranas celulares responsáveis pela ancoragem celular e importantes guias para os processos de desenvolvimento embrionário e crescimento celular. Variantes em genes deste grupo levam a malformação dos cílios celulares, prejudicando o processo de migração celular, e acarretando em erros na formação e no posicionamento dos órgãos internos. Além de defeitos de lateralidade, este grupo de doenças inclui malformações cardíacas, de sistema nervoso central, renais, oculares e de extremidades (podendo cursar com polidactilia). Outras complicações dos defeitos de lateralidade incluem: infertilidade masculina, por deficiência de motilidade dos espermatozoides; infertilidade feminina, com risco aumentado para gestações ectópicas, por disfunção do epitélio ciliar tubário e doenças pulmonares, como bronquiectasias e infecções respiratórias recorrentes, causadas por disfunção do epitélio ciliado pulmonar.

Diagnóstico genético e molecular

Cerca de 56% dos casos de cardiopatias congênitas não apresentam alguma etiologia identificável, e dentre essas causas, aproximadamente 77% são genéticas. Dentre as causas genéticas, destacam-se as aneuploidias e variações de número de cópias (CNV – *Copy Number Variations*), que juntas, são responsáveis por 68% dos casos de cardiopatia congênita com etiologia conhecida.

As aneuploidias cromossômicas são a principal causa genética de cardiopatias congênitas, destas, vale destacar as síndromes de Down, Edwards, Patau e Turner. As CNVs são a segunda causa reconhecível de cardiopatia congênita com etiologia genética, e algumas síndromes genéticas clássicas, cujo mecanismo patogênico é a deleção de genes contíguos, têm defeitos cardíacos congênitos específicos que auxiliam na suspeita e possibilitam a confirmação diagnóstica precoce, são exemplos disso: síndrome de Williams-Beuren, causada pela deleção da região 7q11.23, e que, em geral, cursa com estenose supravalvar aórtica; síndrome da microdeleção 22q11.2 (também chamada de síndrome de DiGeorge), que pode causar uma gama de malformações cardíacas congênitas, em especial

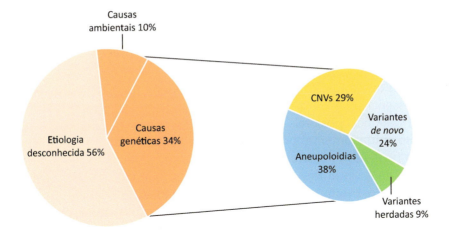

Figura 22.1. Principais etiologias das cardiopatias congênitas
Fonte: adaptada de Diab et al. Molecular Genetics and Complex Inheritance of Congenital Heart Disease, 2021.

defeitos conotruncais; síndrome de microdeleção 1p36, que muitas vezes cursa com miocardiopatia não compactada; entre outras.

Vale ressaltar que, nesses casos citados, tanto para as aneuploidias quanto para as variações de número de cópias, falamos de cardiopatias congênitas em um contexto sindrômico, ou seja, quando há outras malformações associadas. Quando, após uma investigação morfológica completa do recém-nascido, somada a minuciosa avaliação da história familiar, conclui-se que se trata de um defeito cardíaco isolado, as principais causas genéticas passam a ser as causas monogênicas (não esquecendo que algumas síndromes genéticas, como as RASopatias, são causas monogênicas de cardiopatias congênitas sindrômicas).

Os demais 38% dos casos de cardiopatias congênitas de etiologia genética conhecida são causadas por doenças monogênicas, ou seja, são decorrentes de mutações em um único gene. As doenças monogênicas podem incluir cardiopatias congênitas isoladas ou em contexto sindrômico. Aproximadamente um quarto das cardiopatias congênitas de origem monogênica são decorrentes de variantes genéticas herdadas; portanto, a história familiar detalhada, sempre somada a avaliação clínica dos pais e do probando torna-se imprescindível para delimitar melhor o fenótipo e possibilitar diagnósticos mais precisos.

Os defeitos de lateralidade apresentam em sua maioria etiologia monogênica, o que faz com que o sequenciamento por meio de NGS seja um dos principais exames para sua avaliação. Entretanto, já existem evidências claras de padrão de herança digênica nesses casos, o que sugere impacto poligênico para essa condição, fazendo com que, por ora, testes genéticos amplos não excluam etiologias genéticas. Ainda assim, o sequenciamento do exoma continua sendo o primeiro exame para diagnóstico nas ciliopatias. Essa divergência no fluxo de indicação de testes genéticos nas ciliopatias *versus* as demais cardiopatias congênitas reflete a necessidade de uma avaliação clínica minuciosa dos afetados, às vezes lançando mão de exames de imagem, para que se possa formular uma boa hipótese clínica e proceder com um teste diagnóstico adequado.

Implicações prognósticas e aconselhamento

Uma vez diagnosticada uma cardiopatia congênita, a investigação etiológica torna-se essencial para alcançar não apenas um diagnóstico preciso, como também para identificar possíveis eventos e comorbidades extracardíacas associadas. Além disso, é fundamental prover um aconselhamento familiar completo, considerando possíveis familiares afetados e os riscos de recorrência da doença na família. Algumas síndromes genéticas específicas que cursam com cardiopatias congênitas apresentam recomendações de seguimento e manejo, e o diagnóstico molecular precoce permite definir o manejo e rastrear outras comorbidades comuns a esses indivíduos, além de permitir que estas sejam tratadas antes que se tornem graves ou irreversíveis. O aconselhamento familiar também é diretamente influenciado pelo diagnóstico etiológico, pois, mesmo em casos de quadros não sindrômicos, o padrão de herança dos fenótipos está diretamente relacionado às características do gene afetado pela variante patogênica. A identificação do gene acometido possibilita identificar familiares em risco, determinar a probabilidade de recorrência da condição no casal e até avaliar os riscos para a futura prole do indivíduo afetado.

Bibliografia sugerida

Atik E. Cardiopatias complexas. Do conceito à evolução. Arq Bras Cardiol. 1996;67(6).

Correia M, Fortunato F, Martins D, Teixeira A, Nogueira G, Menezes I, et al. Cardiopatias Congênitas Complexas: Influência do Diagnóstico Pré-Natal. Acta Med Port. 2015;28(2):158-63.

Diab NS, Barish S, Dong W, Zhao S, Allington G, Yu X, Kahle KT, et al. Molecular Genetics and Complex Inheritance of Congenital Heart Disease. Genes. 2021;12(7):1020.

Leite G. Cardiopatia congênita. Universidade Federal do Rio Grande do Norte. Dicas de Saúde - Enfrentamento ao Covid-19 Edição 25 - 22/06/2021. Disponível em: https://www.gov.br/ebserh/pt-br/hospitais-universitarios/regiao-nordeste/huol-ufrn/saude/coronavirus-covid-19/cartilha--dicas-de-saude/cardiopatia-congenita-2.pdf.

Morton SU, Quiat D, Seidman JG, Seidman CE. Genomic frontiers in congenital heart disease. Nature reviews. Cardiology. 2022;19(1):26-42.

Scott M, Neal AE. Congenital Heart Disease. Primary care. 2021; 48(3):351-66.

Williams K, Carson J, Lo C. Genetics of Congenital Heart Disease. Biomolecules. 2019;9(12):879.

PERGUNTAS ORIENTADORAS

1) Qual o principal teste genético indicado para o caso apresentado?
   a) Painel de aortopatias por NGS.
   b) Sequenciamento de exoma.
   c) MLPA(Multiplex Ligation-dependent Probe Amplification) para a região 22q11.2.
   d) ARRAY genômico.

2) Quais as principais etiologias genéticas dos defeitos cardíacos congênitos?
   a) Aneuploidias.
   b) Diabetes gestacional.
   c) Síndromes monogênicas.
   d) Microdeleções.

3) Qual o primeiro teste a ser solicitado para investigação de cardiopatias congênitas de origem genética?
   a) Sequenciamento de exoma.
   b) Painel de ciliopatias.
   c) Cariótipo com banda G.
   d) Sequenciamento de genoma.

RESPOSTAS COMENTADAS

1) **Letra C**

Considerando-se o quadro clínico apresentado, a principal hipótese diagnóstica é de síndrome de Microdeleção 22q11.2 (síndrome DiGeorge), que cursa com anomalias conotruncais, imunodeficiência, hipoplasia de timo, hipocalcemia, anormalidade de palato, atraso de desenvolvimento e sintomas neuropsiquiátricos. Neste caso, como há uma boa hipótese, pode-se realizar teste genético direcionado para avaliação de deleção especificamente nesta região por meio de *kit* específico de MLPA. O exame de *array* também seria capaz de detectar uma deleção/duplicação nessa região além de avaliar outras possíveis CNVs nos outros cromossomos. No entanto o custo é mais elevado, portanto, nesse caso específico, há melhor custo-benefício solicitando o MLPA. O sequenciamento de exoma também poderia ser capaz de detectar uma deleção da região mas não é o padrão-ouro para este tipo de avaliação e apresenta custo ainda mais elevado.

2) **Letra A**

As aneuploidias cromossômicas, como as síndromes de Down, Edwards, Patau e Turner, são a principal causa genética de cardiopatias congênitas. As CNVs (deleções/duplicações) são a segunda causa reconhecível de cardiopatia congênita com etiologia genética, principalmente a síndrome da microdeleção 22q11.2 (também chamada de síndrome de DiGeorge) e síndrome de Williams-Beuren, causada pela deleção da região 7q11.23. Vale ressaltar que, nesses casos citados, tanto para as aneuploidias quanto para as variações de número de cópias, falamos de cardiopatias congênitas em um contexto sindrômico. Quando trata-se de um defeito cardíaco isolado, as principais causas genéticas passam a ser as causas monogênicas. Já o diabetes gestacional apresenta ação teratogênica e pode levar a uma gama de malformações, mas trata-se de uma causa não genética.

3) **Letra C**

Ao avaliar um paciente com cardiopatia congênita é importante distinguir entre formas sindrômicas e não sindrômicas por meio da triagem de malformações ocultas a fim de avaliar a presença de outras malformações adicionais. Por tratar-se de malformação maior, recomenda-se iniciar a investigação genética pelo exame de cariótipo com banda G, o qual é capaz de avaliar as principais causas genéticas de cardiopatia congênita, as aneuploidias. O sequenciamento de exoma e/ou genoma pode ser realizado como próxima etapa, ou ainda como terceira etapa, após realização de *array*. Apesar de as ciliopatias representarem uma importante causa de cardiopatia monogênica, sem outros achados adicionais sugestivos, não há indicação de iniciar a investigação com este exame.

23 | RASopatias

Lucas Vieira Lacerda Pires
Débora Romeo Bertola

CASO CLÍNICO

Paciente do sexo masculino, 7 anos de idade, segunda gestação de um casal saudável e não consanguíneo. O probando nasceu a termo, com peso, comprimento e perímetro cefálico adequados para idade gestacional.

Aos 4 meses de idade, durante uma consulta pediátrica, foi auscultado um sopro cardíaco, além de ser observado baixo ganho pôndero-estatural. O ecocardiograma realizado identificou uma estenose da valva pulmonar de grau moderado. Diante desses achados clínicos, a pediatra solicitou uma avaliação com um médico geneticista. Na avaliação clínica minuciosa, foram observados baixa estatura (Z Score -2,06), baixo peso (Z score -2), dismorfismos faciais (hipertelorismo ocular, com fendas palpebrais voltadas para baixo, orelhas de baixa implantação com sobredobramento da porção superior da hélice), pescoço curto, *pectus excavatum*, sopro cardíaco e criptorquidia bilateral. Pelo conjunto de achados clínicos, foi levantada a hipótese diagnóstica de síndrome de Noonan.

A investigação molecular, por meio do sequenciamento de um painel de genes direcionado ao diagnóstico da síndrome de Noonan, evidenciou uma variante em heterozigose no gene *PTPN11* (c.922A>G, p.Asn308Asp), classificada como patogênica, confirmando a hipótese clínica aventada.

ABORDAGEM DA MEDICINA DE PRECISÃO

Fenótipo

As RASopatias são um grupo de doenças genéticas raras causadas por variantes genéticas germinativas que causam hiperativação da via RAS/MAPK, uma via de sinalização intracelular que desempenha uma importante função na regulação do ciclo celular, agindo principalmente no desenvolvimento, crescimento, diferenciação e morte celular. Este grupo compreende diversas síndromes com quadros clínicos que se sobrepõem, particularmente um envolvimento neurocardiofaciocutâneo. Dentre os achados cardinais, destacam-se uma baixa estatura proporcionada e de origem pós-natal, dismorfismos craniofaciais, pescoço curto e/ou alado, anomalias cardíacas, deformidades esternais, criptorquidia nos indivíduos do sexo masculino, distúrbios de coagulação, dificuldade de aprendizagem/deficiência intelectual.

As doenças mais prevalentes no grupo das RASopatias são a síndrome de Noonan (SN) e a neurofibromatose tipo I (NF1). Outras síndromes mais raras que fazem parte desse grupo e que apresentam características semelhantes à SN incluem a síndrome de Costello (SC), a síndrome cardiofaciocutânea (CFC), a síndrome de Noonan com múltiplas lentigenes (SNML), a síndrome de Noonan-like com cabelos anágenos frouxos (SNCAF), a síndrome Neurofibromatose-Noonan (SNN) e a síndrome Noonan-Like com ou sem leucemia mielomonocítica juvenil (SNLLMJ).

Os achados cardiovasculares estão presentes em cerca de 80% dos pacientes com RASopatias, dentre os quais a estenose pulmonar valvar, frequentemente com valvas displásicas, e a cardiomiopatia hipertrófica, frequentemente associada a anomalias estruturais, como a estenose da valva pulmonar, são as mais prevalentes.

Por se tratar de uma via de sinalização de crescimento e proliferação celular, a via RAS/MAPK comumente apresenta variantes somáticas quando analisada em amostras tumorais. Desse modo, algumas RASopatias apresentam risco aumentado para desenvolvimento de alguns tumores, que podem incluir, entre outros, leucemia linfoblástica aguda/síndromes mieloproliferativas, neuroblastomas, rabdomiossarcomas, tumor neuroepitelial disembrioplástico (DNET) em sistema nervoso central.

Diagnóstico genético e molecular

Classicamente, as RASopatias são doenças causadas por variantes monoalélicas em genes que compõe ou regulam a via RAS/MAPK, compatível com um padrão de herança autossômico dominante. A depender da síndrome, um único gene ou um grupo amplo de genes podem ser responsáveis pelo fenótipo. Neste último caso, a SN é a que apresenta maior heterogeneidade genética. Mais recentemente, variantes bialélicas também foram descritas nos genes *LZTR1* e *SPRED2* em raros indivíduos com SN, configurando um padrão de herança autossômico recessivo (**Tabela 23.1**). Embora compartilhem diversas características, cada RASopatia apresenta achados mais prevalentes, diferindo no acompanhamento e manejo desses indivíduos, o que reforça a necessidade do diagnóstico molecular para confirmação/elucidação diagnóstica.

Tabela 23.1. Principais achados moleculares nas RASopatias

Fenótipo	Genes Relacionados
Síndrome de Noonan	PTPN11(50%), SOS1(11%), RAF1(5%), RIT1(5%), KRAS(1,5%), NRAS(0,2%), BRAF, MAP2K1, MRAS, RRAS2, RASA2, A2ML1, SOS2, LZTR1, SPRED2
Síndrome de Costello	HRAS (> 90%)
Síndrome cardiofaciocutânea	BRAF (75%); MAP2K1 e MAP2K2 (25%); KRAS (raro)
Síndrome de Noonan com múltiplas lentigines	PTPN11 (85%); RAF1, BRAF e MAP2K1
Síndrome Noonan-like com cabelos anágenos frouxos	SHOC2; PPP1CB
Síndrome neurofibromatose-Noonan	NF1 (variantes isoladas neste gene ou em combinação com outro gene da via RAS/MAPK)
Síndrome Noonan-Like com ou sem leucemia mielomonocítica juvenil	CBL

Fonte: Adaptada de: AOKI et al., 2015; BERTOLA et al., 2020; GRIPP et al., 2020 e RAUEN, 2013.

Implicações prognósticas e aconselhamento

Na maior parte dos casos, as RASopatias são causadas por variantes monoalélicas, portanto, trata-se de uma condição com um padrão de herança autossômico dominante, com risco de 50% de um indivíduo com a variante transmitir para seus descendentes. As variantes geralmente ocorrem *de novo*, ou seja, não são herdadas de um dos genitores, o que, teoricamente, garantiria um risco baixo de recorrência para o casal. No entanto, esse risco é maior do que o risco populacional, pois já foram identificados casos de mosaicismo gonadal, situação em que um dos pais não afetado pela síndrome apresenta a variante nas células gonadais, correndo risco de transmissão para a prole. Esse fato aumenta o risco de recorrência empírica para a prole em até 5%. Para os eventos *de novo*, foi estabelecido que existe um efeito da idade paterna avançada, pois, conforme a idade do pai aumenta, maior é a chance dessas variantes ocorrerem nas células do testículo.

Devido a variabilidade fenotípica intrafamiliar importante nas RASopatias, é recomendada a avaliação clínica dos pais, uma vez que um deles pode ser afetado e apresentar um quadro mais leve (expressividade variável), não tendo sido diagnosticado previamente.

Em casos de indivíduos com SN e variantes patogênicas bialélicas em *LZTR1* e *SPRED2*, pressupõe-se que os pais sejam cada um deles portador de uma variante patogênica em heterozigose, portanto, o risco de recorrência empírico para o casal se torna 25%. Nesses casos, pacientes afetados transmitem somente uma das variantes, o que faz com que o risco de recorrência para a prole de afetados seja baixo, salvo em casos de casamentos consanguíneos.

Indivíduos com RASopatias devem ser investigados para alterações na hemostasia, incluindo deficiência de fatores de coagulação, particularmente a deficiência do fator XI, e anomalias numéricas e na função das plaquetas (agregação plaquetária).

Além disso, algumas RASopatias apresentam risco aumentado para desenvolvimento de tumores, com destaque para a síndrome de Costello, a qual apresenta o maior risco de desenvolvimento de tumores e com parâmetros de rastreio já bem estabelecidos (**Tabela 23.2**).

Tabela 23.2. Recomendações de rastreamento de neoplasias recomendados para RASopatias

Fenótipo	Recomendação de rastreio
Síndrome de Costello (*HRAS*)	• Até 10 anos: exame físico, ultrassonografia de abdome e pelve, radiografia de tórax a cada 3-4 meses • Após 10 anos: urina tipo I anual
Síndrome de Noonan (*PTPN11,SOS1, RAF1, RIT1, SOS2, RRAS, LZTR1, BRAF, PTPN11, KRAS*)	• Até 5 anos: exame físico, com atenção a avaliação do baço e hemograma completo a cada 3 a 6 meses • Após 5 anos: hemograma completo no momento do diagnóstico e quando houver indicação clínica. Avaliação física com atenção para hepatoesplenomegalia
Síndrome Noonan-Like com ou sem leucemia mielomonocítica juvenil (*CBL*)	• Hemograma completo no momento do diagnóstico e repetir se houver indicação clínica. Avaliação clínica anual, com atenção para Hepatoesplenomegalia
Síndrome cardiofaciocutânea (*BRAF, MAP2K1, MAP2K2, KRAS*)	• Sem rastreio específico
Síndrome de Noonan com múltiplas lentigines (*PTPN11, RAF1, BRAF, MAP2K1*)	• Sem rastreio específico
Síndrome de Noonan-like com cabelos anágenos frouxos (*PPPC1B, SHOC2*)	• Sem rastreio específico

Fonte: adaptada de Ney et al., 2022.

Terapias-alvo (somente terapias avançadas/moleculares)

Os estudos sobre terapias de precisão para doenças raras têm se intensificado. Considerando que as RASopatias resultam da hiperativação da via de sinalização RAS/MAPK, a inativação dessa via com medicações específicas é um alvo promissor para tratamentos direcionados. Modelos animais identificaram que o uso de inibidores de MEK (trametinibe) durante a gestação resoltou em proles com fenótipos mais brandos de síndrome cardiofaciocutânea.

Em concordância com esta hipótese, Andelfinger *et al.* (2019) utilizaram um inibidor seletivo de MEK (proteína final da via RAS/MAPK) e observaram uma melhora na miocardiopatia hipertrófica obstrutiva grave em pacientes com SN, em um protocolo de pesquisa.

Recentemente, o inibidor seletivo de MEK (selumetinibe) tem sido utilizado para o tratamento de neurofibromas plexiformes sintomáticos que não podem ser completamente removidos por cirurgia em indivíduos com NF1.

Bibliografia sugerida

Andelfinger G, Marquis C, Raboisson MJ, Théoret Y, Waldmüller S, Wiegand G, et al. Hypertrophic Cardiomyopathy in Noonan Syndrome Treated by MEK-Inhibition. J Am Coll Cardiol. 2019;73(17):2237-9.

Aoki Y, Niihori T, Inoue SI, Matsubara Y. Recent advances in RASopathies. J Human Genet. 2015;61(1):33-9. https://doi.org/10.1038/jhg.2015.114

Bergqvist C, Wolkenstein P. MEK inhibitors in RASopathies. Curr Opinion Oncol. 2021;33(2):110-9.

Bertola DR, Castro MAA, Yamamoto GL, Honjo RS, Ceroni JR, Buscarilli MM, et al. Phenotype–genotype analysis of 242 individuals with RASopathies: 18-year experience of a tertiary center in Brazil. American Journal of Medical Genetics, Part C: Seminars in Medical Genetics. 2020;184(4):896-911.

Gripp KW, Schill L, Schoyer L, Stronach B, Bennett AM, Blaser S, et al. The sixth international RASopathies symposium: Precision medicine–From promise to practice. American Journal of Medical Genetics. Part A. 2020;182(3):597.

Inoue S, Moriya M, Watanabe Y, Miyagawa-Tomita S, Niihori T, Oba D, et al. New BRAF knockin mice provide a pathogenetic mechanism of developmental defects and a therapeutic approach in cardio-facio-cutaneous syndrome. Human molecular genetics. 2014;23(24):6553-66.

Ney G, Gross A, Livinski A, Kratz CP, Stewart DR. Cancer incidence and surveillance strategies in individuals with RASopathies. American journal of medical genetics. Part C, Seminars in medical genetics. 2022;10.1002/ajmg.c.32018. Advance online publication.

Rauen KA. The RASopathies. Annual Review of Genomics and Human Genetics. 2013;14:355.

Roberts AE. Noonan Syndrome. In: Adam MP. et al. GeneReviews®. University of Washington, Seattle. 2001.

PERGUNTAS ORIENTADORAS

1) Quais são os principais achados cardíacos nas RASopatias?
   a) Miocardiopatia hipertensiva e defeitos septais.
   b) Defeitos cardíacos congênitos e coarctação de aorta.
   c) Estenose pulmonar valvar e cardiomiopatia hipertrófica.
   d) Hipertensão pulmonar primária e dilatação de raiz aórtica.

2) Qual o papel do diagnóstico molecular nas RASopatias?
   a) Identificar e definir o risco cardiológico de cada um dos pacientes, visando indicar o tratamento mais precocemente possível e permitir melhor probabilidade de cura.
   b) Auxílio no cálculo da estatura alvo do indivíduo, permitindo identificar a melhor janela para introdução do tratamento com hormônio do crescimento.
   c) O diagnóstico molecular não tem utilidade para guiar manejo ou tratamento, visto que o diagnóstico das RASopatias é exclusivamente clínico, devendo ser levado em consideração apenas para fins de pesquisa e estudo.
   d) O diagnóstico preciso ajuda não só para o aconselhamento genético da família, determinação de risco de recorrência, como também pode indicar o diagnóstico preciso do paciente, permitindo direcionar o melhor tratamento para cada uma das RASopatias.

RESPOSTAS COMENTADAS

1) **Letra C**
Por mais que diversos achados cardíacos já tenham sido descritos em indivíduos com RASopatias, a estenose pulmonar valvar segue sendo a cardiopatia congênita mais relacionada a este grupo de doenças. Além disso, a hipertrofia cardíaca é um achado importante para esses pacientes e, por mais que seja considerada adquirida por ser progressiva em alguns pacientes, ela está presente ao nascimento. Essas cardiopatias podem acontecer isoladas ou conjugadas.

2) **Letra D**
Por mais que a abordagem cardíaca e de crescimento sejam cruciais no acompanhamento de todas as RASopatias, é fundamental lembrar que cada uma dessas doenças possui indicações específicas de manejo. Por este motivo, o diagnóstico molecular é imprescindível para a melhor delimitação do quadro e para uma avaliação integral do prognóstico do paciente. Além disso, o aconselhamento genético familiar depende diretamente de um diagnóstico molecular preciso, guiando muitas vezes a necessidade de rastreio clínico e molecular dos progenitores.

Seção 5

ATEROSCLEROSE, DISLIPIDEMIAS E FATORES DE RISCO CARDIOVASCULAR

Coordenadora

MARJORIE H MIZUTA

24 | LDL-Colesterol Elevado

Marjorie Hayashida Mizuta
Raul Dias dos Santos Filho
Viviane Zorzanelli Rocha Giraldez

CASO CLÍNICO

Paciente do sexo feminino, 30 anos de idade, procura cardiologista devido à elevação do colesterol nos exames de rotina. Nega outras comorbidades e não faz uso de medicações. Refere que seu pai infartou aos 40 anos de idade e sua irmã apresentou infarto agudo do miocárdio aos 45 anos de idade. Ao exame físico, apresentava arco corneano e xantomas em tendão aquileu bilateral, sem outras alterações. Perfil lipídico: CT 365 mg/dL, HDL 42 mg/dL, NHDL 323 mg/dL, LDL 297 mg/dL e TG 132 mg/dL. (Obs.: função hepática, renal e tireoidiana normais.)

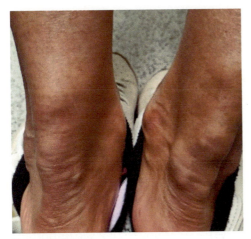

Figura 24.1. Xantomas.

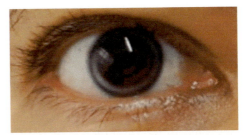

Figura 24.2. Arco corneano.

ABORDAGEM DA MEDICINA DE PRECISÃO

Fenótipo

A hipercolesterolemia familiar (HF) é uma dislipidemia genética frequente quando em heterozigose, caracterizada por níveis elevados de LDL-colesterol (LDL-c). Indivíduos portadores de HF têm um risco de 3 a 13 vezes maior de desenvolver doença coronariana precoce (< 55 anos em homens e < 65 anos em mulheres) do que a população geral dada a exposição prolongada a níveis elevados de LDL-c.

A alta concentração de LDL-c é habitualmente causada por variantes em genes que codificam proteínas envolvidas no catabolismo das lipoproteínas de baixa densidade (LDL).

Existem duas formas de apresentação da doença, a hipercolesterolemia familiar heterozigótica (HFHe), mais comum, com acometimento de aproximadamente 1 a cada 300 indivíduos; e a hipercolesterolemia familiar homozigótica (HFHo), mais rara, com prevalência de aproximadamente 1 a cada 300.000 indivíduos. Diferente da forma heterozigótica, a HF homozigótica se manifesta mais precocemente e com quadro clínico mais agressivo, apresentando evidência de doença aterosclerótica e até mesmo indícios de estenose aórtica em crianças e adolescentes.

A hipercolesterolemia familiar geralmente tende a ser uma doença silenciosa em que o indivíduo muitas vezes só descobre a doença após o primeiro episódio de infarto agudo do miocárdio, que, em geral, ocorre precocemente. No exame físico podem estar presentes os xantomas tendinosos, localizados mais comumente na região do tendão aquileu, ocorrendo também em cotovelos e dorso das mãos. O arco corneano é considerado patológico quando presente antes dos 45 anos de idade pois pode ser confundido com arco senil. Os xantelasmas podem estar presentes, mas não são muito específicos e não compõem os critérios diagnósticos para hipercolesterolemia familiar.

Existem vários critérios diagnósticos utilizados na hipercolesterolemia familiar, como: MEDPED, Simon Broome e Dutch MEDPED. No Brasil, o critério mais utilizado é o Dutch MEDPED, que avalia em uma escala de pontuação parâmetros como a: história familiar, história clínica dos indivíduos, exame físico, nível de LDL-c e análise do DNA (Tabela 24.1).

Um diagnóstico diferencial importante da hipercolesterolemia familiar é a sitosterolemia, uma dislipidemia genética autossômica recessiva caracterizada por níveis séricos elevados de esteróis vegetais (Tabela 24.2).

Apesar de valores elevados de colesterol a HF apresenta uma heterogeneidade fenotípica e de risco cardiovascular entre indivíduos com o mesmo genótipo, desse modo, ferramentas para estratificação de risco cardiovascular são importantes para identificar indivíduos com maior risco e auxiliar na prevenção de eventos.

MEDICINA DE PRECISÃO EM CARDIOLOGIA

Tabela 24.1. Critérios diagnósticos da hipercolesterolemia familiar – Dutch MEDPED

Parâmetro	Pontos
História familiar	
Parente de 1º grau, portador de doença vascular coronária prematura (homem < 55 anos, mulher < 60 anos) OU Parente adulto de 1º ou 2º grau com colesterol total > 290 mg/dL*	1
Parente de 1º grau, portador de xantoma tendinoso e/ou arco corneano OU Parente de 1º grau, < 16 anos com colesterol total > 260 mg/dL*	2
História clínica	
Paciente portador de doena arterial coronária prematura (homem < 55 anos, mulher < 60 anos)	2
Paciente portador de doença arterial cerebral ou periférica prematura (homem < 55 anos, mulher < 60 anos)	1
Exame físico	
Xantoma tendinoso	6
Arco corneano < 45 anos	4
Nível de LDL-c (mg/dL)	
≥ 330 mg/dL	8
250-329 mg/dL	5
190-249 mg/dL	3
155-189 mg/dL	1
Análise do DNA	
Presença de mutação funcional do gene do receptor de LDL, da apoB 100 ou da PCSK9*	8
Diagnóstico de HF	
Certeza se	> 8 pontos
Provável se	6-8 pontos
Posível se	3-5 pontos

*Modificada do Dutch MEDPED1 adotando um critério presente na proposta do Simon Broome Register Group 3.

Tabela 24.2. Principais diagnósticos diferenciais de doenças monogênicas com LDL colesterol elevado- comparação entre os aspectos clínicos e laboratoriais da hipercolesterolemia familiar e da sitosterolemia

	Hipercolesterolemia familiar	*Sitosterolemia*
História pessoal de DAC precoce	Presente/ausente (frequente)	Presente/ausente (mais frequente)
História familiar de DAC precoce	Presente/ausente (mais frequente)	Presente/ausente
LDL colesterol	↑↑↑	↑↑
Arco corneano	Presente/ausente (frequente)	Presente/ausente (menos frequente)
Xantelasmas	Presente/ausente	Presente (mais frequente)
Xantomas	Presente/ausente (frequente)	Presente/ausente (frequente)
Hepatoesplenomegalia	Ausente	Presente
Alterações hematológicas	Ausente	Presente
Zigosidade	Homozigoto/heterozigoto/ heterozigoto composto/ duplo-heterozigoto	Homozigoto/heterozigoto composto/duplo-heterozigoto
Principais genes associados	*LDLR, APOB, PCSK9, LDLRAP1*	*ABCG5, ABCG8*

DIAGNÓSTICO GENÉTICO E MOLECULAR

Recomenda-se o teste genético em indivíduos selecionados, com quadro clínico sugestivo, excluídas as causas secundárias de elevação do LDL-colesterol como hipotireoidismo descontrolado, síndrome nefrótica, doença colestática, etilismo, uso de medicações que aumentam o colesterol, entre outros. Indivíduos com LDL > 190 mg/dL e que apresentem o quadro clínico sugestivo devem ser avaliados para o diagnóstico da doença. No laboratório de cardiogenética e medicina de precisão do Instituto do Coração (InCor), o teste genético é realizado em indivíduos que apresentem suspeita clínica da doença, descartadas as causas secundárias e com valores de colesterol correspondentes a:

- Adultos com LDL > 230 mg/dL, ou
- Adultos com LDL > 210 mg/dL com histórico familiar ou pessoal de DAC precoce, ou
- Adultos com LDL > 210 mg/dL com histórico familiar de hipercolesterolemia (familiar de primeiro grau com LDL > 190 mg/dL)
- Crianças com idade < 18 anos e LDL > 160 mg/dL

A hipercolesterolemia familiar é uma doença de herança mendeliana, monogênica, causada por variantes patogênicas em genes específicos.

O padrão de herança na maioria das variantes é autossômica dominante, mas algumas variantes têm herança autossômica recessiva.

A hipercolesterolemia familiar heterozigótica é uma doença autossômica dominante, que resulta geralmente de um único alelo afetado no gene que codifica o receptor da LDL (LDLR), enquanto as variantes dos genes da apolipoproteína B (APOB) e pró-proteína convertase subtilisina/kexina tipo 9 (PCSK9) podem ser encontradas com menor frequência.

A hipercolesterolemia familiar homozigótica é uma doença autossômica codominante, geralmente grave, e resulta de uma variante patogênica nos dois alelos de um dos genes já mencionados (*LDLR, APOB* ou *PCSK9*) ou de variantes patogênicas bialélicas no gene *LDLRAP1*, que codifica a proteína adaptadora do receptor de LDL.

A classificação da patogenicidade das variantes deve ser feita por laboratório ou equipe de medicina de precisão qualificada de acordo com os critérios do ACMG/AMP. Existe uma adaptação validada da classificação de patogenicidade específica para variantes no gene LDLR, feita por um painel de especialistas do ClinGen.

A penetrância para HF é variável conforme o gene associado. Estudos relatam que apenas 73% dos indivíduos com uma variante de LDLR em heterozigose apresentam um nível de LDL-c >130 mg/dL, sugerindo uma penetrância mais baixa do que se imaginava. No gene *PCSK9*, a penetrância chega a 90% em indivíduos com a variante patogênica c.381T>A (p. Ser127Arg) em heterozigose.

Tabela 24.3. Principais genes associados à hipercolesterolemia familiar

Gene	Proporção de casos atribuídos a variantes patogênicas
APOB	~5%-10%
LDLR	>50%
LDLRAP1	<1%
PCSK9	<1%
Desconhecido	~40%

Implicações prognósticas e aconselhamento genético

Diante do diagnóstico genético do probando (caso-índice), recomenda-se rastreamento genético em cascata (com segregação da variante encontrada) e clínico dos familiares.

O teste genético é importante não só para confirmar o diagnóstico da doença, como para identificar os indivíduos com sua forma mais grave (homozigóticos) e também auxiliar no diagnóstico diferencial da sitosterolemia.

O diagnóstico precoce desses indivíduos, especialmente dos HF homozigóticos, implica a modulação da história natural da doença, com tratamento intensivo e rastreio precoce de doença aterosclerótica e estenose da valva aórtica em alguns casos. Além disso, o diagnóstico de sitosterolemia auxilia no direcionamento da terapia adequada, uma vez que essa doença apresenta melhor resposta ao tratamento com ezetimiba e restrição de alimentos contendo esteróis de plantas.

TERAPIAS-ALVO

O tratamento da hipercolesterolemia familiar se baseia no uso dos hipolipemiantes orais habitualmente utilizados (estatinas e ezetimiba), além do inibidor do *PCSK9* quando possível.

O inclisiran é uma molécula de RNA de interferência (siRNA) que bloqueia a produção hepática de *PCSK9*, e é capaz de reduzir o LDL-C de pacientes com HF heterozigótica em 50%. Como requer apenas 2 a 3 injeções por ano, apresenta uma certa vantagem em relação aos anticorpos monoclonais, que exigem 1 dose a cada 2 ou 4 semanas. O inclisiran pode ser usado como adjuvante do tratamento com estatinas (com ou sem ezetimiba) em casos de hipercolesterolemia familiar heterozigótica ou doença cardiovascular aterosclerótica que requerem redução adicional do colesterol LDL. O inclisiran é aprovado para o uso em adultos com HF na Europa e foi aprovado recentemente pela ANVISA. Atualmente, a medicação vem sendo testada em adolescentes no ORION-16, um ensaio-clínico randomizado placebo-controlado de fase III que permanece em andamento.

Indivíduos com HF homozigótica representam um grande desafio para a terapia medicamentosa, uma vez que costumam ser refratários aos inibidores de PCSK9 e geralmente requerem terapias capazes de bloquear a síntese de lipoproteínas de densidade muito baixa, como o lomitapide, ou até mesmo aférese de LDL-C. O evinacumabe, um anticorpo monoclonal contra ANGPTL3 (proteína semelhante à angiopoietina 3), aprovado para HF homozigótica, foi capaz de reduzir o LDL-C em 50% em indivíduos com HF homozigótica refratária, incluindo os pacientes com variantes nulas de LDLR.

Bibliografia sugerida

Alonso R, Argüeso R, Álvarez-Baños P, Muñiz-Grijalvo O, Diaz-Diaz JL, Mata P. Familial Hypercholesterolemia and Lipoprotein(a): Two Partners in Crime? Current Atherosclerosis Reports [Internet]. 2022 Apr 7; Disponível em: https://link.springer.com/10.1007/s11883-022-01019-5

Hu P, Dharmayat KI, Stevens CAT, Sharabiani MTA, Jones RS, Watts GF, et al. Prevalence of Familial Hypercholesterolemia among the General Population and Patients with Atherosclerotic Cardiovascular Disease: A Systematic Review and Meta-Analysis. Circulation. 2020 Jun 2;141(22):1742-59.

Ison HE, Clarke SL, Knowles JW. Familial Hypercholesterolemia. 2014 Jan 2 [Updated 2022 Jul 7]. In: Adam MP, Everman DB, Mirzaa GM, et al., editors. GeneReviews® [Internet]. Seattle (WA): University of Washington, Seattle; 1993-2023. Disponível em: https://www.ncbi.nlm.nih.gov/books/NBK174884/

Izar MCO, Giraldez VZR, Bertolami A, Santos Filho RD, Lottenberg AM, Assad MHV, et al. Atualização da Diretriz Brasileira de Hipercolesterolemia Familiar – 2021. Arq Bras Cardiol. 2021 Oct 1;117(4):782-844.

Miname MH, Santos RD. Reducing cardiovascular risk in patients with familial hypercholestero-lemia: Risk prediction and lipid management. Progress in Cardiovascular Diseases. 2019 Sep 1;62(5):414-22.

Rocha VZ, Santos RD. Past, Present, and Future of Familial Hypercholesterolemia Management. Methodist Debakey Cardiovasc J. 2021 Sep 24;17(4):28-35. doi: 10.14797/mdcvj.887. PMID: 34824679; PMCID: PMC8588698.

Santos RD, Gidding SS, Hegele RA, Cuchel MA, Barter PJ, Watts GF, et al. Defining severe familial hypercholesterolaemia and the implications for clinical management: a consensus statement from the International Atherosclerosis Society Severe Familial Hypercholesterolemia Panel. Vol. 4, The Lancet Diabetes and Endocrinology. Lancet Publishing Group; 2016. p. 850-61.

PERGUNTAS ORIENTADORAS

1) Qual o provável diagnóstico da paciente?
   a) Hipercolesterolemia familiar.
   b) Hiperlipidemia familiar combinada.
   c) Sitosterolemia.
   d) Hipercolesterolemia secundária.

2) A paciente realizou teste genético que não encontrou variantes compatíveis com a suspeita clínica de hipercolesterolemia familiar. Com base no resultado do exame, conclui-se que a hipótese diagnóstica de hipercolesterolemia familiar pode ser completamente afastada. Essa conclusão é:
   a) Verdadeira.
   b) Falsa.

3) São genes associados às dislipidemias monogênicas que apresentam LDL-c elevado:
   a) *LDLR, APOB, PCSK9 e APOA1.*
   b) *APOB, PCSK9, LPL e LDLR.*
   c) *LDLR, PCSK9, APOB, LDLRAP1, ABCG5, ABCG8.*
   d) *ABCG5, ABCG8, LDLR, MTTP, PCSK9, APOB.*

RESPOSTAS COMENTADAS

1) **Letra A**

A paciente apresenta quadro clínico compatível com hipercolesterolemia familiar (critérios de Dutch: 16 pontos –s definitivo) e considerando que esta é uma dislipidemia genética frequente, esse seria o diagnóstico mais provável da paciente.

A hiperlipidemia familiar combinada é uma dislipidemia mista, poligênica e geralmente o quadro clínico envolve a presença de histórico familiar de doença arterial coronariana (DAC) precoce, resistência insulínica, síndrome metabólica, esteatose hepática e apolipoproteína B elevada, o que não parece ser o caso.

A sitosterolemia é uma dislipidemia monogênica em que pode ocorrer elevação do LDL-c pela alta concentração de fitoesteróis vegetais plasmáticos. O quadro clínico é semelhante à hipercolesterolemia familiar com a presença de DAC precoce, alteração no perfil lipídico (LDL-c elevado), presença de xantomas e difere em relação à presença de alterações hematológicas (anemia, plaquetopenia), podendo haver hepatoesplenomegalia e os xantelasmas são mais frequentes. A sitosterolemia é menos frequente que a hipercolesterolemia familiar, e considerando que embora o fenótipo seja semelhante, há algumas diferenças que não foram encontradas nesse caso, logo, esse diagnóstico seria menos provável.

A paciente negou comorbidades, não fazia uso de medicações, e os exames laboratoriais correspondentes à função renal, tireoidiana e hepática estavam normais, não apresentando nenhum indício de alteração do perfil lipídico que pudesse ser explicado por causas secundárias.

2) **Letra B**

A conclusão é falsa. Um teste genético negativo não afasta completamente a hipótese diagnóstica de hipercolesterolemia familiar. Deve-se considerar qual tipo de teste genético foi realizado e se foi apropriado para a pesquisa da doença em questão. Além disso, embora seja uma doença muito estudada, ainda não se conhece completamente todas as alterações genéticas associadas à hipercolesterolemia familiar, o que significa que algumas variantes podem não ter sido analisadas no caso específico. O diagnóstico de hipercolesterolemia familiar pode ser realizado tanto por critérios clínicos quanto por meio de testes genéticos. Uma pontuação > 8 pontos pelos critérios de Dutch é considerada como critério diagnóstico definitivo para HF, sem necessidade obrigatória de confirmação genética. Dado que a paciente tem um fenótipo muito sugestivo de HF e alcança 16 pontos pelos critérios de Dutch, é considerável que ela tenha HF.

3) **Letra C**

Os genes mais comumente associados às dislipidemias mono-gênicas que têm LDL-c elevado são: *LDLR, APOB, PCSK9, LDLRAP1* (Hipercolesterolemia familiar) e *ABCG5* e *ABCG8* (sitosterolemia).

O gene *APOA1* está associado à deficiência de *APOA1*, uma dislipidemia genética caracterizada por níveis reduzidos de HDL-c.

O gene *LPL* está associado às hipertrigliceridemias primárias.

O gene *MTTP* está associado à abetalipoproteinemia, uma dislipidemia monogênica caracterizada por níveis baixos de LDL-c.

25 | Outras Dislipidemias

Marjorie Hayashida Mizuta
Ana Paula Marte Chacra
Marcio Hiroshi Miname

CASO CLÍNICO 1

Paciente do sexo masculino, 58 anos de idade, foi encaminhado ao cardiologista devido a níveis extremamente baixos de colesterol. É assintomático do ponto de vista cardiovascular. Apresenta hipertensão arterial diagnosticada aos 56 anos e diabetes melito diagnosticado aos 55 anos. Faz uso de enalapril 20 mg 2x/dia, anlodipino 10 mg/d, hidroclorotiazida 25 mg/d, metformina 850 mg 3x/dia e gliclazida 90 mg/dia. Nega histórico familiar de doença arterial coronariana precoce. Não apresenta alterações ao exame físico. Perfil lipídico: CT = 66 mg/dL, HDL = 32 mg/dL, LDL = 7 mg/dL, TG = 143 mg/dL e ApolipoproteínaB (ApoB) = 23 mg/dL. (Obs.: funções hepática, renal e tireoidiana normais; hemoglobina glicada 7%). Foi solicitado ultrassonografia de abdome que revelou esteatose hepática grau III. O teste genético revelou uma variante em homozigose no gene da *APOB*.

CASO CLÍNICO 2

Paciente do sexo feminino, 59 anos de idade, em acompanhamento com cardiologista para prevenção secundária. Apresentou infarto agudo do miocárdio aos 57 anos, tendo sido submetida a angioplastia da artéria coronária direita, sem lesões residuais. Fazia uso de: AAS 100 mg/dia, atorvastatina 80 mg/dia e ezetimiba 10 mg/dia. Referia histórico familiar de HDL colesterol extremamente baixo.# e compareceu à consulta preocupada, questionando se essa condição era normal. Estava assintomática do ponto de vista cardiovascular. Ao exame físico apresentava opacificação da córnea, sem outras alterações, e IMC = 23 kg/m^2. Perfil lipídico: CT = 106 mg/dL, HDL = 5 mg/dL, LDL = 84 mg/dL e TG = 87 mg/dL. (Obs.: funções hepática, renal e tireoidiana normais.) Ecocardiograma apresentava fração de ejeção preservada, sem alterações segmentares.

Após atender essa paciente preocupada com os níveis extremamente baixos de HDL-colesterol, o cardiologista recebeu outro paciente, que, por outro lado,

250 Capítulo 25 – Outras Dislipidemias

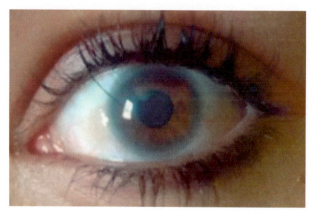

Figura 25.1. Opacificação da córnea.

estava orgulhoso, pois seus níveis de HDL-colesterol sempre foram muito elevados e acreditava que seu "colesterol bom" o protegeria contra infarto agudo do miocárdio. Para a surpresa de todos, a angiotomografia de artérias coronárias revelou placas mistas no terço médio da artéria descente anterior e no terço proximal da artéria coronária direita, com escore de cálcio de 210 Agatston. O paciente negava comorbidades, etilismo e tabagismo. Não fazia uso de medicações e negava histórico familiar de doença arterial coronariana precoce. Ao exame físico não apresentava alterações. Perfil lipídico: CT = 292 mg/dL, HDL = 201 mg/dL, LDL = 74mg/dL e TG = 85 mg/dL. (Obs.: funções hepática, renal e tireoidiana normais.)

CASO CLÍNICO 3

Paciente do sexo masculino, 32 anos de idade, procura cardiologista devido a níveis persistentemente elevados de triglicérides, sempre acima de 1.000 mg/dL, e ao diagnóstico de hipertrigliceridemia desde os 17 anos de idade. Refere 7 pancreatites prévias e já fez uso de ciprofibrato 100 mg/dia e ômega 3 2g/dia, porém nunca apresentou queda dos níveis de triglicérides. Nega histórico familiar de doença coronariana precoce e refere que seu irmão já apresentou 5 episódios de pancreatite, com quadro semelhante. Paciente refere que desde adolescente vem apresentando quadros de dor abdominal recorrentes, geralmente semanais (3x/semana), além de episódios de esteatorreia. Refere alimentação regular, com baixa ingesta de carboidratos, preferindo frutas e verduras. Nega etilismo e tabagismo. Ao exame físico apresentava xantomas eruptivos nas costas e membros superiores (**Figura 25.2**), sem outras alterações, IMC = 25 kg/m². Perfil lipídico: CT = mg/dL, HDL = 44 mg/dL, LDL = não foi possível dosar, TG = 12.000 mg/dL (soro lipêmico). (Obs.: funções hepática, renal e tireoidiana normais.)

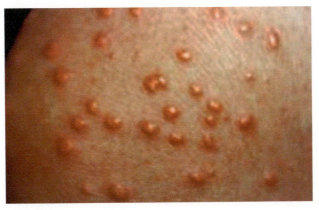

Figura 25.2. Xantomas eruptivos.

DOENÇAS MONOGÊNICAS ASSOCIADAS A LDL-C BAIXO

Abordagem da Medicina de Precisão

Fenótipo

As doenças monogênicas associadas a baixos valores de LDL-c podem ser subdivididas em distúrbios de classe I caracterizadas por defeitos na secreção das lipoproteínas que contêm apo B e incluem a abetalipoproteinemia, a hipobetalipoproteinemia familiar e a doença de retenção de quilomícrons. A abetalipoproteinemia é um distúrbio autossômico recessivo causado por variantes bialélicas de perda de função no gene *MTTP*. Este gene codifica a MTP, enzima responsável pela montagem das lipoproteínas ricas em apo B (**Tabela 25.1**).

Mutações autossômicas semidominantes nos genes que codificam a APOB, impedem a formação e a secreção das lipoproteínas que contêm apoB com formas bialélicas ou monoalélicas (anteriormente referidas como formas "homozigóticas" ou "heterozigóticas", respectivamente). Como mencionado anteriormente, o gene *APOB* codifica duas isoformas específicas de tecido: a apoB100, no fígado, e a apoB48, no intestino. A maioria das variantes patogênicas na hipobetalipoproteinemia familiar resulta da síntese de várias formas truncadas da isoforma apoB100, derivada do fígado. No entanto, foram relatadas variantes patogênicas raras do tipo missense no gene *APOB*, que produzem peptídios apoB menores que apoB48. Em geral, a gravidade da doença é inversamente proporcional ao comprimento do peptídio apoB. Pacientes com abetalipoproteinemia e hipobetalipoproteinemia bialélica têm níveis ausentes ou muito baixos de lipídios plasmáticos e lipoproteínas contendo apoB. A doença de retenção de quilomícrons é uma doença autossômica recessiva devido a variantes bialélicas de perda de função no gene *SAR1B*, que codifica a proteína SAR1B. Variantes de perda de função em ambos os alelos do gene *SAR1B* afetam profundamente a secreção de quilomícrons pelos enterócitos, enquanto uma cópia do alelo patogênico não está associada a um fenótipo clínico anormal.

Os distúrbios de Classe II surgem pelo aumento do catabolismo das lipoproteínas e incluem a hipolipidemia familiar, que é um distúrbio autossômico semidominante que surge devido a variantes de perda de função no gene *ANGPTL3*. A hipobetalipoproteinemia familiar tipo 2 é um distúrbio autossômico semidominante devido a variantes de perda de função no gene *PCSK9*, que impedem a destruição lisossômica do receptor de LDL e promovem sua maior reciclagem para a superfície das células hepáticas. Isso, por sua vez, resulta em maior remoção de lipoproteínas da circulação, levando a níveis plasmáticos reduzidos de colesterol LDL (LDL-C) (**Tabela 25.2**).

A hipobetalipoproteinemia familiar é uma dislipidemia genética caracterizada por níveis de apolipoproteína B (apoB) abaixo do percentil 5 e LDL colesterol baixo (em torno de 20 a 50 mg/dL) ou ausentes (abetalipoproteinemia) devido à deficiência de secreção hepática e entérica de lipoproteínas contendo apoB.

Tabela 25.1. Classe I: Hipobetalipoproteinemia familiar devido a defeitos de montagem e secreção de lipoproteínas. Adaptada de Bredefeld

Doença	Gene	Perfil lipídico	Características	Sintomas
FHBL-SD1 bialélico (ABL)	MTTP	†CT: 0,87 [0,82-1,02] *LDL-C: <0,04 [0,03-0,13] HDL-C: 0,71 [0,66-0,83] TG:0,09 [0,10-0,20]	Acantocitose	Má absorção de gordura, esteatose, déficit de crescimentos na infância, anormalidades neurológicas e oftalmológicas precoces
FHBL-SD2 bialélico (FHBL)	APOB	†CT: 0,88 [0,83-0,37] *LDL-C: 0,06 [0,04-0,18] HDL-C: 0,77 [0,68-1,23] TG: 0,23 [0,22-0,53]	Acantocitose	Má absorção de gordura, esteatose, déficit de crescimento na infância, anormalidades neurológicas e oftalmológicas precoces
Monoalélico FHBL-SD2 (FHL)	APOB	CT: 2,75+/- 0,62 *LDL-C: 1,05+/- 0,52 HDL-C: 1,45+/-0,52 ††TG: 0,48 [0,34-0,70]		Geralmente assintomático, possível risco de esteatose hepática e fibrose, risco reduzido de DCV
FHBL-SD3 bialélico (CRD)	SAR1B	CT:1,49 +/- 0,56 *LDL-C: 0,69 +/- 0,38 HDL-C: 0,46 +/- 0,08 ††TG: 0,73	CK (10x limite superior de referência) Quilomícrons ausentes	Má absorção de gordura, esteatose, déficit de crescimento na infância, anormalidades neurológicas e oftalmológicas

DCV: doença cardiovascular, CK: creatina quinase, LDL-C: colesterol de lipoproteína de baixa densidade, HDL: lipoproteína de alta densidade, CT: colesterol total, TG: triglicerídeos, FHBL-SD1: hipobetalipoproteinemia familiar devido ao defeito de montagem e secreção de lipoproteínas 1, ABL: abetalipoproteinemia, FHBL-SD2: hipobetalipoproteinemia familiar devido ao defeito de montagem e secreção de lipoproteínas 2, FHBL: hipobetalipoproteinemia familiar, FHBL-SD3: hipobetalipoproteinemia familiar devido ao defeito de montagem e secreção de lipoproteínas 3, CRD: doença de retenção de quilomícrons, FHBL-EC1: hipobetalipoproteinemia familiar devido ao catabolismo aumentado de lipoproteínas, FCHL: hipolipidemia familiar combinada, FHBL-EC2: hipobetalipoproteinemia familiar devido ao aumento do catabolismo da lipoproteína 2.

§ Os valores de lipídios e lipoproteínas são médias/medianas representativas de vários estudos publicados anteriormente. Os valores mais-menos são a média ± DP. Para converter o colesterol de mmol/L para mg/dL, multiplique por 38,67. Para converter TG de mmol/L para mg/dL, multiplique por 88,57.

* Abaixo do limite de detecção.

† Mediana [intervalo de confiança de 95%].

†† Mediana [25º-75º percentis].

¶ TG em CRD é o mesmo que em controles (0,73 mmol/L).

¶¶ Valores médios ± DP de mutações sem sentido em PCSK9 142X ou 679X.

Tabela 25.2. Classe II: Hipobetalipoproteinemia familiar devido ao aumento do catabolismo das lipoproteínas. Adaptada de Bredefeld

Doença	Gene	Perfil lipídico	Sintomas
FHBL-EC1 bialélico (FCHL)	*ANGPTL3*	CT: 2,37 +/- 0,40 LDL-C: 1,46 +/- 0,27 HDL-C: 0,67 +/- 0,18 †TG: 0,54 [0,43-0,58]	Risco reduzido de DCV
Monoalélico FHBL-EC1 (FCHL)	*ANGPTL3*	CT: 4,62 +/- 1,08 LDL-C: 2,75 +/- 0,87 HDL-C: 1,34 +/- 0,34] ††TG: 0,97 [0,69-1,60]	Risco reduzido de DCV
Monoalélico FHBL-EC2	*PCSK9*	¶¶CT: 4,47 +/- 1,14 LDL-C: 2,29 +/- 1,11 HDL-C: 1,42 +/- 0,41 TG: 1,06 +/- 0,43	Risco reduzido de DCV

DCV = doença cardiovascular, CK = creatina quinase, LDL-C = colesterol de lipoproteína de baixa densidade, HDL = lipoproteína de alta densidade, CT = colesterol total, TG = triglicerídeos, FHBL-SD1 = hipobetalipoproteinemia familiar devido ao defeito de montagem e secreção de lipoproteínas 1, ABL = abetalipoproteinemia, FHBL-SD2 = hipobetalipoproteinemia familiar devido ao defeito de montagem e secreção de lipoproteínas 2, FHBL = hipobetalipoproteinemia familiar, FHBL-SD3 = hipobetalipoproteinemia familiar devido ao defeito de montagem e secreção de lipoproteínas 3, CRD = doença de retenção de quilomícrons, FHBL-EC1 = hipobetalipoproteinemia familiar devido ao catabolismo aumentado de lipoproteínas, FCHL = hipolipidemia familiar combinada, FHBL-EC2 = hipobetalipoproteinemia familiar devido ao aumento do catabolismo da lipoproteína 2.

§ Os valores de lipídios e lipoproteínas são médias/medianas representativas de vários estudos publicados anteriormente. Os valores mais-menos são a média ± DP. Para converter o colesterol de mmol/L para mg/dL, multiplique por 38,67. Para converter TG de mmol/L para mg/dL, multiplique por 88,57.

★ Abaixo do limite de detecção.

† Mediana [intervalo de confiança de 95%].

†† Mediana [25º-75º percentis].

¶ TG em CRD é o mesmo que em controles (0,73 mmol/L).

¶¶ Valores médios ± DP de mutações sem sentido em PCSK9 142X ou 679X.

Indivíduos com hipobetalipoproteinemia/abetalipoproteinemia apresentam fenótipo bem variado, com acometimento gastrintestinal, hematológico, neuromuscular e oftalmológico. A esteatorreia é a manifestação gastrintestinal primária. A má absorção de vitaminas lipossolúveis é grave e, se não for tratada, pode resultar em danos sistêmicos irreversíveis que afetam olhos, ossos e sistema nervoso. Hepatomegalia e esteatose hepática ocorrem pelo acúmulo de triglicérides no fígado e quando presentes na idade adulta, podem evoluir para esteato-hepatite, fibrose e, raramente, cirrose ou, em casos extremamente raros, carcinoma hepatocelular. Entre as manifestações hematológicas, destacam-se acantose, baixa taxa de hemossedimentação, anemia de baixo grau, reticulocitose, hiperbilirrubinemia, hemólise, INR alargado devido a deficiência de vitamina K.

A redução dos níveis de apoB leva à deficiência vitamínica, principalmente deficiência de vitamina E, podendo ocasionar distúrbios neuromusculares que envolvem perda progressiva dos reflexos tendíneos profundos, do sentido vibratório e propriocepção; disartria; dor ou fraqueza muscular; ataxia e tremores. As manifestações neuromusculares podem ter sua progressão interrompida na vigência de suplementação, mas não revertidas com a suplementação vitamínica. Manifestações neurológicas são variáveis, sendo a mais proeminente a pigmentação atípica da retina, que pode ser interrompida (mas não revertida) com suplementação de vitamina A em altas doses. No entanto, os achados oculares podem ser totalmente evitados com diagnóstico e tratamento precoces.

A hipobetalipoproteinemia familiar e a abetalipoproteinemia conferem certa proteção contra a doença cardiovascular aterosclerótica, presumivelmente devido a reduções nas concentrações séricas de colesterol LDL ao longo da vida.

Diagnóstico genético e molecular

Recomenda-se o teste genético em indivíduos selecionados, com quadro clínico sugestivo e LDL-c < 50 mg/dL, excluídas as causas secundárias como doenças disabsortivas, desnutrição, doença hepática avançada, hipertireoidismo descontrolado, uso de hipolipemiantes potentes, entre outros.

O padrão de herança na maioria das variantes é autossômico codominante. O teste genético auxilia no diagnóstico diferencial das doenças com LDL-c baixo (**Tabela 25.3**). A hipobetalipoproteinemia familiar e a abetalipoproteinemia resultam de mutações no gene da *APOB* (apolipoproteina B), ou *MTTP* (proteína microssomal de transferência de triglicérides) e *PCSK9* (proproteína convertase subtilisina kexina 9), respectivamente. Na hipolipidemia familiar combinada, heterozigotos compostos ou homozigotos resultam de mutações no gene *ANGPTL3* (proteína semelhante à angiopoietina 3), levando à níveis reduzidos de LDL-c e HDL-c.

O rendimento do teste genético chega a ser > 95% para variantes relacionadas com o gene *APOB*.

Tabela 25.3. Genes associados aos diagnósticos diferenciais de hipobetalipoproteinemia familiar mais relacionada ao gene da APOB. Adaptada de Burnett

Gene	Diagnóstico diferencial	Modo de herança	Semelhança com hipobetalipo-proteinemia familiar	Diferenças com hipobetalipo-proteinemia familiar
ANGPTL3	*Hipolipidemia familiar combinada*	Autossômica recessiva	Baixos níveis plasmáticos de LDL-c	Níveis muito baixos de triglicérides e HFL colesterol no plasma
MTTP	*Abetalipo-proteinemia*	Autossômica recessiva	Semelhança clínica com APOB bialélica, LDL-c extremamente baixo	Idade médica de diagnóstico 3,8 anos (*vs.* pessoas com **APOB** bialélico: 21 anos)
PCSK9	*Hipocolesterolemia com LDL-c reduzido*	Autossômica dominante	Baixos níveis plasmáticos de LDL-c	Efeito mais suave na redução do colesterol LDL; não associado a esteatose hepática
SAR1B	*Doença de retenção de quilomícrons*	Autossômica recessiva	Semelhança clínica com APOB bialélica (falha de crescimento, esteatorreia)	Os quilomícrons estão ausentes; os níveis de colesterol LDL são baixos, mas não ausentes

Embora 100% dos indivíduos homozigotos ou heterozigotos compostos para variantes patogênicas de *MTTP* tenham um diagnóstico bioquímico de abetalipoproteinemia, a penetrância dos sintomas clínicos é variável, aumenta com a idade e pode ser incompleta. A doença afeta igualmente homens e mulheres.

Implicações prognósticas e aconselhamento genético

Diante do diagnóstico genético do probando (caso-índice), recomenda-se rastreamento genético em cascata (com segregação da variante encontrada) e clínico dos familiares.

O teste genético é importante não só para confirmar o diagnóstico da doença, como para identificar os indivíduos com sua forma mais grave e auxiliar no diagnóstico diferencial.

O diagnóstico precoce desses indivíduos é essencial para a prevenção de eventos, principalmente metabólicos e para evitar sequelas irreversíveis provenientes da deficiência de vitaminas.

Terapias-alvo

O tratamento da hipobetalipoproteinemia consiste em uma abordagem multidisciplinar, muitas vezes envolvendo a reposição de vitaminas.

Até o momento, não existe terapia medicamentosa específica direcionada para a dislipidemia em questão.

DOENÇAS MONOGÊNICAS ASSOCIADAS A ALTERAÇÕES NO HDL-C

Abordagem da Medicina de Precisão

Fenótipo

Existem dislipidemias primárias que cursam com níveis baixos de HDL colesterol e doenças genéticas com níveis elevados de HDL colesterol.

As dislipidemias primárias que cursam com HDL-c baixo são representadas principalmente pela deficiência de apoA-1, doença de Tangier e deficiência de LCAT/doença do olho de peixe. Essas doenças apresentam níveis reduzidos de HDL-c ou até mesmo ausentes em alguns casos e podem ter um risco maior de apresentar doença arterial coronariana precoce. O quadro clínico é variável conforme a doença (Tabela 25.4).

A doença que leva a uma concentração elevada de apolipoproteina A-1 (apoA-1) e apolipoproteina A-2 (apoA-2) é chamada de hiperalfalipoproteinemia. A hiperalfalipoproteinemia é uma dislipidemia genética caracterizada por níveis elevados de HDL-c e maior risco de doença cardiovascular aterosclerótica. Apresenta duas classificações: moderada (HDL-c 80 a 100 mg/dL) e grave (HDL-c > 100 mg/dL). Em relação ao fenótipo, podem estar presentes, além de níveis elevados de HDL-c, histórico pessoal de doença arterial coronariana precoce (homens < 55 anos e mulheres < 65 anos), insuficiência adrenal, plaquetopenia,

Tabela 25.4. Diagnóstico diferencial das dislipidemias primárias com HDL-c baixo. Adaptada de von Eckardstein

	Doença e Tangier	Deficiência de ApoA-a	Deficiência de LCAT	Doença do olho de peixe
Gene afetado	ABCA 1	APOA1	LCAT	LCAT
Anormalidades nas tonsilas	Ocasionalmente	Não	Não	Não
Hepatoesplenomegalia	Ocasionalmente	Não	Não	Não
Neuropatia	Ocasionalmente	Não	Não	Não
Opacificação da córnea	+	+/+++	+++	+++
Xantomas	Não	Ocasionalmente	Ocasionalmente	Não
Nefropatia	Não	Não	Não	Não

presença de aterosclerose subclínica ou histórico familiar de HDL elevado (> 80 mg/dL).

As causas monogênicas de hiperalfalipoproteinemia são: deficiência de CETP (proteína de transferência de éster de colesterol), deficiência de lipase hepática, deficiência de lipase endotelial e perda de mutações de função em SRB1 (receptor scavenger classe B tipo I). O risco elevado de doença cardiovascular aterosclerótica é maior em indivíduos com deficiência de lipase hepática e em indivíduos com perda de mutações de função em SRB1. Em pacientes com deficiência de CETP e deficiência da lipase endotelial o risco de doença cardiovascular aterosclerótica ainda é incerto.

Diagnóstico genético e molecular

HDL colesterol baixo

Na suspeita de dislipidemia primária em indivíduos com HDL-c baixo, recomenda-se o teste genético em indivíduos com quadro clínico sugestivo e HDL-c < 20 mg/dL, excluídas causas secundárias como: câncer, pós-operatório, cirrose e hepatites, doença inflamatória sistêmica em fase aguda, uso de esteroides, hipertrigliceridemia, obesidade, entre outros.

O padrão de herança é predominantemente autossômico recessivo.

O rendimento do teste genético chega a > 90% para variantes no gene *ABCA1*.

HDL colesterol alto

Caso haja suspeita de dislipidemia primária em indivíduos com HDL-c elevado, recomenda-se o teste genético em pacientes com o quadro clínico sugestivo e HDL-c > 90mg/dL, excluídas as causas secundárias como: medicamentos que aumentam HDL, gestação, etilismo, doença hepática.

O padrão de herança na maioria das variantes é autossômico dominante. O teste genético auxilia no diagnóstico diferencial das doenças com HDL-c elevado.

Implicações prognósticas e aconselhamento genético

Diante do diagnóstico genético do probando (caso-índice), recomenda-se rastreamento genético em cascata (com segregação da variante encontrada) e clínico dos familiares.

O teste genético é importante não só para confirmar o diagnóstico da doença, como para identificar os indivíduos com sua forma mais grave e também auxiliar no diagnóstico diferencial da doença.

O diagnóstico precoce desses indivíduos é essencial para a prevenção de eventos, como doença arterial coronariana precoce.

Terapias-alvo

Até o momento, não existe terapia medicamentosa específica direcionada para as dislipidemias primárias com alterações no HDL colesterol. O tratamento envolve avaliação individual, com rastreio de aterosclerose subclínica e tratamento convencional com modificações do estilo de vida, tratar fatores de risco associados e uso de hipolipemiantes quando necessário.

SÍNDROME DA QUILOMICRONEMIA FAMILIAR

Abordagem da Medicina de Precisão

Fenótipo

A síndrome da quilomicronemia familiar (SQF) é uma dislipidemia genética autossômica recessiva com prevalência de 1:700 mil a 1 milhão. É caracterizada pela presença de níveis elevados de triglicérides (> 1.000 mg/dL) devido à permanência de quilomícrons presentes na circulação após 12 a 14 horas do período de jejum.

O quadro clínico inclui lipemia retinalis, xantomas eruptivos, soro lipêmico, sendo comum a ocorrência de dor abdominal e déficit de crescimento nas crianças e quadro de pancreatite de repetição nos adultos (**Figura 25.3A,B**).

Os critérios diagnósticos são definidos por uma escala de pontos conforme avaliação do quadro clínico e de exames laboratoriais (**Figura 25.4**).

Diagnóstico genético e molecular

No laboratório de cardiogenética do Instituto do Coração (InCor) recomenda-se o teste genético em indivíduos selecionados, com quadro clínico sugestivo, descartadas causas secundárias (p. ex., medicações que elevam os triglicérides, síndrome nefrótica, diabetes descontrolado, hipotireoidismo descontrolado, dieta inadequada, etilismo) e níveis de triglicérides correspondentes a:

- Triglicérides ≥ 1.000 mg/dL em pelo menos três dosagens, não necessariamente consecutivas, após jejum de 12 horas.

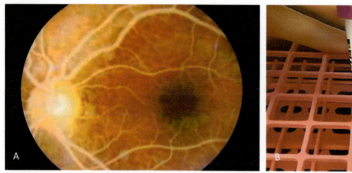 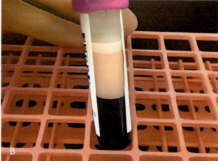

Figura 25.3. A. Lipemia retinalis. **B.** Soro lipêmico.

Figura 25.4. Critérios diagnósticos da síndrome da quilomicronemia familiar. TG: triglicérides. Adaptada de Moulin.

Critérios diagnósticos SQF:

Hipertrigliceridemia grave (TG em jejum>10mmol/L ou 885mg/dL)

1. TG em jejum> 885mg/dL em 3 medidas consecutivas (+5 pontos)
   TG em jejum>1770mg/dL pelo menos uma vez (+1 ponto)
2. TG prévio<177mg/dL (-5 pontos)
3. Ausência de causas secundárias (exceto gestação e uso de estrógenos) (+2 pontos)
4. História de pancreatite (+1 ponto)
5. Dores abdominais recorrentes inexplicáveis (+1 ponto)
6. Sem história de hiperlipidemia familiar combinada (+1 ponto)
7. Ausência de resposta ao tratamento hipolipemiante (redução de TG<20%) (+1 ponto)
8. Idade do início dos sintomas:
   - <40 anos (+1 ponto)
   - <20 anos (+2 pontos)
   - <10 anos (+3 pontos)

Pontuação:
≥10 pontos: SQ muito provável
≤ 9 pontos: SQF improvável
≤ 8 pontos: SQF muito improvável

O padrão de herança é autossômico recessivo. O teste genético auxilia no diagnóstico diferencial das hipertrigliceridemias (**Tabela 25.5**).

O rendimento do teste genético chega a ser > 97% para variantes relacionadas com o gene *LPL*.

Implicações prognósticas e aconselhamento genético

Diante do diagnóstico genético do probando (caso-índice), recomenda-se rastreamento genético em cascata (com segregação da variante encontrada) e clínico dos familiares.

O teste genético é importante não só para confirmar o diagnóstico da doença, como para identificar os indivíduos com sua forma mais grave e, também auxiliar no diagnóstico diferencial da doença. Além disso, direciona ao tratamento mais adequado para a doença.

Tabela 25.5. Diagnóstico diferencial das hipertrigliceridemias. Adaptada de Hegele

	Classificação de Fresdrickson	*Lipoproteína elevada*	*Perfil lipídico*	*Quadro clínico*
SQF	Tipo I	QM	Aumento TG+++ Aumento CT+	Xantomas eruptivos, lipemia retinais, dores abdominais recorrentes, pancreatite, hepatoesplenomegalia, sintomas neurológicos focais
HFC	Tipo IIb	VLDL e LDL	Aumento TG++ Aumento CT++	Xantomas ou xantelasmas são incomuns
Disbetali-poproteinemia	Tipo III	IDL Remanescentes e QM elevados	Aumento TG++ Aumento CT++	Xantomas tuberosos e palmares Risco aumentado de DAC
Hipertriglicetidemia primária simples	Tipo IV	VLDL	Aumento TG++ Aumento CT+	Risco aumento de DAC, DM, obesidade, resistência insulínica, HAS, hiperuricemia
Hipertriglicetidemia primária mista	Tipo V	QM e VLDL	Aumento TG+++ Aumento CT+++	Semelhante ao tipo I, porém surge na vida adulta e [e exacerbada por fatores secundários

SQF: Síndrome da quilomicronemia familiar; HFC: hiperlipidemia familiar combinada; QM: quilomícron; CT: colesterol total; TG: triglicérides; DAC: doença arterial coronariana; HAS: hipertensão arterial; DM: diabetes mellitus.

Terapias-alvo

O tratamento da síndrome da quilomicronemia familiar consiste na dieta e aférese quando necessário. Apresenta resposta insuficiente ao tratamento com fibrato ou ômega 3 (redução triglicérides < 20%).

O volanesorsen é uma medicação desenvolvida para o tratamento da SQF, contém a volanesorsena sódica, que é um inibidor do oligonucleotídeo antisenso (ASO) de segunda geração, que reduz os níveis do RNA mensageiro (mRNA) da apolipoproteína C-III (ApoC-III) por meio da degradação do mRNA da ApoC-III. Em maio de 2019, a medicação foi aprovada na Europa para o tratamento de pacientes adultos com SQF com base em resultados positivos dos ensaios-clínicos randomizados placebo-controlado de fase III APPROACH e COMPASS. A medicação foi aprovada como adjuvante da dieta em adultos com diagnóstico de SQF geneticamente comprovado e alto risco de pancreatite, naqueles que apresentaram resposta insuficiente ao tratamento com dieta e terapia medicamentosa para reduzir os triglicérides.

O volanesorsen foi capaz de reduzir os triglicérides de 56% a 86% e a ApoC-III de 71% a 90% em pacientes com SQF, cujas concentrações basais de TG variavam entre 1.406 e 2.083 mg/dL. Além disso, reduziu também a ocorrência de pancreatite. Todos os pacientes mantiveram-se com TG < 500 mg/dL durante o estudo. A dose utilizada foi de 300 mg por via subcutânea, uma vez por semana, durante três meses, seguida da administração a cada duas semanas como adjuvante à dieta.

Bibliografia sugerida

DOENÇAS MONOGÊNICAS ASSOCIADAS A LDL-C BAIXO

Bredefeld C, et al. Guidance for the diagnosis and treatment of hypolipidemia disorders. J Clin Lipidol. 2022 Nov-Dec;16(6):797-812.

Burnett JR, Hooper AJ, Hegele RA. Abetalipoproteinemia. 2018 Oct 25 [Updated 2022 May 19]. In: Adam MP, Everman DB, Mirzaa GM, et al., editors. GeneReviews® [Internet]. Seattle (WA): University of Washington, Seattle; 1993-2023. Disponível em: https://www.ncbi.nlm.nih.gov/books/NBK532447/

Burnett JR, Hooper AJ, Hegele RA. APOB-Related Familial Hypobetalipoproteinemia. 2021 May 13 [Updated 2021 Sep 9]. In: Adam MP, Everman DB, Mirzaa GM, et al., editors. GeneReviews® [Internet]. Seattle (WA): University of Washington, Seattle; 1993-2023. Disponível em: https://www.ncbi.nlm.nih.gov/books/NBK570370/

Burnett JR, Shan J, Miskie BA, Whitfield AJ, Yuan J, Tran K, et al. A novel non truncating APOB gene mutation, R463W, causes familial hypobetalipoproteinemia. J Biol Chem. 2003;278(15):13442–52.

Burnett JR, Zhong S, Jiang ZG, Hooper AJ, Fisher EA, McLeod RS, et al. Missense mutations in APOB within the beta alpha 1 domain of human APOB-100 result in impaired secretion of ApoB and ApoB–containing lipoproteins in familial hypobetalipoproteinemia. J Biol Chem. 2007;282(33):24270-83.

Sharp D, Blinderman L, Combs KA, Kienzle B, Ricci B, Wager–Smith K, et al. Cloning and gene defects in microsomal triglyceride transfer protein associated with abetalipoproteinemia. Nature. 1993;365:65-9.

Tarugi P, Averna M. Hypobetalipoproteinemia: genetics, biochemistry, and clinical spectrum. Adv Clin Chem. 2011;54:81-107.

Welty FK. Hypobetalipoproteinemia and abetalipoproteinemia: liver disease and cardiovascular disease. Curr Opin Lipidol. 2020 Apr;31(2):49-55. doi: 10.1097/MOL.0000000000000663. PMID: 32039990.

Wetterau JR, Aggerbeck LP, Bouma M-E, Eisenberg C, Munck A, Hermier M, et al. Absence of microsomal triglyceride transfer protein in individuals with abetalipoproteinemia. Science. 1992;258:999-1001.

Schaefer EJ, Geller AS, Endress G. The biochemical and genetic diagnosis of lipid disorders. Curr Opin Lipidol. 2019 Apr;30(2):56-62. doi: 10.1097/MOL.0000000000000590

DOENÇAS MONOGÊNICAS ASSOCIADAS A ALTERAÇÕES NO HDL-C

Blom DJ, O'Dea L, Digenio A, Alexander VJ, Karwatowska-Prokopczuk E, Williams KR, et al. Characterizing familial chylomicronemia syndrome: Baseline data of the APPROACH study. J Clin Lipidol. 2018 Sep-Oct;12(5):1234-1243.e5. doi: 10.1016/j.jacl.2018.05.013. Epub 2018 May 31. PMID: 30318066.

Burnett JR, Hooper AJ, Hegele RA. Familial Lipoprotein Lipase Deficiency. 1999 Oct 12 [Updated 2017 Jun 22]. In: Adam MP, Everman DB, Mirzaa GM, et al., editors. GeneReviews® [Internet]. Seattle (WA): University of Washington, Seattle; 1993-2023. Disponível em: https://www.ncbi.nlm.nih.gov/books/NBK1308/

Faludi AA, Izar MCO, Saraiva JFK, Chacra APM, Bianco HT, Afiune A Neto, et al. Atualização da Diretriz Brasileira de Dislipidemias e Prevenção da Aterosclerose – 2017. Arq Bras Cardiol. 2017;109(2 Suppl 1):1-76.

Gaudet D, Alexander VJ, Baker BF, Brisson D, Tremblay K, Singleton W, et al. Antisense inhibition of Apolipoprotein C-III in patients with hypertriglyceridemia. N Engl J Med. 2015;373(5):438-47.

Giammanco A, Noto D, Barbagallo CM, Nardi E, Caldarella R, Ciaccio M, et al. Hyperalphalipoproteinemia and Beyond: The Role of HDL in Cardiovascular Diseases. Life (Basel). 2021 Jun 18;11(6):581. doi: 10.3390/life11060581. PMID: 34207236; PMCID: PMC8235218.

Gouni-Berthold I, Alexander VJ, Yang Q, Hurh E, Steinhagen-Thiessen E, Moriarty PM, et al. Efficacy and safety of volanesorsen in patients with multifactorial chylomicronaemia (COMPASS): a multicentre, double-blind, randomised, placebo-controlled, phase 3 trial. Lancet Diabetes Endocrinol. 2021 May;9(5):264-75. doi: 10.1016/S2213-8587(21)00046-2. Epub 2021 Mar 30. PMID: 33798466.

Hegele RA, Ginsberg HN, Chapman MJ, Nordestgaard BG, Kuivenhoven JA, Averna M, et al; European Atherosclerosis Society Consensus Panel. The polygenic nature of hypertriglyceridaemia: implications for definition, diagnosis, and management. Lancet Diabetes Endocrinol. 2014;2(8):655-66.

Izar MCO, Fonseca FAH. Síndrome da quilomicronemia familiar: apresentação clínica, epidemiologia, abordagem DIAGNÓSTICA, DIAGNÓSTICOS DIFERENCIAis e terapêutica. Rev Soc Cardiol Estado de São Paulo 2021;31(1):32-43. doi.org/10.29381/0103-8559/2021310132-43

Koseki M, Yamashita S, Ogura M, Ishigaki Y, Ono K, Tsukamoto K, et al. Current Diagnosis and Management of Tangier Disease. J Atheroscler Thromb. 2021 Aug 1;28(8):802-10. doi: 10.5551/jat.RV17053. Epub 2021 May 14. PMID: 33994407; PMCID: PMC8326168.

Moulin P, Dufour R, Averna M, Arca M, Cefalù AB, Noto D, et al. Identification and diagnosis of familial chylomicronaemia syndrome (FCS): Expert panel recommendations and proposal of an "FCS score". Atherosclerosis 2018;275:265-72.

Shapiro MD, Feingold KR. Monogenic Disorders Altering HDL Levels. [Updated 2021 Nov 28]. In: Feingold KR, Anawalt B, Blackman MR, et al., editors. Endotext [Internet]. South Dartmouth (MA): MDText.com, Inc.; 2000-. Disponível em: https://www.ncbi.nlm.nih.gov/books/NBK575729/ síndrome da quilomicronemia familiar

Von Eckardstein A. Differential diagnosis of familial high density lipoprotein deficiency syndromes. Atherosclerosis. 2006 Jun;186(2):231-9. doi: 10.1016/j.atherosclerosis.2005.10.033. Epub 2005 Dec 15. PMID: 16343506.

Weissglas-Volkov D, Pajukanta P. Genetic causes of high and low serum HDL-cholesterol. J Lipid Res. 2010 Aug;51(8):2032-57. doi: 10.1194/jlr.R004739. Epub 2010 Apr 26. PMID: 20421590; PMCID: PMC2903789.

Hooper AJ, Hegele RA, Burnett JR. Tangier disease: update for 2020Curr Opin Lipidol. 2020 Apr;31(2):80-84. doi: 10.1097/MOL.0000000000000669

Mszar R, Webb GB, Kulkarni VT, Ahmad Z, Soffer D. Genetic Lipid Disorders Associated with Atherosclerotic Cardiovascular Disease: Molecular Basis to Clinical Diagnosis and Epidemiologic Burden.MedClinNorthAm.2022Mar;106(2):325-348.ISSN0025-7125,ISBN9780323849128,https://doi.org/10.1016/j.mcna.2021.11.009.

Santos RD, Corral P, Nogueira JP, Aimone D, Lourenço CM, Izar MC, et al. Challenges in familial chylomicronemia syndrome diagnosis and management across Latin American countries: An expert panel discussion. J Clin Lipidol. 2021 Sep-Oct;15(5):620-4. doi: 10.1016/j.jacl.2021.10.004.

Schaefer EJ, Geller AS, Endress G. The biochemical and genetic diagnosis of lipid disorders. Curr Opin Lipidol. 2019 Apr;30(2):56-62. doi: 10.1097/MOL.0000000000000590

Tall AR, Breslow JL, Rubin EM. Genetic Disorders Affecting Plasma High-Density Lipoproteins. The Online Metabolic and Molecular Bases of Inherited Disease Eds. David L. Valle, et al. McGraw Hill, 2019.

PERGUNTAS ORIENTADORAS

Caso clínico 1

1) São causas de níveis baixos de LDL colesterol (LDL-c), **exceto**:
   a) Doenças disabsortivas.
   b) Hipobetalipoproteinemia familiar.
   c) Síndromes colestáticas.
   d) Hipertireoidismo descontrolado.

2) Quais são alguns dos aspectos clínicos e laboratoriais que compõem o fenótipo das doenças com LDL-c baixo?
   a) Esteatose hepática, deficiência de vitaminas lipossolúveis, LDL colesterol baixo, apolipoproteína B baixa.
   b) Esteatose hepática, xantelasmas, LDL colesterol baixo, apolipoproteína B baixa.
   c) Presença de doença arterial coronariana precoce, esteatose hepática, LDL colesterol baixo, apolipoproteína B alta.
   d) Presença de doença arterial coronariana precoce, xantomas, LDL colesterol baixo, apolipoproteína B alta.

3) São genes associados a doenças com LDL-c baixo, exceto:
   a) *PCSK9*.
   b) *LDLR*.
   c) *APOB*.
   d) *MTTP*.

Caso clínico 2

4) São diagnósticos diferenciais de doenças genéticas com HDL-c baixo, **exceto**:
   a) Deficiência de apolipoproteina A-1 (apoA-1).
   b) Hiperalfalipoproteinemia.
   c) Deficiência de LCAT.
   d) Doença de Tangier.

5) Dentre as características clínicas das dislipidemias primárias que cursam com HDL-c baixo, podem estar presentes:
   a) Opacificação da córnea, doença renal crônica, tonsilas amareladas ou doença coronariana precoce.

b) Hepatoesplenomegalia, doença renal crônica, xantomas eruptivos ou doença arterial periférica.

c) Tonsilas amareladas, alterações hematológicas, alterações neurológicas ou doença coronariana precoce.

d) Opacificação da córnea, hepatoesplenomegalia, xantomas eruptivos ou doença arterial periférica.

6) São causas de HDL colesterol elevado, **exceto**:
a) Gestação.
b) Hiperalfalipoproteinemia.
c) Medicações.
d) Neoplasias.

7) Concentrações séricas elevadas de HDL colesterol nem sempre são protetoras contra doença cardiovascular aterosclerótica.
a) Verdadeiro.
b) Falso.

Caso clínico 3

8) Qual o diagnóstico da doença:
a) Disbetalipoproteinemia.
b) Lipodistrofia parcial familiar.
c) Síndrome da quilomicronemia familiar (SQF).
d) Hiperlipidemia familiar combinada.

9) Assinale a afirmação incorreta em relação à SQF:
a) Na síndrome da quilomicronemia familiar geralmente os pacientes são refratários ao uso de medicações como fibratos e ômega-3.
b) Os xantomas eruptivos tendem a desaparecer com a melhora do perfil lipídico (redução dos triglicérides).
c) A presença de doença renal crônica costuma ser comum.
d) A dieta é um componente fundamental no tratamento desses pacientes.

10) Em relação ao teste genético, assinale a resposta **correta**:
a) O teste genético auxilia na confirmação do diagnóstico, no rastreamento em cascata dos familiares e no direcionamento adequado ao tratamento.
b) Devemos solicitar teste genético para pacientes com hipertrigliceridemia mesmo na presença de fatores secundários, pois estes podem estar sobreposto às doenças genéticas.

c) Paciente vem com resultado do teste genético que revela 1 variante patogênica em heterozigose para o gene *LPL* (1 cópia), logo, ele é considerado portador da SQF.

d) Uma vez que o paciente apresenta um teste genético compatível com a hipertrigliceridemia primária, não há a necessidade de solicitar o exame para os parentes de primeiro grau já que a doença é familiar.

RESPOSTAS COMENTADAS

Caso clínico 1

1) **Letra C**
Níveis reduzidos de LDL colesterol pode estar associados a causas primárias ou secundárias. As causas primárias envolvem doenças como a hipobetalipoproteinemia e a abetalipoproteína. Já as causas secundárias podem estar associadas a doenças disabsortivas, desnutrição, doença hepática avançada, hipertireoidismo descontrolado, uso de hipolipemiantes potentes, entre outros.
Síndromes colestáticas estão associadas a níveis elevados de LDL colesterol, sendo, portanto, a alternativa incorreta.

2) **Letra A**
As características fenotípicas das dislipidemias genéticas que apresentam LDL-c reduzido são: esteatose hepática, deficiência de vitaminas lipossolúveis, LDL-c baixo, níveis reduzidos de apolipoproteína B, entre outros.
A presença de xantelasmas costuma estar associada a doenças com LDL-c elevado e, portanto, a alternativa B está incorreta.
A letra C está incorreta, pois a hipobetalipoproteinemia e a abetalipoproteinemia conferem certa proteção contra doença cardiovascular aterosclerótica, presumivelmente devido à redução das concentrações séricas de colesterol LDL ao longo da vida. Além disso, a apolipoproteína B está reduzida nessas doenças.
A letra D está incorreta, pois conforme comentado anteriormente, não há associação entre a doença arterial coronariana e apolipoproteína B elevada com essas doenças. Além disso, os xantomas costumam estar associados a doenças que elevam o LDL-c.

3) **Letra B**
Os genes mais comumente associados a doenças com LDL-c baixo são: *APOB, PCSK9, MTTP, ANGPTL3*. O gene *LDLR* está associado à hipercolesterolemia familiar, uma doença genética que tem LDL-c elevado.

Caso clínico 2

4) **Letra B**
Deficiência de apoA-1, deficiência de LCAT e doença de Tangier fazem parte do diagnóstico diferencial de doenças com HDL-c baixo. A hiperalfalipoproteinemia é uma dislipidemia genética que se apresenta com níveis elevados de HDL-c.

5) Letra A

As características fenotípicas das dislipidemias primárias que cursam com HDL-c baixo envolvem a presença de opacificação da córnea que pode estar presente em todas as doenças, doença renal crônica (deficiência de LCAT), tonsilas amareladas (doença de Tangier), doença arterial coronariana precoce, xantomas tendinosos (deficiência de ApoA-1, deficiência de LCAT), hepatoesplenomegalia (doença de Tangier) e neuropatia (doença de Tangier). Doença arterial periférica não costuma vir associada ao quadro clínico e, entre as dislipidemias primárias, pode estar presente na disbetalipoproteinemia, uma dislipidemia mista. Os xantomas eruptivos estão associados às hipertrigliceridemias genéticas, como a síndrome da quilomicronemia familiar. Alterações hematológicas não costumam estar presentes nessas doenças e são mais comumente encontrados na sitosterolemia, uma doença que cursa com LDL-c elevado.

6) Letra D

Doenças que cursam com HDL-c elevado podem ser de etiologia primária ou secundária. A etiologia primária está associada à hiperalfalipoproteinemia, já as causas secundárias envolvem a presença de medicamentos que aumentam HDL, gestação, etilismo, doença hepática. Neoplasias não costumam aumentar os níveis de HDL-c, eles podem estar associados a níveis reduzidos de LDL-c.

7) Letra A

Níveis elevados de HDL-c nem sempre conferem proteção contra doença cardiovascular aterosclerótica, pois proteínas disfuncionantes presentes no HDL-c podem aumentar o risco de DAC nesses indivíduos. A hiperalfalipoproteinemia, uma dislipidemia genética que cursa com HDL-c elevado, costuma apresentar risco para desenvolvimento de doença arterial coronariana precoce.

Caso clínico 3

8) Letra C

O paciente tem síndrome da quilomicronemia familiar, uma dislipidemia monogênica caracterizada pela presença de níveis elevados de triglicérides (> 1.000 mg/dL) devido à permanência de quilomícrons presentes na circulação após 12 a 14 horas do período de jejum. O quadro clínico inclui a presença de lipemia retinalis, xantomas eruptivos, soro lipêmico, sendo comum a ocorrência de dor abdominal e déficit de crescimento em crianças, além de episódios recorrentes de pancreatite em adultos. Além disso, apresenta resposta insuficiente ao tratamento com fibrato ou ômega 3 (redução triglicérides < 20%). Segundo os critérios diagnósticos para SQF, este paciente apresenta diagnóstico classificado como muito provável segundo sua pontuação. A disbetalipoproteinemia é uma dislipidemia mista de origem genética com níveis elevados de colesterol total e triglicérides. O quadro clínico envolve a presença de xantomas tubo-eruptivos, xantomas palmares planares, arco corneano, proteinúria, DAC precoce, doença arterial periférica e doença carotídea, não sendo, portanto, o diagnóstico desse paciente.

A lipodistrofia parcial familiar é uma doença genética de herança autossômica dominante caracterizada por apresentar graus variados de perda da gordura corporal, principalmente do tecido subcutâneo e predisposição a complicações metabólicas relacionadas com a resistência insulínica. É um dos diagnósticos diferenciais das hipertrigliceridemias e não condiz com o caso clínico em questão.

A hiperlipidemia familiar combinada é uma dislipidemia mista, poligênica e geralmente o quadro clínico envolve a presença de histórico familiar de doença arterial coronariana (DAC) precoce, resistência insulínica, síndrome metabólica, esteatose hepática e apolipoproteína B elevada, o que não parece ser o caso.

9) **Letra C**
A síndrome da quilomicronemia familiar, uma dislipidemia monogênica, é caracterizada pela presença de níveis elevados de triglicérides (> 1.000 mg/dL) devido à permanência de quilomícrons presentes na circulação após 12 a 14 horas do período de jejum. O quadro clínico inclui a presença de lipemia retinalis, xantomas eruptivos, soro lipêmico, sendo comum a ocorrência de dor abdominal e déficit de crescimento em crianças, além de episódios recorrentes de pancreatite em adultos. Os xantomas eruptivos tendem a desaparecer com a redução dos triglicérides. Além disso, apresenta resposta insuficiente ao tratamento com fibrato ou ômega 3 (redução triglicérides < 20%). Assim, a dieta se torna um componente fundamental no tratamento desses indivíduos, com redução drástica da ingestão de gordura (8 a 10% do total de calorias diárias).

A letra C é incorreta pois a doença renal crônica não costuma estar presente nesses pacientes.

10) **Letra A**
As hipertrigliceridemias apresentam uma heterogeneidade fenotípica muito grande, logo, o teste genético auxilia em um diagnóstico mais

preciso, possibilitando também o rastreio em cascata dos familiares de primeiro grau e identificando precocemente indivíduos afetados. Além disso, uma vez identificado o diagnóstico molecular, é possível direcionar o paciente ao tratamento adequado para a doença.

A letra B está incorreta pois antes de solicitar o teste genético para investigação da hipertrigliceridemia, deve-se afastar causas secundárias como medicações que elevam os triglicérides, síndrome nefrótica, diabetes descontrolado, hipotireoidismo descontrolado, dieta inadequada, etilismo. Embora etiologias primárias e secundárias possam coexistir em um mesmo paciente, os triglicérides são comumente suscetíveis a fatores secundários, sendo importante descartá-los antes de pensar em causas primárias.

A letra C está incorreta, pois a SQF é uma doença de herança autossômica recessiva e, portanto, para se fazer o diagnóstico é necessária a presença de uma variante em homozigose ou heterozigose composta.

A letra D está incorreta, pois uma vez diagnosticada a SQF por meio do teste genético, deve-se realizar o rastreio em cascata nos familiares de primeiro grau com a coleta do teste genético, para que se possa detectar e tratar precocemente os indivíduos acometidos na família.

26 Fatores de Risco Cardiovasculares e o Uso de *Polygenic Risk Scores*

Layara Fernanda Vicente Pereira Lipari
Jose Eduardo Kriege

INTRODUÇÃO AOS FATORES DE RISCO CARDIOVASCULARES

Fatores de risco cardiovasculares são condições ou características que aumentam a probabilidade de desenvolvimento de doenças cardiovasculares (DCVs), como aterosclerose e seus eventos clínicos associados, incluindo infarto do miocárdio e acidente vascular cerebral. No contexto da aterosclerose, esses fatores desempenham papel importante na disfunção endotelial, formação de placas ateromatosas e inflamação vascular. Dislipidemias, como elevações no colesterol LDL ou triglicerídeos, são especialmente relevantes, pois contribuem para a progressão da aterosclerose e aumentam significativamente o risco de eventos cardiovasculares adversos (Libby *et al.*, 2019).

Os fatores de risco cardiovasculares podem ser classificados como modificáveis ou não modificáveis. Entre os fatores modificáveis destacam-se hipertensão arterial, dislipidemias e diabetes melito, que são diretamente influenciados por intervenções no estilo de vida ou terapia farmacológica. Por outro lado, fatores não modificáveis, como idade, sexo e histórico familiar, também desempenham um papel importante, destacando a contribuição genética no risco cardiovascular (Wilson *et al.*, 1998).

Nos últimos anos, o advento da medicina de precisão trouxe novas perspectivas para a avaliação de risco cardiovascular, destacando-se o uso de *polygenic risk scores* (PRS). Os PRS são ferramentas com base na agregação de múltiplas variantes genéticas comuns, cada uma com efeito pequeno, que juntas fornecem uma estimativa do risco genético de condições complexas (Torkamani *et al.*, 2018). Diferente das variantes monogênicas associadas a doenças raras, como a hipercolesterolemia familiar, os PRS capturam a complexidade poligênica de fatores de risco cardiovasculares comuns.

A integração de PRS com dados clínicos e laboratoriais tradicionais tem o potencial de refinar a estratificação de risco, permitindo intervenções personalizadas antes que condições como hipertensão ou diabetes resultem em complicações cardiovasculares graves (Inouye *et al.*, 2018). Ao delinear as bases genômicas desses fatores e as possibilidades clínicas dos PRS, este capítulo busca contribuir para a adoção de abordagens mais precisas no manejo do risco cardiovascular.

FATORES DE RISCO COMPLEXOS E DESAFIOS NA MEDICINA DE PRECISÃO

Os fatores de risco cardiovasculares, como hipertensão arterial, dislipidemias e diabetes melito tipo 2 (DM2), representam condições multifatoriais com significativa influência genética, ambiental e epigenética. A compreensão dessas interações é essencial para a Medicina de Precisão, mas desafios persistem devido à sua complexidade e à variabilidade interindividual.

Hipertensão arterial

A hipertensão arterial é um dos principais fatores de risco para doenças cardiovasculares e é fortemente influenciada pelo componente genético. Estudos de associação genômica ampla (*genome-wide association studies*, GWAS) identificaram mais de 1.000 variantes genéticas comuns associadas à pressão arterial, cada uma com pequeno efeito individual (Evangelou *et al.*, 2018). Além disso, interações gene-ambiente, como consumo de sal, obesidade e nível de atividade física, modulam a expressão fenotípica. A epigenética também desempenha um papel importante: modificações como metilação do DNA e alterações de microRNAs regulam a expressão de genes relacionados com sistemas homeostáticos, como o sistema renina-angiotensina-aldosterona, influenciando a variabilidade na resposta à pressão arterial (Ray *et al.*, 2024).

Dislipidemias

Os níveis de colesterol e triglicerídeos são fortemente influenciados por variantes genéticas comuns e raras. Variantes comuns em genes como *APOB*, *LDLR* e *PCSK9* têm efeitos modestos, mas quando combinadas em *PRS*, permitem estratificar o risco genético de dislipidemias poligênicas. Em contraste, variantes raras de alta penetrância em genes como *LDLR* são responsáveis por condições monogênicas, como a hipercolesterolemia familiar (Willer *et al.*, 2013). Embora avanços em genômica tenham melhorado a compreensão dos mecanismos subjacentes às dislipidemias, a aplicação clínica enfrenta desafios, como a integração de fatores ambientais e comportamentais.

Diabetes melito tipo 2

O DM2 é uma condição complexa com forte base genética e influência em cascatas metabólicas que aumentam o risco cardiovascular. GWAS identificaram dezenas de loci associados ao DM2, incluindo variantes em genes como *TCF7L2*, *SLC30A8* e *PPARG*. Essas variantes afetam processos como a secreção de insulina e a sensibilidade à glicose. No entanto, a interação com fatores ambientais, como dieta e sedentarismo, e a influência de alterações epigenéticas tornam o manejo do DM2 desafiador. A predisposição genética também aumenta o risco de complicações cardiovasculares, especialmente quando combinada com outros fatores de risco, como hipertensão e obesidade (Mahajan *et al.*, 2018).

Desafios no manejo clínico

Apesar dos avanços no entendimento da base genética desses fatores de risco, o manejo clínico enfrenta obstáculos. A variabilidade interindividual em respostas terapêuticas, decorrente de interações gene-ambiente e epigenéticas, exige abordagens mais personalizadas. Além disso, a complexidade genética, que combina variantes comuns de pequeno efeito e variantes raras de alta penetrância, ainda não está totalmente integrada nas diretrizes clínicas. Para a Medicina de Precisão se consolidar, é essencial validar ferramentas como os PRS em populações diversas e integrar dados genéticos com informações fenotípicas e ambientais.

INTRODUÇÃO AO USO DO PRS

Os PRS representam uma abordagem emergente na Medicina de Precisão, utilizada para estimar o risco genético de doenças complexas por meio da combinação de múltiplas variantes genéticas comuns. Cada uma dessas variantes, geralmente identificada em estudos de associação genômica ampla, (GWAS), possui um efeito pequeno, mas quando somadas, produzem um escore que reflete a predisposição genética ao desenvolvimento de uma condição específica (Torkamani *et al.*, 2018). O PRS é calculado atribuindo pesos às variantes com base em sua associação com a doença, criando uma ferramenta quantitativa para estratificar indivíduos de acordo com seu risco genético.

A evolução dos PRS foi possível graças aos avanços em genômica, ao aumento da capacidade computacional e ao crescimento de biobancos contendo dados genéticos e fenotípicos de milhões de indivíduos. Projetos como o UK Biobank, ALL of US Research Program e o FinnGen disponibilizaram grandes conjuntos de dados genômicos, permitindo o desenvolvimento de PRS mais robustos e a validação de suas aplicações em diferentes populações (Inouye *et al.*, 2018). Além disso, a aplicação de técnicas estatísticas avançadas, como modelos de regressão penalizada e aprendizado de máquina, aumentou a precisão e a utilidade clínica dos PRS.

É importante diferenciar os PRS das variantes genéticas de alta penetrância, que são tradicionalmente associadas a doenças monogênicas. Por exemplo, mutações em *LDLR*, *APOB* e *PCSK9* são responsáveis pela hipercolesterolemia familiar, uma condição monogênica caracterizada por níveis muito elevados de LDL-colesterol e alto risco cardiovascular precoce (Willer *et al.*, 2013). Nessas condições, uma única variante genética pode ser suficiente para causar a doença. Em contraste, os PRS refletem a contribuição de centenas ou milhares de variantes comuns, cada uma com efeito pequeno, que juntas influenciam o risco em doenças poligênicas, como hipertensão, dislipidemias e diabetes melito tipo 2.

Embora promissores, os PRS ainda enfrentam desafios para sua implementação ampla na prática clínica. A validação em populações geneticamente diversas é essencial, uma vez que os estudos de GWAS foram realizados predominantemente em indivíduos de ascendência europeia, limitando sua generalização para outras populações. Recentemente, demonstramos uma redução de 50% do impacto do PRS derivado com os dados do UK Biobank para estimar o risco de aumento da pressão arterial sistólica e diastólica em amostras de populações brasileiras (Teixeira *et al.*, 2024). Além disso, os PRS devem ser integrados a fatores de risco tradicionais e ambientais para maximizar seu valor preditivo e utilidade clínica. No entanto, à medida que mais dados genômicos se tornam disponíveis e as ferramentas analíticas avançam, os PRS têm o potencial de transformar o manejo do risco cardiovascular, permitindo intervenções personalizadas e mais eficazes.

PRS APLICADO AOS FATORES DE RISCO COMPLEXOS

Os PRS têm demonstrado grande potencial para melhorar a estratificação de risco e o manejo personalizado de fatores de risco cardiovasculares complexos, como hipertensão arterial, dislipidemias e DM2. Sua aplicação clínica está em expansão, mas ainda enfrenta limitações importantes, incluindo a necessidade de validação em populações geneticamente diversas.

PRS e hipertensão arterial

Estudos recentes associaram PRS a variações na pressão arterial sistólica e diastólica, identificando loci genéticos que afetam a regulação do volume plasmático, resistência vascular e homeostase de sódio. Por exemplo, Evangelou *et al.* (2018) combinaram dados de GWAS em mais de um milhão de indivíduos e identificaram centenas de variantes associadas à pressão arterial. PRS calculados com base nesses dados têm o potencial de prever o risco de hipertensão precoce, permitindo intervenções preventivas direcionadas.

Na prática clínica, o PRS pode auxiliar na escolha de medicamentos anti-hipertensivos, alinhando o perfil genético do paciente ao mecanismo de ação dos fármacos, como inibidores da ECA ou bloqueadores de receptores de angiotensina. No entanto, a variabilidade ambiental, incluindo dieta, nível de estresse e atividade física, continua sendo um fator crucial, limitando a precisão dos PRS em populações heterogêneas. Estudos em populações não europeias são particularmente necessários para expandir a aplicabilidade global dos PRS (Teixeira *et al.*, 2024).

PRS em dislipidemias

Os PRS têm sido amplamente utilizados para avaliar o risco genético de hipercolesterolemia e hiperlipidemia poligênica. Estudos mostraram que PRS com base em variantes associadas a genes como *APOB*, *LDLR* e *PCSK9* estão relacionados com o risco de dislipidemias e eventos cardiovasculares maiores, como infarto do miocárdio e morte súbita cardíaca (Willer *et al.*, 2013).

Clinicamente, os PRS podem ser usados em combinação com marcadores tradicionais, como LDL-colesterol (LDL-c) e colesterol não HDL, para identificar subgrupos de alto risco. Por exemplo, indivíduos com PRS elevado e níveis *borderline* de LDL-c podem se beneficiar de terapias mais intensivas para reduzir o risco cardiovascular. Apesar de seu potencial, a integração do PRS ao manejo clínico ainda depende de diretrizes claras e validação em populações mais diversas.

PRS e diabetes melito tipo 2

O DM2 é outro fator de risco cardiovascular onde os PRS têm mostrado utilidade na predição de risco e na identificação de subgrupos suscetíveis. Estudos de GWAS identificaram dezenas de loci associados ao DM2, incluindo variantes em genes como *TCF7L2*, *PPARG* e *SLC30A8*, que afetam a secreção de insulina e a sensibilidade à glicose. PRS baseados nesses loci têm sido usados para identificar indivíduos em risco aumentado de desenvolver DM2 e suas complicações cardiovasculares (Mahajan *et al.*, 2018).

Na prevenção, os PRS podem auxiliar na orientação de intervenções personalizadas, como mudanças no estilo de vida e início precoce de terapia farmacológica. Indivíduos com alto PRS, por exemplo, podem ser priorizados para programas intensivos de controle de peso e monitoramento glicêmico. No entanto, a integração de fatores ambientais e epigenéticos permanece um desafio, destacando a necessidade de abordagens mais abrangentes e validadas.

Aplicações clínicas e futuro do uso de PRS

O uso de PRS nas doenças cardiovasculares representa um avanço significativo na medicina de precisão, permitindo estratificação de risco mais acurada e intervenções preventivas direcionadas. No entanto, a implementação clínica desses escores requer uma integração criteriosa com dados clínicos e laboratoriais tradicionais, além de avanços na validação e na infraestrutura para sua aplicação rotineira.

Estratificação de risco

A combinação de PRS com fatores de risco tradicionais, como idade, sexo, tabagismo, hipertensão arterial e níveis de colesterol, resulta em escores integrados que oferecem uma estimativa mais precisa do risco cardiovascular global. Por exemplo, estudos demonstraram que incorporar PRS em ferramentas tradicionais, como o escore de Framingham ou o escore de risco da Sociedade Europeia de Cardiologia (SCORE), aumenta a capacidade de identificar indivíduos em risco elevado de eventos cardiovasculares (Khera *et al.*, 2018). Essa abordagem é especialmente útil em subgrupos com risco intermediário, onde os dados genéticos podem ajudar a refinar decisões clínicas.

Prevenção personalizada

Os PRS permitem a identificação precoce de indivíduos geneticamente predispostos a desenvolver doenças cardiovasculares, mesmo antes do aparecimento de fatores de risco clínicos. Por exemplo, indivíduos com PRS elevado para hipertensão arterial ou dislipidemias podem ser alvo de intervenções preventivas, como mudanças no estilo de vida ou uso antecipado de medicamentos. Estudos também sugerem que PRS podem orientar decisões sobre a intensidade de intervenções preventivas, priorizando estratégias mais agressivas em pacientes com risco genético elevado (Inouye *et al.*, 2018). Essa abordagem personalizada pode reduzir a incidência de eventos cardiovasculares maiores e otimizar recursos no sistema de saúde.

Limitações atuais

Embora promissores, os PRS apresentam limitações significativas que devem ser superadas antes de sua ampla adoção clínica. Uma das principais barreiras é a validação limitada em populações não europeias. A maioria dos dados de GWAS utilizados para desenvolver PRS deriva de indivíduos de ascendência europeia, o que reduz a aplicabilidade dos escores em populações de diferentes origens genéticas, como as latino-americanas, africanas e asiáticas (Martin *et al.*, 2019 e Teixeira *et al.*, 2024). Além disso, a implementação do PRS requer infraestrutura adequada, incluindo acesso a testes genéticos de alta qualidade, plataformas computacionais para análise de dados e treinamento clínico para interpretar e aplicar os resultados de forma eficaz.

Potenciais avanços

No futuro, espera-se que os PRS sejam incorporados em diretrizes clínicas e algoritmos de decisão, tornando-se parte integrante da prática médica. Ferramentas integradas que combinem PRS com inteligência artificial podem melhorar ainda mais a estratificação de risco e o manejo personalizado, possibilitando decisões mais precisas e baseadas em evidências. A expansão de biobancos em populações diversas e o aumento da inclusão de dados multiétnicos em GWAS também são passos cruciais para aumentar a equidade e a utilidade clínica dos PRS.

Com o avanço contínuo da pesquisa genômica e a integração de dados moleculares, ambientais e clínicos, os PRS têm o potencial de transformar a prevenção e o manejo das doenças cardiovasculares, promovendo um futuro de cuidados mais precisos e equitativos.

CONCLUSÃO E PERSPECTIVAS

Os PRS representam uma das ferramentas mais promissoras da medicina de precisão no manejo de fatores de risco cardiovasculares, fornecendo uma nova dimensão para a estratificação de risco e prevenção. Ao agregar informações genéticas de milhares de variantes de pequeno efeito, os PRS oferecem uma visão detalhada da predisposição genética de indivíduos a condições complexas, como hipertensão arterial, dislipidemias e diabetes melito tipo 2. Quando combinados com fatores de risco clínicos e ambientais tradicionais, os PRS podem melhorar a precisão dos modelos preditivos, auxiliando na tomada de decisões clínicas mais personalizadas e eficazes (Torkamani *et al.*, 2018).

No futuro, a integração de PRS na prática clínica em larga escala pode transformar a prevenção e o manejo das doenças cardiovasculares. Ferramentas de suporte à decisão baseadas em PRS podem ser incorporadas nos fluxos de trabalho clínicos, permitindo a identificação precoce de indivíduos de alto risco e intervenções preventivas mais direcionadas. Além disso, a aplicação de PRS em programas populacionais pode contribuir para reduzir a carga global de doenças cardiovasculares, otimizando os recursos de saúde e promovendo uma medicina mais personalizada e eficiente (Khera *et al.*, 2018).

Apesar de seu potencial, existem desafios significativos para a ampla implementação do PRS. Um dos maiores obstáculos é a necessidade de um conhecimento mais profundo da arquitetura genética das doenças cardiovasculares, especialmente em populações globalmente diversas. A maioria dos PRS atualmente disponíveis foi desenvolvida a partir de estudos genômicos em populações de ascendência europeia, limitando sua eficácia em outras origens étnicas e exacerbando disparidades em saúde. A inclusão de populações sub-representadas em estudos genômicos, como as latino-americanas, africanas e asiáticas, é essencial para aumentar a equidade na aplicação clínica dos PRS e maximizar seu impacto global (Martin *et al.*, 2019 e Teixeira *et al.*, 2024).

Avanços tecnológicos, como o uso de biobancos globais e abordagens de aprendizado de máquina, também devem acelerar a descoberta de novos *loci* genéticos e a validação de PRS em diferentes contextos populacionais. Ao mesmo tempo, esforços em educação e treinamento de profissionais de saúde serão necessários para garantir a interpretação correta e o uso ético das informações genômicas na prática clínica.

Em resumo, os PRS têm o potencial de redefinir a maneira como fatores de risco cardiovasculares são avaliados e manejados. À medida que a pesquisa avança e as ferramentas se tornam mais acessíveis e equitativas, os PRS podem promover um futuro mais inclusivo e eficiente para a medicina cardiovascular.

Referências

Evangelou E, et al. Genetic analysis of over 1 million people identifies 535 new loci associated with blood pressure traits. Nature Genetics. 2018;50(10):1412-25.

Inouye M, et al. Genomic risk prediction of coronary artery disease in 480,000 adults. Journal of the Am Coll Cardiol. 2018;72(16):1883-93.

Khera AV, et al. Genetic risk, adherence to a healthy lifestyle, and coronary disease. New England J Med. 2016;375(24):2349-58.

Libby P, et al. Atherosclerosis. Nat Rev Dis Primers. 2019;5(1):56.

Mahajan A, et al. Genome-wide trans-ancestry meta-analysis provides insight into the genetic architecture of type 2 diabetes susceptibility. Nature Genetics. 2014;46(3):234-44.

Martin AR, et al. Clinical use of current polygenic risk scores may exacerbate health disparities. Nature Genetics. 2019;51(4):584-91.

Ray A, et al. Histone Modifications and Their Contributions to Hypertension. Hypertension. 2024;81:229-39.

Teixeira SK, et al. Assessing the predictive efficacy of European-based systolic blood pressure polygenic risk scores in diverse Brazilian cohorts. Scientific Reports. 2024; 14:28123.

Torkamani A, et al. The personal and clinical utility of polygenic risk scores. Nat Rev Dis Primers. 2018;19(9):581-90.

Willer CJ, et al. Discovery and refinement of loci associated with lipid levels. Nature Genetics. 2013;45(11):1274-83.

Wilson PW, et al. Prediction of coronary heart disease using risk factor categories. Circulation. 1998;97(18):1837-47.

27 | Doença Arterial Coronariana

Fernando Rabioglio Giugni
José Eduardo Krieger

CASO CLÍNICO

Paciente do sexo masculino, 50 anos de idade, procura médico para realização de *check-up*. Refere diagnóstico de hipertensão arterial em tratamento. Realizou exames gerais, apresentando LDL de 150 mg/dL, sem outras alterações. O médico calculou o seu risco de eventos cardiovasculares em 10 anos utilizando a *ASCVD risk estimator* do American College of Cardiology em 6,5%, valor considerado *borderline*. O médico optou por solicitar tomografia com escore de cálcio coronário e teste genético para melhor avaliação do risco cardiovascular e definição de conduta.

ABORDAGEM DA MEDICINA DE PRECISÃO

A influência de fatores hereditários no risco de desenvolvimento de doença arterial coronariana (DAC) é conhecida há algumas décadas. A presença de história familiar positiva para DAC prematura é um fator de risco bem estabelecido nesse contexto. Posteriormente, foram descritas variantes raras que associadas a doenças monogênicas, como a hipercolesterolemia familiar (HF), levando a um aumento importante no risco do desenvolvimento de DAC. A HF é discutida em detalhes em capítulo específico. Mais recentemente, com estudos populacionais de associação genômica de grande porte, os GWAS (*genome-wide association studies*), observou-se que polimorfismos genéticos frequentemente encontrados na população também estão associados a maior risco do desenvolvimento de DAC. A partir desses estudos, foram derivados escores de risco poligênicos (PRS), que se mostraram úteis na predição do risco de desenvolvimento de DAC. Noções gerais sobre PRS podem ser encontradas em capítulo específico. Este capítulo terá enfoque em PRS para DAC e sua aplicabilidade clínica.

Diversos PRS para DAC já foram desenvolvidos; os mais modernos utilizam abordagens estatísticas variadas para incluir mais variantes e melhorar a predição. Os escores mostraram forte associação com aterosclerose subclínica e com incidência de DAC. Pacientes acima do percentil 95 do PRS têm risco três vezes maior de eventos, semelhante a pacientes com hipercolesterolemia familiar. Quando associados aos fatores de risco tradicionais, há um incremento na capacidade preditiva para DAC, como mostrado na **Figura 27.1**.

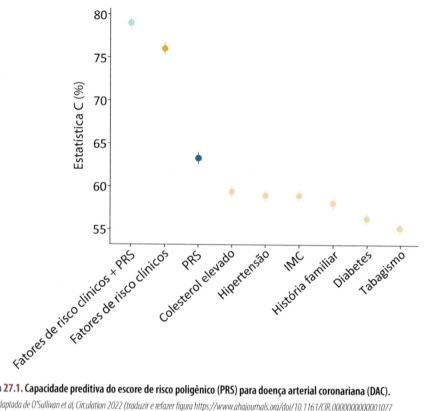

Figura 27.1. Capacidade preditiva do escore de risco poligênico (PRS) para doença arterial coronariana (DAC).
Fonte: adaptada de O'Sullivan et al, Circulation 2022 (traduzir e refazer figura https://www.ahajournals.org/doi/10.1161/CIR.0000000000001077

Análises *post-hoc* de ensaios clínicos e de estudos observacionais sugerem que indivíduos com PRS mais elevados apresentam maior redução de risco absoluto com mudanças de estilo de vida, como adequações na dieta; e maior redução de risco relativa e absoluto com uso de estatinas em prevenção primária, mesmo sem diferenças na redução de LDL. Na prevenção secundária, maiores valores de PRS se correlacionam com maior benefício com o uso de inibidores da PCSK9.

Em relação à aplicabilidade clínica dos PRS para DAC, sugere-se que sejam incorporados às calculadoras de risco. Na prevenção primária, as diretrizes atuais recomendam-se que seja estimado o risco de eventos cardiovasculares em 10 anos para os indivíduos. Aqueles com risco *borderline* ou intermediário podem utilizar fatores agravantes/atenuantes, como escore de cálcio coronariano, para estratificar o risco e definir a indicação para uso de estatinas. O PRS para DAC pode ser utilizado como uma ferramenta de reestratificação de risco para esses indivíduos. Em indivíduos jovens com baixo risco, um PRS elevado pode estimular a adesão a mudanças de estilo de vida.

Não há, até o momento, nenhum PRS para DAC validado para a população brasileira. Há predomínio de indivíduos de ancestralidade europeia nos estudos que levaram à confecção dos PRS. Iniciativas que visem incluir maior diversidade étnica nos PRS são necessárias.

Pontos-chave

- Os fatores genéticos são importantes para o desenvolvimento de DAC, tanto monogênicos, como as variantes raras associadas a hipercolesterolemia familiar, quanto poligênicos.
- A contribuição de polimorfismos frequentes na população geral para o desenvolvimento de DAC pode ser expressa por meio de PRS.
- PRS para DAC tem boa capacidade preditiva, especialmente quando associados aos fatores de risco tradicionais.
- Indivíduos com PRS elevado apresentam maior redução de risco com o uso de estatinas.
- O PRS pode ser incorporado à prática clínica como um fator agravante/atenuante, para reclassificar indivíduos com risco cardiovascular *borderline* ou intermediário e auxiliar na indicação de estatinas.

Bibliografia sugerida

Aragam KG, Natarajan P. Polygenic Scores to Assess Atherosclerotic Cardiovascular Disease Risk: Clinical Perspectives and Basic Implications. Circ Res. 2020 Apr 24;126(9):1159-77. doi: 10.1161/CIRCRESAHA.120.315928. Epub 2020 Apr 23. PMID: 32324503; PMCID: PMC7926201.

Erdmann J, Kessler T, Munoz Venegas L, Schunkert H. A decade of genome-wide association studies for coronary artery disease: the challenges ahead. Cardiovasc Res. 2018 Jul 15;114(9):1241-57. doi: 10.1093/cvr/cvy084. PMID: 29617720.

Inouye M, Abraham G, Nelson CP, Wood AM, Sweeting MJ et al.; UK Biobank CardioMetabolic Consortium CHD Working Group. Genomic Risk Prediction of Coronary Artery Disease in 480,000 Adults: Implications for Primary Prevention. J Am Coll Cardiol. 2018 Oct 16;72(16):1883-93. doi: 10.1016/j.jacc.2018.07.079. PMID: 30309464; PMCID: PMC6176870.

Khera AV, Chaffin M, Aragam KG, Haas ME, Roselli C, et al. Genome-wide polygenic scores for common diseases identify individuals with risk equivalent to monogenic mutations. Nat Genet. 2018 Sep;50(9):1219-24. doi: 10.1038/s41588-018-0183-z. Epub 2018 Aug 13. PMID: 30104762; PMCID: PMC6128408.

Khera AV, Chaffin M, Zekavat SM, Collins RL, Roselli C, et al. Whole-Genome Sequencing to Characterize Monogenic and Polygenic Contributions in Patients Hospitalized With Early-Onset Myocardial Infarction. Circulation. 2019 Mar 26;139(13):1593-602. doi: 10.1161/CIRCULATIONAHA.118.035658. PMID: 30586733; PMCID: PMC6433484.

Lu X, Liu Z, Cui Q, Liu F, Li J, et al. A polygenic risk score improves risk stratification of coronary artery disease: a large-scale prospective Chinese cohort study. Eur Heart J. 2022 May 7;43(18):1702-11. doi: 10.1093/eurheartj/ehac093. PMID: 35195259; PMCID: PMC9076396.

O'Sullivan JW, Raghavan S, Marquez-Luna C, Luzum JA, Damrauer SM et al.; American Heart Association Council on Genomic and Precision Medicine; Council on Clinical Cardiology; Council on Arteriosclerosis, Thrombosis and Vascular Biology; Council on Cardiovascular Radiology and Intervention; Council on Lifestyle and Cardiometabolic Health; and Council on Peripheral Vascular Disease. Polygenic Risk Scores for Cardiovascular Disease: A Scientific Statement From the American Heart Association. Circulation. 2022 Aug 23;146(8):e93-e118. doi: 10.1161/CIR.0000000000001077. Epub 2022 Jul 18. PMID: 35862132; PMCID: PMC9847481.

PERGUNTAS ORIENTADORAS

1) Qual a utilidade do teste genético em pacientes na prevenção primária de doença cardiovascular aterosclerótica?
   a) Deve ser realizado para identificação de variantes raras associadas a hipercolesterolemia familiar mesmo na ausência de suspeita clínica.
   b) Pode ser realizado para cálculo do escore de risco poligênico para doença arterial coronariana.
   c) Deve ser utilizado somente em pacientes com história familiar de DAC prematura.
   d) Não tem utilidade para doença aterosclerótica.

2) Como o teste genético pode impactar na estratificação do risco cardiovascular?
   a) Elevado escore de risco poligênico para DAC pode ser utilizado como fator agravante (*enhancing factor*), para reclassificar o risco dos pacientes.
   b) Baixo escore de risco poligênico para DAC classifica o paciente como baixo risco cardiovascular, mesmo na presença de fatores de risco clássicos.
   c) A presença de variantes associadas a hipercolesterolemia familiar não tem impacto da classificação de risco.
   d) O teste genético não tem impacto estratificação de risco de DAC.

3) Caso o paciente tenha como resultado um escore de risco poligênico elevado para DAC, qual a conduta sugerida?
   a) Iniciar AAS e estatina de moderada potência.
   b) Em conjunto com o paciente, discutir introdução estatina de moderada potência.
   c) Contraindicado uso de estatinas; repetir dosagem de colesterol em seis meses.
   d) Estratificação não invasiva com angiotomografia de artérias coronárias.

RESPOSTAS COMENTADAS

1) **Letra B**
   a) Deve-se somente realizar teste genético para dislipidemias quando houver suspeita clínica de hipercolesterolemia familiar ou outra dislipidemia monogênica.
   b) **Escores de risco poligênico para doença arterial coronariana podem ser calculados com base em milhares de polimorfismo genéticos identificados no paciente.**
   c) Não há evidências para recomendar a realização de teste genético em indivíduos com DAC precoce.
   d) Ainda que de uso incipiente, quase que restrito a ambientes de pesquisa, os testes genéticos podem auxiliar na predição de risco de doença aterosclerótica.

2) **Letra A**
   a) **Dado que se associa a maior risco cardiovascular, elevado escore de risco poligênico para DAC pode ser utilizado como fator agravante (*enhancing factor*).**
   b) Baixo escore de risco poligênico para DAC classifica o paciente como baixo risco cardiovascular, mesmo na presença de fatores de risco clássicos.
   c) Indivíduos com hipercolesterolemia familiar apresentam alto risco cardiovascular.
   d) O teste genético pode impactar na estratificação de risco quando o paciente apresentar elevado escore de risco poligênico.

3) **Letra B**
   a) AAS não é recomendado na prevenção primária de doença aterosclerótica.
   b) **Estatinas de moderada potência podem ser consideradas em indivíduos com risco *borderline* na presença de fatores agravantes.**
   c) Ainda que a decisão deva ser compartilhada com o paciente, não há contraindicação para o uso de estatinas.
   d) Angiotomografia de artérias coronárias não é recomendada na prevenção primária.

Parte 3

FUNDAMENTAL

28 Influência Genética nas Doenças, Heredograma e Padrões de Herança

Bianca Domit Werner Linnenkamp
Emanuelle Leonilia Marques

CONCEITO

O que é genética e qual a sua influência nas doenças?

A genética nos ajuda a entender a programação biológica das diferentes formas de vida. Também é o estudo da hereditariedade e o estudo da expressão de características e de como essas características são transmitidas a cada geração. Já a genética médica é a ciência que estuda o DNA e as doenças decorrentes de suas alterações.

O início da genética que conhecemos hoje foi no século XIX com obras de Darwin, Mendel e Galton que ajudaram a compreender características genéticas, hereditariedade e evolução humana. A compreensão atual que temos da genética só foi possível após a descoberta do DNA.

O que é DNA?

O termo DNA vem do inglês e significa ácido desoxirribonucleico. A molécula do DNA foi originalmente descoberta por Rosalind Franklin por meio de experimentos envolvendo a cristalografia, entretanto a estrutura do DNA só foi descrita em 1953 pelos pesquisadores Watson e Crick. A estrutura do DNA humano é composta por cerca de 3 bilhões de bases nitrogenadas denominadas adenina, timina, guanina e citosina que se ligam por meio de pontes de hidrogênio e formam uma dupla hélice com duas fitas antiparalelas. O genoma humano consiste no conjunto de material genético de um indivíduo e é composto por dois tipos de DNA, o nuclear, que fica no núcleo da célula, e o mitocondrial. O DNA nuclear é armazenado de forma compactada e assume uma estrutura conhecida como cromossomo. A maioria dos humanos possui 46 cromossomos e estes são divididos em autossômicos e sexuais. No total há 22 pares de cromossomos autossômicos numerados de 1 a 22 e um par de cromossomos sexuais (XX ou XY). Os cromossomos sexuais determinam o sexo biológico do indivíduo. Metade dos cromossomos tem herança materna e metade paterna. Por outro lado, o DNA mitocondrial apresenta formato circular e é, na maioria das vezes, herdado apenas da mãe.

Na virada do século XXI realizou-se o projeto genoma humano que permitiu que fosse sequenciado, pela primeira vez, o genoma de um indivíduo, o que possibilitou que novas tecnologias surgissem e iniciou uma nova era dentro da medicina que inclui a realização de diversos testes genéticos. As patologias genéticas podem ser causadas por diferentes mecanismos, seja por variantes em genes únicos ou alterações cromossômicas, por exemplo, nas síndromes de Marfan e de Down, respectivamente. Também existem condições multifatoriais que ocorrem por uma interação entre genética e ambiente, como hipertensão arterial e diabetes. Os diferentes tipos de testes e tipos de variantes serão explicados em mais detalhes em capítulos específicos.

O que são genes?

É importante entender que, dentro do DNA, existem sequências denominadas genes. Há cerca de 20 mil genes conhecidos, responsáveis por determinar diversas características dos indivíduos. Desses, cerca de 4.700 já foram associados a algum quadro clínico (fenótipo) específico com base no Online Mendelian Inheritance in Man (OMIM), que é um catálogo online de doenças mendelianas humanas. De acordo com o OMIM, aproximadamente 7.000 fenótipos apresentam base molecular conhecida. Vale ressaltar que nem todas as doenças raras são genéticas e que nem todas as condições genéticas são consideradas doenças raras. Segundo a OMS, a definição de doença rara consiste em uma condição que afeta até 65 a cada 100.000 pessoas.

EXEMPLOS/APLICAÇÃO

Qual o papel do médico geneticista?

A consulta com um médico geneticista é fundamental para o raciocínio clínico e a suspeita de uma doença genética. Esta consulta assemelha-se a outras consultas médicas e consiste em um processo de anamnese extremamente detalhado, no qual são questionados o motivo do encaminhamento bem como antecedentes pessoais e familiares do probando avaliado. Algumas pistas podem ser indicativas de uma patologia genética como: recorrência familial de determinada patologia, história familiar ou pessoal de malformações ou neoplasias; história de deficiência intelectual, autismo e atraso de desenvolvimento; alterações de crescimento; história de perdas gestacionais ou mortes na infância sem causa estabelecida e consanguinidade. Dentro da cardiologia mais especificamente é importante questionar sobre morte súbita, antecedentes de "sopro", infartos em idade precoce e história de cardiopatias ou arritmias. Após a realização da anamnese, do exame físico e do heredograma podem ser necessários outros exames para complementar a avaliação, como avaliação audiológica e oftamológica, raios X, ecocardiograma, ultrassonografia de abdome e neuroimagem, além de exames bioquímicos e genéticos.

Os principais pontos da anamnese estão resumidos nos itens a seguir:

- Antecedentes gestacionais pré-natais:
  - idade materna e paterna à concepção;
  - tempo de descoberta da gestação e se era uma gestação planejada;
  - intercorrências: traumas, infecções, sangramentos, perda de líquidos;
  - uso de medicações;
  - consumo de álcool, drogas ou tabagismo;
  - movimentação fetal;
  - ultrassonografias, ecocardiograma fetal, exames genéticos pré-natais;
  - tratamentos/investigação de infertilidade.
- Dados do nascimento:
  - idade gestacional;
  - tipo de parto;
  - antropometria: peso, comprimento, perímetro cefálico;
  - APGAR;
  - triagem neonatal bioquímica e biológica.
- Antecedentes neonatais:
  - intercorrências: hipoglicemia, infecções, icterícia, cirurgias, convulsões;
  - necessidade de O_2, intubação, parada cardiorrespiratória, necessidade de UTI ou de reanimação;
  - dificuldade de sucção;
  - idade do recém-nascido na alta hospitalar.
- Desenvolvimento neuropsicomotor:
  - sustento cefálico, sentar-se, ficar em pé, deambular, falar;
  - desempenho escolar;
  - atividades básicas de vida diária.
- Antecedentes pessoais:
  - internações;
  - cirurgias;
  - alergias;
  - convulsões;
  - infecções de repetição.
- História atual:
  - quadro clínico;
  - tempo desde início dos sintomas;
  - evolução dos sintomas;
  - comorbidades.

Após a realização da anamnese deve ser realizado o exame físico inicialmente por medidas de antropometria (principalmente peso, estatura e perímetro cefálico) que devem ser comparadas a curvas de acordo com idade e sexo do indivíduo. Também deverá ser realizado o exame físico geral e, na sequência, o exame dismorfológico de forma craniocaudal avaliando crânio e face, tórax, abdome, genitália, pele e anexos, membros e extremidades. Em cada região são avaliadas características específicas e, se necessário, pode ser realizada a medição daquele segmento e comparado a curvas de normalidades, como a medida da distância intercantal interna e distância intercantal externa para avaliar presença de hipertelorismo ocular.

A seguir, estão resumidas as principais características que devem ser avaliadas no exame dismorfológico:

- **Cabeça:** cabelos (implantação, coloração, textura), formato do crânio e suturas (craniossinostoses), fronte (ampla, estreita, estreitamento bitemporal) e orelhas (implantação, formato, dobras, tamanho, apêndices).
- **Face:** sobrancelhas (sinofre, organização, desenho, espessura), olhos (formato, distâncias, pregas epicânticas, inclinação de fendas palpebrais, tamanho da fenda palpebral), nariz (raiz, ponte e ponta nasal, narinas), região malar, lábios (finos ou grossos, desenho, formato) e cavidade oral (palato, dentes, úvula, frênulos).
- **Pescoço:** curto, alado, mobilidade.
- **Pele e anexos:** manchas, tumorações, hipertricose, cicatrizes, estrias, bolhas, alopecia, elasticidade, alterações de sensibilidade, alterações ungueais (formato, coloração, aspecto).
- **Tórax:** abaulamentos, assimetrias, desvios de coluna, mamilos (invertidos, hipoplásicos, extranumerários, hipertelorismo mamilar) e alterações de pectus (*carinatum, excavatum,* em "S").
- **Abdome:** hérnias, abaulamentos e visceromegalias.
- **Membros e extremidades:** proporcionalidade (presença e tipo de encurtamentos, dolicostenomelia), encurvamentos, hipermobilidade articular, alterações em dedos (polidactilia, sindactilia, oligodactilia, ectrodactilia, clinodactilia, aracnodactilia, braquidactilia), pregas palmares e plantares (prega palmar única, pregas profundas, pregas atípicas, pregas acessórias) e pés (plano, cavo).
- **Genitália:** aspectos de genitália externa, área anorretal e estágio puberal.

O QUE É UM HEREDOGRAMA, COMO CONSTRUÍ-LO E COMO UTILIZÁ-LO PARA ESTUDAR OS PADRÕES DE HERANÇA MENDELIANA

Outra etapa fundamental consiste na elaboração do heredograma, que é uma ferramenta que permite registrar graficamente o histórico familiar e, com isso, tentar detectar possíveis padrões de herança de determinada condição na família avaliada.

O heredograma deve ser construído a partir de símbolos e regras padronizadas, que serão detalhados a seguir:

- Nome do probando (paciente em atendimento), data de nascimento, idade do probando ao atendimento e data do atendimento.

- Questionar sobre três gerações a partir do probando: os familiares de primeiro grau do probando são seus pais, irmãos e prole; os familiares de segundo grau são seus avós, tios e tias, sobrinhos e sobrinhas e netos.
- Buscar local de origem e ascendência da família do probando, além de questionar se há consanguinidade na família. Nem sempre este fator é conhecido, principalmente quando os genitores são de uma cidade com poucos habitantes.
- Identificar doenças ou achados por meio de legendas.
- Indivíduos mais velhos são colocados mais à esquerda e mais novos à direita.
- Indicar a idade e a causa *mortis* de indivíduos falecidos, bem como a idade do óbito (abortamento, óbito fetal, neonatal, infantil, na idade adulta).
- Os números romanos indicam a geração e facilitam identificar o indivíduo na família.
- Se um indivíduo da família realizou exame genético, indicar o resultado para aquele indivíduo.

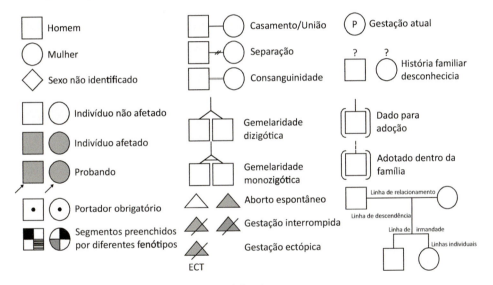

Figura 28.1. Símbolos universais utilizados na construção do heredograma.
Fonte: Adaptada de Benett e colaboradores, 2008.

As figuras a seguir demonstram exemplos de heredogramas de condições genéticas de padrão mendeliano clássico: autossômico dominante, autossômico recessivo, ligado ao X recessivo e ligado ao X dominante. Também existem alguns padrões de herança não tradicionais, como no caso de herança mitocondrial em que há transmissão exclusiva materna, exemplificada na **Figura 28.6**. Alguns fatores, como penetrância incompleta, idade tardia de início dos sintomas e consanguinidade múltipla, podem atuar como confundidores e dificultar a interpretação do padrão de herança.

HERANÇA AUTOSSÔMICA DOMINANTE

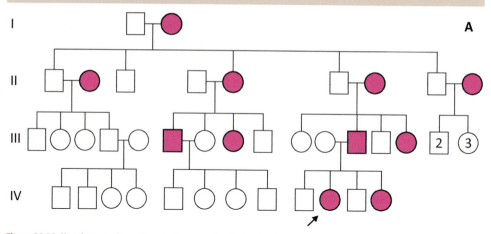

Figura 28.2A. Heredograma da condição de herança autossômica dominante.
Fonte: Nussbaum RL, McInnes RR, Willard HF, editors. Thomson and Thompson: genética médica. 8. ed. Rio de Janeiro: Elsevier; 2016.

Em um heredograma típico de herança autossômica dominante, observa-se indivíduos de ambos os sexos igualmente afetados e transmissão vertical, com múltiplas gerações afetadas e transmissão direta de genitor para filho. O risco de transmissão de um indivíduo afetado para a prole é de 50%.

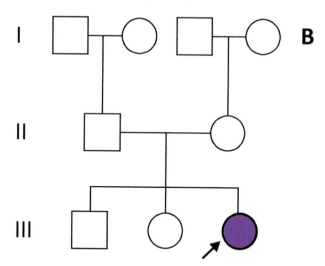

Figura 28.2B. Heredograma da condição autossômica dominante em que o probando é o primeiro caso na família (*de novo*).
Fonte: Nussbaum RL, McInnes RR, Willard HF, editors. Thomson and Thompson: genética médica. 8.ed. Rio de Janeiro: Elsevier; 2016..

Há situações em que a história familiar é negativa e o probando afetado é o primeiro e único caso na família com doença autossômica dominante, nesses casos, a alteração provavelmente ocorreu *de novo* no indivíduo afetado (**Figura 28.2B**). O risco de recorrência nos irmãos do probando em uma futura gestação do casal de genitores é considerado baixo (< 5%); entretanto, há possibilidade de mosaicismo gonadal em um dos genitores em algumas condições, o que pode levar a um aumento nesse risco.

Outro ponto importante a se considerar na herança autossômica dominante é a semidominância. Na **Figura 28.2C**, trata-se de uma família em que ambos os genitores têm uma condição dominante denominada acondroplasia e, portanto, são heterozigotos Aa. Quando em homozigose (AA), esta condição torna-se letal, como no indivíduo III-3. Nesse caso, como ambos genitores são heterozigotos (Aa), o risco da mesma condição (Aa) para a prole é de 50%, o risco de não herdar a variante de nenhum dos genitores é de 25% (aa) e o risco de homozigose levando a forma letal (AA) é de 25%.

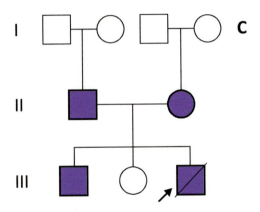

Figura 28.2C. Herança autossômica dominante em casais com acondroplasia, letal em homozigotos AA (III-3).
Fonte: Nussbaum RL, McInnes RR, Willard HF, editors. Thomson and Thompson: genética médica. 8. ed. Rio de Janeiro: Elsevier, 2016.

HERANÇA AUTOSSÔMICA RECESSIVA

A **Figura 28.3A** exemplifica uma família com condição autossômica recessiva em família na presença de casamento consanguíneo, há dois indivíduos afetados (em azul) com pais não afetados (heterozigotos). Como mencionado anteriormente, a presença de consanguinidade deve servir como alerta pois pode aumentar o risco para condições autossômicas recessivas. Em condições autossômicas recessivas homens e mulheres são igualmente afetados e a transmissão é horizontal. Pode haver um único caso na família ou vários irmãos(ãs) afetados (as). O risco de recorrência em prole futura do casal de heterozigotos é de 25%.

Entretanto, mesmo em famílias não consanguíneas pode-se encontrar uma condição autossômica recessiva. No heredograma mostrado na **Figura 28.3B**, os indivíduos em azul são afetados e os pais são portadores não afetados (heterozigotos). Em famílias assim, nem sempre a variante causadora do fenótipo é detectada em homozigose no paciente afetado e sim em combinação com outra variante em *trans* (heterozigose composta). O risco de recorrência em gestações futuras dos pais de paciente é de 25%. Para os(as) pacientes afetados(as), não terá o risco de recorrência para seus filhos desde que não se case com outro indivíduo afetado(a) ou algum parente da mesma família heterozigota para a mesma condição.

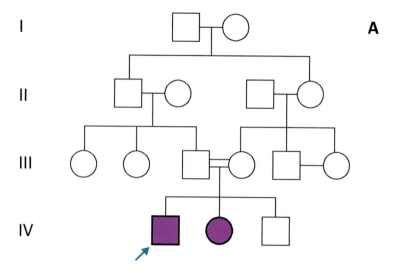

Figura 28.3A. Heredograma de condição de herança autossômica recessiva em que há consanguinidade entre os pais do probando (primos de 1º grau).

Fonte: Nussbaum RL, McInnes RR, Willard HF, editors. Thomson and Thompson: genética médica. 8. ed. Rio de Janeiro: Elsevier; 2016.

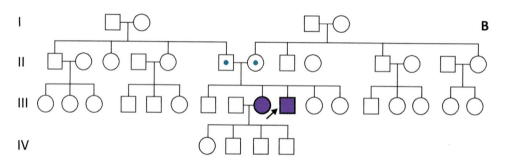

Figura 28.3B. Heredograma da condição autossômica recessiva sem história de consanguinidade na família.

Fonte: Nussbaum RL, McInnes RR, Willard HF, editors. Thomson and Thompson: genética médica. 8. ed. Rio de Janeiro: Elsevier; 2016.

HERANÇA LIGADA AO X RECESSIVA

Nos casos de herança ligada ao X o heredograma é essencial, pois consegue indicar o sexo dos indivíduos afetados e também como a transmissão ocorre. Na **Figura 28.4** há apenas homens afetados, em azul (hemizigotos), e mulheres portadoras (heterozigotas). Há transmissão de pais a todas as filhas (100%) e de mães para filhos e filhas em metade das vezes (50%). Não há transmissão de pais afetados para seus filhos. Em determinadas situações, pode ocorrer inativação preferencial do cromossomo X permitindo encontrar mulheres portadoras com sintomas leves.

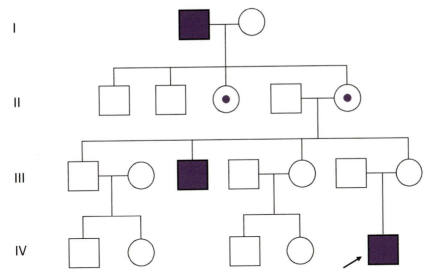

Figura 28.4. Heredograma da condição de herança ligada ao X recessiva.
Fonte: Nussbaum RL, McInnes RR, Willard HF, editors. Thomson and Thompson: genética médica. 8. ed. Rio de Janeiro: Elsevier, 2016.

HERANÇA LIGADA AO X DOMINANTE

Já em casos ligados ao X dominantes, como na **Figura 28.5**, observa-se tanto homens quanto mulheres afetados, mulheres geralmente com quadro mais leve. Em algumas condições, pode haver letalidade em homens e morte ainda na fase embrionária. A herança ligada ao X dominante pode ser confundida com autossômica dominante, porém não há transmissão de pais para filhos. Pais afetados transmitem para 100% das filhas que serão afetadas. Mulheres têm 50% de chance de transmitir para seus filhos ou suas filhas.

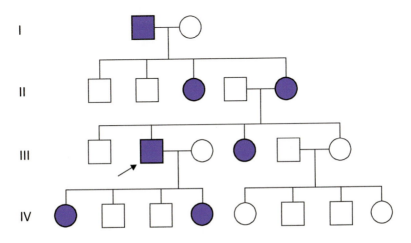

Figura 28.5. Heredograma da condição de herança ligada ao X dominante.
Fonte: Nussbaum RL, McInnes RR, Willard HF, editors. Thomson and Thompson: genética médica. 8. ed. Rio de Janeiro: Elsevier, 2016.

HERANÇA MITOCONDRIAL

A herança mitocondrial (**Figura 28.6**) é um importante exemplo de padrão de herança atípico, observa-se indivíduos de ambos os sexos afetados, porém a transmissão ocorre exclusivamente por via materna por ser decorrente de variantes em DNA mitocondrial. Há variabilidade clínica intrafamilial, a depender do grau de heteroplasmia. O risco de recorrência pode chegar a 100%. Não há transmissão de homens afetados para seus descendentes. É importante lembrar que a maioria das doenças mitocondriais não possuem herança mitocondrial pois são causadas por variantes no DNA nuclear e, portanto, seguem os padrões de herança previamente descritos.

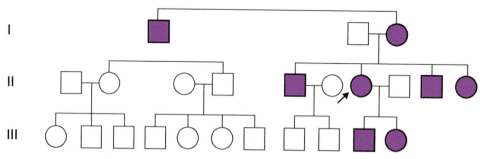

Figura 28.6. Heredograma da herança mitocondrial.

CONCLUSÕES

Em suma, o heredograma deve ser analisado em conjunto com os dados da anamnese e do exame físico para auxiliar na definição do diagnóstico e na identificação da condição mais provável, com base no padrão de herança. Isso é especialmente relevante quando um mesmo fenótipo pode ter diferentes etiologias genéticas e padrões de herança. Em situações onde o diagnóstico molecular não estiver definido, o heredograma pode ser útil para estimar o risco de recorrência da condição em famílias que desejem ter mais filhos, processo fundamental durante o aconselhamento genético do casal.

Bibliografia sugerida

Bennett RL, French KS, Resta RG, Doyle DL. Standardized human pedigree nomenclature: update and assessment of the recommendations of the National Society of Genetic Counselors. J Genet Couns. 2008;17(5):424-33.

Kim CA, Albano LMA, Bertola DR, editors. Genética na prática pediátrica. 2. ed. Barueri: Manole; 2019.

Nussbaum RL, McInnes RR, Willard HF, editors. Thomson and Thompson: genética médica. 8. ed. Rio de Janeiro: Elsevier: 2016.

Online Mendelian Inheritance in Man, OMIM®. Johns Hopkins University,Baltimore, MD. MIM Number: {106210}: [Last edited: 04/10/16; cited: 10/29/22]. disponível em: https://omim.org/

29 | Modalidades e Interpretação de Teste Genético

Bianca Domit Werner Linnenkamp
Lucas Vieira Lacerda Pires

INTRODUÇÃO

Nos demais capítulos anteriores,los vimos como a genômica transformou o dia a dia dos médicos e os testes genéticos revolucionaram a investigação dos pacientes, permitindo a identificação de indivíduos assintomáticos em risco, encurtando o tempo até diagnóstico e abreviando a "odisseia" diagnóstica. Nesse contexto, o diagnóstico molecular pode direcionar o melhor tratamento, indicar outros órgãos e sistemas que necessitam de avaliação e possibilitar um acompanhamento personalizado. Atualmente, a Medicina de Precisão já faz parte da cardiologia. No entanto, para entender como os testes genéticos podem ser aplicados a essa especialidade, é fundamental compreender as diferentes modalidades de testes, suas indicações e limitações. Por isso, qualquer teste genético deve ser precedido pelo aconselhamento genético pré-teste e seguido pelo aconselhamento genético pós-teste, processos detalhados em capítulos específicos.

Os testes genéticos compreendem um conjunto de exames que avaliam o DNA do indivíduo e podem auxiliar na investigação diagnóstica. Existem diversas metodologias disponíveis, que devem ser escolhidas com base na pergunta clínica a ser respondida. Todos os testes apresentam limitações metodológicas e devem ser utilizados como uma ferramenta de investigação; entretanto, o raciocínio clínico é sempre fundamental para correta indicação do teste e a interpretação dos resultados, sejam eles positivos, negativos ou inconclusivos. Assim, apesar dos avanços recentes na genômica, ainda há muito a ser descoberto e compreendido, o que pode, por vezes, dificultar a aplicação e a interpretação dos exames genéticos na prática clínica.

EXEMPLOS/APLICAÇÕES

A escolha do melhor tipo de teste baseia-se no quadro clínico e no mecanismo molecular responsável pela patologia. Portanto, é essencial avaliar se a metodologia escolhida é capaz de detectar alterações compatíveis com este mecanismo. Os principais mecanismos moleculares estão retratados na **Tabela 29.1** junto com alguns exemplos.

Tabela 29.1. Principais mecanismos moleculares

Tipo de alteração	Exemplos
Alterações cromossômicas (estruturais, morfológicas, numéricas)	Aneuploidias (trissomias, monossomias), poliploidias, translocações, duplicações, deleções, inversões
Alterações submicroscópicas (*Copy Number Variations* – CNVs, ou variações de números de cópias: microdeleções, microduplicações)	Síndrome de DiGeorge, síndrome de Williams-Beuren
Alterações gênicas: variantes do tipo indel, *missense, nonsense*, sinônima, *frameshift*, deleções e duplicações intragênicas. Essas variantes podem causar doenças por dois mecanismos principais: perda de função (*Loss of Function* – LoF) ou ganho de função (*Gain of Function* – GoF)	Síndrome de Marfan, RASopatias, doença de Fabry
Doenças de expansão: regiões repetitivas do DNA em que a repetição torna-se maior que o habitual	Síndrome do X frágil, doença de Huntington
Alterações de *imprinting*: alterações em centros de *imprinting* que levam a regulação da expressão de genes em determinada região	Síndrome de Prader-Willi, síndrome de Beckwith-Wiedemann, síndrome de Silver-Russell

Ressalta-se que diversas condições ainda não possuem etiologia genética conhecida e, em tais situações, deve-se avaliar se os testes serão capazes de trazer informações adicionais que irão beneficiar o paciente naquele momento. Dentro da cardiologia também é importante lembrar das fenocópias que podem mimetizar um fenótipo mesmo com genótipo negativo.

Os principais tipos de testes, indicações, vantagens, limitações e custos estão resumidos na **Tabela 29.2**

Tabela 29.2. Principais tipos de testes, indicações, vantagens, limitações e custos

Tipo de teste	Indicação	Vantagens	Limitações	Custos
Cariótipo com banda G	Suspeita de alterações cromossômicas, distúrbios de diferenciação sexual, atraso do desenvolvimento neuropsicomotor, baixa estatura, presença de malformações congênitas	Detecta variantes estruturais, morfológicas e numéricas como translocações, aneuploidias, rearranjos cromossômicos grandes, em casos como na síndrome de Down identifica o mecanismo causador da trissomia do 21 (trissomia livre, translocação) e permite estimar risco de recorrência para a prole do casal	Técnica manual, demanda tempo, não detecta alterações abaixo de 5-10 Mb	Custo baixo

(Continua)

MEDICINA DE PRECISÃO EM CARDIOLOGIA   297

Tabela 29.2 (Continuação). Principais tipos de testes, indicações, vantagens, limitações e custos

Tipo de teste	Indicação	Vantagens	Limitações	Custos
Microarray cromossômico	Suspeita de alterações cromossômicas com cariótipo normal ou com cariótipo alterado (para definir coordenadas do segmento alterado)	Técnica automatizada. Identifica alterações submicroscópicas não detectáveis pelo cariótipo (*CNVs*). Detecta áreas de homozigose entre dois cromossomos como em filhos de casais consanguíneos e em dissomias uniparentais. Também identifica áreas de perda de heterozigose (*LOH*) em tumores	Não detecta variantes de ponto nem rearranjos cromossômicos equilibrados	Custo elevado
FISH	Suspeita de determinada síndrome de deleção/ duplicação específica, suspeita de rearranjo complexo envolvendo múltiplos cromossomos	Técnica em que sondas se hibridizam em áreas de interesse específicas e emitem fluorescência que pode ser vista no microscópio. Detecta deleções, duplicações e também é uma ferramenta muito útil em casos de rearranjos cromossômicos complexos envolvendo múltiplos cromossomos. Possibilidade de customização de sondas	Não detecta alterações estruturais de outras áreas além do que hibridiza com a sonda, não detecta variantes de ponto. Custo elevado para construção das sondas, acaba sendo pouco viável na rotina e substituído por outros exames de menor custo como *MLPA* e *Microarray*	Custo muito elevado
MLPA	Suspeita específica de determinada deleção/ duplicação, suspeita de doenças de *imprinting*	Metodologia baseada na reação em cadeia da polimerase (PCR) quantitativa. Detecta deleções, duplicações de acordo com o *kit* escolhido. Possibilidade de avaliar metilação com *kits* de MS-MLPA	Não detecta alterações em outras regiões além das sondas do *kit* específico, apenas um fornecedor no mercado (MRC Holland)	Custo moderado
Sequenciamento de um ou mais genes	Suspeita clínica de síndrome específica em que apenas um gene é descrito como causador, síndrome com *hotspot* mutacional específico (p. ex., acondroplasia), análise de segregação de variante familiar específica	Técnica molecular que avalia a sequência de nucleotídeos, pode ser feito sequenciamento tipo Sanger ou sequenciamento de nova geração (*NGS*). Custo reduzido	Não avalia outras regiões/ genes, não detecta alterações estruturais, inviável se for necessário avaliar genes muito grandes ou vários genes simultaneamente	Custo baixo

(Continua)

Tabela 29.2 (Continuação). Principais tipos de testes, indicações, vantagens, limitações e custos

Tipo de teste	Indicação	Vantagens	Limitações	Custos
Painel de genes	Suspeita de síndrome em que um conjunto de genes pode ser responsável (p. ex., painel de miocardiopatias, painel de arritmias)	Avaliação paralela de vários genes simultaneamente por meio da técnica de *NGS*, detecta variantes de ponto e algumas CNVs. Bom custo-benefício	Em geral, avalia apenas os éxons (regiões codificantes), não avalia outros genes além dos pré-selecionados relacionados com determinado fenótipo (se novo gene associado descrito recentemente pode ainda não ter sido incluído no painel). Não detecta doenças de expansão, limitado em áreas do DNA de alta homologia	Custo moderado
WES (exoma)	Suspeita de doença monogênica	Avaliação paralela de todos os éxons de todos os genes simultaneamente por *NGS*, detecta variantes de ponto e algumas CNVs, permite identificação de achados secundários	Não avalia regiões não codificantes como regiões intrônicas e intergênicas, não avalia DNA mitocondrial (exceto quando especificado), não detecta doenças de expansão, limitado para áreas de alta homologia	Custo elevado
WGS (genoma)	Suspeita de doença monogênica, suspeita de doença mitocondrial	Avalia todo o genoma (nuclear e mitocondrial), avalia áreas intrônicas e intergênicas, detecta variantes de ponto, variantes estruturais e permite identificação de achados secundários. Capaz de detectar variantes mais comuns que podem ser utilizadas na avaliação de escore de risco poligênico (PRS)	Custo elevado, pouco disponível comercialmente. Muitos dados são gerados tornando a análise mais demorada e interpretação dos dados com base no conhecimento atual complexa	Custo muito elevado

FISH (*Fluorescence In Situ Hybridization*), MLPA (*Multiplex Ligation-dependent Probe Amplification*), Sequenciamento de Exoma (*WES - Whole Exome Sequencing*), Sequenciamento de Genoma (*WGS- Whole Genome Sequencing*).

RESULTADOS DE TESTES GENÉTICOS E INTERPRETAÇÃO

Após realizar um teste genético, a equipe responsável deve interpretar os resultados e orientar o paciente testado com base nos achados detectados, este processo faz parte do aconselhamento genético pós-teste.

Dentro da cardiogenética, a interpretação de testes genéticos se refere principalmente aos exames de sequenciamento, seja por método de Sanger ou NGS. As variantes genéticas identificadas são classificadas por meio de critérios internacionais propostos pelo colégio americano de genética médica (ACMG) e pelo ClinGen, que serão explicados com mais detalhes em capítulo específico. Resumidamente, há diferentes resultados possíveis, a depender se alguma variante considerada relevante foi reportada e dependendo da classificação desta variante. Um cenário possível ocorre quando é identificada uma variante genética patogênica ou provavelmente patogênica relacionada com o quadro clínico e que essa variante é considerada causal. Nesses casos, deve-se avaliar se há compatibilidade também com o padrão de herança, por exemplo, se for uma condição de herança recessiva, avaliar se a variante está em homozigose ou se há presença de duas variantes em *trans* que poderiam causar uma heterozigose composta. Outro cenário possível é a ausência de variantes reportadas, ou seja, quando não foram detectadas variantes genéticas além das que são consideradas dentro da normalidade, sempre levando em consideração o tipo de teste que foi realizado, suas limitações e se era condizente com o mecanismo molecular da suspeita clínica. Também é importante lembrar que a literatura médica é dinâmica e se atualiza constantemente. Portanto é essencial entender que novos genes causais podem ser descobertos futuramente. No momento em que o teste foi realizado, porém, pode não ter sido detectada nenhuma variante que justifique o quadro clínico. Outra possibilidade ocorre quando trata-se de variante de significado incerto (Variant of Uncertain Significance – VUS). Com base na literatura médica atual, não é possível estabelecer o impacto clínico dessa variante no indivíduo avaliado. Em outras palavras, trata-se de um achado que não deve ser ignorado, mas que também não deve ser utilizado para a tomada de conduta. Esse tipo de resultado deve ser reavaliado periodicamente, a fim de possibilitar uma eventual reclassificação. A depender do resultado, podem existir recomendações e *guidelines* específicas que impactem o manejo do paciente. Além disso, em casos de variantes detectadas, pode haver indicação de segregar as variantes nos familiares, seja para detectar outros indivíduos em risco (variantes patogênicas/provavelmente patogênicas) ou para tentar mudar a classificação da *VUS*. Esse aspecto será mais abordado no capítulo sobre rastreamento familiar. Outra questão importante é a detecção de achados secundários, não relacionados com o quadro clínico primário, sobretudo quando realizados exames amplos como *WES* e *WGS*. Mais informações serão detalhadas em um capítulo específico.

Outros exames genéticos também apresentam peculiaridades específicas e a interpretação depende do tipo de teste que foi realizado, por exemplo, se o exame realizado foi um cariótipo com banda G, espera-se que um resultado dentro da normalidade detecte 46 cromossomos e indique o sexo biológico do indivíduo, ou seja 46,XX (feminino) ou 46,XY (masculino). No entanto, outros resultados podem ser detectados e não irão necessariamente causar fenótipo. A nomenclatura utilizada pelo citogeneticista para descrever um cariótipo baseia-se no International System for Human Cytogenomic Nomenclature (ISCN). Ressalta-se que um cariótipo pode ter variações e não causar fenótipo, como é o caso de indivíduos com translocações robertsonianas que apresentam 45 cromossomos.

Portanto, a interpretação do cariótipo é extremamente importante para se determinar se há correlação com o fenótipo e também para fins de aconselhamento genético.

Exames como *MLPA* e *FISH* são direcionados para regiões específicas e, portanto, sua interpretação é menos complexa, o resultado indica se há ou não alteração da região, seja ela duplicação ou deleção e, com base nessa informação, o médico solicitante deverá avaliar se aquele achado pode causar algum fenótipo, baseando-se na literatura científica, e se há concordância com a suspeita clínica.

O microarray é capaz de detectar variantes estruturais (CNVs), como deleções e duplicações. Os critérios de classificação de variantes estruturais e de variantes de ponto são diferentes. A classificação das CNVs é feita de acordo com o ClinGen e dependerá principalmente do tamanho, número de genes contidos, descrições na literatura em sintomáticos e assintomáticos, dados de segregação e evidências de haploinsuficiência ou triplossensibilidade na região alterada. Uma CNV pode ser classificada em cinco categorias: benigna, provavelmente benigna, de significado incerto ou *VUS*, provavelmente patogênica e patogênica. É importante avaliar se determinada alteração, isoladamente, é suficiente para causar o fenótipo. Por exemplo, no caso de uma deleção em uma região com haploinsuficiência bem estabelecida e herança dominante, essa CNV pode ser considerada a causa do quadro. Por outro lado, se for uma deleção mas a herança é recessiva, é necessário que o paciente tenha alterações nos dois alelos, seja por uma deleção em homozigose ou por uma heterozigose composta entre uma deleção e uma variante de ponto, por exemplo. Outra informação relevante fornecida por esse exame corresponde às áreas de homozigose, ou seja, regiões idênticas nos dois cromossomos pares. A homozigose, por si só, não é sinônimo de patogenicidade, porém quando aumentada pode ser indicativa de consanguinidade parental e, nesses casos, a hipótese de uma condição autossômica recessiva torna-se mais relevante. Além disso, pode sugerir a presença de dissomia uniparental, que pode levar a fenótipos específicos dependendo da região afetada. Um exemplo ocorre no cromossomo 15, em que a dissomia uniparental pode estar associada à síndrome de Prader-Willi ou à síndrome de Angelman.

CONCLUSÕES

Os testes genéticos são de extrema importância no dia a dia de médicos de diferentes áreas, mas devem ter como principal objetivo responder uma pergunta clínica, ou seja, deve servir como ferramenta de auxílio no diagnóstico e aplicada após raciocínio clínico e formulação de hipótese bem-fundamentada. Existem diferentes tipos de testes a serem utilizados conforme a suspeita clínica. O uso indiscriminado desses testes genéticos pode ter impactos em diversas esferas, tornando essencial a correta indicação e interpretação dos resultados.

Bibliografia sugerida

Furquim SR, Linnenkamp B, Olivetti NQS, Giugni FR, Lipari LFVP, Andrade FA, et al. Challenges and Applications of Genetic Testing in Dilated Cardiomyopathy: Genotype, Phenotype and Clinical Implications. Arq Bras Cardiol. 2023 Nov;120(10):e20230174. Portuguese, English. doi: 10.36660/abc.20230174. PMID: 38055534; PMCID: PMC10697682.

Gonzales PR, Carroll AJ, Korf BR. Overview of Clinical Cytogenetics. Curr Protoc Hum Genet. 2016 Apr 01;89:8.1.1-8.1.13.

Lamounier Júnior A, Ávila DX, Barriales-Villa R. Genetics in Cardiomyopathies – Genetic Tests Decoded for the Clinical Cardiologist. ABC Heart Fail Cardiomyop 2023;3(1):e20230036.

Landrum MJ, Lee JM, Benson M, Brown GR, Chao C, Chitipiralla S, et al. ClinVar: improving access to variant interpretations and supporting evidence. Nucleic Acids Res. 2018 Jan 4;46(D1):D1062-D1067.

Silva M, de Leeuw N, Mann K, Schuring-Blom H, Morgan S, Giardino D, et al. European guidelines for constitutional cytogenomic analysis. Eur J Hum Genet. 2019;27(1):1-16.

MRC Holland. Disponível em: https://www.mrcholland.com/

Richards S, Aziz N, Bale S, Bick D, Das S, Foster JG, et al. Standards and guidelines for the interpretation of sequence variants: a joint consensus recommendation of the American College of Medical Genetics and Genomics and the Association for Molecular Pathology. Genet Med. 2015 May;17(5):405-24.

Riggs ER, Andersen EF, Cherry AM, Kantarci S, Kearney H, Patel A, et al. Technical standards for the interpretation and reporting of constitutional copy-number variants: a joint consensus recommendation of the American College of Medical Genetics and Genomics (ACMG) and the Clinical Genome Resource (ClinGen). Genet Med. 2020 Feb;22(2):245-57.

30 Classificação de Patogenicidade das Variantes

Lucas Vieira Lacerda Pires
Mariana Lombardi Peres de Carvalho

A classificação de patogenicidade das variantes genéticas é uma área de conhecimento que engloba diversos aspectos da genética humana, molecular e médica e os aplica em variações genéticas, visando definir o quanto essas variantes podem ou não estar causando impactos à saúde de um indivíduo. Entende-se "variante" como toda alteração do genoma que difere daquele que é tido como referência.

Visando padronização da análise, a classificação de variantes é feita com base em critérios propostos pelo Colégio Americano de Genética Médica e Genômica em 2015, e funciona classificando variantes de acordo com diversos parâmetros: dados populacionais, prevalência de casos comparado a populações controle, consequência proteica, relatos na literatura, algoritmos computacionais preditores de patogenicidade, dados de estudos funcionais, segregação da variante do fenótipo com a família, se a variante é herdada ou não, se ela está em *cis/trans* (presentes no mesmo alelo ou alelos diferentes) com outra variante compatível com o fenótipo e padrão de herança e fenótipo sendo avaliado.

Estes critérios foram propostos primeiramente em 2015, e sofrem periódicas revisões de acordo com as necessidades atuais, geradas com o avanço nas pesquisas em genética e conforme novas variantes vão sendo reportadas pelo mundo. Uma grande revisão desses critérios foi realizada em 2020 pelo órgão estadunidense Clinical Genome Resource (ClinGen), que recomendou novos parâmetros para aplicação e curagem dos critérios, além de diretrizes para a adequação dos pesos dos critérios para cada caso. Essa revisão foi publicada e é anualmente revista com novos parâmetros, para melhor se adequar aos cenários atuais.

Além disso, o *ClinGen* abre mão de grupos de especialistas que revisam e publicam periodicamente a aplicabilidade dos critérios para genes ou grupos de genes específicos, com o intuito de acurar a classificação e individualizar a análise de cada caso. Inclusive, em alguns casos os painéis de especialistas classificam variantes específicas e concluem sua patogenicidade.

Os critérios são organizados de acordo com o peso de patogenicidade ou benignidade para qual eles pontuam. Além disso, alguns critérios são passíveis de ajuste do peso, de acordo com cada caso em que são aplicados. É muito importante se atentar para este fato, uma vez que a depender dessas nuances, o peso de um critério pode variar muito, mudando completamente a classificação. Esses pesos são: suporte, moderado, forte e muito forte.

Sobre a classificação, são padronizados cinco níveis de patogenicidade, e a definição desses níveis depende dos pesos dos critérios aplicados a cada variante. Variantes que não pontuam critérios suficientes para serem consideradas benignas ou patogênicas, são classificadas como variantes de significado incerto (*Variant of Uncertain Significance* – VUS). Estes níveis são: benigno, provavelmente benigno, variante de significado incerto (VUS), provavelmente patogênico e patogênico.

Devemos entender estes níveis como a probabilidade de uma variante ser a causa de um fenótipo, de modo que, classificar uma variante como provavelmente benigna significa que, após aplicação de todos os critérios cabíveis, há uma probabilidade de ao menos 90% daquela variante não estar relacionada com um fenótipo. Caso essa probabilidade ultrapasse 99%, chamamos esta variante de benigna. Do mesmo modo, variantes que, após aplicação dos critérios cabíveis, quando há probabilidade maior de 90% de que aquela variante está causando um fenótipo, chamamos esta variante de provavelmente patogênica. Variantes que superam o corte de 99% passam a ser consideradas patogênicas. Todas as variantes que se encontram entre esses cortes de 90% e 90% de probabilidade de causar o fenótipo são, atualmente, classificadas como VUS.

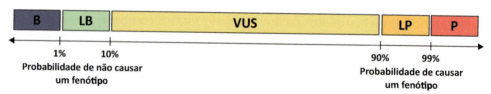

Figura 30.1. Esquema que ilustra a classe de patogenicidade de uma variante em comparação com a probabilidade de ela estar causando um fenótipo.

Isso implica que, dentro de um sequenciamento genético, existam VUS que são mais próximas de serem provavelmente benignas e VUS que são mais próximas de serem provavelmente patogênicas. Por isso, o entendimento sobre o processo de classificação é imprescindível na interpretação de um teste genético e de uma variante, a fim de entender o quanto uma variante deve ou não ser considerada para cada caso, levando sempre em consideração a correlação genético-clínica de cada caso. É uma sugestão em discussão pelo ACMG e ClinGen a implementação de classificação de níveis de VUS, porém, ainda não há recomendações publicadas.

	BENIGNO		PATOGÊNICO			
	FORTE	SUPORTE	SUPORTE	MODERADO	FORTE	MUITO FORTE
Dado populacional	MAF é alta demais para a doença **BA1/BS1** OU observação em controles inconsistentes com a penetrância da doença **BS2**			Ausente em bancos de dados populacionars **PM2**	Prevalência estatisticamente maior em afetados comparado a controles **PS4**	
Dado preditivo computacional		Múltiplas linhas de evidência computacional sugerem que não há impacto no gene ou produto gênico **BS4** / Variante *missense* em um gene onde apenas variantes trucanças causam doença **BP1** / Variantes silenciosas sem predição impacto no *splicing* **BP7**	Múltiplas linhas de evidência computacional sugerem que há impacto no gene ou produto gênico **PP3**	Nova variante *missense* em um resíduo de aminoácido onde uma variante *missense* patogênica foi descrita anteriormente **PM5** / Variante que altera o comprimento da proteína **PM4**	Nova troca de **nucleotídeos** levando a mesma troca de aminoácidos que uma variante conhecidamente patogênica **PS1**	Variante com predição de efeito nulo em um gene onde perda de função é um mecanismo de doença reconhecido **PVS1**
Dado funcional	Dado funcional bem estabelecido demonstra que não há efeito deletério **BS3**		*Missense* em um gene com baixas taxas de variantes missenses benignas **PP2**	"Hot spot" mutacional ou domínio funcional bem estabelecido, sem variantes benignas **PM1**	Dado funcional bem estabelecido demonstra efeito deletério **PS3**	
Dado de segregação	Variante não segrega com a doença na família **BS4**		Variante co-segrega com a doença em múltiplos membros afetados de uma família **PP1**	Aumenta com dados de segregação →		
Dado De novo				Variante *de novo* (sem confirmação de paternidade) **PM2**	Variante *de novo* (sem confirmação de paternidade) **PS2**	
Dado alélico		Observada em *trans* com uma variante dominante **BP2** / Observada em *cis* com uma variante patogênica **BP2**		Para doenças recessivas, detectadas em trans com uma variante conhecidamente patogênica **PM3**		
Outros bancos de dados		Fontes confiáveis com ou sem dados disponíveis concordam com benignidade **BP6***	Fontes confiáveis concordam com patogenicidade **PP5***			
Outros dados		Variante identificada em um caso com outra alteração é suficiente para desenvolvimento do fenótipo **BP5**	Fenótipo do paciente é altamente específico para o gene **PP4**			

* Consensos atuais não recomendam a utilização desses critérios

Figura 30.2. Critérios propostos pelo Colégio Americano de Genética Médica e Genômica para interpretação da patogenicidade de variantes.

Quando se classifica uma variante, deve se analisar minuciosamente os parâmetros do gene (p. ex., posição genômica, mecanismos de patogenicidade relacionados, domínios funcionais, valores de constrição, entre outros). Além disso, devem ser considerados os fenótipos associados, as características da variante, o fenótipo do paciente e os dados de recorrência familiar da variante ou do fenótipo, seja com base no paciente índice analisado ou em informações retiradas da literatura médica. É importante entender que as classificações atribuídas à variante devem estar sempre relacionadas com um fenótipo específico, pois tipos diferentes de variantes em um mesmo gene podem estar relacionadas com diferentes fenótipos.

Uma vez atribuídos os devidos critérios da variante, soma-se cada um deles para determinar sua classificação quanto à patogenicidade. Vale destacar que, nas classificações de variantes, há um viés que tende para a benignidade, uma vez que, geralmente, são necessárias mais evidências para confirmar a patogenicidade de uma variante do que para demonstrar sua benignidade. Em outras palavras, é muito mais simples provar que uma variante é benigna do que demonstrar sua patogenicidade. Deve-se ter cautela em situações em que a classificação da variante possa parecer controversa. Um exemplo são variantes que, embora muito comuns na população geral, ainda assim são patogênicas. Nesses casos, a variante pode atender a critérios de peso forte para benignidade, mas, apesar disso, ser deletéria e comprovadamente patogênica com base em estudos funcionais publicados e em estudos de segregação de fenótipos em famílias com múltiplos indivíduos afetados.

O único critério que pode determinar a classificação de uma variante é o de frequência populacional muito alta para o esperado para a doença (BA1 – conhecido como *Stand Alone*), aplicado geralmente quando a frequência daquele alelo na população supera o corte de 5% de frequência em bancos de dados populacionais de indivíduos controles (a princípio não afetados). Ainda sobre frequências populacionais, avaliar as populações específicas é importante para garantir maior precisão em sua classificação; às vezes, variantes são relativamente comuns em uma população específica, mas são consideradas raras quando avaliadas no contexto global. Esses dados podem ser mascarados pela quantidade de indivíduos sequenciados em cada banco de populações específicas, guiando a possíveis erros na classificação quando não há números suficientes de genomas sequenciados em alguma população, fazendo com que a frequência de uma determinada variante seja super ou subvalorizada.

Outro cuidado a se tomar durante a classificação de variantes genéticas é a supervalorização de algum parâmetro específico: diversos critérios às vezes olham a uma mesma característica da variante, fazendo com que a variante preencha os requisitos para pontuar ambos, e supervalorizando um mesmo ponto em comparação aos outros, prejudicando sua classificação; um exemplo claro disso é a relação entre o PP2 (variante do tipo Missense em um gene que tolera poucas variantes desse tipo) e o PM1 (variante localizada em um *hot-spot* mutacional ou em um domínio funcional importante bem estabelecido). Além disso, existem critérios que são excludentes: critérios de benignidade têm seus correspondentes em patogenicidade, por exemplo o BS1 (variante é muito frequente para o fenótipo esperado) e PM2 (variante ausente em bancos de dados populacionais), e alguns critérios de patogenicidade só podem ser utilizados para variantes de um tipo específico, por exemplo, o PM6 (variante presumida para ser *de novo*, sem paternidade confirmada) e o PM3 (variante em *trans* com outra variante patogênica).

Muito se fala sobre a frequência populacional das variantes, e realmente o processo de classificação de patogenicidade depende diretamente dela, isso porque um dos principais fatores que nos fazem considerar que talvez uma dada variante seja benigna é sua frequência populacional (variantes muito comuns em populações tendem a ser benignas, uma vez que são selecionadas reprodutivamente a serem mantidas). Entretanto, é muito complexo definir o ponto de corte exato para que uma variante deixe de ser considerada rara. Na versão de 2015, o critério de raridade só se aplicava se a variante fosse ausente nos bancos de dados de controles (PM2), entretanto, conforme os bancos de controles cresciam fez-se necessário uma reinterpretação desse critério, e ele passou a incluir o conceito de variantes raras para o contexto de cada condição, se baseando na frequência daquela condição na população e no padrão de herança do fenótipo. Assim, em algumas circunstâncias, a ocorrência de 10 alelos de uma variante patogênica em uma população geral pode torná-la rara para um fenótipo autossômico recessivo. No entanto, ao considerar os mesmos 10 alelos para uma variante relacionada com um fenótipo congênito autossômico dominante em determinada faixa etária, podemos considerá-la suficientemente comum e não necessariamente prejudicial.

A classificação de patogenicidade de variantes é um processo longo e dinâmico, que demanda revisão de diversos aspectos das variantes, dos genes e seus fenótipos relacionados. É necessária prática para a classificação apropriada, visando ser o mais preciso possível. Além disso, é um processo que depende de um grau de evidência atual, fazendo com que a classificação de uma variante possa mudar com o tempo, conforme novas evidências e estudos vão sendo publicadas. Não raro uma variante poderá ter sua classificação alterada com o passar do tempo trazendo grande impacto ante a conduta clínica. Por exemplo, uma variante rara pode ser originalmente interpretada como provavelmente patogênica em uma população essencialmente europeia, porém, pode-se mostrar relativamente comum em indivíduos de origem africana e, eventualmente, pode ter sua classificação alterada para provavelmente benigna. Dentro desse cenário, o processo de reanálise é cada vez mais recomendado, sobretudo para VUS e/ou casos inconclusivos; embora não haja uma regra estabelecendo qual o período recomendado, de modo geral é razoável aguardar ao menos um ano para se realizar esse tipo de revisão.

Ademais, é importante discutir o impacto do fenótipo na classificação da variante. Não há uma recomendação formal indicando que a classificação da variante pode ser influenciada pelo fenótipo do paciente e padrão de herança específico, entretanto, no contexto da medicina de precisão, sugerimos que a classificação seja realizada para um fenótipo e padrão de herança específicos, sempre levando-se em consideração uma avaliação abrangente do paciente, incluindo dados clínicos, familiares e moleculares. Isso permite uma delimitação mais precisa do quadro, orientando assim o tratamento do paciente e sua família.

EXEMPLO/APLICAÇÃO

Apresentação do caso

Paciente do sexo masculino, 16 anos de idade, iniciou quadro de palpitações e síncope aos esforços. Durante a investigação diagnóstica, foi realizado um ECG, que mostrou sinais de sobrecarga ventrículo esquerdo (VE), e um ecocardiograma (ECO), que evidenciou aumento da espessura do septo interventricular, medindo 21 mm. O paciente foi encaminhado a um centro de medicina de precisão em cardiologia, onde foi solicitado painel genético para cardiomiopatia hipertrófica

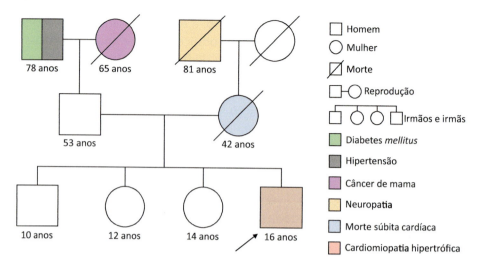

Figura 30.3. Heredograma da família do paciente que foi encaminhado para teste genético para a cardiomiopatia hipertrófica.

contendo os principais genes associados a essa condição e fenocópias. Durante o atendimento com o médico especialista, coletou-se o histórico familiar do paciente resumido no heredograma a seguir:

Resultados laboratoriais

O teste genético identificou as seguintes variantes em heterozigose encontradas no paciente:
1) NM_000256.3 (MYBPC3): c.2274C>T (p.Gly758Gly).
2) NM_000371.4 (TTR): c.148G>A (p.Val50Met).
3) NM_000257.4 (MYH7): c.4180G>A (p.Ala1394Thr).

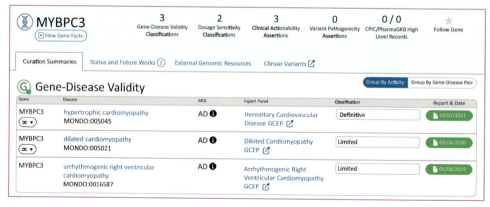

Figura 30.4. Resultado da avaliação da validade gene-doença para o gene *MYBPC3* no ClinGen Gene-Disease Validity. A página mostra a classificação do *MYBPC3* como "definitivo" para a associação com a cardiomiopatia hipertrófica, com padrão de herança autossômico dominante, com base em evidências de estudos clínicos e genéticos.

Interpretação das variantes

1) NM_000256.3 (MYBPC3): c.2274C>T (p.Gly758Gly)

Esta variante está no gene *MYBPC3*, que é considerado como definitivo para cardiomiopatia hipertrófica pelo ClinGen com padrão de herança autossômico dominante, que corrobora com o fenótipo do paciente. Este gene não possui recomendações específicas para classificação de variantes publicada pelo Clingen.

Essa variante é do tipo sinônima, ou seja, apesar da troca de base de um C para T, não há troca de aminoácido. Porém, essa variante é predita como patogênica pelo algoritmo SpliceAI, por criar um sítio doador alternativo de *splicing*, o que pode causar *splicing* aberrante do transcrito. Essa predição foi validada por meio do sequenciamento do RNA mensageiro de três indivíduos afetados com cardiomiopatia hipertrófica, que identificou que o éxon 23 sofreu uma deleção *in frame* de 12 aminoácidos (Gly758-Ile769). Para esse estudo podemos pontuar dois critérios: **PP1**, pois a variante segregou em indivíduos afetados; **PM4** pois o tamanho da proteína diminui devido a deleção *in frame* identificada no sequenciamento do RNA mensageiro (PMID: 30025578). Além destes, podemos aplicar o critério **PS4 com seu peso reduzido para suporte,** pois a variante foi identificada em pelo menos cinco indivíduos com cardiomiopatia hipertrófica, de acordo com o ClinVar (aqui, reduzimos a força do critério, visto que não existem estudos de caso-controle que comprovem que a prevalência da variante em casos é estatisticamente superior à observada em controles; entretanto, o fato de já ter sido descrita em pacientes afetados e ser uma variante rara sugere que essa diferença na prevalência pode existir).

Apesar do sequenciamento comprovar que há uma deleção no transcrito, a regra que pontua estudo funcional (**PS3**) não deve ser aplicada nesse caso, pois faltam experimentos que identifiquem o mecanismo patogênico associado a essa deleção. A frequência dessa variante é considerada rara em diversos bancos de dados populacionais, como GnomAD, ExAC e TopMed, e ausente no banco de dados brasileiro ABraOM, o que pontua o critério **PM2**.

De acordo com os critérios ACMG, essa variante pode ser considerada provavelmente patogênica (PP1, PM4, PS4_sup, PM2).

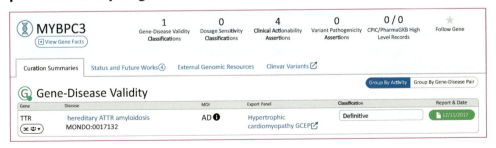

Figura 30.5. Resultado da avaliação da validade gene-doença para o gene *TTR* no ClinGen Gene-Disease Validity. A página mostra a classificação do *TTR* como "definitivo" para a associação com a cardiomiopatia hipertrófica, com padrão de herança autossômico dominante, com base em evidências de estudos clínicos e genéticos.

2) NM_000371.4 (TTR): c.148G>A (p.Val50Met)

Esta variante está no gene *TTR* que é considerado como definitivo para amiloidose ATTR hereditária pelo ClinGen com padrão de herança autossômico dominante. Esta doença pode mimetizar o fenótipo de cardiomiopatia hipertrófica, sendo considerada uma fenocópia. Este gene não possui recomendações específicas para classificação de variantes publicada pelo ClinGen.

A variante p.Val50Met (também chamada de Val30Met na literatura) é uma das variantes mais comuns associadas à amiloidose ATTR. Existem diversos estudos funcionais que comprovam sua patogenicidade (**PS3**), a sua prevalência em indivíduos afetados é maior comparada a populações controle (**PS4**), sua frequência é considerada baixa (**PM2**); ela cossegrega com a doença em diversos indivíduos afetados (**PP1**); e é predita como patogênica pelos algoritmos *in silico* (**PP3**).

Esta variante está principalmente associada à polineuropatia progressiva que pode ser acompanhada de disfunção autonômica, gastrintestinal, cardiomiopatia e nefropatia.

De acordo com os critérios ACMG, essa variante pode ser considerada patogênica (PS3, PS4, PM2, PP1, PP3).

3) NM_000257.4 (MYH7): c.4180G>A (p.Ala1394Thr)

Esta variante está no gene MYH7, que é considerado como definitivo para cardiomiopatia hipertrófica pelo ClinGen, com padrão de herança autossômico dominante, que corrobora com o fenótipo do paciente. Este gene possui recomendações específicas para classificação de variantes publicadas pelo ClinGen (https://cspec.genome.network/cspec/ui/svi/doc/GN002).

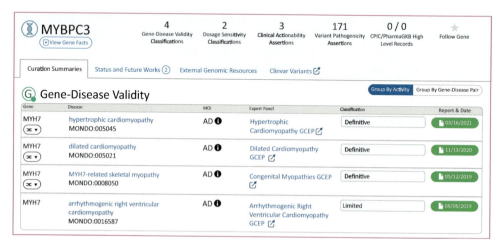

Figura 30.6. Resultado da avaliação da validade gene-doença para o gene *MYH7* no ClinGen Gene-Disease Validity. A página mostra a classificação do *MYH7* como "definitivo" para a associação com a cardiomiopatia hipertrófica, cardiomiopatia dilatada e miopatias congênitas com padrão de herança autossômico dominante, com base em evidências de estudos clínicos e genéticos.

Das regras aplicáveis do ACMG para o gene MYH7, a única que pode ser aplicada a essa variante específica é **PM2** pela baixa frequência em populações controle.

De acordo com os critérios ACMG, essa variante pode ser considerada como variante de significado incerto (VUS).

DISCUSSÃO DO CASO

Mediante um caso como esse, onde várias variantes foram encontradas, a interpretação do teste genético deve ser correlacionada à apresentação do caso clínico do paciente, histórico familiar e entendimento do mecanismo patológico associado a cada um dos genes onde as variantes foram encontradas.

O paciente possui fenótipo clássico de cardiomiopatia hipertrófica septal assimétrica, com septo interventricular medindo 21 mm no ecocardiograma. Apesar de possuir uma variante patogênica em gene causal para amiloidose por *TTR*, pensando na idade do paciente e idade média de manifestação da doença, a cardiomiopatia dele tem mais chances de ser causada pela variante em *MYBPC3* do que por depósito de *TTR*. Com relação a variante em *MYH7*, não é possível associá-la ao fenótipo do paciente de forma definitiva por falta de evidências, apesar de ser um gene associado à condição do paciente.

A manifestação da amiloidose por *TTR* é mais tardia, portanto esse paciente deverá ser acompanhado periodicamente para avaliação deste fenótipo e, eventualmente, tratamento com medicamentos específicos para essa condição. É importante lembrar que o *TTR* é um gene que passou a fazer parte da lista de genes clinicamente acionáveis como achados secundários da ACMG, o que faz com que reportar essa variante seja obrigatório mediante a autorização do paciente, mesmo que tenhamos definido que seu quadro clínico não seja majoritariamente causado por essa variante.

Analisando o heredograma desse paciente, notamos algumas informações importantes:

- A mão do paciente teve morte súbita aos 42 anos.
- Não se sabe a causa da morte do avô materno, porém é sabido que ele tinha neuropatia.
- O pai do paciente é saudável e seus avós paternos não possuem histórico de cardiomiopatia hipertrófica.

Com esse conjunto de informações não é possível afirmar muitas coisas, apenas conjecturar que:

- A mãe do paciente pode ter tido morte súbita por causa de uma cardiomiopatia não diagnóstica.
- O avô paterno do paciente tinha neuropatia, o que pode ser um indício de que ele tinha amiloidose e que, possivelmente, transmitiu a variante para a mãe do paciente que transmitiu para o paciente.

Porém, as conjecturas acima só podem ser confirmadas caso segregue as variantes em todos os membros da família. Nesse caso específico, como muitos membros da família já faleceram, algumas informações genéticas serão perdidas. É imprescindível que se faça rastreamento clínico e genético das três variantes nos irmãos do paciente, pai e avô paterno.

Bibliografia sugerida

Richards S, Aziz N, Bale S, Bick D, Das S, Foster JG, Grody WW, et al. Standards and guidelines for the interpretation of sequence variants: a joint consensus recommendation of the American College of Medical Genetics and Genomics and the Association for Molecular Pathology. Genet Med. 2015 May;17(5):405-24. https://doi.org/10.1038/gim.2015.30.

31 | *Genome-Wide Association Studies* e *Polygenic Risk Scores*

Samantha Kuwada Teixeira
Fernando Pacheco Nobre Rossi
Jennifer Eliana Montoya Neyra
José Salvatore Leister Patané
Lucas Vieira Lacerda Pires

GENOME-WIDE ASSOCIATION STUDY

O estudo de associação ampla do genoma, do *inglês, Genome-Wide Association Study* (*GWAS*), é um desenho experimental utilizado para detectar a associação entre variantes genéticas e traços fenotípicos ou doenças comuns em uma amostra da população, partindo da premissa que pelo menos 5% da variação do fenótipo de interesse na população é explicada por fatores genéticos. Caso essa premissa não seja atendida, a realização desse tipo de estudo não é recomendável.

De forma simples, os estudos de associação comparam a frequência de alelos ou genótipos de milhares a milhões de variantes genéticas distribuídas ao longo dos cromossomos entre indivíduos com ou sem a doença ou entre indivíduos com diferentes graus do fenótipo em estudo (p. ex., altura). Busca-se, assim, identificar alelos que são mais frequentes em indivíduos com a doença ou em indivíduos com fenótipos extremos (p. ex., entre os 10% de indivíduos com valores mais altos da amostra estudada) (**Figura 31.1**).

A finalização do sequenciamento do genoma humano e a criação de bancos de dados públicos com informações sobre milhões de variantes genéticas identificadas no genoma humano, como o HapMap (INTERNATIONAL HAPMAP CONSORTIUM, 2005), o dbSNP e o projeto 1000 genomas (1000 GENOMES PROJECT CONSORTIUM *et al.*, 2012), em conjunto com o desenvolvimento de tecnologias de genotipagem por microarranjos, permitiu o primeiro GWAS em doenças comuns. Esse estudo, publicado em 2007, identificou variantes genéticas associadas com seis doenças comuns: transtorno afetivo bipolar, doença coronariana arterial, doença de Crohn, hipertensão arterial, artrite reumatoide e diabetes tipo I e II (WELLCOME TRUST CASE CONTROL CONSORTIUM, 2007).

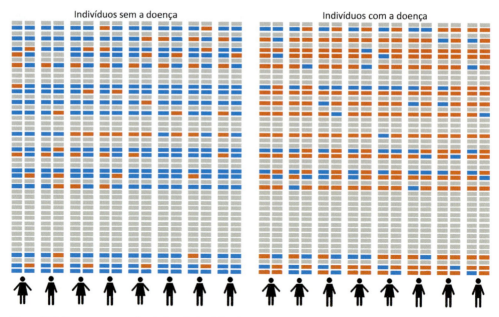

Figura 31.1. Esquema comparativo da frequência alélica de variantes genéticas entre indivíduos com e sem a doença em estudos de associação ampla do genoma. Em azul, estão representados alelos que conferem proteção e, em laranja, alelos que conferem risco à doença.

Como as variantes genéticas são avaliadas?

A técnica mais comumente utilizada para a genotipagem de variantes genéticas nos estudos de *GWAS* é a de microarranjos (do inglês, *microarray*), onde são predefinidas as variantes que serão avaliadas nas amostras biológicas, ou seja, essa técnica de genotipagem permite a avaliação apenas de variantes genéticas selecionadas, impossibilitando a descoberta de novas variantes associadas aos fenótipos estudados. Dessa forma, a identificação e a caracterização das variantes genéticas por meio do sequenciamento do genoma humano foram cruciais para determinação de quais variantes seriam representativas de regiões genômicas e utilizadas nos ensaios. As placas de microarranjos geralmente permitem a genotipagem de 96 amostras concomitantes, e, em cada poço, são dispostos milhões de ensaios, cada um responsável por genotipar uma variante genética (**Figura 31.2**).

O objetivo inicial da técnica quando concebido

O objetivo inicial desses estudos era questionar sistematicamente todo o genoma para identificar genes ou vias associadas aos fenótipos e doenças de interesse para melhor entender sua biologia, partindo do pressuposto que o melhor entendimento da biologia levaria a uma melhor prevenção e tratamento de doenças. No entanto, relacionar os resultados dos *GWAS* com a biologia não é uma tarefa simples, já que a associação entre uma variante genética e um fenótipo não são diretamente informativos no que diz respeito à causalidade, ao

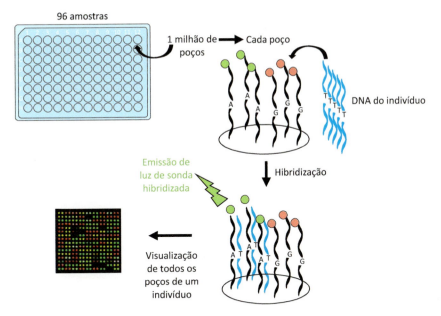

Figura 31.2. Esquema do funcionamento de um microarranjo de genotipagem. Cada placa permite a genotipagem de aproximadamente 1 milhão de variantes genéticas pré-definidas de 96 indivíduos. Cada um dos poços da placa contém 1 milhão de ensaios, onde estão dispostas sequências de DNA com cada alelo de cada variante ligado a um fluoróforo de cor diferente, geralmente verde e vermelho. As amostras de DNA dos indivíduos são extraídas e fragmentadas, e pedaços de DNA contendo a sequência correspondente das afixadas no *array* se hibridizam, liberando o fluoróforo correspondente. O equipamento, então, faz a leitura de emissão de luz. No exemplo acima, o indivíduo é homozigoto para o alelo T, emitindo apenas a cor verde. Caso o indivíduo seja heterozigoto para a variante em questão, ambos os fluoróforos são liberados, acarretando a mescla das cores, gerando emissão amarela.

gene afetado e ao mecanismo pelo qual a variante leva à alteração do fenótipo de interesse. Isso se dá principalmente devido ao tipo de variante genética testada, variantes polimórficas de um único nucleotídeo (do inglês, *Single Nucleotide Polymorphisms* – SNPs), ou seja, que apresentam alta frequência na população humana. Em geral, utiliza-se variantes cujo alelo de menor frequência (do inglês, *Minor Allele Frequency* – MAF) ocorre em pelo menos 1% da população estudada.

Estudos subsequentes demonstraram que a maioria dos *SNPs* associados a fenótipos complexos ou a doenças em estudo de *GWAS* ocorre em regiões não codificadoras, não afetando diretamente proteínas, e sim regiões regulatórias do DNA. Além disso, essas regiões nem sempre regulam genes próximos a elas (**Figura 31.3**). Por estarem, em geral, localizadas em regiões regulatórias do genoma humano e apresentarem uma elevada frequência alélica populacional, seu impacto isolado para o desenvolvimento de um fenótipo tende a ser pequeno. Além disso, nem sempre as variantes genéticas testadas nos ensaios de microarranjos são, de fato, responsáveis pela associação observada. Podem existir mais de uma variante genética em uma região genômica, e a variante testada é "representativa" do lócus, mas a associação causal pode-se dever a outra variante que segrega, durante a separação dos cromossomos homólogos na meiose, em conjunto com a variante testada. Por isso, dizemos que esta variante está em desequilíbrio de ligação com a variante causal (**Figura 31.3**).

Dessa forma, os *GWAS* identificaram milhares de regiões genômicas associadas a fenótipos complexos e doenças, sugerindo a existência de variantes genéticas candidatas que poderiam influenciar a regulação de genes que participam da gênese de fenótipos complexos e doenças. Mas poucas foram as regiões ou genes cujos mecanismos biológicos foram efetivamente elucidados, como envolvidos com os fenótipos de estudo.

Mesmo assim, o número de regiões genômicas associadas a fenótipos diversos vem crescendo exponencialmente, assim como o número de GWAS publicados, atingindo mais de 150 publicações e 800 doenças estudadas em 2017 (MILLS; RAHAL, 2019). Isto se deve a vários fatores que incluem o barateamento

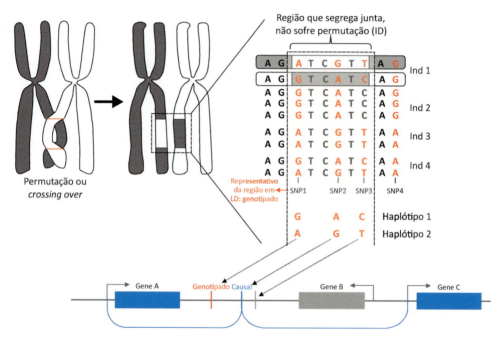

Figura 31.3. Antes da segregação independente dos cromossomos homólogos na meiose, esses cromossomos podem sofrer permutação (do inglês, *crossing-over*), trocando partes de suas cromátides irmãs. Esse evento é comum e esperado. No entanto, existem regiões no cromossomo que não sofrem permutação, tendo alta probabilidade de segregarem juntas. Para essas regiões com essa propriedade, dizemos que estão em desequilíbrio de ligação (do inglês, *linkage disequilibrium – LD*). No zoom dado à direita em uma dessas regiões em LD, notamos a existência de três SNPs (SNP 1, 2 e 3). Quando um indivíduo apresenta o alelo G no SNP1, existe uma alta probabilidade de que também possua o alelo A no SNP2 e o alelo C no SNP3 (haplótipo 1). Da mesma forma, um indivíduo que apresenta o alelo A no SNP1, possuirá uma alta probabilidade de apresentar o alelo G no SNP2 e o alelo T no SNP 3 (haplótipo 2). Sabendo que essas variantes genéticas têm alta probabilidade de segregarem juntas, escolhe-se apenas uma para genotipar e, posteriormente, conhecendo os haplótipos encontrados em todas as regiões cromossômicas, podemos predizer quais genótipos os indivíduos irão apresentar para os SNPs não genotipados. Esse processo é conhecido como imputação de dados genéticos. Da mesma forma, nem sempre a variante genotipada pelo microarranjo é a causal. Como representado na figura, o SNP 2 é a variante que influencia a regulação do gene A e C e não o SNP 1 que foi efetivamente genotipado.

das plataformas de genotipagem, o aumento do número de indivíduos nos estudos, primeiramente devido à análise integrada de vários GWAS conduzidos separadamente para identificação de regiões associadas comuns, conhecida como metanálise, e, em seguida, devido a criação de grande biobancos com centenas de milhares de indivíduos, assim como ao aprimoramento de técnicas computacionais de imputação, onde se prediz o genótipo de variantes genéticas próximas a variante testada no microarranjo baseada no desequilíbrio de ligação (*LD*) (**Figura 31.3**).

Quais são as premissas e boas práticas para realização de um GWAS

Por se tratar de uma metodologia baseada em modelos estatísticos complexos, os dados genéticos utilizados nos GWAS devem passar por um conjunto de procedimentos, denominados controle de qualidade, antes da realização do teste de associação para evitar resultados espúrios e falso-positivos . Basicamente, dois controles de qualidade são aplicados, um orientado aos indivíduos e o outro às variantes genéticas (**Figura 31.4**).

Os indicadores de qualidade aplicados aos indivíduos são os seguintes: (1) discrepância de sexo, (2) taxa de genótipos faltantes, (3) taxa de heterozigosidade, (4) análise de parentesco (*kinship*) entre os indivíduos, e (5) ancestralidade divergente. A discrepância de sexo é avaliada para cada indivíduo a partir do sexo genético calculado considerando-se a frequência da heterozigosidade (quantidade de genótipos heterozigotos) nos cromossomos sexuais da amostra em comparação com o sexo do indivíduo cadastrado no banco de dados de fenótipos. Caso haja discrepâncias entre as informações, os indivíduos são excluídos das análises subsequentes, já que esses casos são indicadores de possível troca entre amostras durante a fase de coleta ou mesmo durante os protocolos de preparação do material genético prévios à genotipagem. A taxa de genótipos faltantes é calculada a partir da proporção de variantes genéticas não genotipadas por amostra e está relacionada com erro na genotipagem devido à baixa qualidade da amostra. Em geral, considera-se uma amostra com taxa de genotipagem apropriada quando menos de 5% das variantes genéticas avaliadas tiveram genótipos faltantes. Excedendo-se esse valor, a amostra é excluída das análises subsequentes. Outro aspecto importante a ser examinado é a distribuição da heterozigosidade média em cromossomos autossômicos na população. A alta taxa de heterozigosidade, em geral, indica mistura entre amostras ou endogamia, já que não é esperado que os indivíduos apresentem taxa de heterozigosidade superior a três desvios padrão da média da população em estudo.

Além disso, é necessária a realização da análise de componentes principais (PCA) e da análise de parentesco (*kinship*). A aplicação de ambas as estratégias têm como base a premissa de independência entre os indivíduos adotada nas análises de associação. A aplicação da análise de PCA é uma prática comumente utilizada para identificação da estrutura genética populacional. De forma simplificada, o acasalamento não aleatório de indivíduos em uma população, causado principalmente pela tendência dos indivíduos se relacionarem com parceiros que

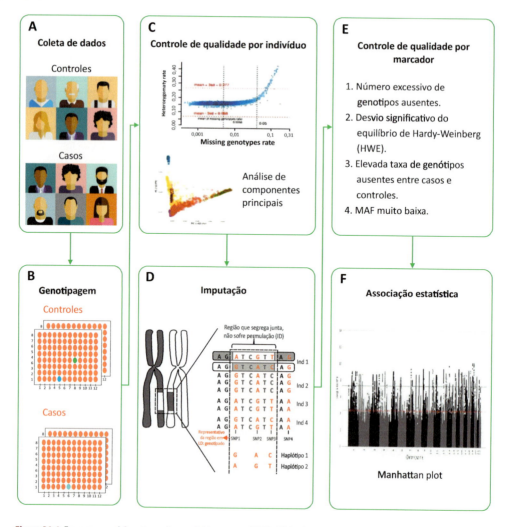

Figura 31.4. Esquema geral das etapas desenvolvidas em um GWAS. (A) A coleta de dados amostrais da coorte estudada inclui dados fenotípicos, assim como a coleta de material biológico para extração de DNA. (B) Os dados genotípicos podem ser lidos usando microarranjos com cobertura de mais de ~900.000 marcadores. (C,E) Controle de qualidade inclui etapas de exclusão de indivíduos e variantes. (D) Os dados de variantes genéticas não genotipadas pelo microarranjo utilizado podem ser imputados usando-se informações de populações de referência (p. ex., provenientes do projeto 1000 Genomas ou TopMed (MILLS; RAHAL, 2019; WORKING GROUPS, [s.d.])). (F) Manhattan plot ilustrando testes de associação univariada para cada marcador genético, nos quais variáveis de confusão precisam ser consideradas (PCAs e parentesco entre indivíduos), e, posteriormente, devem ser corrigidos os p-valores gerados a partir dos testes múltiplos para manter a taxa global de falso-positivos em 5%.

nasceram em uma localização geográfica próxima, gera a estruturação da variação genética na população. Como fatores de risco para doenças também tendem a se estruturar geograficamente, isso cria o potencial para associações entre muitas variantes genéticas e os fenótipos testados que são confundidos, por exemplo, pela localização. A não correção da estrutura genética populacional pode levar a associações de genótipo e fenótipo falso-positivas. Da mesma forma, associações falso-positivas podem ser ocasionadas pelo efeito familiar, em que a genética de um indivíduo está correlacionada com o ambiente doméstico (p. ex., dieta, hábitos específicos ou exercícios) quando criada por pais (ou irmãos) com tendências genéticas compartilhadas. A principal diferença entre essas fontes de associação espúrias é que variantes genéticas associadas ao fenótipo devido à estrutura genética populacional são tipicamente não causais, sendo acidentalmente associadas com a localização e com fatores de risco ambientais, enquanto aquelas criadas pelo efeito familiar são indiretamente causais (fatores de risco ambientais compartilhados entre familiares com genética compartilhada associados com o fenótipo de estudo).

Para melhor entender esses dois conceitos, estrutura genética populacional e efeito familiar, tomemos como exemplo uma população hipotética em um determinado país que apresenta segregação entre raças (aqui determinada de forma simplificada como "laranja" e "verde"). Indivíduos "laranjas" de origem do continente A tendenciosamente casavam-se com outros indivíduos "laranjas" também de origem do continente A, e o mesmo ocorria entre os indivíduos "verdes" de origem do continente B. Nesse movimento de escolha de parceiros, a composição genética dessas duas populações, incluindo alterações genéticas de todos os tipos, foram se fixando, tornando-as geneticamente diferentes. Da mesma forma, essas duas populações acumularam hábitos e tradições diferentes, muitas delas que predispõe a doenças (p. ex., o hábito de consumir refeições altamente calóricas, que está diretamente associado a predisposição para o desenvolver doenças cardiovasculares). Quando realizamos um *GWAS* considerando essas duas populações em conjunto sem levar em conta os fatos descritos acima, podemos identificar uma variante associada com doença cardiovascular que, em última instância, é devido a sua fixação especificamente em uma única população (p. ex., "laranja") que apresenta o hábito de comer alimentos altamente calóricos. Em contrapartida, no caso familiar, os indivíduos de uma família apresentam alta similaridade genética e compartilham hábitos de vida, muitos deles que predispõem ao desenvolvimento de doenças. Nesse caso, quando o efeito familiar não é considerado, a associação de uma variante com um fenótipo pode, na realidade, ser resultado da associação entre os hábitos da família e o fenótipo, ou a interação entre os hábitos e a genética, sendo, de qualquer forma superestimado caso não considerado.

Em resumo, o efeito da estrutura genética populacional e dos efeitos familiares devem ser considerados nos modelos estatísticos utilizados nos *GWAS*. No caso específico do efeito familiar, ele pode ser evitado excluindo indivíduos com alto grau de parentesco (até 3º grau).

Entre os controles de qualidade aplicados às variantes genéticas estão: (1) identificação de variantes com um número excessivo de genótipos ausentes, (2) identificação de variantes com desvio significativo do equilíbrio de Hardy-Weinberg (HWE), (3) identificação de variantes com taxas de genótipos ausentes entre casos e controles, (4) remoção de variantes mal imputadas e (5) remoção de todas as variantes com frequência de alelo alternativo muito baixa. Esses critérios são adotados para conservar variantes com alta qualidade e maximizar a identificação de associações com o fenótipo estudado.

A primeira abordagem visa remover variantes genéticas com taxa de genotipagem inferior a 95% e é comumente utilizada para análises posteriores considerando SNPs comuns (MAF < 1%). A abordagem seguinte é aplicada em variantes que não seguem o princípio de equilíbrio de Hardy-Weinberg (do inglês, *Hardy-Weinberg equilibrium – HWE*), ou seja, aquelas em que a frequência observada de genótipos difere da frequência esperada na população sob condições de acasalamento aleatório e ausência de influências evolutivas (p. ex., pressão seletiva positiva e negativa). Assim, em coortes homogêneas sem estratificação populacional é esperado que as variantes observadas estejam em *HWE*, e a ausência desse princípio é comumente atribuída a erros de genotipagem. No *GWAS*, é altamente recomendado realizar essa análise dependendo do tipo do fenótipo de estudo. Para traços binários é sugerido excluir variantes que não estejam em *HWE* com nível de significância menor que 1×10^{-10} nos casos e no grupo de controle com p-valor $< 1 \times 10^{-6}$ (Marees *et al.*, 2018). Por outro lado, quando o traço é quantitativo, o p-valor recomendado é $< 1 \times 10^{-6}$. A terceira abordagem permite manter o equilíbrio nas taxas de genotipagem entre os casos e os controles, evitando uma sub-representação genotípica das variantes entre ambos os grupos de estudo. A quarta elimina todas as variantes cujo genótipo foi mal imputado, ou seja, cujo genótipo foi estimado segundo o *LD* com uma variante genotipada, mas o grau de *LD* entre as variantes genéticas foi baixo, tornando-se não confiável. E finalmente, é avaliada a frequência alélica das variantes genéticas, considerando apenas aquelas comuns na população de estudo, ou seja, que apresentam o alelo de menor frequência (*MAF*) em mais de 1% da população.

Modelo estatístico por trás dos GWAS e sua interpretação

De maneira geral, dois modelos estatísticos são comumente utilizados nos *GWAS*: regressão linear ou regressão logística. As regressões lineares são aplicadas quando o fenótipo de estudo é contínuo, por exemplo, pressão arterial, peso ou altura, e as regressões logísticas quando o fenótipo em questão é binário, como ter ou não uma doença. Esses modelos estatísticos permitem também a inclusão de algumas covariáveis, ou seja, a inclusão de variáveis que são conhecidas por afetar o fenótipo de estudo, a fim de que se evite associações espúrias. Um exemplo é a inclusão de sexo e idade em modelos para pressão arterial, variáveis essas que já são bem estabelecidas por influenciar o fenótipo. É também nessa etapa que incluímos as informações de *PCA* (estrutura genética da população) e parentesco, caso sejam incorporados indivíduos relacionados.

Como mencionado, uma regressão linear depende de valores contínuos de fenótipos. Para exemplificar, avaliaremos a distribuição de valores de índice de massa corpórea (IMC) em uma população europeia utilizando a regressão linear. Neste exemplo, a variável resposta, ou dependente, são os valores de IMC e a variável independente, ou explicativa, a variante genética (**Figura 31.5**). Os modelos utilizados nos *GWAS* assumem o efeito aditivo da presença de um determinado alelo, denominado alelo de risco ou alternativo, influenciando um determinado fenótipo para mais ou para menos. No caso exemplificado, a presença do alelo T, em um ou em ambos os cromossomos homólogos, associa-se ao aumento de IMC. A linha em vermelho representada no gráfico é conhecida como "linha de regressão" e ela é desenhada de maneira que fique o mais próximo possível da média dos valores de IMC para cada genótipo em estudo. A inclinação da reta denota uma correlação positiva entre as variantes genéticas e o fenótipo estudado, ou seja, um efeito dose dependente da variante T sobre os valores de IMC. A inclinação negativa da curva denotaria uma correlação negativa entre a variante genética e os valores de IMC, enquanto uma reta com pouca ou nenhuma inclinação indicariam ausência de correlação entre a variante genética e o fenótipo. Neste último caso, inferiríamos que a variante genética não exerce efeito sobre o fenótipo (**Figura 31.5**).

A linha de regressão que observamos na **Figura 31.5** é proporcional a magnitude do efeito (ou beta) que uma variante exerce sobre o fenótipo. Quanto maior a inclinação (ou *slope*), maior é o efeito dessa variante sobre o fenótipo.

Em uma regressão logística, os valores de razão de chances (do inglês, *odds-ratio*) indicam se a variante influencia a probabilidade de o fenótipo ser observado em cada indivíduo. Tal razão pode apresentar um valor contínuo, analogamente aos betas no caso da regressão logística.

Outra métrica extraída das regressões aplicadas nos *GWAS* é o p-valor, que representa a probabilidade de considerarmos o efeito da variante sobre o fenótipo ser relevante, quando na verdade não é, ou seja determina a significância estatística do teste de hipótese. Nessas condições, quanto menor o valor de p, maior a confiabilidade da influência do alelo sobre o fenótipo de interesse, pressupondo-se que o modelo usado seja adequado para representar a população em estudo.

Nos *GWAS* são testadas milhões de associações entre variantes genéticas individuais e o fenótipo de interesse, requerendo correção para os múltiplos testes para evitar falso-positivos. Dessa forma, um estudo de GWAS utilizando 1 milhão de variantes comuns independentes ao longo do genoma humano, requer uma correção para múltiplos testes (p. ex., Bonferroni) de 5×10^{-8} (correspondendo a uma taxa de falsa descoberta de 0,05/1 milhão). Esse valor de p vem sendo considerado satisfatório para significância de associações genômicas com um determinado fenótipo. No entanto, como salientaremos na próxima seção, esse p-valor é bastante restritivo e estudos subsequentes demonstraram que há variantes com associações com valores de p maiores e que, efetivamente, podem influenciar fenótipos.

Os resultados dos *GWAS* são comumente visualizados utilizando-se um gráfico "Manhattan" (**Figura 31.6**). Esse gráfico representa todas as variantes testadas dispostas nos cromossomos que se localizam (eixo x) em relação aos p-valores obtidos na regressão (eixo y). Para melhor visualização, usamos uma simples

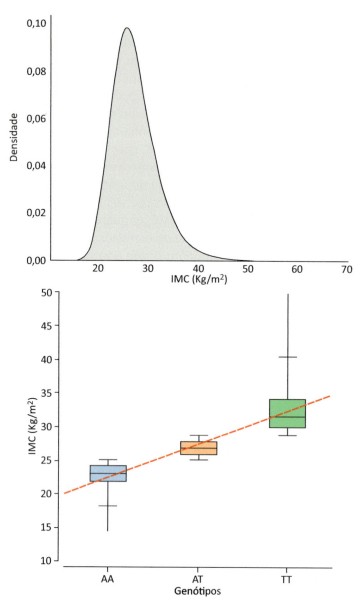

Figura 31.5. Distribuição de valores para IMC em uma população europeia e gráfico demonstrando a distribuição do IMC pelo genótipo de uma determinada variante genética testada no *GWAS*. No caso demonstrado, existe associação positiva entre a variante e o fenótipo de estudo.

transformação dos p-valores usando – $\log^{10}$, para que os valores mais significativos sejam os maiores valores representados no gráfico. Cada barra (cinza ou preta) representa um cromossomo e cada ponto representa uma variante genética testada. Para determinar se há significância da associação entre as variantes e o fenótipo, considera-se aquelas acima da linha tracejada preta (p-valor $< 5 \times 10^{-8}$). Sabendo-se que essa convenção é muito restritiva, considera-se também variantes acima da linha vermelha para inclusão de variantes com p-valor < 5 × 10⁻⁵, de relativa baixa significância, que tambémpoderão ser investigadas.

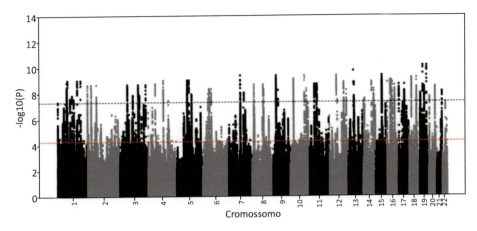

Figura 31.6. Manhattan plot.

Herdabilidade explicada pelos GWAS e a herdabilidade perdida

Como salientamos anteriormente, os *GWAS* são úteis quando a herdabilidade de um fenótipo é maior do que 5%, ou seja, fatores genéticos são responsáveis por pelo menos 5% da variância do fenótipo na população humana. Essa herdabilidade, conhecida como h^2_{ped}, é estimada a partir de estudos baseados em famílias, avaliando a proporção esperada de genótipos compartilhados entre descendentes com a correlação fenotípica observada entre os familiares.

Considerando os *SNPs* associados aos fenótipos em *GWAS* é possível estimar a herdabilidade explicada por essas variantes genéticas, ou seja, a proporção da variância do fenótipo capturada pelos *SNPs* significativamente associados no *GWAS*. No entanto, diversos estudos demonstraram que as variantes genéticas identificadas nesses estudos explicam pouco da herdabilidade explicada. Por exemplo, um estudo conduzido em populações de ancestralidade europeia com mais de 1 milhão de indivíduos identificou 901 *loci* significativamente associados com traços de pressão arterial que explicam apenas 6% da variância dos níveis de pressão arterial, que corresponde a 27% da herdabilidade total esperada que é estimada em 23% (EVANGELOU et al., 2018). Da mesma forma, estudos conduzidos para frequência cardíaca demonstraram que os 64 *loci* identificados como significativamente associados no *GWAS* explicam apenas 2,5% do total da variância da frequência cardíaca, ou seja, 10% da herdabilidade esperada que é de 25% (EPPINGA et al., 2016).

Esses achados demonstram que fenótipos complexos e doenças comuns são influenciadas por milhares de variantes causais que individualmente conferem pouco efeito ou risco. Entretanto, há evidências de que muitas das variantes que não atingem significância genômica nos estudos de associação também contribuem com a variância dos fenótipos, levando os pesquisadores a estimarem a proporção da variância fenotípica capturada por todos os *SNPs* testados nos estudos de associação (em vez de apenas as significativas). Considera-se nesse caso que todas as variantes testadas podem contribuir, mesmo que minimamente, para a alteração do fenótipo e a herdabilidade associada é denominada herdabilidade com base em *SNPs* (h^2_{SNP}). A herdabilidade estimada a partir dos *SNPs* captura uma menor proporção da herdabilidade estimada por estudos familiares, por exemplo, a herdabilidade com base em *SNPs* explica mais do que 50% da herdabilidade total no caso da pressão arterial (PARCHA *et al.*, 2022). Da mesma forma, estudos recentes demonstraram um h^2_{SNP} de 48 e 24% para altura e IMC, respectivamente, enquanto o h^2_{ped} estimado para ambos os fenótipos é de 70 a 80% para altura e 40 a 60% para IMC (PARCHA *et al.*, 2022; WAINSCHTEIN *et al.*, 2022). De qualquer forma, a herdabilidade explicada pelos *SNPs* ainda não explica a totalidade da herdabilidade estimada por estudos familiares e este fato ficou conhecido como a "herdabilidade perdida" (do inglês, *missing heritability*).

As causas da herdabilidade perdida não são totalmente conhecidas, mas acredita-se que a utilização de variantes tipo *SNPs*, frequentes na população e que exercem um efeito aditivo nos fenótipos, não considerando outros tipos de heranças (recessiva e dominante, por exemplo) são algumas delas. Assim, os testes de associação não são capazes de explicar a totalidade da contribuição genética nesses fenótipos. Por outro lado, os estudos de associação têm pouco poder em avaliar o efeito conjunto de variantes genéticas e fatores ambientais, assim como o efeito da genética em vários fenótipos concomitantemente (pleiotropia).

A UTILIZAÇÃO DAS INFORMAÇÕES OBTIDAS EM GWAS PARA A PREDIÇÃO DE RISCO A DOENÇAS: ESCORE DE RISCO GENÉTICO (GRS) E POLIGÊNICO (PRS)

Como os resultados do *GWAS* conseguem explicar parte da herdabilidade de um fenótipo, eles podem ser usados em aplicações para predizer o risco de doenças. Os escores de risco genético (do inglês, *Genetic Risk Score* – GRS) e os escores de risco poligênico (do inglês, *Poligenic Risk Score* – PRS) são calculados com base em dados genéticos a partir da estatística resumida de um *GWAS*. A diferença entre o *GRS* e o *PRS* é que no primeiro são consideradas apenas variantes independentes (que não estão em *LD* com outras variantes) significativamente associadas a um fenótipo em um GWAS, enquanto, nos *PRSs,* todas as variantes testadas em um *GWAS* são utilizadas. Essa distinção, no entanto, não é sempre clara na literatura, podendo haver estudos que usam o termo *PRS* para definir escores usando apenas variantes com significância genômica, mas é importante identificar quando a aplicação utiliza somente as variantes significativas ou todas as variantes testadas no estudo de associação.

Isso se dá basicamente devido à herdabilidade explicada para cada grupo de variantes. Como explicado na seção anterior, quando consideramos apenas as variantes significativas de um *GWAS*, a herdabilidade explicada é limitada, assim como sua capacidade de predizer o risco à doença. Em contrapartida, quando utilizamos todas as variantes estudadas, ampliamos a capacidade preditiva do escore. Isso vem sendo gradativamente demonstrado à medida que mais pesquisadores desenvolvem e testam ambos os escores em novas populações (veja seção de exemplos).

Os *PRSs* podem ser utilizados para estratificar indivíduos com risco de desenvolver a doença, oferecendo informação adicional sobre os escores de risco clínico comumente utilizados, inclusive precocemente na vida do indivíduo quando as doenças são inexistentes ou incipientes, permitindo intervenções clínicas antecipadas. Eles são calculados a partir da somatória dos efeitos de cada variante multiplicado pelo genótipo em cada indivíduo, onde o efeito de cada variante é obtido no *GWAS* (betas ou razão de chances apresentados no item *Modelo estatístico por trás dos GWAS e sua interpretação*) (**Figura 31.7**).

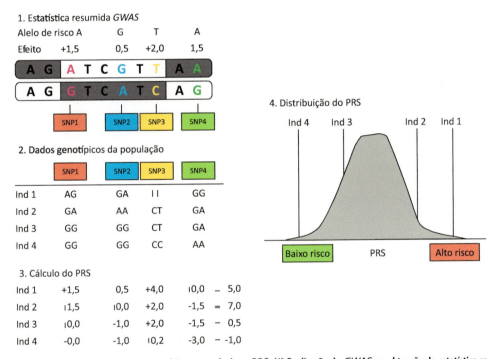

Figura 31.7. Resumo dos passos necessários para calcular o *PRS*. (1) Realização do *GWAS* ou obtenção da estatística resumdada de um *GWAS* para o fenótipo de interesse, com informação do efeito de cada variante genética testada sobre o fenótipo estudado (beta para variáveis contínuas ou razão de chances para variáveis categóricas). Observa-se que os alelos de risco especificados conferem ganho ou diminuição do fenótipo. (2) Obtenção dos dados genotípicos da população para a qual se quer estimar o PRS, tomando como referência as variantes listadas na estatística sumarizada do *GWAS*. O exemplo da figura apresenta quatro *SNPs*. (3) Cálculo do *PRS* para cada indivíduo. O *PRS* de cada indivíduo é calculado pela soma do efeito de todos os alelos de risco identificados no indivíduo. (4) Distribuição do PRS na população estudada e identificação do grupo de risco ao qual cada indivíduo pertence. Note os dois exemplos de indivíduos com alto e baixo risco genéticos (1 *versus* 4, respectivamente).

Existem diversos métodos computacionais para calcular o *PRS*, todos eles tentam de alguma forma evitar a superestimação devido à abundância de variantes em *LD*. O método mais simples e prático é identificar as variantes independentes (que não estão em *LD*) e selecionar diferentes grupos de variantes considerando o p-valor de associação no *GWAS*. Outros métodos mais complexos incluem modelos que levam em consideração a estrutura de *LD* da população, assim como populações de diferentes ancestralidades, que, em geral, apresentam melhor acurácia na predição por meio da melhora na estimação dos efeitos das variantes sobre o fenótipo.

Como o *GWAS*, o cálculo do *PRS* depende de boas práticas para apresentar resultados confiáveis e não enviesados. A primeira delas é utilizar a estatística resumida de *GWASs* que aplicaram bons controles de qualidade e boas práticas. A má estimativa dos efeitos das variantes nos estudos de associação é a principal causa de *PRSs* com baixa acurácia ou generalização. Outro fator importante é a independência entre as populações utilizadas para estimar os betas no *GWAS* e calcular e aplicar o *PRS* para avaliação da sua capacidade preditiva. A utilização da mesma população para ambas as análises acarreta sobreajuste do modelo e pouca generalização para outras populações. Existem modelos de *PRS* que necessitam ainda de uma população intermediária, denominada população de teste, que é utilizada para a reestimativas dos efeitos das variantes e para selecionar o melhor modelo. Nesses casos, as três populações devem ser independentes. Finalmente, é importante que haja total correspondência entre as variantes genéticas nas diferentes populações utilizadas para estimativa dos efeitos das variantes e para desenvolvimento do *PRS* e escolha do melhor modelo e teste da acurácia de predição (**Figura 31.8**).

O principal obstáculo para a aplicação clínica equitativa dos atuais *PRSs* é que suas acurácias decaem com o aumento da distância ancestral entre as populações utilizadas para o *GWAS* e para aplicação do escore. Como a maior parte dos dados obtidos em *GWAS* são provenientes de estudos realizados em população com ancestralidade europeia, a capacidade preditiva dos *PRSs* tende a diminuir em populações com baixa ancestralidade europeia. Isso se deve pelos fatos já discutidos anteriormente, que determinam a estrutura genética populacional, afetando principalmente quais são as variantes causais em cada população, assim como suas frequências alélicas e os padrões de *LD* em cada população. Dessa forma, aumentar a diversidade de estudos de *GWA*, considerando diferentes populações com diferentes ancestralidades genéticas é a abordagem mais eficiente para melhorar a acurácia dos *PRSs*, inclusive para populações sub-representadas.

CONSIDERAÇÕES FINAIS

Recentemente, a utilização de sequenciamento total do genoma (do inglês, *Whole Genome Sequencing* – WGS) abriu uma nova era para os estudos de associação e para o cálculo de *PRSs*, permitindo o teste de todas as variantes sequenciadas e de diferentes tipos. Além disso, ele permite a avaliação não só de variantes

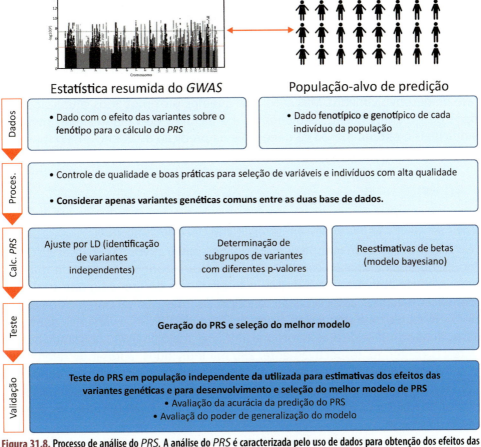

Figura 31.8. Processo de análise do *PRS*. A análise do *PRS* é caracterizada pelo uso de dados para obtenção dos efeitos das variantes sobre o fenótipo estudado (estatística resumida do *GWAS*) e dados de população-alvo para desenvolvimento de modelo de predição com base em genética (*PRS*). É extremamente necessário o uso de controles de qualidade e boas práticas para seleção de dados confiáveis para o cálculo de *PRS*, que pode ser obtido por diferentes metodologias. Finalmente, é necessário aplicar o *PRS* em população totalmente independente, para avaliar sua associação com o fenótipo estudado, sua capacidade preditiva e sua generalização para outras populações.

comuns, mas também de variantes de baixa frequência (1% >= *MAF* >= 0,1%) ou raras (*MAF* <= 0,1%) que, em geral, são dificilmente genotipadas pela técnica de microarranjos.

Como demonstraram recentemente, em alguns fenótipos, a inclusão das variantes raras nos cálculos de herdabilidade fez com que o dilema da herdabilidade perdida se reduzisse. Um exemplo foi a herdabilidade calculada para altura usando dados de *WGS*, que atingiu 70%, valor muito próximo ao estimado em estudos familiares (entre 70% e 80%). Além disso, a identificação de variantes raras por *WGS* permite também a aplicação concomitante do *PRS* e de rastreamento de mutações associadas a doenças monogênicas, trazendo um melhor entendimento de como heranças monogênicas e poligênicas interagem entre si e promovem o desenvolvimento de doenças.

Apesar de promissoras, a utilização do *WGS* nos *GWAS* ainda não apresentou grandes achados no que diz respeito à identificação de novos loci de risco, principalmente devido aos custos ainda altos para o *WGS* de muitos indivíduos. Além disso, a utilização de diferentes tipos de alterações genéticas que não aquelas de um único nucleotídeo, ou bialélicas, ainda é bastante limitada, já que a chamada desse tipo de variantes pelos métodos de análise de sequenciamento está em fase de desenvolvimento. Mas espera-se que nos próximos anos, a utilização de tipos de variantes genéticas diferentes e a inclusão de variantes raras melhore ainda mais o entendimento da genética e da predição de doenças na população humana, promovendo um aprimoramento da medicina preditiva e de precisão.

EXEMPLOS

GWAS para índice de massa corporal: a importância do número amostral

A identificação de grande número de loci significativos nas análises de *GWAS* foi obtida após a análise combinada de muitos estudos ou o uso de grandes conjuntos de amostras. Para ilustrar a importância do tamanho amostral para identificar variantes associadas ao fenótipo de interesse, utilizaremos os dados do UK Biobank, uma população europeia, para identificar as variantes genéticas associadas ao índice de massa corporal (IMC) por meio de GWAS utilizando quatro *datasets* contendo, respectivamente, 286 mil indivíduos (*dataset* de referência), 100 mil indivíduos, 50 mil indivíduos e 10 mil indivíduos. As mesmas condições para regressão foram mantidas para todos os testes e os dados foram separados buscando manter um equilíbrio na distribuição de valores de IMC para implementação da análise.

A partir dos resultados obtidos, foram comparados o total de variantes significativas, o número de *loci* de risco identificados, os betas obtidos para cada teste, e a herdabilidade. Todas essas métricas permitem a comparação de cada teste com o teste que contém o maior número de indivíduos.

A **Figura 31.9** exemplifica a importância do número amostral nos *GWAS*, especificamente na identificação de variantes significativamente associadas no fenótipo. Como podemos observar, o teste contendo o maior número de *variantes significativas*, com 6.439 variantes, utilizou a população com maior quantidade de indivíduos (286.000) e, conforme reduzimos o número de indivíduos, o número de variantes significativamente associadas também diminui (para 1.371, 705 e 0, para 100 mil, 50 mil e 10 mil indivíduos, respectivamente). Esses resultados demonstram claramente o ganho no poder da análise estatística quando se aumenta o número amostral.

O número de *loci genômicos* significativo para cada conjunto de dados, ou seja, quais regiões genômicas foram significativamente associadas ao IMC, considerando um conjunto de variantes identificadas, confirma os resultados observados no Manhattan plot. Observou-se um total de 70 *loci* genômicos associados significativamente com IMC no *GWAS* que utilizou o maior número de indivíduos,

MEDICINA DE PRECISÃO EM CARDIOLOGIA

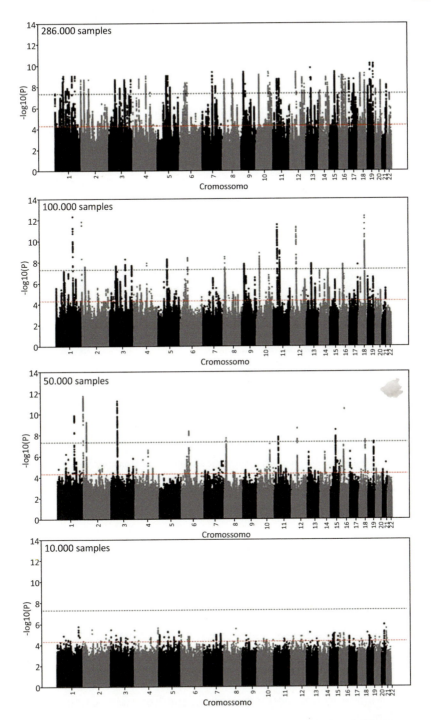

Figura 31.9. *Manhattan plot* apresentando os resultados obtidos nos *GWASs* para IMC utilizando diferentes grupos amostrais. Pode-se notar que, conforme aumentamos o número de indivíduos utilizados no *GWAS*, aumenta-se também o número de variantes que atingiram significância genômica (pontos que ultrapassam a linha pontilhada cinza, que corresponde ao p-valor de 5×10^{-8}).

que reduziu gradativamente conforme se reduziu o número amostral utilizado (19, 12 e 0 para 100, 50 e 10 mil, respectivamente). Além disso, houve pouca sobreposição entre os *loci* identificados nas análises: apenas um *loci* genômico foi encontrado nos *GWAS* utilizando 286, 100 e 50 mil, demonstrando que o número amostral também influencia na identificação da região genômica associada (**Figura 31.10A**). Como esperado, houve maior sobreposição entre as variantes significativas entre as análises conduzidas com diferentes amostras, já que a determinação do loci é dependente da quantidade de variantes significativas e em desequilíbrio de ligação na região (**Figura 31.10B**). No entanto, no GWAS com 286 mil indivíduos,

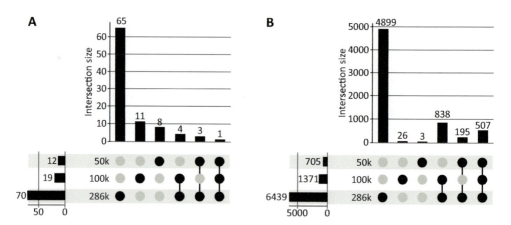

Figura 31.10. *Upset plot* comparando a intersecção dos loci genômicos (**A**) e variantes genéticas (**B**) associadas ao IMC nos diferentes *GWAS*. (**A**) Nota-se que são poucos *loci* comuns entre as análises: 1 *loci* comum entre os *GWAS* com 286, 100 e 50 mil 4 entre 286 e 100 mil e 3 entre 100 e 50 mil. (**B**) A população com 286 mil amostras apresenta o maior número de variantes, e as demais compartilham a maior parte dessas variantes com algumas poucas exceções. Também observamos que entre as três populações, 507 variantes significativas são compartilhadas.

observamos mais de 4 mil variantes significativas que não foram identificadas nas análises com menor número amostral (**Figura 31.10B**).

Considerando-se todas as variantes testadas e não somente aquelas associadas significativamente, foi avaliado também os efeitos estimados das variantes sobre o IMC (betas) entre as análises. A **Figura 31.11** mostra a correlação entre os betas obtidos no GWAS que utilizou 286 mil indivíduos em relação aos demais *GWAS*. Pode-se observar que em uma análise contendo 100 mil indivíduos se estima valores de beta muito próximos aos de análise utilizando 286 mil indivíduos. No entanto, conforme utilizamos menos amostras, os betas apresentaram menor correlação, sugerindo um menor poder em predizer com acurácia o efeito das variantes genéticas no fenótipo.

Por fim, observamos as herdabilidades associadas às variantes significativas para cada conjunto de dados. Essa é uma métrica que avalia o quanto da herdabilidade para determinado fenótipo pode ser estimada a partir das variantes

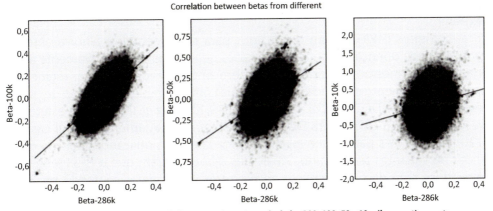

Figura 31.11. Comparativo dos betas calculados para cada conjunto de dados 280, 100, 50 e 10 mil, respectivamente.

significativas identificadas em cada estudo. Assim como nas demais análises, as variantes significativamente associadas com IMC com o conjunto de dados de 286 mil apresentou o maior valor de herdabilidade entre os demais: 5,8%, em comparação com 2,2%, 3,5% e zero, para as análises realizadas com 100, 50 e 10 mil, respectivamente.

Em conjunto, as análises apresentadas exemplificam a importância de utilizar um número amostral considerável para garantir poder estatístico suficiente na realização de um *GWAS*. No caso em estudo, uma amostra de 50 mil não é suficiente para identificar loci significativos, além de resultar em betas estimados consideravelmente diferentes daqueles obtidos com uma amostra de 286 mil. Considerando apenas os betas estimados e sua utilização em um possível *PRS*, parece relativamente suficiente uma amostra de 100 mil para estimativa dos betas, já que esta apresenta alta correlação com os betas estimados em um *GWAS* utilizando 286 mil. É importante destacar que esses achados são totalmente dependentes do fenótipo estudado e da ancestralidade da população utilizada no *GWAS*.

PRS para doença arterial coronariana

A contribuição genética para doença arterial coronariana (DAC) tem sido estudada desde a observação de fenótipos graves da doença e com início precoce em agrupamentos familiares. Estudos iniciais focaram na análise clínica dessas famílias com fenótipos extremos na busca de variantes genéticas raras (MAF < 0,5%) que conferiam efeitos deletérios com grande impacto. Essas variantes genéticas são tipicamente herdadas com herança mendeliana e sua causalidade é inferida principalmente devido às alterações que causam danos na região codificadora da proteína. Como já relatado no capítulo sobre LDL colesterol elevado, a hipercolesterolemia familiar (HF) é uma dessas doenças com herança autossômica dominante, cujas variantes, conhecidamente danosas nos genes *LDLR*, *APOB* e *PCSK9*, estão envolvidas no desenvolvimento da doença. No entanto, nem sempre se identifica mutações nesses genes nos indivíduos que apresentam fenótipos extremos.

Muitos *GWASs* foram conduzidos para compreender melhor a herança poligênica da doença, identificando regiões genômicas significativamente associadas à DAC, mesmo utilizando um número amostral reduzido. Essas regiões foram posteriormente estudadas quanto à sua contribuição na regulação de genes próximos (HELGADOTTIR *et al.*, 2007). Em 2018, Khera *et al.* utilizaram a estatística resumida de um *GWAS* para DAC contendo aproximadamente 60 mil casos e 120 mil controles para desenvolver um *PRS* para DAC, utilizando mais de 6 milhões de variantes testadas no *GWAS*. Eles demonstraram que o *PRS* identificou indivíduos com risco semelhante ao risco três vezes maior conferido por uma mutação de HF (KHERA *et al.*, 2018).

Mais recentemente, o mesmo grupo aplicou em conjunto o *PRS* com o rastreamento de variantes genéticas patogênicas da DAC em 59 pacientes com importante histórico familiar. Eles identificaram apenas dois indivíduos com variantes patogênicas para HF, ambos apresentando também um PRS elevado (no último quintil da população). Além disso, 32% dos pacientes avaliados apresentaram alto *PRS com ausência de* variantes patogênicas para HF. Eles ainda sugerem que os pacientes com alto *PRS* deveriam iniciar o uso de medicamento para diminuir LDL mesmo antes de apresentar DAC (MAAMARI *et al.*, 2022).

O caso apresentado mostra a utilização dos dados genéticos para melhor estratificação de risco, manejo e prevenção da doença. Vale salientar que a presença de alto *PRS* não significa que o indivíduo desenvolverá a doença e sim que possui uma predisposição a desenvolvê-la. Em indivíduos de alto risco pode-se fazer um melhor acompanhamento para investigar ativamente por sinais de doenças subclínicas para início precoce de tratamento, além de maior ênfase no estímulo aos hábitos de vida saudáveis, evitando fatores de risco ambientais.

Finalmente, a aplicação do *PRS* em populações diversas ainda apresenta um desafio, principalmente para populações com grande distância ancestral com as populações europeias utilizadas para os *GWAS* e que forneceram as estimativas de betas (p. ex., populações afrodescendentes) (DUNCAN *et al.*, 2019). Segundo Martin *et al.*, a utilização de algoritmos que usam apenas informação genética de indivíduos com ancestralidade europeia ocasionaria uma maior disparidade no sistema de saúde global, proporcionando sistematicamente uma melhoria na saúde apenas de populações descendentes de europeus (MARTIN *et al.*, 2019). Dessa forma, fica evidente a necessidade de mais estudos em populações diversas, de forma a abordar a complexidade genética de diferentes populações. Nesse contexto, a população brasileira apresenta uma composição genética única, altamente miscigenada, que pode contribuir para escores genéticos melhores e mais generalizáveis.

Pontos-chave

- O *GWAS* é um desenho experimental utilizado para detectar a associação entre variantes genéticas e traços fenotípicos ou doenças multifatoriais.
- Em geral, esses estudos utilizam variantes polimórficas de um único nucleotídeo predefinidas, que são genotipadas pela técnica de microarranjos.
- Relacionar os resultados de *GWAS* com a biologia do fenótipo não é uma tarefa simples, já que a associação da variante com o fenótipo não representa causalidade nem define qual gene é afetado. Para tanto, mais estudos são necessários para identificar o gene envolvido e a variante responsável pela associação.
- De forma geral, os modelos implementados nos GWAS assumem a aditividade dos alelos na influência sobre o fenótipo.
- Para garantir a confiabilidade dos resultados de um GWAS, é necessário um rigoroso controle de qualidade dos dados biológicos, seguindo-se boas práticas para inclusão de variantes genéticas e indivíduos no estudo.
- Variantes significativamente associadas nos *GWAS* são aquelas que atingiram p-valor $< 5 \times 10^{-8}$. No entanto, estudos subsequentes demonstraram que variantes que não atingiram essa significância no teste estatístico também podem estar envolvidas com o fenótipo.
- Os resultados de *GWAS* podem ser utilizados para estimar o risco genético que um indivíduo apresenta de desenvolver um fenótipo ou uma doença a partir da somatória da multiplicação do efeito da variante genética sobre o fenótipo estimado no *GWAS* pelos genótipos dos indivíduos. O valor obtido nessa somatória é definido como escore de risco poligênico (*PRS*).
- O PRS, portanto, geralmente considera apenas um modelo aditivo.
- Os escores de risco genético podem ser estimados utilizando apenas variantes que foram significativamente associadas ao fenótipo (geralmente denominadas escores de risco genético – *GRS*) ou considerando todas as variantes testadas no *GWAS* (considerando alguns critérios de seleção e/ou metodologias, geralmente denominados escores de risco poligênico – *PRS*).
- O risco genético de um indivíduo é determinado com base na comparação de seu escore com a distribuição do escore na população estudada.
- A estimativa do *PRS* é altamente dependente da estrutura genética da população. Dessa forma, escores derivados em populações com ancestralidade europeia apresentam perda de acurácia em populações de ancestralidade não europeia, já que as variantes causais, os padrões de *LD* e as frequências alélicas das variantes nessas populações diferem da população europeia.
- É extremamente necessário realizar estudos de *GWA* e de derivação de *PRS* em populações diversas para estimar com maior precisão o risco genético para doenças comuns nessas populações.

Bibliografia sugerida

1000 Genomes Project Consortium et al. An integrated map of genetic variation from 1,092 human genomes. Nature. 2012;491(7422):56-65.

Duncan L, Shen H, Gelaye B, Meijsen J, Ressler K, Feldman M, et al. Analysis of polygenic risk score usage and performance in diverse human populations. Nat Communicat. 2019;10(1):3328.

Eppinga RN, et al. Identification of genomic loci associated with resting heart rate and shared genetic predictors with all-cause mortality. Nat Genetc. 2016;48(12):1557-1563.

Evangelou E, et al. Genetic analysis of over 1 million people identifies 535 new loci associated with blood pressure traits. Nat Genetc. 2018;50(10):1412-1425.

Helgadottir A, et al. A common variant on chromosome 9p21 affects the risk of myocardial infarction. Science. 2007;316(5830):1491-1493.

international Hapmap Consortium. A haplotype map of the human genome. Nature. 2005;437(7063): 1299-1320.

Khera AV, et al. Genome-wide polygenic scores for common diseases identify individuals with risk equivalent to monogenic mutations. Nat Genetc. 2018;50(9):1219-1224.

Maamari DJ, et al. Clinical Implementation of Combined Monogenic and Polygenic Risk Disclosure for Coronary Artery Disease. JACC. Advances 2022;1(3).

Marees AT, De Kluiver H, Stringer S, Vorspan F, Curis E, et al. A tutorial on conducting genome-wide association studies: Quality control and statistical analysis. Internat J Meth Psychiat Res. 2018;27(2).

Martin AR, Kanai M, Kamatani Y, Okada Y, Neale BM, et al. Clinical use of current polygenic risk scores may exacerbate health disparities. Nat Genetc. 2019;51(4):584-591.

Mills MC, Rahal C. A scientometric review of genome-wide association studies. Communicat Biol. 2019;2:9.

Parcha V, et al. Association of a Multiancestry Genome-Wide Blood Pressure Polygenic Risk Score With Adverse Cardiovascular Events. Circulation. Genom Preci Med. 2022;15(6):e003946.

Wainschtein P, et al. Assessing the contribution of rare variants to complex trait heritability from whole-genome sequence data. Nat Genetc. 2022;54(3):263-273.

wellcome Trust Case Control Consortium. Genome-wide association study of 14,000 cases of seven common diseases and 3,000 shared controls. Nature. 2007;447(7145):661-678.

32 Avaliação de Morfologia e Função
Métodos de Imagem

Lorena Squassante Capeline

ABORDAGEM DOS MÉTODOS DE IMAGEM NA MEDICINA DE PRECISÃO

O objetivo deste capítulo é rever as contribuições dos exames de imagem cardiovascular para a avaliação da anatomia, do aspecto funcional e da caracterização tecidual do coração nas variantes genéticas na medicina de precisão. Também iremos rever as condições que mais frequentemente necessitam de avaliação complementar e discutir a contribuição desses exames na prática clínica.

A identificação de alterações anatômicas é fundamental para confirmar o diagnóstico de várias condições associadas a alterações genéticas, tais como a cardiomiopatia arritmogênica, cardiomiopatia hipertrófica (CMH), cardiomiopatia dilatada (CMD), cardiomiopatia não compactada (CMNC), amiloidose cardíaca (AC), endomiocardiofibrose (EMF), a presença de cardiopatias congênitas e de doenças da aorta, entre outras.

ECOCARDIOGRAMA

A despeito dos avanços tecnológicos, a ecocardiografia continua sendo o pilar na avaliação inicial do envolvimento cardíaco nas cardiomiopatias (CMP), por ser um método não invasivo, acurado, de baixo custo e de fácil acesso[1].

O ecocardiograma bidimensional permite as análises anatômica e funcional, qualitativa e quantitativa, dos ventrículos esquerdo e direito, além de avaliar a função diastólica, as valvas cardíacas, o pericárdio e estimar a pressão sistólica da artéria pulmonar.[1,2] A aquisição das imagens de ecocardiograma segue uma sequência na tentativa de abordar todas as cavidades cardíacas (**Figuras 32.1** e **32.2**).

Recentemente, novos parâmetros ecocardiográficos de avaliação funcional, os chamados índices e taxas de deformação miocárdica (*strain* e *strain rate*), têm sido considerados mais sensíveis e suficientemente precisos para detecção de alterações subclínicas em diversas patologias cardíacas.[1-3]

A técnica de *speckle tracking* baseia-se em um algoritmo de pós-processamento digital, que usa as menores unidades de imagem digital em tons de cinza (pixels) refletidas pela estrutura miocárdica, denominadas *speckles*. O sistema

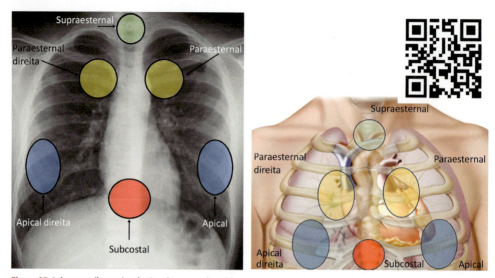

Figura 32.1. Imagem ilustrativa das janelas ecocardiográficas com os respectivos pontos de interesse para aquisição das imagens de ecocardiograma.

Fonte: Arquivos da autora Capeline, L.S.

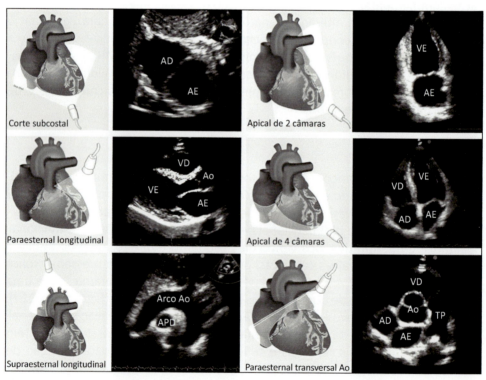

Figura 32.2. Imagem de ecocardiograma bidimensional, com as respectivas janelas ecocardiográficas e as estruturas cardíacas que serão analisadas em cada corte.

Fonte: Suaide-Silva et al. Arq. Bras. Cardiol. 82 (suppl 2) 2004. https://doi.org/10.1590/S0066-782X2004000800001

rastreia a posição do *speckle* durante o ciclo cardíaco, para determinar o encurtamento ou alongamento da região miocárdica em análise. A distância percorrida pelo ponto é usada para calcular a deformação miocárdica (*strain*); a variação desta deformação em função do tempo representa a taxa de deformação (*strain rate*).[4]

Nas últimas décadas, diversos estudos clínicos avaliaram a aplicabilidade clínica e o valor da medida do *strain* bidimensional. A análise de *strain* mostrou sensibilidade aumentada para detectar o envolvimento cardíaco em condições como doença de Fabry, amiloidose (**Figura 32.3**), CMH, diabetes *mellitus* e doença cardíaca hipertensiva, além de detectar mudanças na função do ventrículo esquerdo durante e após o tratamento de câncer com quimioterapia.[2]

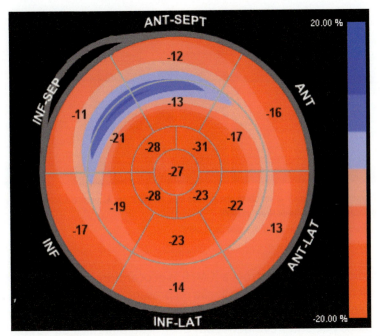

Figura 32.3. Representação planar (*bull's eye*) dos valores de deformação (*strain*) de cada segmento miocárdico analisado pela técnica de *speckle tracking* por ecocardiograma bidimensional em um caso de amiloidose cardíaca, onde observamos preservação do *strain apical* ("*apical sparing*").
Fonte: Arquivos da autora Capeline, L.S.

Em pacientes com distrofias musculares de Duchenne e Becker, o *strain* mostrou ser um excelente marcador de evolução da disfunção ventricular esquerda, mesmo antes da alteração da fração de ejeção[5].

Na displasia arritmogênica do ventrículo direito (DAVD), a avaliação bidimensional pela ecocardiografia pode identificar alteração na contratilidade e na análise segmentar da parede livre do ventrículo direito, principalmente na região apical (**Figura 32.4**). Além disso, o ecocardiograma com *strain* foi sensível para avaliar as funções miocárdicas regional e global, com detecção precoce de alterações musculares cardíacas.[6,7] Indivíduos portadores de variantes genéticas patogênicas podem eventualmente desenvolver arritmias malignas, mesmo antes que as alterações miocárdicas possam ser demonstradas com as técnicas de imagem tradicionais. A análise ecocardiográfica com *strain* demonstrou alteração na deformação miocárdica nesses casos, e foi um marcador de risco para arritmias graves e morte súbita.[8]

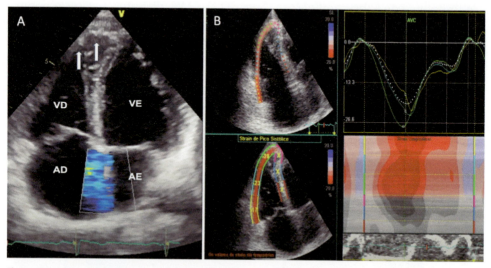

Figura 32.4: Imagem ecocardiográfica, em plano apical 4 câmaras, na DAVD. Em A, nota-se acinesia do ápice do ventrículo direito (setas brancas); em B, padrão do *strain* na DAVD.

Fonte: Imagem adquirida no laboratório de genética e cardiologia molecular, HCFMUSP.

Na cardiomiopatia hipertrófica (CMH), o ecocardiograma é fundamental para o diagnóstico anatômico, para avaliação da presença de obstrução da via de saída do ventrículo esquerdo (VSVE) e para a função da valva mitral. Aproximadamente um quarto dos pacientes evoluem com obstrução dinâmica da VSVE (**Figura 32.5**). Entretanto, um número considerável de pacientes podem demonstrar obstrução somente durante manobras provocativas, como a manobra de Valsalva, realizada durante a realização do exame. Essa avaliação ecocardiográfica é utilizada para avaliar a presença de gradiente na VSVE durante esforço que explicaria sintomas associados à patologia.

Nas doenças da aorta, na síndrome de Ehlers-Danlos ou na síndrome de Marfan, o ecocardiograma auxilia na análise da aorta e da valva aórtica, sendo o encontro de dilatação da aorta e/ou regurgitação da valva aórtica as patologias mais comuns nessas condições. Além do mais, o método permite observar a anatomia da valva aórtica e as possíveis repercussões hemodinâmicas. Na **Figura 32.6** e **32.7**, demonstramos um caso com variante patogênica associado a Síndrome de Marfan, acompanhado no laboratório de medicina de precisão, com diagnóstico de valva aórtica bivalvular e aneurisma da aorta ascendente.

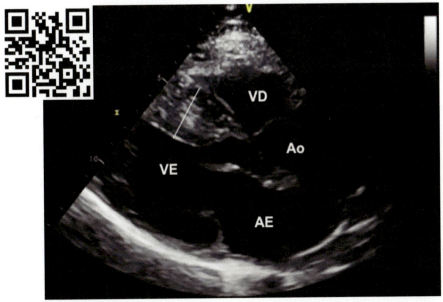

Figura 32.5. Imagem de ecocardiograma, em plano paraesternal eixo-longo, mostrando aumento da espessura do septo interventricular (26 mm), em um caso de cardiomiopatia hipertrófica assimétrica com obstrução dinâmica na via de saída do ventrículo esquerdo. AE: átrio esquerdo; Ao: aorta; VD: ventrículo direito; VE: ventrículo esquerdo.

Fonte: Imagem adquirida no laboratório de genética e cardiologia molecular, HCFMUSP.

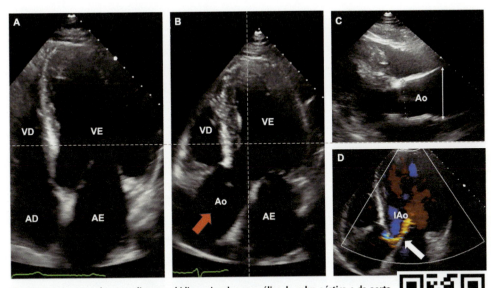

Figura 32.6. Imagem de ecocardiograma bidimensional para análise da valva aórtica e da aorta ascendente em um portador de valva aórtica bivalvular. Em A, plano apical 4 câmaras, observa-se aumento das cavidades esquerdas em comparação com as cavidades direitas, resultado da sobrecarga de volume do refluxo aórtico; em B, plano apical 5 câmaras, dilatação da aorta (seta vermelha) em seu segmento inicial. Em C, plano paraesternal eixo longo, avalia-se o diâmetro da aorta (setas); e em D, plano apical 5 câmaras, através do Doppler colorido observa-se o refluxo valvar aórtico (seta branca).

Fonte: Imagem adquirida no laboratório de genética e cardiologia molecular, HC-FMUSP.

TOMOGRAFIA COMPUTADORIZADA CARDIOVASCULAR

A tomografia computadorizada cardiovascular (TCC) é outra técnica de imagem que vem ganhando grande aplicação na cardiologia, devido sua acurácia em diagnosticar e monitorizar anomalias estruturais do coração, do pericárdio, dos vasos sanguíneos de grande porte, dos pulmões e das estruturas de suporte no tórax.[9]

A TCC é um exame que utiliza a interação de raios X com as diversas estruturas do corpo humano para compor imagens que reproduzem a anatomia dos diferentes órgãos e sistemas. Na Cardiologia, seu uso se difundiu após o desenvolvimento da tecnologia de múltiplos detectores, que registra centenas de imagens por segundo. Esse avanço tornou possível documentar o coração e, em especial, as artérias coronárias, a despeito da complexa movimentação característica das câmaras cardíacas. Atualmente, a alta acurácia no diagnóstico e na quantificação da aterosclerose e das estenoses coronarianas consolidou a TCC como uma das principais ferramentas diagnósticas na cardiologia.[9]

Na medicina de precisão a TCC fornece apoio para o diagnóstico diferencial em caso de anomalias coronarianas, na complementação da avaliação das doenças da aorta, que podem estar presentes na síndrome de Marfan (**Figura 32.7**) e outras aortopatias hereditárias, e em doenças coronarianas presentes na hipercolesterolemia hereditária.

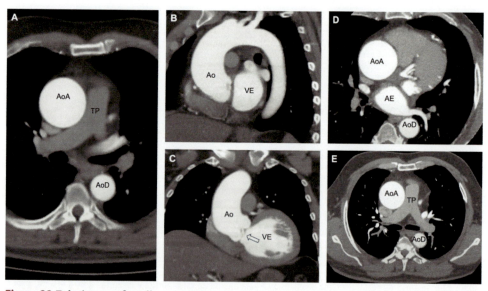

Figura 32.7. Angiotomografia cardíaca mostrando a anatomia cardíaca e da aorta em um portador de síndrome de Marfan. Em A, observa-se o aumento da aorta ascendente (AoA) quando comparamos visualmente com o tronco da pulmonar (TP) e aorta descendente (AoD). Em B e C, nota-se a dilatação da aorta (Ao) em sua porção inicial quando comparada ao ventrículo esquerdo (VE), e a presença da valva aórtica (seta). Em D, a AoA comparada ao átrio esquerdo (AE) e a AoD; enquanto em E, a relação da AoA com o TP mostra-se maior que 1.

Fonte: Arquivo do Instituto do Coração, HCFMUSP.

RESSONÂNCIA MAGNÉTICA CARDIOVASCULAR

A ressonância magnética cardiovascular (RMC) tem sido amplamente utilizada na avaliação de pacientes com variações genéticas, sendo uma valiosa ferramenta para discriminar entre a apresentação fenotípica de diferentes CMP.[10] A RMC pode fornecer uma representação detalhada de imagens da estrutura cardíaca, função miocárdica e padrão de perfusão, que auxiliam no diagnóstico de anormalidades ventriculares, como espessamento da parede ventricular, dilatação e/ou alteração da função ventricular.[9,10]

Através da RMC a caracterização tecidual pela técnica do realce tardio com gadolínio indica a existência de processo inflamatório, necrose ou fibrose, um poderoso marcador diagnóstico nas diferentes CMP.[9] Essa técnica é amplamente utilizada e é o atual padrão de referência não invasivo para a avaliação de viabilidade miocárdica. Ela consiste na injeção intravenosa de um contraste à base de gadolínio, que tem um efeito de encurtamento de T1 na RMC e sua distribuição corporal é tecido dependente. Devido a esses fatores, associado ao tempo de eliminação do contraste dentro do tecido cardíaco, que têm diferentes cinéticas de lavagem, forma-se um importante contraste na imagem adquirida.[11] A utilidade clínica desta informação atingiu tal patamar de relevância que sua presença e a morfologia de sua apresentação passaram a ser aceitas como forma de confirmar algumas condições clínicas, tais como: miocardite; CMP infiltrativa ou de depósito; presença de fibrose pós-infarto do miocárdio; necrose em casos de CMH; além de aumentar a acurácia diagnóstica na DAVD.[9,10]

Como exemplo, a AC tem sido diagnosticada muito mais frequente e de forma precoce, mesmo sem a necessidade de biópsia, utilizando técnicas do realce tardio ou pelo mapeamento de T1 nativo, outra técnica de avaliação tecidual pela RMC, importantes no diagnóstico e no seguimento durante o tratamento (**Figura 32.8**).[9,11]

Na CMH a RMC tem papel importante no diagnóstico diferencial e na quantificação da área de fibrose, que é um marcador de risco para morte súbita nesses pacientes . A presença de realce tardio é útil no sentido de determinar se há ou não necrose, determinando importantes condutas terapêuticas (**Figuras 32.9, 32.10** e **32.11**).

Na DAVD, a análise pela ecocardiografia pode ser suficiente num expressivo número de casos, mas muitas vezes é necessário a RMC, que com maior resolução espacial e de contraste permitirá maior acurácia na confirmação do diagnóstico. Além disso, a ressonância oferece a possibilidade de se realizar ampla exploração por imagem do ventrículo direito, sem nenhum tipo de restrição, tornando possível, assim, encontrar eventuais defeitos de contratilidade regionais que estejam presentes. Contudo, mesmo que se encontrem alterações regionais, é necessário cautela na interpretação destes resultados, pois a presença destas anormalidades isoladamente não permite confirmar o diagnóstico de displasia. A RMC permite o diagnóstico preciso da doença, o acompanhamento da evolução da doença e a avaliação da eficácia do tratamento.

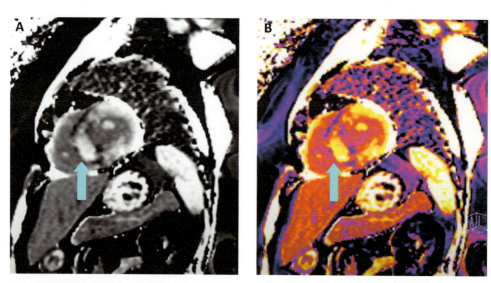

Figura 32.8. RMC mostrando área de fibrose em um caso de amiloidose cardíaca. Em A, a seta destaca a área de fibrose miocárdica realçada pelo gadolínio; em B, o mapa de T1 diferenciando a captação dos tecidos, com destaque a área de fibrose na cor mais clara (seta).

Fonte: Arquivos da autora Capeline, L.S.

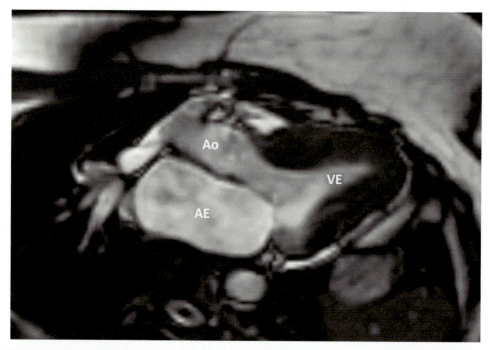

Figura 32.9. Imagem estática de 4 câmaras de cinerressonância magnética em um portador de cardiomiopatia hipertrófica assimétrica, mostrando aumento da espessura do septo interventricular. AD: átrio direito; AE: átrio esquerdo; VD: ventrículo direito; VE: ventrículo esquerdo.

Fonte: Arquivo do Instituto do Coração, HCFMUSP.

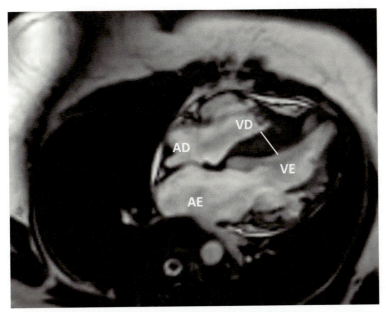

Figura 32.10. Imagem estática de 3 câmaras de cinerressonância magnética em um portador de cardiomiopatia hipertrófica assimétrica, mostrando aumento da espessura do septo interventricular, com movimento anterior sistólico da valva mitral, promovendo obstrução dinâmica em via de saída do ventrículo esquerdo. AE: átrio esquerdo; Ao: aorta; VE: ventrículo esquerdo.

Fonte: Arquivo do Instituto do Coração, HCFMUSP.

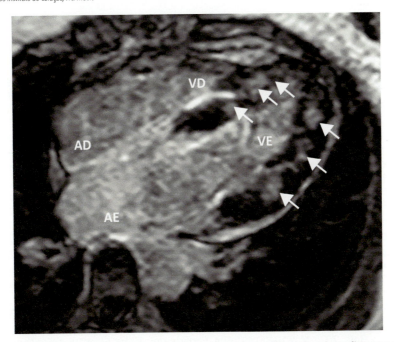

Figura 32.11. Imagem da ressonância cardíaca após injeção de contraste para avaliação de realce tardio em um portador de cardiomiopatia hipertrófica assimétrica, mostrando áreas de fibrose (setas). AD: átrio direito; AE: átrio esquerdo; VD: ventrículo direito; VE: ventrículo esquerdo.

Fonte: Arquivo do Instituto do Coração, HCFMUSP.

Com a evolução dos métodos de imagem na cardiologia, a avaliação das características cardíacas deve fazer parte da investigação em pacientes com suspeita de doenças genéticas, em especial naqueles casos nos quais os fenótipos e a síndrome clínica não forneceram todas as informações necessárias ou não esclareceram plenamente o diagnóstico, com o intuito de escolher o melhor tratamento das doenças cardiovasculares.

Referências

1. Lang RM, Badano LP, Mor-Avi V, Afilalo J, Armstrong A, Ernande L, et al. Recommendations for cardiac chamber quantification by echocardiography in adults: an update from the American Society of Echocardiography and the European Association of Cardiovascular Imaging. J Am Soc Echocardiogr. 2015 Jan;28(1):1-39.e14. doi: 10.1016/j.echo.2014.10.003

2. Lu DYL, Mukherjee M, Abraham T. Principles and practical aspects of strain echocardiography. In: Essential echocardiography: companion to Braunwald's Heart Disease. Amsterdam: Elsevier; 2019 [cited 2021 Oct 5]. p. 55-63.e1. doi:10.1016/B978-0-323-39226-6.00006-0

3. Dandel M, Lehmkuhl H, Knosalla C, Suramelashvili N, Hetzer R. Strain and strain rate imaging by echocardiography – basic concepts and clinical applicability. Curr Cardiol Rev. 2009 May;5(2):133-48. doi: 10.2174/157340309788166642

4. Kurt M, Tanboga IH, Aksakal E. Two-dimensional strain imaging: basic principles and technical consideration. Eurasian J Med. 2014 Jun;46(2):126-30. doi: 10.5152/eajm.2014.28

5. Amedro P, Vincenti M, De La Villeon G, Lavastre K, Barrea C, Guillaumont S, et al. Speckle-tracking echocardiography in children with duchenne muscular dystrophy: a prospective multicenter controlled cross-sectional study. J Am Soc Echocardiogr. 2019 Mar;32(3):412-22. doi: 10.1016/j.echo.2018.10.017.

6. Song G, Zhang J, Wang X, Zhang X, Sun F, Yu X. Usefulness of speckle-tracking echocardiography for early detection in children with Duchenne muscular dystrophy: a meta-analysis and trial sequential analysis. Cardiovasc Ultrasound. 2020;18(1):26. Published 2020 Jul 10. doi:10.1186/s12947-020-00209-y

7. Teske AJ, Cox MG, De Boeck BW, Doevendans PA, Hauer RN, Cramer MJ. Echocardiographic tissue deformation imaging quantifies abnormal regional right ventricular function in arrhythmogenic right ventricular dysplasia/cardiomyopathy. J Am Soc Echocardiogr. 2009 Aug ;22(8):920-7. doi: 10.1016/j.echo.2009.05.014

8. Sarvari SI, Haugaa KH, Anfinsen O-G, Leren TP, Smiseth OA, Kongsgaard E, et al. Right ventricular mechanical dispersion is related to malignant arrhythmias: a study of patients with arrhythmogenic right ventricular cardiomyopathy and subclinical right ventricular dysfunction. Eur Heart J. 2011 May;32(9):1089-96. doi: 10.1093/eurheartj/ehr069

9. Rochitte CE. Cardiovascular Magnetic Resonance and Cardiovascular Computed Tomography in the Present and Future Cardiology. Arq Bras Cardiol. 2023 Mar 6;120(1):e20230021. English, Portuguese. doi: 10.36660/abc.20230021. PMID: 36888759.

10. Palumbo P, Cannizzaro E, Palumbo MM, Di Cesare A, Bruno F, Acanfora C, Arceri A, Evangelista L, Arrigoni F, Grassi F, Grassi R, Pradella S, Miele V, Giovagnoni A, Splendiani A, Barile A, Masciocchi C, Di Cesare E. Heart Failure and Cardiomyopathies: CT and MR from Basics to Advanced Imaging. Diagnostics (Basel). 2022 Sep 23;12(10):2298. doi: 10.3390/diagnostics12102298. PMID: 36291987; PMCID: PMC9600644.

11. Holtackers RJ, Emrich T, Botnar RM, Kooi ME, Wildberger JE, Kreitner KF. Late Gadolinium Enhancement Cardiac Magnetic Resonance Imaging: From Basic Concepts to Emerging Methods. Rofo. 2022 May;194(5):491-504. English. doi: 10.1055/a-1718-4355. Epub 2022 Feb 23. PMID: 35196714.

33 Avaliação Molecular
Biomarcadores e Ômicas

Fernanda Almeida Andrade
Mariana Lombardi Peres de Carvalho
Jose Eduardo Krieger

CONCEITO

A avaliação molecular com biomarcadores e ômicas é uma abordagem que envolve a análise de múltiplos marcadores biológicos para avaliar a saúde e a doença.

Biomarcadores são moléculas biológicas que podem ser medidas em amostras biológicas, como sangue, urina, saliva, entre outras, que podem ser objetivamente medidas e avaliadas como um indicador de processos biológicos normais, patogênicos ou resposta farmacológica uma determinada intervenção terapêutica. A avaliação ômica, por sua vez, refere-se à análise de múltiplas moléculas biológicas, como DNA, RNA, proteínas, metabólitos, entre outras, para obter informações mais abrangentes sobre um determinado estado biológico, como saúde e doença.

Ômicas é um termo que se refere a análise em larga escala de dados biológicos que representam a função e a composição de sistema biológico em um determinado "nível" como da genômica, transcriptômica, proteômica ou metabolômica.

Essas "disciplinas" envolvem a análise de grandes quantidades de dados moleculares, como sequenciamento de DNA, análise de expressão de RNA, proteínas e metabólitos, por meio de técnicas de alto rendimento. A análise de cada uma dessas camadas apresenta requisitos técnicos e ressalvas, mas cada uma pode fornecer informações ricas e detalhadas sobre a interação e dinâmica das moléculas em uma determinada condição biológica.

APLICAÇÃO

A avaliação molecular com biomarcadores e ômicas tem sido cada vez mais utilizada na prática clínica para identificar pacientes em risco de desenvolver doenças, prever a resposta ao tratamento, monitorar a eficácia do tratamento e detectar a recorrência da doença. Na insuficiência cardíaca, por exemplo, a avaliação molecular pode ser usada para identificar biomarcadores que indicam a progressão da doença, a disfunção cardíaca e a resposta ao tratamento.

Como já mencionado, ômicas é um termo que se refere a um conjunto de disciplinas científicas que envolvem a análise de grandes quantidades de dados moleculares, como DNA, RNA, proteínas e metabólitos, por meio de técnicas de alta tecnologia. A seguir, são descritas as aplicabilidades possíveis na prática clínica:

- **Genômica:** o estudo do genoma completo de um organismo, que envolve a identificação e análise de todas as sequências de DNA, pode identificar variações genéticas associadas à insuficiência cardíaca e outras doenças cardiovasculares, bem como fornecer informações sobre a resposta individualizada ao tratamento.

- **Transcriptômica:** o estudo de todas as moléculas de RNA em uma célula ou tecido, que pode fornecer informações sobre quais genes estão ativos em uma determinada condição, pode ajudar a identificar vias biológicas envolvidas na insuficiência cardíaca e a entender as alterações na expressão gênica associadas à doença.

- **Proteômica:** o estudo de todas as proteínas em uma célula ou tecido, que pode fornecer informações sobre como as proteínas interagem entre si e como suas funções são reguladas, pode ajudar a identificar proteínas e vias metabólicas envolvidas na insuficiência cardíaca, bem como fornecer informações sobre as alterações na expressão proteica e na atividade de enzimas em resposta à doença e ao tratamento.

- **Metabolômica:** o estudo de todos os metabólitos em uma célula ou tecido, que pode fornecer informações sobre as vias metabólicas e como elas são reguladas.

- **Epigenômica:** a epigenômica procura identificar todas as modificações químicas que podem acontecer no genoma. O epigenoma é composto por "*tags*" químicas que podem se ligar ao DNA e influenciar o seu funcionamento, seja controlando a expressão de um gene, seja alterando sua estrutura. Essas "*tags*" não alteram a sequência do DNA, mas modificam como a célula usa as instruções contidas no DNA. Pode ajudar a identificar alterações na estrutura e na função dos genes associados à insuficiência cardíaca e outras doenças cardiovasculares, bem como fornecer informações sobre a regulação da expressão gênica e a resposta individualizada ao tratamento.

A análise de ômicas é extremamente útil na genética, pois permite a identificação de um grande número de variantes genéticas em um único experimento. Por exemplo, o sequenciamento do genoma completo de um indivíduo pode identificar variações em todos os seus genes e ajudar a prever o risco de desenvolver determinadas doenças. Da mesma forma, a transcriptômica pode ser usada para identificar genes que estão mais ou menos ativos em condições de doença, enquanto a proteômica pode ser usada para identificar proteínas que são tem sua expressão alterada em células doentes.

MEDICINA DE PRECISÃO EM CARDIOLOGIA

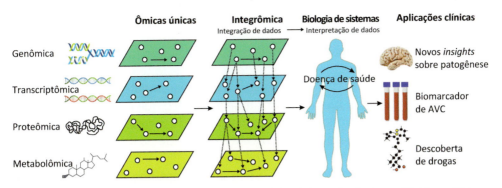

Figura 33.1. *Representação esquemática de uma abordagem multiômica para o estudo do acidente vascular cerebral.*
Fonte: Adaptado de Multilevel omics for the discovery of biomarkers and therapeutic targets for stroke.

No geral, a análise de ômicas pode fornecer informações mais abrangentes sobre a saúde e a doença, ajudando a identificar novos alvos terapêuticos e a desenvolver terapias personalizadas para indivíduos com base em suas características moleculares únicas.

Algumas das técnicas usadas na avaliação molecular como: espectrometria de massa, microarranjos de DNA e sequenciamento de próxima geração. Essas técnicas permitem a análise de milhares de biomarcadores simultaneamente, fornecendo informações mais abrangentes sobre a saúde e a doença.

No entanto, é importante lembrar que a integração e a interpretação desses dados de multiômicas ainda é um desafio, e que a avaliação molecular deve ser usada em conjunto com outras ferramentas diagnósticas e clínicas para uma abordagem mais abrangente da saúde e da doença.

Os dados ômicos também podem ajudar os pesquisadores a entenderem melhor o mecanismo da doença. No caso de estudos de associação genômica ampla (GWAS), por exemplo, *insights* mecanísticos são muitas vezes vitais, uma vez que variantes genômicas foram estatisticamente associadas a uma doença. Por exemplo, GWAS encontrou forte associação de mutações na região do gene *FTO* com obesidade. A maioria dos achados GWAS, no entanto, tendem a ser variantes genômicas comuns com efeitos muito pequenos na probabilidade de doença.

Um modelo recente proposto por Boyle *et al.* sugere que variantes em praticamente qualquer gene expresso em células relevantes para a doença podem contribuir para a doença, e que esses pequenos efeitos se somam para explicar a maior parte da herdabilidade das doenças. Essa teoria, chamada de modelo omnigênico, pode ser verdadeira devido à natureza altamente interconectada dos genes e outras moléculas na célula; de modo que alterações na expressão de praticamente qualquer conjunto de genes podem, por meio dessas interações, impactar vias biológicas essenciais associadas às doenças. Suas descobertas enfatizam a necessidade de modelos integrativos detalhados para descobrir *insights* funcionais nos casos em que os mecanismos das variantes ou caminhos que conduzem à doença não são óbvios.

Existem muitos biomarcadores utilizados na avaliação molecular, e a escolha dos biomarcadores depende do tipo de doença que está sendo avaliada. Na insuficiência cardíaca, alguns dos biomarcadores mais comumente utilizados incluem:

- **Troponina:** é um biomarcador cardíaco clássico que é liberado na corrente sanguínea quando as células musculares do coração são danificadas. A troponina é útil para avaliar o risco e a gravidade da insuficiência cardíaca e para monitorar a resposta ao tratamento.
- **Peptídeo natriurético tipo B (BNP) e pró-peptídeo natriurético tipo B (proBNP):** são biomarcadores produzidos pelas células do coração em resposta ao estresse ou à lesão. Eles podem ajudar a diagnosticar insuficiência cardíaca, avaliar a gravidade da doença e monitorar a resposta ao tratamento.
- **Ácido úrico:** é um metabólito que pode ser um indicador de disfunção endotelial e inflamação, que estão associados à insuficiência cardíaca.
- **MicroRNAs:** são pequenos RNAs que regulam a expressão gênica e podem ser usados como biomarcadores de insuficiência cardíaca.
- **Inibidor do ativador do plasminogênio tipo 1 (PAI-1):** é uma proteína que pode estar envolvida na regulação da fibrose cardíaca e pode ser usada como biomarcador de insuficiência cardíaca.
- **Marcadores de inflamação, como proteína C reativa (PCR) e interleucina-6 (IL-6):** podem ser úteis para avaliar a inflamação crônica que está associada à insuficiência cardíaca.

Esses são apenas alguns exemplos de biomarcadores que podem ser usados na avaliação molecular da insuficiência cardíaca. O uso de múltiplos biomarcadores em conjunto pode fornecer informações mais completas sobre a saúde do coração e a resposta ao tratamento.

Embora relacionado com a subtipagem e a classificação de doenças, o potencial estimulante dos estudos ômicos para contribuir com a medicina personalizada e de precisão merece atenção especial. A crescente disponibilidade de tecnologias ômicas na clínica pode levar a decisões e tratamentos adaptados a um paciente individual.

Além disso, a identificação de novos alvos terapêuticos para determinados fenótipos de doenças podem levar a novos medicamentos e na avaliação da ação e resposta dos medicamentos existentes. Em particular, o objetivo é encontrar drogas que aumentem a expressão de genes que diminuíram a expressão na doença e vice-versa. O Connectivity Map (CMAP) fornece um repositório público de tais dados de expressão gênica para esta finalidade.

Há uma necessidade de métodos inteligentes, flexíveis e fáceis de usar para análises integrativas de dados ômicos para continuar a ser aprimorado e desenvolvido. O uso dessas ferramentas que podem descobrir e implicar relações causais entre moléculas e caminhos seriam um grande benefício para ciência e os dados ômicos já são destaque na pesquisa translacional; o trabalho contínuo revelará ainda mais seu potencial.

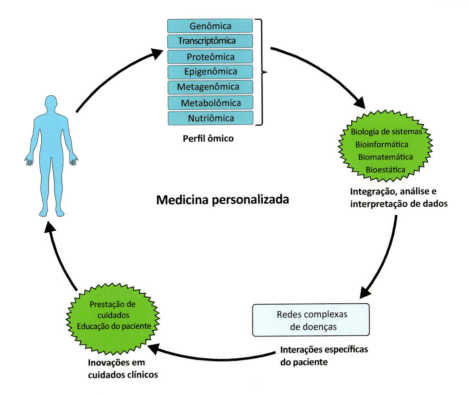

Figura 33.2. *Uma estrutura básica para a medicina personalizada. A integração de perfis ômicos permite a modelagem precisa de doenças complexas e abre janelas de oportunidade para aplicações clínicas inovadoras que, posteriormente, beneficiam o paciente.*
Fonte: Adaptado de Alyass et al. BMC Medical Genomics, 2015;8:33.

CONCLUSÕES

Principais uso das ômicas na Cardiologia de Precisão:
- **Identificação de biomarcadores:** as tecnologias ômicas podem ser usadas para identificar biomarcadores específicos que estão associados às cardiopatias de origem genética, o que pode ajudar no diagnóstico precoce e no monitoramento da progressão da doença.
- **Caracterização molecular:** as tecnologias ômicas podem ser usadas para estudar as alterações moleculares que ocorrem nas células do músculo cardíaco afetadas pelas cardiomiopatias, permitindo uma melhor compreensão dos mecanismos da doença.
- **Identificação de genes associados:** a análise genômica e epigenômica pode ser usada para identificar genes e mutações específicas que estão associadas às cardiopatias de origem genética, o que pode ajudar no diagnóstico e aconselhamento genético.
- **Avaliação do risco de desenvolver as doenças:** as tecnologias ômicas podem ser usadas para avaliar o risco de desenvolver cardiopatias de

origem genética em indivíduos assintomáticos com histórico familiar de doença cardíaca.

- **Identificação de novos alvos terapêuticos:** a caracterização molecular pode levar à identificação de novos alvos terapêuticos para o desenvolvimento de tratamentos mais eficazes.
- **Monitoramento da eficácia do tratamento:** as tecnologias ômicas podem ser usadas para monitorar a eficácia do tratamento e para avaliar as respostas individuais ao tratamento, permitindo ajustes personalizados e mais eficazes.

Bibliografia sugerida

Alyass A, Turcotte M, Meyre D. From big data analysis to personalized medicine for all: Challenges and opportunities. BMC Med Genomics. 2015.

Harber KJ, Verberk SGS, Van den Bossche J. Going – omics to identify novel therapeutic targets for cardiovascular disease. EBioMedicine. 2019 Mar;41:7-8. doi: 10.1016/j.ebiom.2019.03.005. Epub 2019 Mar 14. PMID: 30879921; PMCID: PMC6443677.

Henry A, Gordillo-Marañón M, Finan C, Schmidt AF, Ferreira JP, Karra R, et al. Therapeutic Targets for Heart Failure Identified Using Proteomics and Mendelian Randomization. Circulation. 2022 Apr 19;145(16):1205-17. doi: 10.1161/CIRCULATIONAHA.121.056663. Epub 2022 Mar 18. PMID: 35300523; PMCID: PMC9010023.

Kedaigle A, Fraenkel E. Turning omics data into therapeutic insights. Curr Opin Pharmacol. 2018 Oct;42:95-101. doi: 10.1016/j.coph.2018.08.006. Epub 2018 Aug 24. PMID: 30149217; PMCID: PMC6204089.

Reis AAS, Santos RS. Medicina Genômica. Editora Kelps, 2019. ISBN: 978-85-400-2673-5.

Saria S, Goldenberg A. Subtyping: What It is and Its Role in Precision Medicine. IEEE Intell Syst. 2015; 30:70-75.

Singh R, Singh PK, Kumar R, Kabir MT, Kamal MA, Rauf A, et al. Multi-Omics Approach in the Identification of Potential Therapeutic Biomolecule for COVID-19. Front Pharmacol. 2021 May 12;12:652335. doi: 10.3389/fphar.2021.652335. PMID: 34054532; PMCID: PMC8149611.

Montaner J, Ramiro L, Simats A. et al. Multilevel omics for the discovery of biomarkers and therapeutic targets for stroke. Nat Rev Neurol. 2020;16:247-64. https://doi.org/10.1038/s41582-020-0350-6

34 | Avaliação Histopatológica

Vera Demarchi Aiello
Fernando Rabioglio Giugni
Silas Ramos Furquim

CONCEITO

Eventualmente, a primeira manifestação da doença cardíaca, é a morte súbita e nem sempre existiam sintomas ou sinais de que esse desfecho poderia acontecer. Ocorrem cerca de 350.000 casos por ano de morte súbita nos Estados Unidos, com uma incidência de cerca de 0,1/100 pessoas-ano, correspondendo a 18% do total de óbitos.

Morte súbita (MS)

Definida como evento não traumático, inesperado e fatal ocorrendo em 1 hora do início dos sintomas em um indivíduo aparentemente saudável. Se a morte não é presenciada, a definição se aplica quando a vítima estava em bom estado de saúde 24 horas antes do evento.

Morte súbita cardíaca (MSC)

Termo usado quando, além da morte súbita, uma condição cardíaca congênita ou adquirida e potencialmente fatal é previamente conhecida, ou a autópsia identificou doenças cardíacas ou vasculares como causa do evento, ou nenhuma causa óbvia extracardíaca foi identificada e, dessa forma, um evento arritmogênico é a provável causa da morte.

As causas de MSC variam conforme a faixa etária, mas, no geral, a principal é a doença coronariana, seguida das cardiomiopatias (dilatada, hipétrófica e arritmogênica), miocardite e dissecção de aorta. Porém, em mais de um terço dos casos, a *causa mortis* não é encontrada após autópsia e exames toxicológicos e histológicos, sendo classificada como **morte súbita cardíaca inexplicada**. Nesses casos, a *causa mortis* é atribuída a arritmias cardíacas.

EXAME MACROSCÓPICO DE EXPLANTES CARDÍACOS E AUTÓPSIA CONVENCIONAL

O exame macroscópico cuidadoso permite avaliar o coração de forma sistematizada, guiando a representação de lesões que nem sempre são difusas no miocárdio, nas valvas, ou nas artérias e veias, para a análise histopatológica. A fixação adequada deve ser feita em solução de formalina tamponada a 10% em volume pelo menos 10 vezes maior que o volume da peça.

Cardiomiopatias secundárias a depósitos intra e extracelulares e outras como a cardiomiopatia hipertrófica exibem alterações características difusas pelo miocárdio e, portanto, o local de representação para exame histopatológico não é fundamental. Por outro lado, existem doenças que apresentam lesões não difusas no miocárdio, como a doença isquêmica do coração, onde os territórios acometidos são segmentares e correspondem às obstruções coronarianas de grau acentuado. Também na cardiomiopatia arritmogênica do ventrículo direito a lesão histopatológica mais típica aparece no chamado "triângulo da displasia", que compreende o ápice do ventrículo direito, a sua via de entrada e o a parede livre da sua via de saída.

A forma de abertura e secção do coração, seja na autópsia convencional ou no exame do explante, facilita o diagnóstico anatomopatológico. Nesse aspecto, a informação clínica disponível é de extrema importância. Corações com diagnóstico clínico de doença isquêmica serão seccionados pelo eixo curto dos ventrículos, permitindo a avaliação da extensão e distribuição das lesões isquêmicas, tanto recentes quanto antigas. Já aqueles com diagnóstico provável de cardiopatia hipertrófica serão mais bem avaliados se seccionados longitudinalmente para demonstrar a região subaórtica com possível lesão obstrutiva e para que sejam efetuadas as medidas convencionais de septo e parede livre, com vistas à detecção de desproporção maior ou igual a 1,3/1, considerada como critério diagnóstico.

Existe ainda um grande grupo de corações, usualmente com fenótipo de dilatação de câmaras, que não têm definida a etiologia da doença principal e necessitarão de avaliação específica. Nesses casos, a representação do miocárdio para análise histológica deverá ser extensa.

A avaliação histopatológica das amostras coletadas no exame macroscópico, em geral, não necessita de técnicas ou colorações especiais, apenas a coloração pela hematoxilina-eosina. Quando a etiologia da cardiomiopatia não foi esclarecida clinicamente, recomenda-se a coleta de alguns fragmentos de miocárdio a fresco em álcool 100% para preservação de glicogênio, usualmente retirado pelo processamento histológico e pela fixação em solução aquosa de formalina. Em situações especiais, após a análise histopatológica inicial, o patologista poderá solicitar colorações histoquímicas para detectar substâncias depositadas, ou reações de imuno-histoquímica para marcação de células inflamatórias ou identificação de depósitos como filamentos intermediários de desmina, diferentes proteínas na amiloidose etc. Todavia, ainda assim, existem limitações, pois um mesmo fenótipo anatomopatológico nem sempre corresponde à mesma alteração genética.

AUTÓPSIA MOLECULAR

Nos casos de morte súbita cardíaca inexplicada, a "autópsia molecular" ganha importância e utilidade prática. Ela consiste na análise do DNA *post mortem* isolado de amostra sanguínea ou de tecido do indivíduo. A metodologia mais usada é a *next-generation sequencing* (NGS); porém, os estudos variam quanto ao painel utilizado. Alguns focaram na pesquisa de genes causadores de canalopatias (*KCNQ1, KCNH2, SCN5A* e *RYR2*) relacionados com a síndrome de Brugada, síndrome do QT longo e taquicardia ventricular polimórfica catecolaminérgica; outros realizaram avaliação do exoma. Nesse contexto, o rendimento varia chegando até 34%. A utilização de um painel mais amplo tende a aumentar o rendimento, cobrindo variantes relacionadas com outras cardiopatias que também podem se manifestar com arritmias, como a relacionada com a variante no gene *LMNA*, por exemplo.

AVALIAÇÃO FAMILIAR

O rastreio genético nos familiares de pacientes com MSC inexplicada pode ter rendimento de até 22%, porém, ao se combinar o rastreio clínico, o rendimento pode chegar a 39%.

IMPLICAÇÕES

A identificação da causa da morte pode ser de grande utilidade na estratégia de prevenção de morte súbita nos familiares. O diagnóstico de doenças como síndrome de Brugada, síndrome do QT longo e taquicardia ventricular polimórfica catecolaminérgica trazem consigo a necessidade de tratamentos específicos e avaliação individualizada para estratégias de prevenção de MS.

Além disso, no paciente submetido a transplante cardíaco, o diagnóstico correto da cardiopatia permite não somente o tratamento adequado como também a investigação de familiares.

EXEMPLO/APLICAÇÃO

Paciente do sexo masculino, 35 anos de idade, acompanhado por diagnóstico de cardiomiopatia hipertrófica (septo de 16 mm), começa a apresentar dilatação ventricular (65 × 48 mm) e perda de fração de ejeção (35%). Alguns meses após, apresentou um episódio de taquicardia ventricular sustentada e foi submetido à

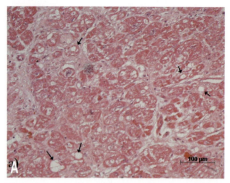 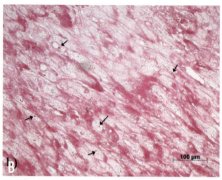

Figura 34.1. Fotomicrografias do miocárdio do coração explantado de paciente com a síndrome do PRKAG2, exibindo vacuolização difusa dos cardiomiócitos. **(A)** Os vacúolos parecem vazios (setas). **(B)** Notam-se grânulos PAS positivos (setas) no interior de algumas das células. Colorações pela hematoxilina-eosina A e pelo PAS B, com aumentos das objetivas respectivamente 20× e 40×.

cardioversão elétrica. Recebeu cardiodesfibrilador implantável (CDI) como profilaxia secundária.

Apesar da terapia otimizada para insuficiência cardíaca, o paciente apresentou sintomas refratários ao tratamento, sendo então submetido ao transplante cardíaco.

O coração explantado foi submetido ao exame anatomopatológico, que evidenciou cardiomiócitos com intensa vacuolização citoplasmática irregular, o que não é típico da cardiomiopatia hipertrófica.

O paciente foi submetido a um teste genético que identificou uma variante patogênica no gene *PRKAG2*, uma doença hereditária autossômica dominante rara, caracterizada por hipertrofia cardíaca, pré-excitação ventricular e anormalidades do sistema de condução e risco aumentado de morte súbita. Observa-se hipertrofia difusa com áreas fibróticas e vacuolização citoplasmática, decorrente do aumento do armazenamento de glicogênio e da captação celular de glicose, porém com preservação da citoarquitetura, diferindo da hipertrofia sarcomérica da cardiomiopatia hipertrófica.

Clinicamente, a doença se manifesta por hipertrofia ventricular (com caráter progressivo e acompanhada de disfunção sistólica e diastólica), além de taquiarritmias que podem levar a morte súbita. Também pode ocorrer doença do tecido de condução, hipertrofia miocárdica severa, miopatia esquelética e arritmias, frequentemente relacionadas com síndrome de Wolf-Parkinson-White. Ocasionalmente, pode haver disfunção sistólica do ventrículo esquerdo e bloqueio atrioventricular de alto grau, necessitando de implante de marcapasso.

Bibliografia sugerida

Bagnall RD, Weintraub RG, Ingles J, Duflou J, Yeates L, Lam L, et al. A Prospective Study of Sudden Cardiac Death among Children and Young Adults. N England J Med. 2016;374(25): 2441-52. https://doi.org/10.1056/NEJMoa1510687

Lahrouchi N, Raju H, Lodder EM, Papatheodorou E, Ware JS, Papadakis M, et al. Utility of Post-Mortem Genetic Testing in Cases of Sudden Arrhythmic Death Syndrome. J Am Coll Cardiol. 2017;69(17):2134-45. https://doi.org/10.1016/j.jacc.2017.02.046

Lopez-Sainz A, Dominguez F, Lopes L, et al. Clinical Features and Natural History of PRKAG2 Variant Cardiac Glycogenosis. J Am Coll Cardiol. 2020 Jul:76(2):186-97. https://doi.org/10.1016/j.jacc.2020.05.029

Semsarian C, Ingles J, Wilde AA. Sudden cardiac death in the young: the molecular autopsy and a practical approach to surviving relatives. Eur H J. 2015;36(21):1290-6. https://doi.org/10.1093/eurheartj/ehv063

35 Dispositivos Vestíveis para a Coleta de Marcadores de Doenças Cardiovasculares

Marina de Fátima de Sá Rebelo
Ramon Alfredo Moreno
Jose Eduardo Krieger
Marco Antonio Gutierrez

DISPOSITIVOS VESTÍVEIS E A PREVENÇÃO DE DOENÇAS CARDIOVASCULARES

As doenças cardiovasculares (DCs) são um dos principais problemas de saúde no mundo, representando 32,2% do total de óbitos em 2019, com 381.400 mortes no Brasil nesse mesmo ano. Embora as taxas de mortalidade tenham diminuído na última década, as DCs ainda prejudicam a qualidade de vida de milhões de pessoas e impactam os sistemas de saúde em todo o mundo.

Para reduzir a morbimortalidade das DCs, a prevenção e o controle são fundamentais. As estratégias recentes focam na identificação e ajuste de fatores de risco modificáveis, com destaque para a promoção de hábitos saudáveis e o gerenciamento desses fatores. A American Heart Association (AHA) desenvolveu o "Life's Essential 8", que inclui oito medidas para melhorar a saúde cardiovascular, como alimentação saudável, atividade física, não fumar, monitorar peso, colesterol, açúcar no sangue e pressão arterial.

Além disso, a adoção de ferramentas acessíveis e não invasivas para o monitoramento proativo e contínuo dos fatores de risco pode ser muito relevante nos próximos anos (Dagher *et al.*, 2020). Dispositivos eletrônicos vestíveis, como pulseiras, anéis e braceletes (Iqbal *et al.*, 2021), são cada vez mais comuns, devido ao avanço tecnológico recente que aumentou a capacidade de processamento e diminuiu o consumo de energia (Ometov *et al.*, 2021; Perez & Zeadally, 2021). Esses dispositivos permitem a captura de sinais de movimento, posição, temperatura, entre outros, e podem transmitir seus dados autonomamente para uma central que processa as informações.

Os dispositivos vestíveis são capazes de comunicação sem fio com baixo consumo de energia e podem ser combinados em uma solução de Internet das Coisas (IoT), na qual diversos dispositivos monitoram continuamente as pessoas e o ambiente (Ometov *et al.*, 2021; Park & Jayaraman, 2020). Embora o baixo custo individual dos dispositivos tenha favorecido sua ampla adoção, é necessário fornecer a infraestrutura de comunicação e o processamento, bem como desenvolver *software* customizado. A **Figura 35.1** apresenta uma solução para o monitoramento remoto utilizando uma pulseira de baixo custo para aquisição de sinais.

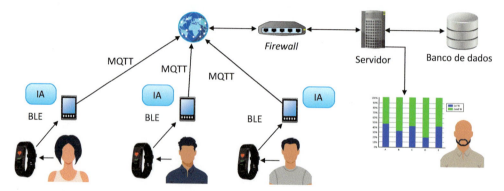

Figura 35.1. Arquitetura de solução para monitoramento remoto.
BLE: bluetooth low energy; MQTT: Message Queuing Telemetry Transport; IA: inteligência artificial.

Na área de cuidados de saúde, os dispositivos vestíveis são especialmente projetados para coletar dados de saúde de forma contínua ou intermitente a intervalos regulares, podendo ser utilizados por pacientes e população em geral. Os sensores bioelétricos permitem, por exemplo, adquirir sinais de eletrocardiografia (ECG), enquanto os sensores mecânicos permitem, por exemplo, adquirir sinais que indiquem a movimentação (ou não) de seu usuário. Por sua vez, os sensores ópticos utilizam sinais de fotopletismografia (ou PPG – do inglês *photoplethysmography*), que detectam alterações no volume sanguíneo no leito microvascular do tecido sob a superfície da pele próxima aos sensores. O princípio da aquisição é bastante simples e possui dois componentes: um diodo emissor de luz (LED) que ilumina a superfície da pele e um fotodetector que mede a mudança na intensidade de luz ao longo do tempo. Existem duas formas de aquisição dos sinais de PPG, uma transmissiva e outra reflexiva. Na primeira, o fotodetector registra a mudança na intensidade em função da absorção da luz no tecido da pele e, na segunda, o sensor registra a porção de luz que é espalhada pelos tecidos (El-Hajj & Kyriacou, 2020). Na **Figura 35.2** apresentam-se as duas formas de aquisição de sinais de PPG, por transmissão e reflexão.

A incorporação dos diversos sensores e o desenvolvimento de algoritmos dedicados para o cálculo de parâmetros fisiológicos tornaram os dispositivos vestíveis, particularmente os relógios inteligentes, uma alternativa bastante apropriada para o monitoramento contínuo e não invasivo desses parâmetros (Ghamari, 2018; Wolling *et al.*, 2019). Outro componente essencial para o sucesso dos dispositivos vestíveis em aplicações médicas de monitoramento em tempo real são os dispositivos móveis, *smartphones* ou *tablets*, que frequentemente atuam como plataformas de processamento dos algoritmos de cálculo de biomarcadores, enviando e recebendo dados para os centros médicos que avaliam esses dados.

Um exemplo de monitoramento preventivo utilizando monitoramento contínuo é o acompanhamento da qualidade do sono, um dos quatro fatores

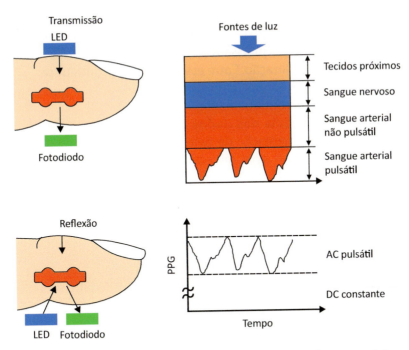

Figura 35.2. Princípio de aquisição do sinal de fotopletismografia (PPG) nas duas formas: reflexão e transmissão.
Fonte: Adaptada de Biswas et al., 2019.

comportamentais indicados no 'Life´s Essential 8'. Uma vez que muitas pessoas desconhecem que sofrem de problemas de sono, alertas recebidos em função desse acompanhamento podem sinalizar o paciente sobre o problema e indicar procedimentos para aliviá-lo. Outros biomarcadores importantes para as DCs e que podem ser monitorados utilizando esses relógios são pressão sanguínea, oximetria e glicose. Além disso, alguns desses equipamentos também permitem o monitoramento do eletrocardiograma.

Embora cada aplicação possua características próprias, de forma geral, o uso desses dispositivos para monitoramento contínuo de biomarcadores cardíacos oferece diversos benefícios, entre os quais:

- Comodidade: são pequenos e fáceis de usar.
- Portabilidade: graças à sua capacidade de comunicação sem fio.
- Bom custo-efetividade: quando comparado às formas tradicionais de monitoramento.
- Alertas em tempo real: fornecido por diversas aplicações.
- Armazenamento de dados: podem ser utilizados em análises posteriores e permitem o monitoramento do progresso do biomarcador ao longo do tempo.
- Melhora no tratamento de condições específicas: possível pela coleta e armazenamento de dados contínuos e confiáveis.
- Criação de recomendações personalizadas para cada usuário.

Da mesma forma, embora a utilização desses dispositivos tenha produzido resultados promissores, ainda existe um conjunto de limitações e desafios relacionados com a tecnologia, que precisam ser abordados para que ela possa atingir o seu potencial pleno de utilização. Entre esses fatores, encontram-se:

- **Aumento da adesão dos usuários à tecnologia:** que podem ter dificuldade em utilizá-la continuamente.
- **Melhoria da acurácia dos dados coletados:** fatores como movimento, diferenças na pigmentação de pele, luz de fundo, temperatura, umidade podem corromper o sinal de aquisição e comprometer a acurácia dos métodos de estimativa dos biomarcadores. Trata-se de um dos maiores desafios a serem abordados.
- **Redução da variação entre os dispositivos:** as leituras podem variar muito entre os equipamentos disponíveis, o que pode levantar dúvidas quanto à acurácia e efetividade.
- **Redução do custo:** os equipamentos com *software* avançado para monitoramento de saúde ainda têm um valor muito alto para ser utilizado pela população geral.
- **Criação de regulamentação específica:** existe uma necessidade de regular e criar *guidelines* para o uso desses dispositivos em aplicações médicas, para assegurar a utilização segura e confiável.
- **Criação de mecanismos robustos para segurança e privacidade dos dados:** é necessário garantir que os dados do usuário sejam protegidos de acessos por terceiros não autorizados. Além da implementação de medidas que assegurem a proteção de dados de saúde sensíveis, essas medidas precisam ser regulamentadas.

Embora haja uma ampla variedade de dispositivos vestíveis disponíveis no mercado, é importante destacar que a aquisição, processamento e segurança de dados para monitoramento contínuo de pacientes é uma área que apresenta diversas limitações e desafios. A superação desses obstáculos é essencial para permitir o uso desses dispositivos em larga escala. Felizmente, existem nos dias atuais vários projetos de pesquisa e inovação em andamento, com o objetivo de desenvolver ferramentas seguras e confiáveis para a obtenção de biomarcadores importantes na prevenção de doenças crônicas. Nas próximas seções, serão apresentados alguns desses trabalhos recentes de pesquisa, que se concentram em aplicações específicas.

ELETROCARDIOGRAMA

O eletrocardiograma (ECG) tem sido a ferramenta de diagnóstico mais amplamente utilizada em cardiologia clínica há décadas. Sua popularidade é atribuída à sua simplicidade, rapidez e baixo custo, o que permite identificar diversas patologias cardíacas (Bouzid *et al.*, 2022; Siontis *et al.*, 2021). O ECG padrão é obtido em

12 derivações por profissionais treinados em serviços de saúde, seguindo normas bem definidas por especialistas (Steinberg *et al.*, 2017).

Com o uso crescente de dispositivos vestíveis para a coleta de sinais biológicos, o sinal de ECG se tornou o mais comumente coletado para o diagnóstico de DCs usando esses dispositivos (Bouzid *et al.*, 2022). O primeiro dispositivo vestível em cardiologia foi o monitor Holter, introduzido por N. Holter em 1957 para coletar e monitorar por longos períodos os sinais de ECG (Bouzid *et al.*, 2022). Hoje, o monitor Holter continua sendo o padrão para a captura de sinais de ECG por períodos prolongados, mas equipamentos mais recentes podem usar um número reduzido de derivações, às vezes apenas uma (Kalra *et al.*, 2019a). A capacidade de detectar as principais arritmias com poucas derivações simplificou a tarefa de medição e ampliou o tipo de dispositivos vestíveis que podem ser usados para o monitoramento de ECG (Bouzid *et al.*, 2022).

Atualmente, existem vários tipos de sensores, além dos eletrodos tradicionais, que facilitam a sua utilização em dispositivos móveis. Entre eles, os Gravadores de Loop Implantáveis (IRLs) podem gravar sinais por até 3 anos após o seu implante sob a pele (Furukawa *et al.*, 2012), enquanto os sensores de *patches* adesivos, cuja duração varia de alguns dias a várias semanas, podem ser fixados na superfície do corpo, normalmente na parte superior esquerda do peito (Barrett *et al.*, 2014; Fung *et al.*, 2015). Outros sensores, como o Circuito Integrado de Potencial Elétrico (EPIC), foram desenvolvidos para acompanhar as taxas de respiração e a circulação de motoristas. Mais detalhes sobre esses novos sensores, bem como diversos exemplos, podem ser encontrados na revisão feita por Kalra, Lowe e Al-Jumaily (Kalra *et al.*, 2019b). Uma alternativa interessante de obtenção do sinal de ECG é o uso de eletrodos secos, compostos por metais rígidos e tecidos condutores, que podem ser incorporados em vestuários inteligentes para o monitoramento de longo prazo de ECG (Nigusse *et al.*, 2021).

Os relógios inteligentes são os dispositivos cujo uso se expandiu mais rapidamente e de forma mais abrangente. Os usuários de relógios inteligentes têm a possibilidade de monitorar seu ECG, que normalmente é obtido a partir de dois eletrodos e gravado em uma derivação. Alguns desses dispositivos, incluindo opções comerciais, possuem algoritmos automáticos que podem detectar ritmos cardíacos anormais, tais como fibrilação ventricular, taquicardia, bradicardia e isquemia (Strik *et al.*, 2021). Além disso, os relógios também podem capturar outro tipo de sinal importante, conhecido como sinal PPG, que tem sido utilizado para aprimorar a detecção de arritmias (Duncker *et al.*, 2021).

No entanto, como em todas as aplicações de dispositivos vestíveis, há preocupações sobre a confiabilidade dos resultados. Especificamente no caso dos aplicativos de ECG, o grande número de dispositivos e aplicativos disponíveis comercialmente cria o desafio de identificar aqueles que são confiáveis. A utilização de dispositivos e aplicativos com baixa acurácia pode-se tornar um problema, uma vez que resultados que indiquem ausência de anormalidades podem fazer com que os usuários descartem a necessidade de visitas regulares aos serviços de saúde. Por outro lado, resultados falso-positivos podem levar a um aumento desnecessário de pacientes em serviços de emergência. Tais preocupações destacam a necessidade, já mencionada na introdução deste capítulo, de uma regulamentação específica para esses dispositivos.

FREQUÊNCIA CARDÍACA

A frequência cardíaca (FC) é um importante marcador da saúde geral de um indivíduo e pode ser obtida de várias formas (Tadic *et al.*, 2018). Estudos populacionais têm demonstrado que a FC pode influenciar desde fatores de risco para DCs até condições mais graves, como doença de artéria coronária e insuficiência cardíaca (Custodis *et al.*, 2013a, 2013b; Tadic *et al.*, 2018). Há uma correlação independente entre a FC elevada e a mortalidade e morbidade associadas às DCs (Hjalmarson, 2007). Além disso, a variação da frequência cardíaca (VFC) pode fornecer informações sobre doenças cardíacas já manifestadas ou potenciais (Acharya *et al.*, 2006). A VFC tem sido utilizada como um preditor de mortalidade e morte cardíaca súbita (Vu *et al.*, 2010). Ambos os biomarcadores são importantes e devem ser considerados nas etapas de prevenção e controle de DCs.

Em dispositivos com sensores de ECG, a estimativa da frequência cardíaca é realizada pela identificação do complexo QRS, que representa o início da sístole. Como essa região do sinal tem a maior amplitude, sua detecção é relativamente simples. O processo de estimativa, análise e classificação da FC e VFC envolve etapas de pré-processamento (filtragem do sinal), detecção do pico R e análise dos domínios de tempo e frequência para classificação do sinal (Ishaque *et al.*, 2021).

Os dispositivos baseados em sinais de PPG também podem ser utilizados para estimar a FC, mas ainda não há uma validação extensiva da acurácia das medidas em relação aos métodos padrão, como a medida usando ECG (Georgiou *et al.*, 2018). Além disso, a estimativa precisa ser feita quando o sinal de PPG apresenta baixo nível de ruído. Os ruídos de movimento, por exemplo, têm um valor de amplitude elevado que modifica a morfologia do sinal (Ismail *et al.*, 2021). Diversos trabalhos na literatura sugerem diferentes tipos de filtragem para reduzir ou remover os efeitos do ruído de movimento no sinal de PPG. Pode-se dividir as técnicas propostas em três categorias: pré-processamento baseado em filtragem adaptativa (Comtois & Mendelson, 2007; Fallet & Vesin, 2015, 2017; Ram *et al.*, 2010; Ye *et al.*, 2016, 2017; Yousefi *et al.*, 2012; Q. Zhang *et al.*, 2018); remoção de artefatos de movimento baseada em decomposição de sinal (Galli *et al.*, 2018; Joseph *et al.*, 2014; Khan *et al.*, 2016; Lee *et al.*, 2018; National Institute of Technology (Meghalaya *et al.*, n.d.; Reva University *et al.*, n.d.; Rojano & Isaza, 2016); e outra técnicas (Chung *et al.*, 2019; Dubey *et al.*, 2018; Mashhadi *et al.*, 2018; Song *et al.*, 2017; Temko, 2017; Zhu *et al.*, 2019).

PRESSÃO ARTERIAL

A hipertensão é um dos principais fatores de risco para morte em todo o mundo, contribuindo para cerca de metade dos eventos cardiovasculares e resultando em mais de 11 milhões de mortes a cada ano (Brook *et al.*, 2023). Atualmente, estima-se que 1,3 bilhão de adultos estejam afetados pela hipertensão, tornando-a uma epidemia global. Como muitas vezes é assintomática, é conhecida como a "assassina silenciosa".

A medição preventiva e regular da pressão arterial (PA) é a forma mais eficaz de detectar a hipertensão, dado que ela pode não apresentar sintomas (Krist *et al.*, 2021; Mayo Clinic – 2023). Uma vez detectada, a hipertensão pode ser controlada por meio de medicamentos e mudanças no estilo de vida, como manutenção do peso corporal, realização regular de atividade física, redução do estresse, cessação do tabagismo, adoção de uma alimentação saudável e controle da qualidade do sono (van Oort *et al.*, 2020; World Heart Federation, 2023).

Os dispositivos de referência para a medição contínua e precisa da PA são os esfigmomanômetros aneroides, de mercúrio e eletrônicos, com manguitos de tamanhos adequados à circunferência do braço. Embora existam dispositivos automatizados, as diretrizes clínicas e ambulatoriais recomendam que apenas profissionais de saúde treinados realizem a medição e a avaliação da PA para determinar e monitorar os riscos cardiovasculares. O procedimento padrão envolve posicionar o paciente sentado sem cruzar as pernas, apoiar um dos braços na altura do coração, colocar o manguito acima da dobra do cotovelo corretamente, manusear o dispositivo com perícia e seguir outras recomendações (Levine *et al.*, 2018; Parati *et al.*, 2014). Esse procedimento fornece medições de PA sem efeitos colaterais importantes e é apropriado para diversas aplicações clínicas. No entanto, pode haver problemas com a impossibilidade de medidas contínuas e eventuais alterações na PA causadas pela dor ou incômodo que o dispositivo pode causar em algumas pessoas.

As abordagens para medir a pressão arterial (PA) sem o uso de manguito têm se mostrado promissoras graças ao uso de dispositivos vestíveis e sinais de fotopletismografia (PPG). Esses sinais permitem a estimativa não invasiva da PA por meio da análise de duas formas de onda obtidas em diferentes locais anatômicos, ou pela combinação de um sinal PPG com um eletrocardiograma (ECG). Estudos iniciais indicaram uma correlação inversa entre a PA e o tempo de trânsito de pulso (PTT), que é extraído do sinal de PPG e representa o tempo que a onda de pulso leva para percorrer uma determinada distância no sistema circulatório (Gesche *et al.*, 2012; Mukkamala *et al.*, 2015; Smith *et al.*, 1999). Além disso, outros parâmetros, como o tempo de chegada do pulso (PAT) e a velocidade da onda de pulso (PWV), têm sido utilizados para estimar a PA, com base em modelos matemáticos. Vários métodos foram desenvolvidos para estimar a PA a partir do cálculo dessas características do sinal de PPG, como detalhado em uma revisão recente (Maqsood *et al.*, 2022). Na **Figura 35.3** são apresentados dois dispositivos para medida de pressão arterial: (A) esfigmomanômetro e (B) pulseira.

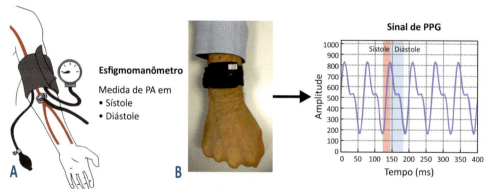

Figura 35.3. Instrumentos para medida de pressão arterial. (A) esfigmomanômetro, que permite a extração dos valores de PA sistólica e diastólica. (B) Sinal de PPG obtido a partir de pulseira, que deve ser posteriormente processado para a obtenção da estimativa dos valores de pressão arterial. (Figura do sinal de PPG adaptada de Wannenburg et al, 2015.)

Com a crescente adoção do aprendizado de máquina para solucionar problemas complexos, muitos grupos de pesquisa têm reconhecido o potencial desses algoritmos para melhorar o bem-estar dos pacientes no setor de saúde. Como resultado, há um grande interesse em utilizar algoritmos de aprendizado de máquina e redes neurais para fornecer medidas de PA não invasivas e contínuas sem o uso de manguito (El-Hajj & Kyriacou, 2020). Esses modelos são baseados em parâmetros, como PTT, PAT e PWV, e são estabelecidos por meio de técnicas de aprendizado de máquina, em vez de derivar a PA matematicamente. Portanto, a estimativa de PA é orientada por dados em vez de modelos matemáticos. Vários modelos diferentes foram propostos para estimar a PA com base nessas técnicas de aprendizado de máquina (S. Chen *et al.*, 2019; Y. Chen *et al.*, 2022; el Hajj & Kyriacou, 2020; El-Hajj & Kyriacou, 2021; Esmaelpoor *et al.*, 2020; Meneguitti Dias *et al.*, 2022; Rong & Li, 2021).

Embora os dispositivos vestíveis tenham potencial para serem benéficos no controle da pressão arterial, sua aceitação clínica ainda enfrenta desafios significativos. O principal deles é a falta de acurácia adequada das medidas, especialmente quando se utiliza a fotopletismografia (PPG), como relatado em estudos recentes (Avolio *et al.*, 2022; Chrysant, 2022; Falter *et al.*, 2022). Para superar esse obstáculo, uma iniciativa internacional liderada pela British Hypertension Society (BHS), Association for the Advancement of Medical Instrumentation (AAMI) e a International Organization for Standardization (ISO) desenvolveu um padrão para a validação de dispositivos médicos que medem a pressão arterial (Stergiou *et al.*, 2018). De acordo com o padrão da AAMI, o erro médio da diferença entre as estimativas e os valores de referência não deve ultrapassar 5 mmHg e o desvio padrão não deve ser superior a 8 mmHg. No entanto, a maioria dos dispositivos ainda não consegue atingir esses padrões (El-Hajj & Kyriacou, 2020).

Outra questão importante na análise do desempenho desses dispositivos é o efeito de vazamento de dados, que ocorre quando os algoritmos são expostos a dados de pacientes durante a fase de treinamento, produzindo em resultados artificialmente bons (Meneguitti Dias *et al.*, 2022). Esse problema não é exclusivo dessa aplicação, mas sim um desafio geral no aprendizado de máquina (Kapoor & Narayanan, 2022; Princeton University, 2022).

Portanto, é necessário realizar estudos rigorosos para avaliar a precisão e confiabilidade dos resultados obtidos por dispositivos vestíveis para o monitoramento contínuo da pressão arterial. Como a pressão arterial é um fator de risco crítico, é essencial avaliar o impacto dos dispositivos vestíveis no controle da pressão arterial, incluindo sua eficácia no automonitoramento e o impacto na qualidade de vida dos pacientes. A superação desses desafios é fundamental para a adoção mais ampla desses dispositivos e a melhoria do controle da pressão arterial.

NÍVEL DE GLICOSE NO SANGUE

A diabetes melito é uma condição crônica que se caracteriza pelo excesso ou acúmulo de glicose no sangue, também conhecido como hiperglicemia. Essa condição pode surgir devido à falha do pâncreas em produzir insulina, caracterizando o diabetes tipo-1, ou quando ocorre uma queda na sensibilidade à insulina, resultando no diabetes tipo-2. É importante ressaltar que a pré-diabetes representa um estágio anterior ao diabetes, que apresenta alto risco para o desenvolvimento da doença (Goldenberg & Punthakee, 2013).

O diabetes é considerado um importante fator de risco para as DCs, entre outras patologias (Prabha *et al.*, 2022; Tjahjadi *et al.*, 2022). De acordo com o Atlas 2021 da Federação Internacional de Diabetes (IDF), em todo o mundo existem 537 milhões de pessoas com diabetes, e 45% dos adultos não foram diagnosticados (International Diabetes Federation, 2021). Nesse contexto, um dispositivo vestível capaz de diagnosticar precocemente a condição ou detectar a pré-diabetes pode representar um avanço significativo no tratamento da doença, permitindo a prevenção das complicações decorrentes da presença do diabetes.

O controle da diabetes requer o monitoramento contínuo dos níveis de glicose, o que normalmente é realizado por meio de glicosímetros que requerem uma amostra de sangue obtida a partir de uma agulha que é introduzida na pele. Além de ser doloroso, especialmente para aqueles que precisam fazer várias medições ao dia, esse procedimento também representa um risco potencial de infecções (Ahmed *et al.*, 2022). Nesse sentido, dispositivos vestíveis não invasivos representam uma opção mais confortável e segura para o monitoramento contínuo da glicemia.

O sinal de PPG pode capturar mudanças fisiológicas que resultam da presença do diabetes, como a variação na frequência cardíaca que está associada à hiperglicemia. Além disso, a diabetes está relacionada com a arteriosclerose microvascular, o que pode afetar o sinal de PPG. Análises de sinais de PPG de indivíduos com frequência cardíaca anormal (Singh *et al.*, 2000) e com aumento de rigidez arterial (Pilt *et al.*, 2014) revelaram diferenças estatisticamente significativas entre pessoas com e sem diabetes.

Na literatura, diversas técnicas descritas utilizam sinais de PPG associados a técnicas clássicas de aprendizado de máquina para diferentes tarefas relacionadas com o diabetes. Por exemplo, a classificação de indivíduos como diabéticos ou não diabéticos com base em características da variação de frequência cardíaca foi descrita por Monte-Moreno *et al.* (Moreno *et al.*, 2017), Chu *et al.* (Chu *et al.*, 2021). Zhang *et al.* (G. Zhang *et al.*, 2020) e Monte-Moreno (Monte-Moreno, 2011) apresentaram métodos para estimar o nível de glicose sanguínea, possibilitando a previsão de episódios de hipo e hiperglicemia e auxiliando pacientes com diabetes-tipo 1 ou tipo 2 em tratamento com insulina. Mais recentemente, métodos de aprendizagem profunda têm sido utilizados para detecção de diabetes e estimativa do nível de glicose no sangue (Avram *et al.*, 2019; Habbu *et al.*, 2019; Srinivasan & Foroozan, 2021). Uma visão mais ampla dos trabalhos publicados na área pode ser encontrada em dois artigos de revisão recentes, um focado na análise de sinais de PPG e ECG (Zanelli *et al.*, 2022) e o outro focado em métodos de inteligência artificial e dispositivos vestíveis (Ahmed *et al.*, 2022).

Apesar dos métodos propostos na área apresentarem resultados muito promissores, os pesquisadores apontam que ainda há um número limitado de trabalhos disponíveis, indicando que essa área ainda está em estágio preliminar em comparação com outros biomarcadores. As técnicas descritas apresentam desvantagens, sobretudo por serem relativamente recentes, incluindo a falta de padronização na análise de desempenho, que tem sido avaliada utilizando uma ampla variedade de métricas e parâmetros, além da ausência de validação clínica para os estudos publicados.

MONITORAMENTO DOS ESTÁGIOS DE SONO

O ato de dormir é uma necessidade fundamental para a saúde e o bem-estar humano. Um indivíduo típico passa cerca de um terço de sua vida dormindo, evidenciando a importância desse processo. A privação crônica de sono ou a baixa qualidade do sono podem causar uma série de problemas físicos, mentais e emocionais. No entanto, a sociedade contemporânea enfrenta uma verdadeira epidemia de privação do sono, associada a múltiplos fatores do estilo de vida moderno, como apontado por Chattu *et al.* (2019).

Além disso, o sono é um dos fatores do estilo de vida com maior impacto na incidência de doenças crônicas, como evidenciado pela recomendação "Life's Essential 8" da AHA em 2023. Entre os diversos fatores de risco para doenças crônicas, a duração e a qualidade do sono têm sido amplamente estudadas pelos pesquisadores. De fato, estudos demonstram que esses aspectos do sono estão associados a riscos significativos, como infarto do miocárdio e doenças crônicas em geral, conforme apontado por Daghlas *et al.* (2019).

A pesquisa de Fan *et al.* (2020) demonstrou que a duração extrema do sono (muito longa ou muito curta), insônia, ronco e excesso de cochilos durante o dia estão associados a um aumento no risco de doenças crônicas de 10 a 40%. Outros estudos, como os de Boden-Albala *et al.* (2012), He *et al.* (2017), Kwok *et al.* (2018) e

Li *et al.* (2014), também destacaram a relação entre a qualidade e duração do sono e o aumento do risco de DCs.

O padrão-ouro para avaliar a qualidade do sono é a polissonografia (PSG), que monitora continuamente indicadores cardiorrespiratórios e neurofisiológicos (Mehrabadi *et al.*, 2020). No entanto, devido à alta prevalência de problemas de sono, o desenvolvimento de técnicas para o monitoramento contínuo da quantidade e qualidade do sono tem atraído cada vez mais interesse. Embora a PSG seja altamente precisa, sua complexidade limita o tempo de monitoramento a algumas horas em um hospital ou clínica. Nesse sentido, os actígrafos foram os primeiros equipamentos vestíveis a quantificar a qualidade do sono usando acelerômetros (Ancoli-Israel *et al.*, 2003; Morgenthaler *et al.*, 2007).

Uma alternativa promissora para avaliar os estágios do sono é o uso de parâmetros cardiorrespiratórios, principalmente a variabilidade da frequência cardíaca (VFC). Algoritmos baseados em VFC permitem a detecção dos estágios do sono, classificando-os em três ou quatro classes, com desempenho promissor em comparação com a PSG (Fonseca *et al.*, 2020; Radha *et al.*, 2019; Sun *et al.*, 2020). Embora o conceito de classificação do sono baseado em VFC seja conhecido há algum tempo, a abordagem tem ganhado mais atenção devido às inovações nas técnicas baseadas em redes neurais e à disponibilidade de grandes conjuntos de dados de sono. A maioria dos algoritmos de VFC é desenvolvida para processar intervalos entre batimentos (RR) derivados do sinal de ECG.

Uma das vantagens dos métodos baseados em VFC é a possibilidade de aplicar esses algoritmos a medições de intervalos RR obtidas por meios não invasivos, como sinais de PPG captados por dispositivos vestíveis, como pulseiras inteligentes. Embora amplamente usada em dispositivos disponíveis comercialmente para obter informações sobre atividade física, gasto de energia e sono, muitos desses dispositivos não permitem acessar os dados PPG brutos, limitando a aplicabilidade em ambientes clínicos e de pesquisa (de Zambotti *et al.*, 2019). Embora tenham sido descritos métodos para a classificação de estágios do sono usando apenas o sinal de PPG (Dehkordi *et al.*, 2014; Korkalainen *et al.*, 2020), a abordagem mais comum é combinar os dados de PPG com dados de acelerômetros (Beattie *et al.*, 2017; Walch *et al.*, 2019; X. Zhang *et al.*, 2018).

Um problema na determinação da qualidade do sono é a falta de validação e a avaliação de desempenho dos métodos e dispositivos vestíveis (Imtiaz, 2021; Tobin *et al.*, 2021). Um problema específico da aplicação é a variação de desempenho entre grupos etários diferentes e em indivíduos com insônia (Tobin *et al.*, 2021).

Referências

Acharya UR, Joseph KP, Kannathal N, Lim CM, Suri JS. Heart rate variability: a review. Medical and Biological Engineering and Computing. 2006;44(Issue 12):1031-51. https://doi.org/10.1007/s11517-006-0119-0

Ahmed A, Aziz S, Abd-Alrazaq A, Farooq F, Sheikh J. Overview of artificial intelligence-driven wearable devices for diabetes: scoping review. J Med Internet Res. 2022; 24(Issue 8). JMIR Publications Inc. https://doi.org/10.2196/36010

American Heart Association. Life's essential 8TM your checklist for lifelong good health. 2023. https://www.heart.org/en/healthy-living/healthy-lifestyle/lifes-essential-8.

Ancoli-Israel S, Cole R, Alessi C, Chambers M, Moorcroft W, Pllack CP. A role of actigraphy in the study of sleep & circadian rhythms. Sleep. 2003;26(3):342-92.

Avolio A, Cox J, Louka K, Shirbani F, Tan I, et al. Challenges presented by cuffless measurement of blood pressure if adopted for diagnosis and treatment of hypertension. Pulse. 2022;10(1-4):34-45. https://doi.org/10.1159/000522660

Avram R, Tison G, Kuhar P, Marcus G, Pletcher M, et al. Predicting diabetes from photoplethysmography using deep learning. J Am Coll Cardiol. 2019;73(9):16. https://doi.org/10.1016/s0735-1097(19)33778-7

Barrett PM, Komatireddy R, Haaser S, Topol S, Sheard J, Encinas J, et al. Comparison of 24-hour holter monitoring with 14-day novel adhesive patch electrocardiographic monitoring. Am J Med. 2014;127(1):95.e11-95.e17. https://doi. org/10.1016/j.amjmed.2013.10.003

Beattie Z, Oyang Y, Statan A, Ghoreyshi A, Pantelopoulos A, Russell A, Heneghan C. Estimation of sleep stages in a healthy adult population from optical plethysmography and accelerometer signals. Physiological Measurement. 2017;38(11):1968-79. https://doi. org/10.1088/1361-6579/aa9047

Biswas D, Simões-Capela N, Van Hoof C, Van Helleputte N. Heart Rate Estimation From Wrist-Worn Photoplethysmography: A Review. IEEE Sensors Journal. 2019;19:6560-70. doi: 10.1109/JSEN.2019.2914166.

Boden-Albala B, Roberts ET, Bazil C, Moon Y, Elkind MSV, Rundek T, et al. Daytime sleepiness and risk of stroke and vascular disease: Findings from the Northern Manhattan Study (NOMAS). Circulation: Cardiovascular Quality and Outcomes. 2012;5(4):500-7. https://doi.org/10.1161/CIRCOUTCOMES.111.963801

Bouzid Z, Al-Zaiti SS, Bond R, Sejdić E. Remote and wearable ECG devices with diagnostic abilities in adults: A state-of-the-science scoping review. Heart Rhythm. 2022;19(7):1192-201. https://doi.org/10.1016/j.hrthm.2022.02.030

Brook RD, Levy PD, Brook AJ, Opara IN. Community Health Workers as Key Allies in the Global Battle Against Hypertension: Current Roles and Future Possibilities. Circulation: Cardiovascular Quality and Outcomes. 2023.https://doi.org/10.1161/CIRCOUTCOMES.123.009900

Chattu VK, Manzar MD, Kumary S, Burman D, Spence DW, Pandi-Perumal SR. The global problem of insufficient sleep and its serious public health implications. In Healthcare (Switzerland). 2019;7:1. https://doi.org/10.3390/healthcare7010001

Chen S, Ji Z, Wu H, Xu Y. A non-invasive continuous blood pressure estimation approach based on machine learning. Sensors (Switzerland). 2019;19(11). https://doi.org/10.3390/s19112585

Chen Y, Zhang, D, Karimi HR, Deng C, Yin W. A new deep learning framework based on blood pressure range constraint for continuous cuffless BP estimation. Neural Networks. 2022;152:181-90. https://doi.org/10.1016/j.neunet.2022.04.017

Chrysant SG. Relatability of blood pressure monitoring with wearable cuffless devices. Am J Cardiol. 2022; 169:145-7. https://doi.org/10.1016/j. amjcard.2021.12.028

Chu J, Yang W-T, Hsieh T-H, Yang F-L. One-Minute Finger Pulsation Measurement for Diabetes Rapid Screening with 1.3% to 13% False-Negative Prediction Rate. Biomed Statistics Informatics. 2021;6(1):6. https://doi.org/10.11648/j.bsi.20210601.12

Chung H, Lee H, Lee J. Finite State Machine Framework for Instantaneous Heart Rate Validation Using Wearable Photoplethysmography during Intensive Exercise. IEEE J Biomed H Informatic. 2019.23(4):1595-606. https://doi.org/10.1109/JBHI.2018.2871177

Comtois G, Mendelson Y. A Noise Reference Input to an Adaptive Filter Algorithm for Signal Processing in a Wearable Pulse Oximeter. 2007.

Custodis F, Reil JC, Laufs U, Böhm M. Heart rate: a global target for cardiovascular disease and therapy along the cardiovascular disease continuum. J Cardiol. 2013a;62(3):183-7. https://doi.org/10.1016/j.jjcc.2013.02.018

Custodis F, Reil JC, Laufs U, Böhm, M. (2013b). Heart rate: a global target for cardiovascular disease and therapy along the cardiovascular disease continuum. J Cardiol. 2013b;62(3):183-7. https://doi.org/10.1016/j.jjcc.2013.02.018

Dagher L, Shi H, Zhao Y, Marrouche N F. (2020). Wearables in cardiology: Here to stay. Heart Rhythm. 2020;17(5):889-95. https://doi.org/10.1016/j.hrthm.2020.02.023

Daghlas I, Dashti HS, Lane J, Aragam KG, Rutter MK, Saxena R, et al. Sleep Duration and Myocardial Infarction. J Am Coll Cardiol. 2019;74(10):1304-14. https://doi.org/10.1016/j.jacc.2019.07.022

de Zambotti M, Cellini N, Goldstone A, Colrain IM, Baker FC. Wearable Sleep Technology in Clinical and Research Settings. Med Science Sports Exercise. 2019;51(7):1538-57. https://doi.org/10.1249/MSS.0000000000001947

Dehkordi P, Garde A, Karlen W, Wensley D, Ansermino JM, Dumont GA. Sleep Stage Classification in Children Using Photo plethysmogram Pulse Rate Variability. 2014.

Dubey H, Kumaresan R, Mankodiya K. Harmonic sum-based method for heart rate estimation using PPG signals affected with motion artifacts. Journal of Ambient Intelligence and Humanized Computing. 2018;9(1):137-50. https://doi.org/10.1007/s12652-016-0422-z

Duncker D, Ding WY, Etheridge S, Noseworthy PA, Veltmann C, Yao X, et al. Smart wearables for cardiac monitoring—real-world use beyond atrial fibrillation. Sensors. 2021;21:7. https://doi.org/10.3390/s21072539

El Hajj C, Kyriacou PA. Cuffless and Continuous Blood Pressure Estimation From PPG Signals Using Recurrent Neural Networks. 2020 42nd Annual International Conference of the IEEE Engineering in Medicine & Biology Society. 2020;4269-72. https://doi.org/doi: 10.1109/EMBC44109.2020.9175699

El-Hajj C, Kyriacou PA. A review of machine learning techniques in photoplethysmography for the non-invasive cuff-less measurement of blood pressure. In Biomedical Signal Processing and Control. 2020;58. https://doi.org/10.1016/j.bspc.2020.101870

El-Hajj C, Kyriacou PA. (2021). Deep learning models for cuffless blood pressure monitoring from PPG signals using attention mechanism. Biomedical Signal Processing and Control. 2021;65. https:// doi.org/10.1016/j.bspc.2020.102301

Esmaelpoor J, Moradi MH, Kadkhodamohammadi A. A multistage deep neural network model for blood pressure estimation using photoplethysmogram signals. Computers in Biology and Medicine. 2020;120. https://doi.org/10.1016/j.compbiomed.2020.103719

Fallet S, Vesin JM. Adaptive frequency tracking for robust heart rate estimation using wrist-type photoplethysmographic signals during physical exercise. Comput Cardiol. 2015;42:925-8. https://doi.org/10.1109/CIC.2015.7411063

Fallet S, Vesin JM. Robust heart rate estimation using wrist-type photoplethysmographic signals during physical exercise: an approach based on adaptive filtering. Physiological Measurement. 2017;38(2):155-70. https://doi.org/10.1088/1361-6579/aa506e

Falter M, Scherrenberg M, Driesen K, Pieters Z, Kaihara T, Xu L, et al. Smartwatch-Based Blood Pressure Measurement Demonstrates Insufficient Accuracy. Front Cardiovasc Med. 2022;9. https://doi.org/10.3389/ fcvm.2022.958212

Fan M, Sun D, Zhou T, Heianza Y, Lv J, Li L. Sleep patterns, genetic susceptibility, and incident cardiovascular disease: A prospective study of 385 292 UK biobank participants. Eur H J. 2020;41(11):1182-9. https://doi.org/10.1093/eurheartj/ehz849

Fonseca P, van Gilst MM, Radha M, Ross M, Moreau A, Cerny A, et al. Automatic sleep staging using heart rate variability, body movements, and recurrent neural networks in a sleep disordered population. Sleep. 2020;43(9):1-10. https://doi. org/10.1093/sleep/zsaa048

Fung E, Järvelin MR, Doshi RN, Shinbane JS, Carlson SK, Grazette LP, et al. Electrocardiographic patch devices and contemporary wireless cardiac monitoring. Frontiers in Physiology. 2015;6. Frontiers Media S.A. https://doi.org/10.3389/fphys.2015.00149

Furukawa T, Maggi R, Bertolone C, Fontana D, Brignole M. Additional diagnostic value of very prolonged observation by implantable loop recorder in patients with unexplained syncope. J Cardiol Electrophys. 2012;23(1):67-71. https://doi. org/10.1111/j.1540-8167.2011.02133.x

Galli A, Narduzzi C, Giorgi G. Measuring Heart Rate during Physical Exercise by Subspace Decomposition and Kalman Smoothing. IEEE Transactions on Instrumentation and Measurement. 2018;67(5):1102-10. https://doi.org/10.1109/TIM.2017.2770818

Georgiou K, Larentzakis A, Khamis NN, Alsuhaibani GI, Alaska YA, Giallafos EJ. Can Wearable Devices Accurately Measure Heart Rate Variability? A Systematic Review. Folia Medica. 2018;60(1):7-20. https://doi.org/10.2478/folmed-2018-0012

Gesche H, Grosskurth D, Küchler G, Patzak A. (2012). Continuous blood pressure measurement by using the pulse transit time: comparison to a cuff-based method. Eur J Applied Physiol. 2012;112(1):309-15. https://doi.org/10.1007/s00421-011-1983-3

Ghamari M. A review on wearable photoplethysmography sensors and their potential future applications in health care. International Journal of Biosensors & Bioelectronics. 2018;4(4). https://doi.org/10.15406/ijbsbe.2018.04.00125

Goldenberg R, Punthakee Z. (2013). Definition, Classification and Diagnosis of Diabetes, Prediabetes and Metabolic Syndrome. Canadian J Diabetes. 2013;37(Suppl 1). https://doi. org/10.1016/j.jcjd.2013.01.011

Habbu SK, Joshi S, Dale M, Ghongade RB. Noninvasive Blood Glucose Estimation Using Pulse Based Cepstral Coefficients. 2019 2nd International Conference on Signal Processing and Information Security. ICSPIS. 2019. https://doi.org/10.1109/ ICSPIS48135.2019.9045897

He Q, Zhang P, Li G, Dai H, Shi J. The association between insomnia symptoms and risk of cardio-cerebral vascular events: A meta-analysis of prospective cohort studies. Eur J Preventive Cardiol. 2017;24(10):1071-82. https://doi.org/10.1177/2047487317702043

Hjalmarson Å. Heart rate: An independent risk factor in cardiovascular disease. Eur Heart J Supplement. 2007;9. https://doi.org/10.1093/eurheartj/sum030

Imtiaz SA. A systematic review of sensing technologies for wearable sleep staging. Sensors. 2021;21:1-21. https://doi.org/10.3390/s21051562

International Diabetes Federation. IDF Diabetes Atlas. 10th edition. 2021. www.diabetesatlas.org

Iqbal SMA, Mahgoub I, Du E, Leavitt MA, Asghar W. Advances in healthcare wearable devices. Flexible Electronics. 2021;5:Issue 1. https://doi.org/10.1038/ s41528-021-00107-x

Ishaque S, Khan N, Krishnan S. Trends in Heart-Rate Variability Signal Analysis. In Frontiers in Digital Health. 2021;3. Frontiers Media. https://doi.org/10.3389/fdgth.2021.639444

Ismail S, Akram U, Siddiqi I. Heart rate tracking in photoplethysmography signals affected by motion artifacts: a review. Eurasip Journal on Advances in Signal Processing. 2021;1. Springer Science and Business Media Deutschland GmbH. https://doi.org/10.1186/ s13634-020-00714-2

Joseph G, Joseph A, Titus G, Thomas RM, Jose D. Photoplethysmogram (PPG) signal analysis and wavelet de-noising. 2014 Annual International Conference on Emerging Research Areas: Magnetics, Machines and Drives, AICERA/ICMMD 2014 – Proceedings. 2014. https:// doi.org/10.1109/ AICERA.2014.6908199

Kahn R, Robertson RM, Smith R, Eddy D. (2008). The impact of prevention on reducing the burden of cardiovascular disease. Circulation. 2008;118(5):576-85. https://doi.org/10.1161/ CIRCULATIONAHA.108.190186

Kalra A, Lowe A, Al-Jumaily A. Critical review of electrocardiography measurement systems and technology. In Measurement Science and Technology. 2019a;30:1. Institute of Physics Publishing. https://doi.org/10.1088/1361-6501/aaf2b7

Kalra A, Lowe A, Al-Jumaily A. Critical review of electrocardiography measurement systems and technology. In Measurement Science and Technology. 2019b;30:1. Institute of Physics Publishing. https://doi.org/10.1088/1361-6501/aaf2b7

Kapoor S, Narayanan A. Leakage and the Reproducibility Crisis in ML-based Science. 2022. http://arxiv.org/abs/2207.07048

Khaltaev N, Axelrod S. Countrywide cardiovascular disease prevention and control in 49 countries with different socio-economic status. Chronic Diseases and Translational Medicine. 2022;8(4):296-304. https://doi.org/10.1002/cdt3.34

Khan E, al Hossain F, Uddin SZ, Alam SK, Hasan MK. A Robust Heart Rate Monitoring Scheme Using Photoplethysmographic Signals Corrupted by Intense Motion Artifacts. IEEE Transactions on Biomedical Engineering. 2016;63(3):550-62. https://doi.org/10.1109/TBME.2015.2466075

Korkalainen H, Aakko J, Duce B, Kainulainen S, Leino A, Nikkonen S, et al. Deep learning enables sleep staging from photoplethysmogram for patients with suspected sleep apnea. Sleep. 2020;43(11). https://doi.org/10.1093/sleep/zsaa098

Krist AH, Davidson KW, Mangione CM, Cabana M, Caughey AB, Davis EM, et al. (2021). Screening for Hypertension in Adults: US Preventive Services Task Force Reaffirmation Recommendation Statement. JAMA. 2021;325:1650-6). American Medical Association. https://doi. org/10.1001/jama.2021.4987

Kwok CS, Kontopantelis E, Kuligowski G, Gray M, Muhyaldeen A, Gale CP, et al. Self-reported sleep duration and quality and cardiovascular disease and mortality: A dose-response meta-analysis. J Am H Associat. 2018;7(15). https://doi.org/10.1161/JAHA.118.008552

Lee H, Chung H, Ko H, Lee J. Wearable Multichannel Photoplethysmography Framework for Heart Rate Monitoring during Intensive Exercise. IEEE Sensors Journal. 2018;18(7):2983-93. https://doi.org/10.1109/JSEN.2018.2801385

Levine GN, Al-Khatib SM, Beckman JA, Birtcher KK, Bozkurt B, Brindis RG, et al. Force on Clinical Practice Guidelines. Hypertension. 2018;71:1269-324. https://doi.org/10.1161/HYP.0000000000000066/-/DC1

Li D, Liu D, Wang X, He D. (2014). Self-reported habitual snoring and risk of cardiovascular disease and all-cause mortality. In Atherosclerosis. 2014;235:189-95. Elsevier Ireland Ltd. https://doi.org/10.1016/j.atherosclerosis.2014.04.031

Maqsood S, Xu S, Tran S, Garg S, Springer M, Karunanithi M, et al. A survey: from shallow to deep machine learning approaches for blood pressure estimation using biosensors. In Expert Systems with Applications. 2022;197. Elsevier Ltd. https://doi.org/10.1016/j. eswa.2022.116788

Mashhadi MB, Farhadi M, Essalat M, Marvasti F. Low Complexity Heart Rate Measurement from Wearable Wrist-Type Photoplethysmographic Sensors Robust to Motion Artifacts. ICASSP, IEEE International Conference on Acoustics, Speech and Signal Processing – Proceedings. 2018-April;921-4. https://doi.org/10.1109/ICASSP.2018.8461520

Mayo Clinic – 2023. Elevated blood pressure. Elevated Blood Pressure. Retrieved. 2023 February 28. https://www.mayoclinic.org/diseases-conditions/prehypertension/symptoms-causes/syc-20376703#:~:text=Elevated%20blood%20pressure%20doesn't,home%20blood%20pressure%20monitoring%20device.

McCombie DB, Reisner AT, Asada HH. Adaptive blood pressure estimation from wearable PPG sensors using peripheral artery pulse wave velocity measurements and multi-channel blind identification of local arterial dynamics. Annual International Conference of the IEEE Engineering in Medicine and Biology – Proceedings. 2006;3521-4. https://doi.org/10.1109/IEMBS.2006.260590

Mehrabadi MA, Azimi I, Sarhaddi F, Axelin A, Niela-Vilén H, Myllyntausta S, et al. Sleep tracking of a commercially available smart ring and smartwatch against medical-grade actigraphy in everyday settings: Instrument validation study. JMIR Health and Health. 2020;8(11). https://doi. org/10.2196/20465

Meneguitti D, Costa FBS, Cardenas AC, Toledo D, Krieger E, Gutierrez M. A Machine Learning Approach to Predict Arterial Blood Pressure from Photoplethysmography Signal. Computing in Cardiology. 2022 Dec. https://doi.org/10.22489/CinC.2022.238

Monte-Moreno E. Non-invasive estimate of blood glucose and blood pressure from a photoplethysmograph by means of machine learning techniques. Artif Intell Med. 2011;53(2):127-38. https:// doi.org/10.1016/j.artmed.2011.05.001

Moreno EM, Lujan MJA, Rusinol MT, Fernandez PJ, Manrique PN, Trivino CA, et al. Type 2 diabetes screening test by means of a pulse oximeter. IEEE Trans Biomed Eng. 2017;64(2):341-51. https:// doi.org/10.1109/ TBME.2016.2554661

Morgenthaler T, Alessi C, Friedman L, Owens J, Kapur V, Boehlecke B, et al. Practice Parameters for the Use of Actigraphy in the Assessment of Sleep and Sleep Disorders: An Update for 2007. Sleep. 2007;30(4):519-29. https://academic.oup.com/sleep/article/30/4/519/2708218

Mukkamala R, Hahn JO, Inan OT, Mestha LK, Kim CS, Toreyin H, et al. (2015). Toward Ubiquitous Blood Pressure Monitoring via Pulse Transit Time: Theory and Practice. IEEE Trans Biomed Eng. 2015;62(8):1879-901. https://doi.org/10.1109/TBME.2015.2441951

National Institute of Technology Meghalaya IDEE, Institute of Electrical and Electronics Engineers. Kolkata Section, & Institute of Electrical and Electronics Engineers. (n.d.). Proceedings of 2017 International Conference on Innovations in Electronics, Signal Processing and Communication (IESC). 2017 April.

Nigusse AB, Mengistie DA, Malengier B, Tseghai GB, Van Langenhove L. (2021). Wearable smart textiles for long-term electrocardiography monitoring—a review. Sensors. 2021;21(12). https:// doi. org/10.3390/s21124174

Ometov A, Shubina V, Klus L, Skibińska J, Saafi S, Pascacio P, et al. A Survey on Wearable Technology: History, State-of-the-Art and Current Challenges. In Computer Networks. 2021;193. Elsevier B.V. https://doi.org/10.1016/j.comnet.2021.108074

Parati G, Stergiou G, O'Brien E, Asmar R, Beilin L, Bilo G, et al. (2014). European society of hypertension practice guidelines for ambulatory blood pressure monitoring. J Hypertens. 2014;32(7):1359-66. https://doi. org/10.1097/HJH.0000000000000221

Park S, Jayaraman S. Wearables: fundamentals, advancements, and a roadmap for the future. In Wearable Sensors: Fundamentals, Implementation and Applications. 2020;3-27. Elsevier. https:// doi.org/10.1016/B978-0-12-819246-7.00001-2

Perez AJ, Zeadally S. Recent advances in wearable sensing technologies. Sensors. 2021;21:20. MDPI. https://doi.org/10.3390/s21206828

Pilt K, Meigas K, Ferenets R, Temitski K, Viigimaa M. Photoplethysmographic signal waveform index for detection of increased arterial stiffness. Physiol Meas. 2014;35(10):2027-36. https://doi. org/10.1088/0967-3334/35/10/2027

Prabha A, Yadav J, Rani A, Singh V. Intelligent estimation of blood glucose level using wristband PPG signal and physiological parameters. Biomedical Signal Processing and Control. 2022;78. https:// doi.org/10.1016/j.bspc.2022.103876

Princeton University. The Reproducibility Crisis in MLbased Science. 2022. https://sites.google. com/ princeton.edu/rep-workshop

Radha M, Fonseca P, Moreau A, Ross M, Cerny A, Anderer P, et al. Sleep stage classification from heart-rate variability using long short-term memory neural networks. Scientific Reports. 2019;9(1). https://doi.org/10.1038/s41598-019-49703-y

Ram MR, Madhav KV, Krishna EH, Reddy KN, Reddy KA. (2010). Adaptive reduction of motion artifacts from PPG signals using a synthetic noise reference signal. Proceedings of 2010 IEEE EMBS Conference on Biomedical Engineering and Sciences, IECBES 2010. 2010;315-9. https:// doi. org/10.1109/IECBES.2010.5742252

Reva University, Institution of Electronics and Telecommunication Engineers (India), IEEE Communications Society. Bangalore Chapter, IEEE Circuits and Systems Society. Bangalore Chapter, Institute of Electrical and Electronics Engineers. Bangalore Section., & Institute of Electrical and Electronics Engineers. (n.d.). Proceedings of 2018 Second International Conference on Advances in Electronics, Computers and Communications (ICAECC-2018). 2018 Feb 9-10. Reva University, Bengaluru, India.

Rojano JF, Isaza C. Singular Value Decomposition of the Time-Frequency Distribution of PPG Signals for Motion Artifact Reduction. Internat J Signal Process Systems. 2016;475-82. https://doi.org/10.18178/ijsps.4.6.475-482

Rong M, Li K. A multi-type features fusion neural network for blood pressure prediction based on photoplethysmography. Biomedical Signal Processing and Control. 2021;68. https://doi.org/10.1016/j.bspc.2021.102772

Sharma M, Barbosa K, Ho V, Griggs D, Ghirmai T, Krishnan S, et al. Cuff-Less and Continuous Blood Pressure Monitoring: A Methodological Review. Technologies. 2017;5(2):21. https://doi.org/10.3390/technologies5020021

Singh JP, Larson MG, O'Donnell CJ, Wilson PF, Tsuji H, Lloyd-Jones DM, et al. Association of Hyperglycemia with Reduced Heart Rate Variability (The Framingham Heart Study). Am J Cardiol. 2000;86:309-12.

Siontis KC, Noseworthy PA, Attia ZI, Friedman PA. (2021). Artificial intelligence-enhanced electrocardiography in cardiovascular disease management. Nat Rev Cardiol. 2021;18:465-78. Nature Research. https://doi.org/10.1038/s41569-020-00503-2

Siqueira ASE, de Siqueira-Filho AG, Land MGP. Análise do impacto econômico das doenças cardiovasculares nos últimos cinco anos no brasil. Arq Bras Cardiol. 2017;109(1):39-46. https://doi.org/10.5935/abc.20170068

Smith RP, Argod J, Pépin JL, Lévy PA. Pulse transit time: An appraisal of potential clinical applications. Thorax. 1999;54:452-7. BMJ Publishing Group. https://doi. org/10.1136/thx.54.5.452

Song J, Li D, Ma X, Teng G, Wei J. A robust dynamic heart-rate detection algorithm framework during intense physical activities using photoplethysmographic signals. Sensors (Switzerland). 2017;17(11). https://doi.org/10.3390/s17112450

Srinivasan VB, Foroozan F. Deep Learning based non-invasive diabetes predictor using Photoplethysmography signals. European Signal Processing Conference. 2021 Aug;1256-60. https://doi.org/10.23919/EUSIPCO54536.2021.9616351

Steinberg JS, Varma N, Cygankiewicz I, Aziz P, Balsam P, Baranchuk A, et al. 2017 ISHNE-HRS expert consensus statement on ambulatory ECG and external cardiac monitoring/telemetry. Heart Rhythm. 2017;14(7):e55-e96. https://doi.org/10.1016/j.hrthm.2017.03.038

Stergiou GS, Alpert B, Mieke S, Asmar R, Atkins N, Eckert S, et al. A universal standard for the validation of blood pressure measuring devices: Association for the Advancement of Medical Instrumentation/ European Society of Hypertension/International Organization for Standardization (AAMI/ ESH/ ISO) Collaboration Statement. Journal of Hypertension. 2018;36(3):472-8. https://doi.org/10.1097/ HJH.0000000000001634

Strik M, Ploux S, Ramirez FD, Abu-Alrub S, Jaîs P, Haïssaguerre M, Bordachar P. (2021). Smartwatch-based detection of cardiac arrhythmias: Beyond the differentiation between sinus rhythm and atrial fibrillation. Heart Rhythm. 2021;18:1524-32). Elsevier B.V. https://doi.org/10.1016/j.hrthm.2021.06.1176

Sun H, Ganglberger W, Panneerselvam E, Leone MJ, Quadri SA, Goparaju B, et al. Sleep staging from electrocardiography and respiration with deep learning. Sleep. 2020;43(7). https://doi.org/10.1093/SLEEP/ZSZ306

Tadic M, Cuspidi C, Grassi G. Heart rate as a predictor of cardiovascular risk. Eur J Clin Investigat. 2018;48:3. Blackwell Publishing Ltd. https://doi. org/10.1111/eci.12892

Temko A. Accurate Heart Rate Monitoring during Physical Exercises Using PPG. IEEE Trans Biomed Eng. 2017;64(9):2016-24. https://doi.org/10.1109/ TBME.2017.2676243

Tjahjadi H, Sudaryanto H, Budi Rahmanto A, Lesmana A, Ilham Irianto A, Alifian O. A Review of Non-Invasive Monitoring of Blood Glucose Levels Based on Photoplethysmography Signals Using Artificial Intelligence. Proceedings – ICACSIS 2022: 14th International Conference on Advanced Computer Science and Information Systems. 2022;111-6. https://doi.org/10.1109/ ICACSIS56558.2022.9923513

Tobin SY, Williams PG, Baron KG, Halliday TM, Depner CM. Challenges and Opportunities for Applying Wearable Technology to Sleep. Med Clin. 2021;16:607-18. W.B. Saunders. https://doi.org/10.1016/j.jsmc.2021.07.002

van Oort S, Beulens JWJ, van Ballegooijen AJ, Grobbee DE, Larsson SC. Association of Cardiovascular Risk Factors and Lifestyle Behaviors with Hypertension: A Mendelian Randomization Study. Hypertension. 2020;1971-9. https://doi.org/10.1161/ HYPERTENSIONAHA.120.15761

Vu THN, Park N, Lee YK, Lee Y, Lee JY, Ryu KH. (2010). Online discovery of Heart Rate Variability patterns in mobile healthcare services. J System Software. 2010;83(10):1930-40. https://doi.org/10.1016/j.jss.2010.05.074

Walch O, Huang Y, Forger D, Goldstein C. Sleep stage prediction with raw acceleration and photoplethysmography heart rate data derived from a consumer wearable device. Sleep. 2019;42(12). https://doi.org/10.1093/sleep/zsz180

Wannenburg J, Malekian R. Body Sensor Network for Mobile Health Monitoring, a Diagnosis and Anticipating System. Sensors Journal, IEEE. 2015;15:6839-52. 10.1109/JSEN.2015.2464773.

Wolling F, Heimes S, van Laerhoven K. Unity in Diversity: Sampling Strategies in Wearable Photoplethysmography. IEEE Pervasive Computing. 2019;18(3):63-9. https://doi.org/10.1109/ MPRV.2019.2926613

World Health Organization. Cardiovascular diseases (CVDs). 2021. https://www.who.int/news-room/fact-sheets/detail/cardiovascular-diseases-(cvds).

World Health Organization Report. Draft comprehensive global monitoring framework and targets for the prevention and control of noncommunicable diseases Formal Meeting of Member States to conclude the work on the comprehensive global monitoring framework, including indicators, and a set of voluntary global targets for the prevention and control of noncommunicable diseases Report by the Director-General. 2013. https://apps.who.int/iris/handle/10665/105633

World Health Organization Report. Uninteragency Task Force on NCDs. 2019. https://apps.who.int/iris/bitstream/handle/10665/311180/WHO-NMH-NMA-19.95-eng.pdf

World Heart Federation, 2023. (n.d.).

Ye Y, Cheng Y, He W, Hou M, Zhang Z. (2016). Combining Nonlinear Adaptive Filtering and Signal Decomposition for Motion Artifact Removal in Wearable Photoplethysmography. IEEE Sensors Journal. 2016;16(19):7133-41. ttps://doi.org/10.1109/JSEN.2016.2597265

Ye Y, He W, Cheng Y, Huang W, Zhang Z. A robust random forest-based approach for heart rate monitoring using photoplethysmography signal contaminated by intense motion artifacts. Sensors (Switzerland). 2017;17(2). https://doi.org/10.3390/s17020385

Yousefi R, Nourani M, Panahi I. Adaptive cancellation of motion artifact in wearable biosensors. Proceedings of the Annual International Conference of the IEEE Engineering in Medicine and Biology Society, EMBS, 2004–2008. 2012. https://doi.org/10.1109/EMBC.2012.6346350

Zanelli S, Ammi M, Hallab M, el Yacoubi M, Pablo Martínez J, el Yacoubi M. A. Diabetes detection and management through photoplethysmographic and electrocardiographic signals analysis: a Systematic Review. 2022. https://doi.org/10.3390/s22134890ï

Zhang G, Mei Z, Zhang Y, Ma X, Lo B, Chen D, Zhang Y. A Noninvasive Blood Glucose Monitoring System Based on Smartphone PPG Signal Processing and Machine Learning. IEEE Transactions on Industrial Informatics. 2020;16(11):7209-18. https://doi.org/10.1109/TII.2020.2975222

Zhang Q, Xie Q, Wang M, Wang G. Motion Artifact Removal for PPG Signals Basedon Accurate Fundamental Frequency Estimation and Notch Filtering. 2018. https://doi.org/10.0/Linux-x86_64

Zhang X, Kou W, Chang EIC, Gao H, Fan Y, Xu Y. Sleep stage classification based on multi-level feature learning and recurrent neural networks via wearable device. Computers in Biology and Medicine. 2018;103:71-81. https://doi.org/10.1016/j.compbiomed.2018.10.010

Zhu L, Kan C, Du Y, Du D. Heart Rate Monitoring during Physical Exercise from Photoplethysmography Using Neural Network. IEEE Sensors Letters. 2019;3(1). https://doi.org/10.1109/LSENS.2018.2878207

36 | Etapas do Aconselhamento Genético Pré e Pós-Teste

Bianca Domit Werner Linnenkamp
Emanuelle Leonilia Marques

O QUE É O ACONSELHAMENTO GENÉTICO

A Sociedade Americana de Conselheiros Genéticos (NSGC – National Society of Genetic Counselors) define aconselhamento genético como "um processo de ajudar as pessoas a compreenderem e se adaptarem às implicações médicas, psicológicas e familiares das contribuições genéticas à doença". Paradoxalmente, durante o processo de aconselhamento genético, não se deve aconselhar diretamente o paciente e sua família, mas orientá-los com imparcialidade.

O aconselhamento genético é um processo contínuo integrado que se inicia com a investigação diagnóstica de uma doença genética.

Podemos dividi-lo nas seguintes etapas:

- **Definição do diagnóstico**: avaliação completa da história clínica e familiar, elaboração do heredograma (já descrito em capítulo específico), avaliação de exames prévios e exame físico dismorfológico.
- **Cálculo de risco**: fase teórica feita pelo profissional de saúde em que, a partir do raciocínio sobre a etiologia da doença e o padrão de herança provável, calcula-se o risco.
- **Comunicação**: etapa em que o diagnóstico genético é explicado ao indivíduo. Nesse momento, devem ser discutidas opções terapêuticas, prognóstico, etiologia da doença e informado o risco de recorrência da condição em familiares.
- **Decisão e ação**: momento em que o paciente e/ou familiares tomam decisões com base nas informações recebidas.
- **Seguimento**: acompanhamento longitudinal daquele indivíduo e de outros familiares.

É de extrema importância que o processo de aconselhamento genético seja realizado de forma **não diretiva** e respeite a autonomia do paciente/casal, crenças religiosas, valores e grau de instrução. É importante lembrar que as doenças genéticas são inatas e podem ter grande impacto nas famílias, contribuindo para momentos de sofrimento e luto. Portanto, a forma de comunicação deve ser adaptada para facilitar o entendimento da família, melhorar o vínculo com o consulente, respeitar princípios éticos e demonstrar empatia. Vale destacar que, para determinadas condições dentro da cardiologia e da oncologia, por exemplo, existem *guidelines* com recomendações de manejo e seguimento baseados em evidências. Assim, embora a autonomia de cada indivíduo deva ser respeitada, é fundamental considerar também as recomendações oficiais existentes.

Na cardiologia, muitas doenças podem ter diagnóstico clínico, no entanto em determinadas situações, o diagnóstico molecular se torna fundamental, pois pode orientar um manejo diferenciado, como ocorre nas cardiomiopatias e aortopatias. Um exemplo é o diagnóstico de dilatação aórtica em um indivíduo jovem. Entre as possíveis etiologias genéticas, destaca-se a síndrome de Marfan, uma condição autossômica dominante causada por variantes no gene *FBN1*. No entanto, outros diagnósticos diferenciais existem, como as síndromes de Loeys-Dietz e Ehlers-Danlos vascular, que estão associadas a maior espectro e precocidade de complicações com indicações de manejo clínico e cirúrgico específicas. Há ainda a homocistinúria, um erro inato do metabolismo que pode causar hábito marfanoide e subluxação de cristalino, configurando um importante diagnóstico diferencial da síndrome de Marfan devido à grande sobreposição clínica entre tais condições. A homocistinúria possui padrão de herança autossômico recessivo e pode cursar com quadro psiquiátrico e risco aumentado para acidentes vasculares encefálicos em idade precoce. Logo, as orientações referentes ao curso da doença, manejo e riscos reprodutivos irão variar dependendo de cada diagnóstico.

PRINCIPAIS CONCEITOS

No dia a dia da genética surgem dois conceitos de extrema importância que podem gerar certa dificuldade na interpretação dos achados genéticos, bem como mascarar o padrão de herança genética de determinada condição: a expressividade e a penetrância.

- A **expressividade** corresponde ao espectro de manifestações que uma condição pode ter, com variabilidade inter ou intrafamilial. Um exemplo é a síndrome de Microdeleção 22q11.2 (ou síndrome DiGeorge), condição de herança autossômica dominante de expressividade variável em que indivíduos podem apresentar desde um quadro psiquiátrico, insuficiência velofaríngea, com ou sem fenda palatina, ou cardiopatia congênita de forma isolada até quadros mais graves com um somatório desses achados. Nas doenças genéticas, é importante avaliar se há uma relação genótipo-fenótipo bem definida, ou seja, se a variante presente no indivíduo está relacionada com um quadro clínico e evoluções específicas, pois esse dado pode dar mais informações quanto ao prognóstico e seguimento. Por outro lado, quando trata-se de uma variante nova e rara muitas vezes esta correlação não é possível.

- A **penetrância** corresponde à probabilidade de o indivíduo, com determinado genótipo, manisfestar o fenótipo associado. Quando existem indivíduos com o genótipo sem expressar nenhum fenótipo há penetrância reduzida. Esses indivíduos podem ser considerados como não afetados clinicamente, porém podem passar a variante para sua prole e, nesses outros indivíduos, o fenótipo pode sim estar presente. Assim, a testagem genética e o aconselhamento genético são essenciais para identificar corretamente os indivíduos portadores.

Esses conceitos são ilustrados pela **Figura 36.1**, que explora a intensidade de pigmentação como exemplo de penetrância e expressividade variáveis.

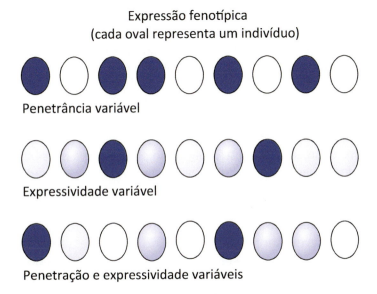

Figura 36.1. Intensidade de pigmento como exemplos de penetrância e expressividade: se todos os indivíduos têm o mesmo potencial de produzir pigmento, efeitos genéticos e ambientais podem modificar a produção de pigmento. A presença ou não de pigmento indica a penetrância variável, a intensidade do pigmento indica a expressividade variável.
Fonte: Adaptado de Griffiths AJF, Miller JH, Suzuki DT, et al. An Introduction to Genetic Analysis. 8th edition. New York: W. H. Freeman; 2004.

ACONSELHAMENTO GENÉTICO

Aconselhamento genético pré-teste

Ao longo dos capítulos anteriores ficou evidente que a maior disponibilidade de testes genéticos permitiu que médicos não geneticistas aderissem à solicitação desses testes em sua prática clínica diária, revolucionando em muitos aspectos a cardiologia e unindo-a à Medicina de Precisão. Como detalhado no capítulo anterior, antes da solicitação de qualquer teste genético deve ser realizada a anamnese combinada ao heredograma e ao exame físico. Esta etapa deve ser acompanhada por um processo de aconselhamento genético pré-teste. Nesse momento, devem ser esclarecidas dúvidas sobre o tipo de teste, objetivos, riscos, sensibilidade, especificidade, limitações, além de serem explicados os resultados possíveis e suas implicações para o paciente e seus familiares. Caso o paciente seja contra a investigação, deve-se avaliar alternativas possíveis e permitir a decisão em conjunto. Antes da coleta da amostra deve ser aplicado um termo de consentimento livre esclarecido que é essencial evitar o vazamento de informações que possam gerar discriminação em empregos ou contratos de seguro de saúde e de vida.

Aconselhamento genético pós-teste

Todo teste genético é sucedido pelo aconselhamento pós-teste. Nessa etapa, deverá ser informado o resultado do teste e as possibilidades diante de tal resultado. As variantes encontradas em testes genéticos são classificadas de acordo com os critérios do American College of Medical Genetics and Genomics (ACMG) e da Association for Molecular Pathology (AMP), já explicados em mais detalhes nos capítulos específicos. As variantes de ponto e as variantes estruturais seguem diferentes critérios de classificação e podem ser classificadas em cinco categorias: benignas, provavelmente benignas, variantes de significado incerto (VUS), provavelmente patogênicas e patogênicas. Outro ponto importante a ser abordado tanto no aconselhamento pré-teste quanto no pós-teste é a possibilidade de serem detectados achados secundários/incidentais. Ao realizar exames genéticos mais amplos, como é o caso do sequenciamento de Exoma e sequenciamento de Genoma, há uma série de genes considerados "acionáveis" pelo ACMG e que, caso seja detectada uma variante patogênica/provavelmente patogênica em um desses genes ela deverá ser reportada no laudo do exame, se tal fato foi autorizado pelo paciente no termo de consentimento antes da coleta do exame. Essa lista baseia-se em condições acionáveis, ou seja, condições com recomendações específicas de prevenção e tratamento, que podem trazer benefícios ao paciente, como em síndromes de predisposição hereditária a tumores e em arritmias com risco de morte súbita cardíaca. Os achados incidentais e suas implicações para o probando e seus familiares serão abordados em mais detalhes no próximo capítulo.

Outra consideração importante é a realização de testes em indivíduos assintomáticos mas que desejam saber se herdaram determinada doença. Esses testes são denominados testes preditivos. Dentro da cardiologia, diversas patologias manifestam-se apenas na adolescência ou vida adulta, como é o caso de miocardiopatias hipertróficas e doenças de depósito.

A realização de testes preditivos pode reduzir incertezas, porém os resultados positivos e negativos têm diferentes desfechos:

- **Casos positivos (variante presente):** pode permitir seguimento adequado com rastreamento e diagnóstico precoce, tratamento preventivo (quando disponível), mudanças de estilo de vida e possibilidade de melhor prognóstico. Por outro lado, há risco de transmissão para a prole e pode haver maior impacto psicológico, como a ansiedade.

- **Casos negativos (variante ausente):** sensação de alívio, sem risco de desenvolver a doença ou de transmitir para a prole, redução de custos com rastreamentos. No entanto, pode causar sensação de "culpa do sobrevivente".

Nos casos positivos, a possibilidade de sintomas futuros e até mesmo morte súbita, pode direcionar alguns indivíduos a tomarem decisões pessoais e profissionais, como no âmbito de planejamento reprodutivo e de vida. Assim, o suporte médico e psicológico é imprescindível tanto no pré quanto no pós-teste, bem como a presença de uma rede de apoio que possa auxiliar esse indivíduo durante todo o processo. Deve-se sempre prezar pela privacidade do paciente e, diante de um resultado positivo, deve-se tomar muito cuidado para não haver vazamento de informações que possam desencadear discriminação para empregos e até mesmo para contratos de seguro de saúde e de vida.

Um cuidado adicional deve ser tomado em casos de variantes incertas, em que a relação causal genótipo-fenótipo pode não estar tão clara. Outra situação que deve ser analisada com extrema cautela é a testagem preditiva em menores de idade. Nesses casos, o teste deve ser realizado apenas se houver benefício médico e deve respeitar aspectos éticos, legais e psicossociais; cada situação deve ser avaliada de forma individualizada. Como exemplo, a testagem preditiva a partir dos 10-12 anos pode ser considerada no contexto das cardiomiopatias. Já em casos de menores de idade sintomáticos o teste não tem como finalidade identificar o *status* de portador e sim diagnosticar o indivíduo, portanto, nesses casos, pode ser feito em idade até mais precoce, a depender da indicação clínica. Alguns aspectos éticos e legais relacionados com testes genéticos serão abordados em capítulo específico deste livro.

Por fim, vale ressaltar um cenário comum ao médico que lida com doenças genéticas: um resultado negativo e, como consequência, a ausência de um diagnóstico confirmado. Para contextualizar, atualmente, a positividade média de exames genéticos como o Exoma varia entre 30-40%, dificilmente ultrapassando 50%, ou seja, grande parte dos exames genéticos não terá um resultado conclusivo. Logo, é papel importante do profissional de saúde reforçar as limitações técnicas dos testes genéticos, sem desmotivar as famílias, porém sendo sempre realista. Nesse contexto, novamente, experiência e cautela se mostram importantes para se alinhar as expectativas (tanto da família quanto de outros colegas médicos) em relação aos resultados que a investigação genética pode, de fato, oferecer, bem como orientar o impacto desses resultados, sejam eles positivos, negativos ou incertos. Nesse contexto, novamente, o aconselhamento genético mostra-se fundamental.

CONCLUSÕES

A era genômica com certeza modificou a prática clínica em diversas áreas; entretanto, o aconselhamento genético é uma etapa fundamental que deve sempre acompanhar os testes genéticos e não ser substituído por eles.

O aconselhamento genético pode ser dividido em pré e pós-teste e é fundamental que seja realizado de forma apropriada guiando todo o processo.

O respeito à autonomia do paciente e/ou sua família deve ser garantido em todas as etapas do processo.

A discussão entre especialistas, pesquisadores, órgãos regulatórios e governamentais, indústria farmacêutica e, principalmente, pacientes é essencial para que a Medicina de Precisão seja disponibilizada a todos que necessitem de acesso ao diagnóstico e às terapias.

Bibliografia sugerida

Bennett RL, French KS, Resta RG, Doyle DL. Standardized human pedigree nomenclature: update and assessment of the recommendations of the National Society of Genetic Counselors. J Genet Couns. 2008;17(5):424-33.

Borry P, Evers-Kiebooms G, Cornel MC, Clarke A, Dierickx K; Public and Professional Policy Committee (PPPC) of the European Society of Human Genetics (ESHG). Genetic testing in asymptomatic minors: background considerations towards ESHG Recommendations. Eur J Hum Genet. 2009;17(6):711-9.

Botkin JR, Belmont JW, Berg JS, Berkman BE, Bombard Y, Holm IA, et al. Points to Consider: Ethical, Legal, and Psychosocial Implications of Genetic Testing in Children and Adolescents. Am J Hum Genet. 2015 Jul 2;97(1):6-21. doi: 10.1016/j.ajhg.2015.05.022. Erratum in: Am J Hum Genet. 2015 Sep 3;97(3):501. PMID: 26140447; PMCID: PMC4570999.

Clarke AJ, Wallgren-Pettersson C. Ethics in genetic counselling. J Community Genet. 2019;10(1):3-33.

Committee on Genetic Counseling – American Society of Human Genetics.Genetic counseling. Am J Hum Genet. 1975;27(2):240-2.

Green RC, Berg JS, Grody WW, Kalia SS, Korf BR, et al. American College of Medical Genetics and Genomics. ACMG recommendations for reporting of incidental findings in clinical exome and genome sequencing. Genet Med. 2013 Jul;15(7):565-74. doi: 10.1038/gim.2013.73. Epub 2013 Jun 20. Erratum in: Genet Med. 2017 May;19(5):606. PMID: 23788249; PMCID: PMC3727274.

Miller DT, Lee K, Abul-Husn NS, Amendola LM, Brothers K, Chung WK, et al. ACMG Secondary Findings Working Group. Electronic address: documents@acmg.net. ACMG SF v3.1 list for reporting of secondary findings in clinical exome and genome sequencing: A policy statement of the American College of Medical Genetics and Genomics (ACMG). Genet Med. 2022 Jul;24(7):1407-14. doi: 10.1016/j.gim.2022.04.006. Epub 2022 Jun 17. PMID: 35802134.

National Society of Genetic Counselors; Definition Task Force, Resta R, Biesecker BB, Bennett RL, Blum S, Hahn SE, Strecker MN, Williams JL. A new definition of Genetic Counseling: National Society of Genetic Counselors; Task Force report. J Genet Couns. 2006;15(2):77-83.

Richards S, Aziz N, Bale S, Bick D, Das S, Gastier-Foster J, et al. ACMG Laboratory Quality Assurance Committee. Standards and guidelines for the interpretation of sequence variants: a joint consensus recommendation of the American College of Medical Genetics and Genomics and the Association for Molecular Pathology. Genet Med. 2015 May;17(5):405-24. doi: 10.1038/gim.2015.30. Epub 2015 Mar 5. PMID: 25741868; PMCID: PMC4544753.

37 | Achados Secundários

Bruno de Oliveira Stephan

INTRODUÇÃO

Nos capítulos anteriores, ressaltamos como o avanço e a incorporação de exames genéticos amplos (WES e WGS) têm levado à análise simultânea de inúmeros genes, muitas vezes não relacionados com a doença de base do paciente testado.

Nesse contexto, achado secundário (ou incidental) corresponde a qualquer variante encontrada que a princípio não esteja relacionada com a motivação inicial do exame em questão, mas cujo conhecimento ainda assim seja potencialmente relevante para o paciente e para o(s) médico(s) responsável(is) pelo seu cuidado. Como se pode esperar, tal conceito pode ser interpretado de maneira bastante subjetiva e costuma ser alvo de constantes discussões pelas diferentes partes envolvidas (pacientes, médicos e laboratórios); justamente por isso, trazemos aqui uma série de princípios e recomendações gerais a serem seguidos na presença de um achado secundário.

Da mesma forma que os critérios de patogenicidade estabelecidos e revisados desde 2015 pelo Colégio Americano de Genética Médica e Genômica (ACMG) têm sido amplamente adotados em todo o mundo com relativo êxito, essa mesma entidade também fornece, periodicamente, uma lista atualizada de genes (Tabela 37.1) com recomendação de serem verificados em busca de variantes patogênicas ou provavelmente patogênicas, configurando achados secundários. Embora seja apenas uma recomendação (a qual pode ser eventualmente adaptada de acordo com as particularidades de cada laboratório e/ou país), tal relação contém genes revisados constantemente e selecionados para serem relatados obrigatoriamente, uma vez que a presença de mutações nesses genes permite ao médico realizar ações para tratar, rastrear ou prevenir de maneira precoce e efetiva. A maioriadesses genes está associada à predisposição ao câncer e a doenças cardiovasculares com risco de morte súbita, incluindo cardiomiopatias, arritmias e aortopatias.

Cabe aqui ressaltar também que essa listagem não inclui genes associados a condições ainda sem seguimento ou tratamento ratificados por evidências e pro-

Tabela 37.1. Genes e fenótipos cardiovasculares associados a achados secundários (ACMG v3.2 - 2023)

Aortic aneurysm, familial thoracic 4 (**MIM 132900**)	*MYH11 (MIM 160745)*
Aortic aneurysm, familial thoracic 6 (**MIM 611788**)	*ACTA2 (MIM 102620)*
Arrhythmogenic right ventricular cardiomyopathy, type 5 (**MIM 604400**)	*TMEM43 (MIM 612048)*
Arrhythmogenic right ventricular cardiomyopathy, type 8 (**MIM 607450**)	*DSP (MIM 125647)*
Arrhythmogenic right ventricular cardiomyopathy, type 9 (**MIM 609040**)	*PKP2 (MIM 602861)*
Arrhythmogenic right ventricular cardiomyopathy, type 10 (**MIM 610193**)	*DSG2 (MIM 125671)*
Arrhythmogenic right ventricular cardiomyopathy, type 11 (**MIM 610476**)	*DSC2 (MIM 125645)*
Brugada syndrome 1 (**MIM 601144**) / Dilated cardiomyopathy 1E (**MIM 601154**) / Long QT syndrome 3 (**MIM 603830**)	*SCN5A (MIM 600163)*
Catecholaminergic polymorphic ventricular tachycardia 1 (**MIM 604772**)	*RYR2 (MIM 180902)*
Catecholaminergic polymorphic ventricular tachycardia 2 (**MIM 611938**)	*CASQ2 (MIM 114251)*
Catecholaminergic polymorphic ventricular tachycardia 5 (**MIM 615441**); also associated with long QT syndrome	*TRDN (MIM 603283)*
Dilated cardiomyopathy (**MIM 617047**) / Myofibrillar myopathy 5 (**MIM 609524**)	*FLNC (MIM 102565)*
Dilated cardiomyopathy 1A (**MIM 115200**)	*LMNA (MIM 150330)*
Dilated cardiomyopathy 1D (**MIM 601494**) / Familial hypertrophic cardiomyopathy 2 (**MIM 115195**)	*TNNT2 (MIM 191045)*
Dilated cardiomyopathy 1I (**MIM 604765**) / Myofibrillar myopathy 1 (**MIM 601419**)	*DES (MIM 125660)*
Dilated cardiomyopathy 1S (**MIM 613426**) / Familial hypertrophic cardiomyopathy 1 (**MIM 192600**)	*MYH7 (MIM 160760)*
Dilated cardiomyopathy 1Z (**MIM 611879**)	*TNNC1 (MIM 191040)*
Dilated cardiomyopathy 1DD (**MIM 613172**)	*RBM20 (MIM 613171)*
Dilated cardiomyopathy 1HH (**MIM 613881**) / Myofibrillar myopathy 6 (**MIM 612954**)	*BAG3 (MIM 603883)*
Ehlers-Danlos syndrome, type 4 (**MIM 130050**)	*COL3A1 (MIM 120180)*
Fabry's disease (**MIM 301500**)	*GLA (MIM 300644)*
Familial hypercholesterolemia 1 (**MIM 143890**)	*LDLR (MIM 606945)*
Familial hypercholesterolemia 2 (**MIM 144010**)	*APOB (MIM 107730)*
Familial hypertrophic cardiomyopathy 3 (**MIM 115196**)	*TPM1 (MIM 191010)*
Familial hypertrophic cardiomyopathy 4 (**MIM 115197**)	*MYBPC3 (MIM 600958)*
Familial hypertrophic cardiomyopathy 6 (**MIM 600858**)	*PRKAG2 (MIM 602743)*
Familial hypertrophic cardiomyopathy 7 (**MIM 613690**)	*TNNI3 (MIM 191044)*
Familial hypertrophic cardiomyopathy 8 (**MIM 608751**)	*MYL3 (MIM 160790)*
Familial hypertrophic cardiomyopathy 10 (**MIM 608758**)	*MYL2 (MIM 160781)*
Familial hypertrophic cardiomyopathy 11 (**MIM 612098**)	*ACTC1 (MIM 102540)*
Hereditary transthyretin-related amyloidosis (**MIM 105210**)	*TTR (MIM 176300)*
Hypercholesterolemia, autosomal dominant, 3 (**MIM 603776**)	*PCSK9 (MIM 607786)*
Loeys-Dietz syndrome type 1A (**MIM 609192**)	*TGFBR1 (MIM 190181)*
Loeys-Dietz syndrome type 1B (**MIM 610168**)	*TGFBR2 (MIM 190182)*
Loeys-Dietz syndrome type 3 (**MIM 613795**)	*SMAD3 (MIM 603109)*
Long QT syndrome 1 (**MIM 192500**)	*KCNQ1 (MIM 607542)*
Long QT syndrome 2 (**MIM 613688**)	*KCNH2 (MIM 152427)*

Long QT syndrome 14 (**MIM 616247**) / Catecholaminergic polymorphic ventricular tachycardia 4 (**MIM 614916**)	*CALM1 (MIM 114180)*
Long QT syndrome 15 (**MIM 616249**); also associated with catecholaminergic polymorphic ventricular tachycardia	*CALM2 (MIM 114182)*
Long QT syndrome 16 (**MIM 618782**); also associated with catecholaminergic polymorphic ventricular tachycardia	*CALM3 (MIM 114183)*
Marfan syndrome (**MIM 154700**)	*FBN1 (MIM 134797)*
Juvenile polyposis syndrome/hereditary hemorrhagic telangiectasia syndrome (**MIM 175050**)	*SMAD4 (MIM 600993)*
Pompe disease (**MIM 606800**)	*GAA (MIM 232300)*
Hereditary hemochromatosis (**MIM 613609**)	*HFE (MIM 235200)* p.C282Y homozygotes only*
Hereditary hemorrhagic telangiectasia 1 (**MIM 131195**)	*ENG (MIM 187300)*
Hereditary hemorrhagic telangiectasia 2 (**MIM 601284**))	*ACVRL1 (MIM 600376*
Malignant hyperthermia susceptibility 1 (**MIM 145600**)	*RYR1 (MIM 180901)*
Malignant hyperthermia susceptibility 1 (**MIM 114208**)	*CACNA1S (MIM 601887)*
Tuberous sclerosis 1 (**MIM 605284**)	*TSC1 (MIM 191100)*
Tuberous sclerosis 2 (**MIM 613254**)	*TSC2 (MIM 191092)*

tocolos bem estabelecidos na literatura, ainda que essas condições possam ser diagnosticadas precocemente. Embora haja polêmica em torno de tais cenários, geralmente entende-se que mesmo nos casos em que o paciente de fato venha a manifestar sinais da doença no futuro, seu conhecimento precoce teria pouca ou nenhuma utilidade clínica (o exemplo clássico aqui seriam doenças neurodegenerativas de início tardio, como certas formas hereditárias do mal de Alzheimer). Quando consideramos que uma parcela significativa dos exomas é solicitada para pacientes menores de idade, tais considerações devem ser explicadas com ainda mais cuidado aos pais.

Salvo em contexto de pesquisa ou em situações nas quais o paciente (ou seu responsável, no caso de menores de idade) manifeste o desejo expresso em não conhecer seus eventuais achados secundários por meio de termo de consentimento livre e esclarecido (TCLE), o médico e o laboratório têm a obrigação de informar ao paciente seu(s) respectivo(s) achado(s) secundário(s), independentemente da identificação ou não de variantes relacionadas à doença de base.

EXEMPLO/APLICAÇÃO

Conforme exemplificado anteriormente, a presença de um achado secundário pode tornar-se um grande empecilho no aconselhamento genético se os devidos cuidados não forem tomados. Nesse contexto, reforçamos a importância de algumas medidas importantes.

Aconselhamento pré-teste

Antes da coleta, esclarecer as possíveis implicações de um exame genético amplo para o paciente, sempre que possível orientando as informações contidas no TCLE e retirando quaisquer dúvidas sobre eventuais achados secundários.

Aconselhamento pós-teste

Após a definição do resultado, dedicar extrema atenção no momento de entrega, comunicando de maneira clara os eventuais achados secundários e suas respectivas implicações para o paciente e sua família

Apesar de não ser algo obrigatório, é preferível que ambas as etapas do aconselhamento (pré e pós-teste) sejam realizadas pelo mesmo profissional, de modo a evitar equívocos e falhas de comunicação. Outro ponto importante a ser considerado é que um achado secundário relacionado com uma doença genética com frequência levará à indicação de se investigar essa mesma condição em outros parentes, que podem ou não ser sintomáticos.

Embora para muitos esse tipo de situação possa parecer exclusivamente vantajosa, cabe ressaltar que a investigação de um achado secundário em parentes constitui sempre um direito, mas nunca uma obrigatoriedade; é fundamental que o médico responsável pelo aconselhamento genético em tais casos saiba explicar que os parentes devem escolher se desejam ou não serem testados, respeitando qualquer que seja a escolha de cada um dos familiares. Também é imprescindível reforçar a importância de se respeitar o sigilo nessas diferentes situações, sobretudo quando um indivíduo deixar claro que não quer comunicar o resultado de seu teste (ou mesmo sua opção em realizá-lo) aos demais familiares, uma vez que poderão ser acompanhados pelo mesmo profissional em ambientes e momentos distintos.

Ademais, cabe aqui dedicar especial atenção aos pais que se preocupam ao descobrir um eventual achado secundário e muitas vezes reagem de maneira impulsiva para confirmar se tal condição foi ou não herdada por seus filhos. Obviamente, se houver protocolo ou tratamento pediátrico para a patologia em questão (como no caso do gene *SCN5A*), não resta dúvida de que essa prerrogativa de fato se justifica e deve ser atendida. No entanto, cabe observar que, em casos específicos envolvendo crianças e condições sem tratamento ou seguimento específico durante a infância ou adolescência (como diversas síndromes de predisposição a câncer com manifestação apenas na idade adulta), tal investigação não traria benefício ao principal interessado (a própria criança), podendo inclusive gerar prejuízo psicológico diante da angústia de crescer à sombra de uma patologia intratável. Voltando ao exemplo anterior envolvendo o mal de Alzheimer, não há razão de se realizar um teste genético numa criança assintomática e sem nenhuma noção do que está sendo pesquisado, apenas para satisfazer a curiosidade de seus pais. Além disso, uma vez tendo conhecimento do resultado, não há como voltar atrás. Assim, nesse tipo de situação peculiar é mais do que aconselhável aguardar para se oferecer o teste apenas quando essa criança atingir a maioridade e se mostrar capaz de compreender as implicações do exame, sempre respeitando sua própria decisão em fazê-lo ou não.

Diante do número crescente de genes relacionados com doenças cardio-vasculares, incluindo diferentes tipos de arritmias, cardiomiopatias e aortopatias hereditárias, a avaliação de famílias em posse de laudo de teste genético revelando achado secundário em um parente inicialmente investigado por queixas não cardíacas tende a se tornar uma nova realidade para cardiologistas. Por isso, recomendamos fortemente que, caso o médico solicitante não esteja habituado ou não se sinta preparado para lidar com a imprevisibilidade inerente a um achado secundário, procure o auxílio de um médico geneticista para esclarecer o resultado do teste genético ao paciente.

CONCLUSÕES

Os achados secundários devem sempre estar relacionados com condições em que seja possível prevenir ou reduzir de maneira significativa a morbidade e mortalidade por meio do rastreio e/ou intervenção precoce.

Aconselhamento pré e pós-teste

Explicar aos familiares de maneira clara as repercussões do achado secundá-rio, respeitando sempre suas respectivas escolhas quanto ao aprofundamento da investigação e garantindo o sigilo das informações.

Bibliografia sugerida

Green RC, Berg JS, Grody WW, Kalia SS, Korf BR, Martin CL, et al. ACMG recommendations for reporting of incidental findings in clinical exome and genome sequencing. Genet Med. 2013 Jul;15(7):565-74. doi: 10.1038/gim.2013.73. Epub 2013 Jun 20. Erratum in: Genet Med. 2017 May;19(5):606. PMID: 23788249; PMCID: PMC3727274.

Miller DT, Lee K, Abul-Husn NS, Amendola LM, Brothers K, Chung WK, et al. ACMG SF v3.2 list for reporting of secondary findings in clinical exome and genome sequencing: a policy statement of the American College of Medical Genetics and Genomics (ACMG). Genet Med. 2023 Jun 15:100866. doi: 10.1016/j.gim.2023.100866. Epub ahead of print. PMID: 37347242.

38 Impactos Psicossociais do Aconselhamento Genético
Estigmas, Esportes, Ocupações e Gestação

Layara Fernanda Vicente Pereira Lipari
Lucas Vieira Lacerda Pires

O aconselhamento genético é o processo não diretivo de tratar com pacientes e seus familiares informações pertinentes sobre a natureza, padrões de herança e implicações de uma condição genética, para auxiliá-los nos processos de decisões pessoais e médicas, buscando promover a autonomia e a participação ativa do paciente em relação à sua condição e como ela pode afetar tanto a si mesmo quanto seus familiares. É uma ferramenta valiosa na prática clínica, mas certamente pode ter impactos psicossociais significativos para os indivíduos envolvidos.

Além de ser conduzido por profissionais treinados e habilitados, é importante reconhecer que o aconselhamento não se baseia apenas no conhecimento técnico, mas também na capacidade de comunicação. Mesmo quando realizado adequadamente (conforme detalhado no capítulo "Etapas do aconselhamento pré e pós-teste") pode gerar frustrações no paciente devido às expectativas criadas antes da consulta. Em alguns casos, as expectativas podem ser inicialmente abordadas e as frustrações podem ser até mesmo prevenidas durante a consulta pré-teste.

Atualmente, um dos termos amplamente utilizados no contexto do aconselhamento é o "empoderamento" dos pacientes, os quais passam a desempenhar um papel mais ativo na tomada de decisões relacionadas com os impactos do seu diagnóstico. Para avaliar esse empoderamento no âmbito do aconselhamento genético, pode ser usada a ferramenta Genetic Counseling Outcome Scale (GCOS), uma escala composta por 24 questões que devem ser respondidas pelo probando e possui uma pontuação total que pode variar de 24 a 168 pontos, com valores mais altos indicando um maior nível de empoderamento. A GCOS abrange cinco elementos essenciais: controle cognitivo (compreensão da condição clínica e do seu impacto pessoal e familiar), controle decisional (habilidade de avaliar diversas opções e tomar decisões), controle comportamental (conhecimento sobre recursos e tratamentos disponíveis e sua aplicação para melhorar a saúde pessoal e familiar), regulação emocional (capacidade de lidar com os resultados dos testes genéticos) e sentimento de esperança em relação a uma vida familiar satisfatória, tanto para si mesmo quanto para seus pais e descendentes.

Um estudo realizado nos Estados Unidos analisou o empoderamento de pacientes submetidos a aconselhamento genético utilizando a escala GCOS. O estudo incluiu 42 pacientes com doenças cardiovasculares geneticamente determinadas e comparou suas pontuações antes e depois da consulta. Antes da consulta, os pacientes apresentaram uma pontuação média de 118,5 na escala GCOS, que aumentou para 136 após a consulta. Esse aumento foi estatisticamente significativo (p < 0,0001) e não houve diferenças significativas de acordo com o gênero, nível de escolaridade ou idade dos pacientes. Esses resultados evidenciam um aumento significativo na autonomia e empoderamento dos pacientes após o aconselhamento genético.

ESTIGMAS

As doenças genéticas podem acarretar um maior estigma e discriminação, especialmente aquelas que apresentam características sindrômicas e dismorfismos. Em certas situações, o estigma associado às doenças geneticamente determinadas impede que os pacientes compartilhem informações sobre seus diagnósticos e suas implicações com familiares e a comunidade, resultando em isolamento social. Além disso, vale ressaltar que as doenças geneticamente determinadas apresentam, muitas vezes, impacto familiar importante, e o isolamento que os pacientes muitas vezes buscam pode deixar em risco familiares que precisam ser avaliados clinicamente e/ou geneticamente, pois são potenciais portadores das variantes genéticas e podem vir a desenvolver o fenótipo.

Em um estudo observacional realizado para avaliar a qualidade de vida e o bem-estar psicossocial de pacientes com miocardiopatia hipertrófica, foram analisados 171 participantes por meio do preenchimento de questionários específicos, como o formulário Short Form 36 Health Survey (SF-36) e outros instrumentos relevantes. Na análise dos resultados foi possível observar limitações significativas em todas as oito dimensões da qualidade de vida avaliadas pelo SF-36: aspecto físico, capacidade funcional, dor, estado geral de saúde, vitalidade, aspectos sociais, aspectos emocionais e saúde mental. Além disso, os níveis de ansiedade e depressão foram mais elevados em comparação com a população em geral. Verificou-se que a qualidade de vida dos pacientes foi especialmente prejudicada nos casos em que os sintomas eram mais pronunciados (dor torácica e dispneia). Por meio da análise multivariada, identificou-se uma associação entre a qualidade de vida e uma combinação de padrões de sintomas e fatores psicossociais.

Em outro estudo realizado também com pacientes portadores de miocardiopatia hipertrófica, foram investigadas doenças psiquiátricas em uma amostra de 148 participantes. Os pacientes responderam a questionários validados e, posteriormente, foram submetidos a avaliação clínica com um especialista. Os resultados revelaram que 37% dos pacientes atendiam aos critérios para transtorno de ansiedade, enquanto 21% preenchiam os critérios para transtorno de humor.

ESPORTES

Em oposição ao conceito geral de promoção de saúde e prática regular de atividade física, em certas condições cardíacas pode ser contraindicada a prática de exercícios extenuantes, especialmente de forma competitiva ou alto desempenho. Em alguns casos, como na cardiopatia arritmogênica, miocardiopatia hipertrófica e algumas canalopatias (abordadas individualmente nos capítulos relacionados), exercícios regulares podem induzir ou acelerar a progressão de alguns substratos arritmogênicos ou aumentar o risco de morte súbita.

Embora seja uma informação de extrema importância, a orientação sobre restrição da prática de atividade física pode resultar em sofrimento emocional, estigma e reações negativas por parte dos pacientes. Diversos estudos têm sido conduzidos para avaliar a experiência dos pacientes após receberem esse tipo de recomendação, revelando que a restrição da atividade física pode causar sofrimento emocional e ter um impacto negativo nas relações sociais desses pacientes.

Por se tratar de um tópico frequente nas consultas de aconselhamento genético cardiovascular, há uma tendência de mudança na abordagem do tema, com o objetivo de direcionar a consulta para uma tomada de decisão compartilhada. Isso se deve especialmente ao fato de que um número significativo de pacientes não segue as recomendações médicas. Estudos realizados com pacientes diagnosticados com miocardiopatia hipertrófica e síndrome do QT longo revelaram que de 16% a 37% desses pacientes continuavam a praticar atividades físicas mesmo após as recomendações de restringir sua prática.

Em um estudo focado na análise da prática de atividade física em pacientes também portadores de miocardiopatia hipertrófica e síndrome do QT longo, foram avaliados 15 pacientes que receberam recomendações de restrição de atividade física. Esses pacientes foram entrevistados cerca de oito anos após o diagnóstico e todos mantinham a prática de atividade física. A maioria relatava não se recordar das recomendações recebidas anteriormente e não percebia o exercício como um aumento do risco de morte súbita. Embora a amostra seja pequena, 14 dos 15 pacientes estavam praticando atividade física em intensidade superior à recomendada, o que ressalta a necessidade de um maior diálogo e tomada de decisão compartilhada não apenas na consulta inicial, mas ao longo de todo o acompanhamento médico do paciente e de seus familiares.

Recentemente, mesmo as condutas mais conservadoras com relação à restrição de atividade física estão sendo questionadas e existem estudos sobre a liberação de alguns tipos de atividade física para pacientes com miocardiopatia hipertrófica, síndrome do QT longo e outras, porém ainda sem evidência suficiente para alterar as diretrizes vigentes.

OCUPAÇÕES

Outro tópico importante no aconselhamento genético é a ocupação ou profissão do paciente. As ocupações relacionadas com a prática esportiva principalmente para atletas de alto desempenho já foram abordadas previamente, porém há outras práticas que também podem expor o paciente e/ou terceiros a alguns riscos.

De modo semelhante, pode ser importante em alguns casos questionar sobre outras atividades exercidas pelo paciente, mesmo atividades recreativas que possam conferir risco adicional, como condução de veículos, operação de máquinas ou atividades em altura.

Essa informação é especialmente relevante para pacientes com cardiopatias ou arritmias genéticas que possam cursar com síncope e/ou morte súbita. Alguns trabalhos no assunto reforçam essa suposição, como é o caso de um estudo italiano que encontrou um risco 1,4 vez maior de acidentes de trabalho em indivíduos com história de síncope recorrente em comparação com a população geral.

Dessa forma, sugere-se realizar uma estratificação da síncope para avaliar seu risco, pois as tarefas do trabalho podem comprometer a segurança, e a recorrência do evento pode causar danos não apenas aos trabalhadores, mas também a terceiros. Algumas tarefas ou condições de trabalho desfavoráveis podem aumentar o risco de recorrência da síncope (caso a síncope apresente algum desencadeante) e a falta de orientação adequada e individualizada ao paciente com síncope quanto à sua segurança em relação ao trabalho, pode provocar ansiedade no trabalhador ou seu afastamento injustificado do trabalho.

Estudos anteriores identificaram que, entre os trabalhadores estudados, 16% a 25% tiveram síncope durante a atividade laboral. Na base de dados STePS, foi possível observar que 50% dos pacientes avaliados consecutivamente no pronto-socorro para síncope durante um período de seis meses tinham entre 18 e 65 anos e um grande segmento da população trabalhadora, cerca de 70%, trabalhavam no momento da síncope. Ainda, 26% tiveram o evento índice de síncope durante o trabalho.

Esses episódios frequentemente geram incertezas, desconforto e estão associados a maiores índices de transtornos psiquiátricos, como ansiedade e depressão. Em algumas situações, seja por orientação médica ou mesmo por medo ou ansiedade, o paciente pode ser levado a abandonar o trabalho, levando a agravamento do quadro psicológico e, quando não há possibilidade de encontrar outra fonte de renda, ao desemprego e, em certas ocasiões, abandono do tratamento.

Durante o aconselhamento genético, é essencial ressaltar os pontos de condições de risco para algumas ocupações e atividades que o paciente possa exercer, levando em consideração que o ideal é sempre ter o apoio de uma equipe multidisciplinar, com psicólogos, psiquiatras, assistentes sociais e outros profissionais que possam minimizar os impactos psicossociais que as orientações e condutas trazidas pelo aconselhamento genético podem desencadear.

GESTAÇÃO

O planejamento familiar também faz parte do aconselhamento genético para todos os indivíduos portadores de doenças cardiovasculares geneticamente determinadas, sobretudo mulheres em idade fértil, uma vez que algumas condições podem apresentar riscos de descompensação durante a gestação ou demandar tratamento ainda na fase de planejamento. Além disso, é importante discutir a possibilidade de transmissão da condição para a prole.

No caso de pacientes gestantes sem patologias preexistentes que realizem testes de rastreamento genético (NIPT – *Noninvasive prenatal testing*), existe também um aumento de ansiedade, além de outros impactos psicossociais. Um estudo realizado no Reino Unido (onde a testagem genética pré-natal é oferecida a todas as gestantes para detecção de aneuploidias), investigou o bem-estar emocional de 295 mulheres (sem histórico de ansiedade, depressão ou outras condições psiquiátricas). Para isso, foram utilizados questionários para avaliar os níveis de ansiedade, como o Beck Anxiety Inventory. Os resultados desse estudo revelaram uma maior incidência de ansiedade nas pacientes submetidas aos testes pré-natais, com taxas ainda mais elevadas nas mulheres que passaram por testes mais invasivos.

É importante ressaltar que as elevadas taxas de ansiedade, juntamente com o sofrimento psíquico associado, podem acarretar consequências significativas para o feto, mesmo relacionadas com pior prognóstico ou outras complicações de longo prazo. Embora o mecanismo exato desses eventos adversos ainda seja pouco compreendido, estudos experimentais em animais têm levado a geração de algumas hipóteses: foi observado que o estresse crônico pode sensibilizar e reduzir a resposta enzimática da barreira do cortisol fetal, resultando em uma maior exposição do feto aos níveis de cortisol materno. Um estudo experimental realizado por Uno *et al.* em 1990 avaliou os impactos em animais tratados com glicocorticoides sintéticos no período pré-natal e evidenciou degeneração dos neurônios, além de uma redução de 30% no tamanho do hipocampo, relacionado com a intervenção.

É importante destacar que a estimulação do sistema nervoso autônomo (SNA) devido à ansiedade ou estresse pode levar a um aumento na liberação de catecolaminas, como a noradrenalina. Isso resulta no aumento da resistência nas artérias uterinas e na pressão arterial, resultando em uma diminuição do fluxo sanguíneo uterino e, consequentemente, da oferta de oxigênio para o feto. Além disso, níveis elevados de hormônio liberador de corticotropina (CRH) na placenta podem desencadear vasodilatação local, resultando em uma redução na disponibilidade de oxigênio e nutrientes para o feto. Quando o feto é exposto a esse cenário por um período prolongado, pode ocorrer um estado de metabolismo "econômico", relacionado com maior risco de desenvolvimento de diabetes tipo II e obesidade ao longo da vida.

Desse modo, é importante identificar níveis de estresse e ansiedade no pré-natal para planejar intervenções direcionadas com suporte psicossocial às pacientes gestantes. Além disso, é importante enfatizar a importância de abordar essas questões desde o momento do planejamento familiar, sempre que possível. Alguns estudos na área apontam os sentimentos negativos e mesmo transtornos de humor e ansiedade como relacionados a diversos fatores, incluindo o risco de morte súbita, a preocupação com o impacto da doença na família, a culpa e o medo de transmitir a doença aos filhos, a incerteza em relação a futuras gestações e um sentimento de isolamento. Dessa forma, esses temas devem ser abordados durante o aconselhamento genético pela equipe multidisciplinar.

Em alguns casos, é possível realizar o diagnóstico molecular do feto ainda durante a gestação. No entanto, existem dados na literatura enfatizando que a tomada de decisão sobre a realização do teste pré-natal e mesmo a espera pelo resultado podem aumentar a ansiedade materna durante a gravidez. A ausência da variante patogênica (semelhante à identificada na família) indicando que o feto não herdou a doença pode proporcionar alívio emocional, enquanto um resultado contrário pode aumentar o medo e a angústia, mas também permitir o planejamento adequado do parto e do acompanhamento médico do bebê.

É fundamental fornecer informações às mães sobre a possibilidade de herança genética sem a manifestação clínica da doença (como nas patologias de penetrância incompleta), e garantir um acompanhamento clínico adequado. No entanto, os impactos psicossociais frequentemente são negligenciados e não abordados de maneira adequada. Estudos observacionais que utilizaram questionários respondidos no período pós-parto mostram que nem sempre as mães portadoras de cardiopatias se sentiram seguras ou receberam o apoio necessário durante a gestação.

O aconselhamento genético deve ser conduzido de forma abrangente e não diretiva, fornecendo educação em saúde para auxiliar as mães na tomada de decisões sobre testes genéticos e outros cuidados durante a gestação, parto e puerpério. Além disso, é fundamental envolver a família no processo de aconselhamento, oferecer suporte psicológico e social às pacientes e garantir um cuidado contínuo. Isso pode ser alcançado por meio de grupos de apoio e disponibilização de mecanismos de suporte especializado além dos horários agendados para as consultas, quando necessário.

CONCLUSÕES

O aconselhamento genético em cardiologia é uma ferramenta valiosa para pacientes portadores de doenças cardíacas geneticamente determinadas e seus familiares. Trata-se do compartilhamento da responsabilidade pelo diagnóstico e por suas implicações em diversos aspectos da vida. Desse modo, é importante contar com uma equipe multidisciplinar preparada e habilitada a fornecer também um amplo apoio psicológico e social ao probando e seus familiares.

Bibliografia sugerida

Barbic F, Borella M, Perego F, et al. Syncope and work. STePS study (Short Term Prognosis of Syncope). G Ital Med Lav Ergon. 2005 Jul-Sep;27(3):272-4. PMID: 16240571

Barbic F, Dipaola F, Casazza G, Borella M, Minonzio M, Solbiati M, et al. Syncope in a Working-Age Population: Recurrence Risk and Related Risk Factors. J Clin Med. 2019 Jan 29;8(2):150. doi: 10.3390/jcm8020150. PMID: 30699893; https://doi.org/10.3390/jcm8020150

Magnavita N, Di Prinzio RR, Arnesano G, Cerrina A, Gabriele M, Garbarino S, et al. Association of Occupational Distress and Low Sleep Quality with Syncope, Presyncope, and Falls in Workers. Int J Environ Res Public Health. 2021 Nov 23;18(23):12283. doi: 10.3390/ijerph182312283. PMID: 34886008; PMCID: PMC8657064.

McAllister M, Wood AM, Dunn G, Shiloh S, Todd C. The Genetic Counseling Outcome Scale: a new patient-reported outcome measure for clinical genetics services. Clin Genet. 2011 May;79(5):413-24. doi: 10.1111/j.1399-0004.2011.01636.x. Epub 2011 Feb 14. Erratum in: Clin Genet. 2011 Jul;80(1):99. PMID: 21255005.

Morales A, Allain DC, Arscott P, James E, MacCarrick G, Murray B, et al. At the Heart of the Pregnancy: What Prenatal and Cardiovascular Genetic Counselors Need to Know about Maternal Heart Disease. J Genet Couns. 2017 Aug;26(4):669-88. doi: 10.1007/s10897-017-0081-z. Epub 2017 Mar 10. Erratum in: J Genet Couns. 2017 May 4;: PMID: 28283918.

Morgan JF, et al. Psychiatric disorders in hypertrophic cardiomyopathy. General Hospital Psychiatry. 2008;30:49-54.

Subas T, Luiten R, Hanson-Kahn A, Wheeler M, Caleshu C. Evolving Decisions: Perspectives of Active and Athletic Individuals with Inherited Heart Disease Who Exercise Against Recommendations. J Genet Couns. 2018 Sep 15. doi: 10.1007/s10897-018-0297-6. Epub ahead of print. PMID: 30220053.

Zhong A, Darren B, Loiseau B, He LQB, Chang T, Hill J, Dimaras H. Ethical, social, and cultural issues related to clinical genetic testing and counseling in low – and middle-income countries: a systematic review. Genet Med. 2021 Dec;23(12):2270-80. doi: 10.1038/s41436-018-0090-9. Epub 2018 Aug 3. PMID: 30072741.

Allison SJ, Stafford J, Anumba DO. The effect of stress and anxiety associated with maternal prenatal diagnosis on feto-maternal attachment. BMC Women's Health. 2011; 11:33. https://doi.org/10.1186/1472-6874-11-33.

Asif I, Price D, Fisher L, Zakrajsek R, Larsen L, Raabe J, et al. Stages of psychological impact after diagnosis with serious or potentially lethal cardiac disease in young competitive athletes: a new model. J Sports Med. 201548(3):298-310.

Berg A, Meyers L, Dent K, Rothwell E, Everitt M. Psychological impact of sports restriction in asymptomatic adolescents with hypertrophic cardiomyopathy, dilated cardiomyopathy, and long QT syndrome. Progress Pediatr Cardiol. 2018;49:57-62.

Cox S, O'Donoghue AC, McKenna WJ, Steptoe A. Health related quality of life and psychological wellbeing in patients with hypertrophic cardiomyopathy. Heart. 1997;78:182-7.

Etheridge S, Saarel E, Martinez M. Exercise participation and shared decision-making in patients with inherited channelopa-thies and cardiomyopathies. Heart Rhythm. 2018;15(6):915-20.

Heidbuchel H, Arbelo E, D'Ascenzi F, Borjesson M, Boveda S, Castelletti S, et al. Recommendations for participation in leisure-time physical activity and competitive sports of patients with arrhythmias and potentially arrhythmogenic conditions. Part 2: ventricular arrhythmias, channelopathies, and implantable defibrillators. EP Europace. 2020. doi:10.1093/europace/euaa106.

Ison HE, Ware SM, Schwantes-An T-H, Freeze S, Elmore L, Spoonamore KG. The impact of cardiovascular genetic counseling on patient empowerment. J Genetic Counseling. 2019. doi:10.1002/jgc4.1050.

Johnson JN, Ackerman MJ. Return to play? Athletes with congenital long QT syndrome. British J Sports Med. 2013;47:28-33. https://doi.org/10.1136/bjsports-2012-091751.

Luiten RC, Ormond K, Post L, Asif IM, Wheeler MT, Caleshu C. Exercise restrictions trigger psychological difficulty in active and athletic adults with hypertrophic cardiomyopathy. Open Heart. 2016;3:1-8. https://doi.org/10.1136/openhrt-2016-000488.

Reineck E, Rolston B, Bragg-Gresham JL, Salberg L, Baty L, Kumar S, et al. Physical activity and other health behaviors in adults with hypertrophic cardiomyopathy. The American Journal of Cardiology. 2013;111(7):1034-9. https://doi.org/10.1016/j.amjcard.2012.12.018.

Siu SC, Sermer M, Colman JM, Alvarez AN, Mercier LA, Morton BC, et al. Prospective multicenter study of pregnancy outcomes in women with heart disease. Circulation. 2001;104:515-21.

Uno H, Lohmiller L, Thieme C, Kemnitz JW, Engle MJ, Roecker EB, et al. Brain damage induced by prenatal exposure to dexamethasone in fetal rhesus macaques. I. Hippocampus. Brain Res Dev. 1990;53:157-67.

39 | Rastreamento Familiar

Bianca Domit Werner Linnenkamp
Mariana Lombardi

CONCEITO E APLICAÇÕES

Rastreio familiar

Os testes genéticos modificaram a prática clínica dentro da cardiologia por permitirem a identificação da etiologia genética em indivíduos sintomáticos, por outro lado, uma vez que tenha sido identificada variante patogênica ou provavelmente patogênica no caso índice, recomenda-se a realização da segregação dessa variante nos familiares a fim de realizar o rastreamento em cascata, iniciado a partir dos familiares de 1º grau. O rastreamento familiar tem como objetivo identificar os familiares em risco de desenvolvimento da doença por serem portadores da variante (genótipo positivo). Esse tipo de avaliação pode permitir a identificação de indivíduos já com a doença instalada em fase precoce ou até mesmo indivíduos assintomáticos, porém em risco. A segregação de variantes familiares também pode ter como objetivo a reclassificação de variantes de significado incerto (VUS), visando determinar se é realmente algo causal (patogênico/provavelmente patogênico) ou se pode ser considerado uma variante benigna, dentro da normalidade. Outra aplicabilidade é na determinação da fase (*cis* ou *trans*) quando se trata de variantes bialélicas em quadros recessivos. Nesses casos, a segregação pode ser feita para tentar determinar se ambas as variantes estão no mesmo cromossomo e foram herdadas de um mesmo genitor por exemplo, ou se estão em cromossomos diferentes.

Por tratar-se de variante específica a ser rastreada, pode-se fazer uso da técnica de sequenciamento por Sanger e poupar recursos financeiros. Entretanto, como qualquer teste genético, é imprescindível que seja feito aconselhamento genético pré e pós-teste, da mesma forma que foi realizado para o caso índice, explicando o tipo de teste realizado, seu objetivo, suas limitações, seus possíveis resultados bem como as consequências após o resultado. A autonomia do familiar deve ser respeitada assim como sua escolha de ser testado ou não; entretanto, sabe-se que tal decisão pode ter impacto também na dinâmica familiar e em decisões de planejamento familiar. É necessário que os familiares sejam submetidos a consulta médica, com anamnese e exame físico, além de exames complementares, como ecocardiograma, eletrocardiograma e outros que possam ser necessários. Outro ponto importante referente à testagem de familiares e de indivíduos assintomáticos consiste na recomendação em indivíduos menores de idade. Dessa forma, recomenda-se o rastreamento em familiares de primeiro grau, a partir dos 10-12 anos, quando uma variante específica for identificada no caso índice.

Uma das vantagens de ser testado é a possibilidade de obter um resultado negativo e, como consequência, saber que a probabilidade de desenvolvimento da doença é baixa e que a avaliação seriada não será mais necessária. Nesses casos, pode haver também um impacto psicológico positivo, decorrente da libertação do medo constante de um possível acometimento cardíaco futuro, e negativo, em situações de culpa do sobrevivente.

Por outro lado, diante de um resultado de genótipo positivo em indivíduos ainda com fenótipo negativo, esses indivíduos deverão ser avaliados com periodicidade variável, de acordo com a idade. A **Tabela 39.1** ilustra as recomendações da Heart Failure Society of America para avaliação de familiares positivos com variante relacionada com a cardiomiopatia.

Tabela 39.1. Periodicidade da avaliação clínica em familiar de primeiro grau de probando, com variante genética relacionada com a cardiomiopatia identificada, de acordo com tipo de cardiomiopatia e faixa etária do familiar

Tipo de cardiomiopatia	Idade: 0-5 anos	Idade: 6-12 anos	Idade: 13-19 anos	Idade: 20-50 anos	Idade: >50 anos
Dilatada	Anual	1-2 anos	1-3 anos	2-3 anos	5 anos
Hipertrófica	Anual	1-2 anos	1-3 anos	2-3 anos	5 anos
Arritmogênica de ventrículo direito	Considerar uma vez após teste positivo	5 anos	1-3 anos	2-3 anos	3 anos
Restritiva	Anual	1-2 anos	2-3 anos	3 anos	5 anos

Vale ressaltar que ainda não existem recomendações para iniciar o tratamento farmacológico em pacientes com genótipo positivo e fenótipo negativo na maioria dos casos; entretanto, existem exceções, um exemplo consiste nos indivíduos com variante causal em *LMNA*, pois nesses casos, há indicação de colocação de CDI mesmo em assintomáticos. Também é importante lembrar que após a identificação da variante em familiar de 1º grau, há recomendação de testar outros indivíduos em cascata, por exemplo, os descendentes desse familiar, potencialmente afetando diversas gerações.

Questões como a incerteza se a condição irá se manifestar bem como a idade de início e gravidade dos sintomas permanecem desafiadoras e se devem principalmente à penetrância incompleta e à expressividade variável.

CONCLUSÕES

O rastreio familiar em cascata, iniciado a partir de familiares de 1º grau do probando, pode ser feito por meio da técnica de Sanger, buscando a variante familiar de interesse. Esse método pode ser utilizado tanto nos casos positivos, com a finalidade de identificar os indivíduos em risco, quanto em casos de VUS, com a finalidade de tentar reclassificar essa variante. Os familiares deverão ser avaliados clinicamente e, mesmo em indivíduos assintomáticos, caso o genótipo seja positivo, deverão ser reavaliados periodicamente e, se indicado, submetidos a mudanças de estilo de vida e a outros tratamentos. A decisão de realizar o teste cabe ao familiar, e sua autonomia deve ser preservada.

Bibliografia consultada

Boen HM, Loeys BL, Alaerts M, Saenen JB, Goovaerts I, Van Laer L, et al. Diagnostic yield of genetic testing in heart transplant recipients with prior cardiomyopathy. J Heart Lung Transplant. 2022 Sep;41(9):1218-27. PubMed PMID: 35581137. PMCID: PMC9512016. Epub 20220409. eng.

Charron P, Arad M, Arbustini E, Basso C, Bilinska Z, Elliott P, et al. Genetic counselling and testing in cardiomyopathies: a position statement of the European Society of Cardiology Working Group on Myocardial and Pericardial Diseases. Eur Heart J. 2010 Nov;31(22):2715-26. PubMed PMID: 20823110. Epub 20100907. eng.

Heidenreich PA, Bozkurt B, Aguilar D, Allen LA, Byun JJ, Colvin MM, et al. 2022 AHA/ACC/HFSA Guideline for the Management of Heart Failure: A Report of the American College of Cardiology/American Heart Association Joint Committee on Clinical Practice Guidelines. Circulation. 2022 May 03;145(18):e895-e1032. PubMed PMID: 35363499. Epub 20220401. eng.

Hershberger RE, Givertz MM, Ho CY, Judge DP, Kantor PF, McBride KL, et al. Genetic Evaluation of Cardiomyopathy-A Heart Failure Society of America Practice Guideline. J Card Fail. 2018 May;24(5):281-302. PubMed PMID: 29567486. Epub 20180319. eng.

Marcondes-Braga FG, Moura LAZ, Issa VS, Vieira JL, Rohde LE, Simões MV, et al. Emerging Topics Update of the Brazilian Heart Failure Guideline – 2021. Arq Bras Cardiol. 2021 Jun;116(6):1174-212. PubMed PMID: 34133608. PMCID: PMC8288520. eng|por.

McDonagh TA, Metra M, Adamo M, Gardner RS, Baumbach A, Böhm M, et al. 2021 ESC Guidelines for the diagnosis and treatment of acute and chronic heart failure. Eur Heart J. 2021 Sep 21;42(36):3599-726. PubMed PMID: 34447992. eng.

Paldino A, De Angelis G, Merlo M, Gigli M, Dal Ferro M, Severini GM, et al. Genetics of Dilated Cardiomyopathy: Clinical Implications. Curr Cardiol Rep. 2018 Aug 13;20(10):83. PubMed PMID: 30105555. Epub 20180813. eng.

Dimond R, Doheny S, Ballard L, Clarke A. Genetic testing and family entanglements, Social Science & Medicine. 2022;298:114857, ISSN 0277-9536, https://doi.org/10.1016/j.socscimed.2022.114857.

Gragossian A. Critical Importance of Genetic Screening in Family Members, JACC: Heart Failure. 2022;10(11):879-80. ISSN 2213-1779.

40 | Questões Éticas e Legais

Rachel Sayuri Honjo Kawahira

INTRODUÇÃO

O avanço da Genética nas últimas décadas, aliado a uma maior globalização e difusão do conhecimento na era da internet, permitiu a ampliação do uso dos testes genéticos na prática clínica. A área de Cardiogenética, sem dúvida nenhuma, tem sido muito explorada e há, atualmente, uma gama de painéis genéticos disponíveis comercialmente, além do Sequenciamento Completo do Exoma e do Genoma. Os testes genéticos podem auxiliar o cardiologista a definir o manejo mais adequado a cada paciente, dar pistas quanto à história natural e prognóstico, além de permitir o diagnóstico mais precoce de outros membros da família.

As doenças cardíacas hereditárias formam um grupo amplo e heterogêneo de afecções, incluindo as cardiomiopatias e as arritmias em corações estruturalmente normais – as canalopatias. As indicações para testagem e os protocolos de seguimento clínico de acordo com cada gene/variante são abordados em capítulos específicos deste livro.

O objetivo deste capítulo é abordar de maneira prática alguns aspectos éticos e legais da realização de testes genéticos na Cardiogenética.

QUANDO TESTAR?

O teste genético deve ser oferecido aos pacientes com suspeita de condições cardiovasculares de base genética, idealmente ao caso-índice da família (Girolami *et al.*, 2018).

O teste genético para familiares é recomendado após a identificação da variante patogênica ou provavelmente patogênica relacionada com o quadro clínico daquela família (Girolami *et al.*, 2018; Musunuru *et al.*, 2020). No entanto, a testagem em familiares também pode ser indicada para aprofundar a investigação de variantes de significado incerto (VUS – *variant of uncertain significance*) (vide capítulo sobre a classificação de variantes). Neste último caso, o seguimento é importante para se reavaliar a classificação da variante (VUS) ao longo do tempo.

Recomenda-se que os pacientes compartilhem a informação sobre o risco genético para seus familiares (de acordo com o heredograma e o padrão de herança da condição em questão), pois esses podem ter a doença ou o risco de desenvolvê-la no futuro. Preocupações relativas à privacidade e sigilo restringem o compartilhamento da informação diretamente com os familiares sem a autorização do paciente. Uma alternativa possível consiste no fornecimento de uma carta contendo um resumo e o relato do achado genético, elaborada pelo profissional de saúde, para que o paciente possa compartilhá-la com seus familiares. A avaliação clínica e a testagem genética em cascata devem ser oferecidas aos familiares em risco, sempre no contexto de aconselhamento genético apropriado (Musunuru *et al.*, 2020). Devido a limitações geográficas, muitas vezes uma investigação completa em cascata pode representar um desafio, mas esforços devem ser feitos para viabilizá-la (Musunuru *et al.*, 2020).

POR QUE TESTAR?

O teste genético, acompanhado do aconselhamento apropriado pré e pós-teste, pode trazer vários benefícios aos pacientes e familiares com doenças cardíacas genéticas, incluindo (Mullen *et al.*, 2007; Lin *et al.*, 2012):

- Senso de controle por meio do conhecimento da causa de determinadas manifestações clínicas, com oportunidade de seguimento médico e medidas profiláticas.
- Conhecimento do prognóstico e orientação antecipatória de potenciais complicações relacionadas ou condições associadas.
- Ajuda em decisões importantes de vida relacionadas com a educação, emprego e planejamento reprodutivo.
- Triagem de familiares em risco.
- Possibilidade de testagem de embriões no caso de risco de recorrência para a prole (Girolami *et al.*, 2018; Ethics Committee of the American Society for Reproductive Medicine, 2018).

Alguns potenciais riscos da testagem genética incluem (Mullen *et al.*, 2007; Lin *et al.*, 2012):

- Sensação excessivamente otimista ou pessimista diante de um resultado, principalmente quando não há aconselhamento genético.
- Ausência de impacto do resultado no manejo clínico imediato do paciente, pois para várias condições genéticas não há diretrizes de manejo e supervisão específicas.
- Discriminação/estigmatização e dificuldade de acesso a recursos de saúde e cobertura de seguros.
- Descoberta de não maternidade/não paternidade.

MEDICINA DE PRECISÃO EM CARDIOLOGIA   403

Quando os familiares forem crianças ou adolescentes assintomáticos, aspectos adicionais devem ser considerados. No geral, a menos que exista uma intervenção possível na infância que possa tratar ou prevenir uma manifestação clínica relacionada, testes genéticos para avaliação de risco para condições de início na idade adulta devem ser postergados até que a criança atinja a maioridade ou idade suficiente para prover o assentimento e participar da decisão de ser testado. No caso das doenças cardiovasculares hereditárias, muitas vezes o teste genético não poderá ser postergado, pois a apresentação clínica pode ocorrer ainda durante a infância (Girolami *et al.*, 2018; Andrew *et al.*, 2021). Além disso, o diagnóstico precoce na infância pode permitir condutas médicas, tais como prescrição de medicamentos ou orientações no estilo de vida, que podem ter impacto no desfecho clínico. Em documento publicado em 2021, a American Heart Association recomenda que as crianças devem ser envolvidas no processo de consentimento/assentimento na extensão possível e que deve ser oferecida aos adolescentes a oportunidade de uma discussão privada acerca da realização do teste (Andrew *et al.*, 2021).

No caso de testagem *post-mortem*, recentemente a Associação Americana de Genética Humana (ACMG) publicou um documento com pontos a serem considerados nesse cenário, tais como condições de coleta e armazenamento de amostras, comunicação com familiares, análise de variantes e informação dos resultados. O documento chama a atenção que as chamadas "autópsias moleculares" possuem um rendimento de até 30% nos casos de morte súbita por arritmia, quando as autópsias tradicionais não foram conclusivas. Outro ponto abordado é em relação à análise das variantes, que deve seguir os mesmos critérios de classificação utilizados nos exames de pacientes vivos. Entretanto, somente as variantes diretamente relacionadas com a causa da morte devem ser reportadas. Achados incidentais/secundários não relacionados com a morte súbita não devem ser reportados, a menos que tenha havido consentimento de um familiar conforme as práticas padronizadas. Da mesma maneira, variantes em heterozigose para condições recessivas não relacionadas à causa da morte não devem ser reportadas (Deignan *et al.*, 2023).

ONDE TESTAR?

Os testes genéticos devem ser realizados em laboratórios certificados e o aconselhamento genético pré e pós-teste deve ser realizado preferencialmente em centro com equipe multidisciplinar, que pode incluir cardiologistas, geneticistas, patologistas, eletrofisiologistas, psicólogos, biologistas moleculares, assistentes sociais, entre outros (Girolami *et al.*, 2018). A Sociedade Brasileira de Genética Médica e Genômica publicou em 2020 documento intitulado "Recomendações sobre a Qualidade Técnica e Laudo dos principais exames em Genética Médica", incluindo os exames que utilizam o Sequenciamento de Nova Geração (NGS) (SBGM, 2020).

Vários genes relacionados com condições cardíacas constam na lista de "genes acionáveis" do Colégio Americano de Genética Humana (ACMG) (Miller *et al.*, 2022). Os testes mais amplos, como o Sequenciamento do Exoma, quando oferecidos comercialmente, em geral incluem em seu termo de consentimento a possibilidade de reportar variantes patogênicas ou provavelmente patogênicas nesses genes como achados secundários. Por esse motivo, o cardiologista pode receber pacientes que tomaram conhecimento de variantes em genes relacionados com risco cardiovascular por meio de um teste genético realizado para outra finalidade, por exemplo, para a investigação de um caso com manifestação neurológica ou malformações.

COMO TESTAR?

O teste genético deve ser de livre vontade do paciente. No contexto de testagem genética, o conceito de "direito de não saber" se refere a ideia de que se deve dar aos pacientes o controle sobre quais informações recebem, particularmente sobre probabilidade de doenças futuras, respeitando sua autonomia. Por esse motivo, para doenças de início na idade adulta, deve-se discutir com os pais o momento de testagem, para que a autonomia do indivíduo (que se tornará um adulto) seja respeitada. Na era da genômica, o "direito de não saber" esbarra em questões éticas mais controversas, relacionadas com achados secundários em genes "acionáveis", a relevância de um resultado genético para outros membros da família, entre outros (Berkman *et al.*, 2014).

O aconselhamento pré e pós-teste, por profissional adequadamente treinado, é fundamental. No aconselhamento pré-teste, o paciente recebe informações relevantes relativas aos benefícios e limitações do teste, possíveis resultados e potenciais consequências dos resultados, a fim de ajudar o paciente a ter expectativas reais diante da testagem e permitir a escolha sobre ser testado. Além disso, todo teste deve ser precedido de uma adequada anamnese e coleta de dados clínicos, laboratoriais e para averiguar a presença e gravidade de fatores de risco, além da assinatura de termo de consentimento (Andrew *et al.*, 2021; Girolami *et al.*, 2018; Musunuru *et al.*, 2020).

LEGISLAÇÃO BRASILEIRA

Fonseca *et al.* (2020) publicaram um estudo que compara o quadro legislativo regulatório brasileiro em relação a testes genéticos preditivos e da "matéria genética" com a legislação internacional. Concluem que é aparente a insuficiência legislativa brasileira para regular a realização e o cuidado para com os testes genéticos preditivos nas relações jurídicas da vida civil.

A Lei Geral de Proteção de Dados Pessoais, ou Lei n° 13.709, de 14 de agosto de 2018), insere o dado genético como dado pessoal sensível:

> *Art. 5º Para os fins desta Lei, considera-se: II – dado pessoal sensível: dado pessoal sobre origem racial ou étnica, convicção religiosa, opinião política, filiação a sindicato ou a organização de caráter religioso, filosófico ou político, dado referente à saúde ou à vida sexual, dado genético ou biométrico, quando vinculado a uma pessoa natural (...)*

Dantas *et al.*, mais recentemente em 2022, publicaram uma revisão intitulada "Proteção de Dados Genéticos: Repercussões Jurídicas e Éticas na ausência de Legislação não discriminatória no campo das seguradoras". Como o título já expõe, o Brasil ainda não conta com leis específicas que regulem como os dados genéticos devem ser coletados, armazenados e seu potencial uso por parte das seguradoras e empregadores, existindo potencial risco de discriminação. Os autores citam a Declaração Internacional sobre os Dados Genéticos Humanos, aprovada em 2004 na Conferência Geral da UNESCO, que tem por objetivo garantir o respeito da dignidade humana e a proteção dos direitos humanos e das liberdades fundamentais em matéria de coleta, tratamento, utilização e conservação de dados genéticos humanos, servindo como base para orientar os Estados a formular suas leis próprias (UNESCO, 2004). O artigo 7 prevê que os dados genéticos devem ser utilizados sem discriminação que possa infringir os direitos humanos, as liberdades fundamentais ou a dignidade humana de qualquer indivíduo: "Deverão ser feitos todos os esforços no sentido de impedir que os dados genéticos e os dados proteômicos humanos sejam utilizados de um modo discriminatório que tenha por finalidade ou por efeito infringir os direitos humanos, as liberdades fundamentais ou a dignidade humana de um indivíduo, ou para fins que conduzam à estigmatização de um indivíduo, de uma família, de um grupo ou de comunidades.

HIGHLIGHTS

Os testes genéticos envolvem questões éticas relevantes, relacionadas com o motivo de solicitação, momento de realização e disponibilidade e necessidade de aconselhamento genético apropriado pré e pós-teste.

Os países ainda estão caminhando para discussões de regulamentação dedicada e o Brasil ainda carece de legislação específica relevante.

REFERÊNCIAS

Berkman BE, Hull SC. The "right not to know" in the genomic era: time to break from tradition? Am J Bioeth. 2014;14(3):28-31. doi: 10.1080/15265161.2014.880313. PMID: 24592837; PMCID: PMC4144176.

Dantas LEC, Kölling GJ, Andrade GS. Proteção de dados genéticos: repercussões jurídicas e éticas na ausência de legislação não discriminatória no campo das seguradoras. Revista Jurídica (FURB), [S.l.], v. 26, p. e10127, ago. 2022. ISSN 1982-4858. Disponível em: https://proxy.furb.br/ojs/index.php/juridica/article/view/10127. Acesso em: 10 de maio de 2023.

Deignan JL, De Castro M, Horner VL, Johnston T, Macaya D, Maleszewski JJ, et al. Points to consider in the practice of postmortem genetic testing: A statement of the American College of Medical Genetics and Genomics (ACMG). Genet Med. 2023 Feb 16:100017. doi: 10.1016/j.gim.2023.100017. Epub ahead of print. PMID: 36799919.

Fonseca AKA, Dezan ML, Zaganelli MV. Testes genéticos preditivos: estudo da insuficiência legislativa brasileira à luz do Direito Comparado. Revista de Derecho y Câmbio Social. 2020;59:612-31.

Girolami F, Frisso G, Benelli M, Crotti L, Iascone M, Mango R, et al. Contemporary genetic testing in inherited cardiac disease: tools, ethical issues, and clinical applications. J Cardiovasc Med

(Hagerstown). 2018 Jan;19(1):1-11. doi: 10.2459/JCM.0000000000000589. PMID: 29176389; PMCID: PMC5732648.

Lei nº 13.709, de 14 de agosto de 2018 – Lei Geral de Proteção de Dados Pessoais. Acesso em 10 de maio de 2023. Disponível em: http://www.planalto.gov.br/ccivil_03/_ato2015-2018/2018/lei/l13709.htm

Lin KY, D'Alessandro LC, Goldmuntz E. Genetic testing in congenital heart disease: ethical considerations. World J Pediatr Congenit Heart Surg. 2013 Jan;4(1):53-7. doi: 10.1177/2150135112459523. PMID: 23799755.

Miller DT, Lee K, Abul-Husn NS, Amendola LM, Brothers K, Chung WK, et al. ACMG SF v3.1 list for reporting of secondary findings in clinical exome and genome sequencing: A policy statement of the American College of Medical Genetics and Genomics (ACMG). Genet Med. 2022 Jul;24(7):1407-14. doi: 10.1016/j.gim.2022.04.006. Epub 2022 Jun 17. PMID: 35802134.

Mullen MA, Honeywell CR, Gow RM. Clinical considerations for allied professionals: ethical issues in cardiogenetics. Heart Rhythm. 2007 Aug;4(8):1110-1. doi: 10.1016/j.hrthm.2007.05.003. Epub 2007 May 3. PMID: 17675093

Musunuru K, Hershberger RE, Day SM, Klinedinst NJ, Landstrom AP, Parikh VN, et al. Genetic Testing for Inherited Cardiovascular Diseases: A Scientific Statement From the American Heart Association. Circ Genom Precis Med. 2020 Aug;13(4):e000067. doi: 10.1161/HCG.0000000000000067. Epub 2020 Jul 23.

Sociedade Brasileira de Genética Médica e Genômica (SBGM). Grupo de Trabalho da Sociedade Brasileira de Genética Médica e Genômica sobre exames genéticos – 2018/2021. Recomendações sobre a Qualidade Técnica e Laudo dos principais exames me Genética Médica. Disponível em: https://www.sbgm.org.br/notas-tecnicas-detalhe.aspx?id=4819. Acesso em: 10 de maio de 2023.

UNESCO. Declaração Internacional sobre os Dados Genéticos Humanos. 2004. Disponível em: https://unesdoc.unesco.org/ark:/48223/pf0000122990_por. Acesso em: 10 de maio de 2023.

Landstrom AP, Kim JF, Gelb BD, Helm BM, Semsarian C, Sturm AC, et al. Genetic Testing for Heritable Cardiovascular Diseases in Pediatric Patients: A Scientific Statement From the American Heart Association. Circ Genom Precis Med. 2021 Oct;14(5):e000086. doi: 10.1161/HCG.0000000000000086. Epub 2021 Aug 20.

41 | Farmacogenética em Cardiologia

Marcelo Szeremeta Ayres Correia
Fernando Rabioglio Giugni

CASO CLÍNICO

Paciente do sexo masculino, de 68 anos de idade, apresentou quadro de angina típica e procurou o pronto atendimento. Na sala de emergência, foram realizados eletrocardiograma, que mostrou alterações dinâmicas do segmento ST, e dosagem de troponina, que estava elevada. Optou-se pela realização de cateterismo com coronariografia, que evidenciou suboclusão da artéria descendente anterior. Foi realizada angioplastia com implante de *stent* farmacológico para tratamento dessa lesão no mesmo procedimento. A equipe médica optou por introduzir dupla terapia antiplaquetária com AAS e clopidogrel, porém o paciente já havia realizado painel farmacogenômico com o seguinte resultado: CYP2C19*2/CYP2C19*2.

RESUMO DE FARMACOGENÔMICA

A farmacogenômica é um importante exemplo da Medicina de Precisão, que visa adequar o tratamento médico a cada pessoa ou a um grupo de pessoas. Essa área analisa com antecedência como o DNA influencia a metabolização dos medicamentos no organismo e seu transporte até o local de ação. Em alguns casos, variantes genéticas podem reduzir ou aumentar o efeito do medicamento no organismo, além de provocar efeitos colaterais e/ou graves reações adversas.

Receptores de medicamentos

Alguns medicamentos precisam ligar-se a proteínas na superfície das células chamadas receptores para funcionar adequadamente. O DNA determina que tipo e quantos receptores estarão presentes, o que pode afetar a resposta à medicação, precisando de uma quantidade maior ou menor do medicamento do que a maioria das pessoas ou de um medicamento diferente (Fig. 41.1).

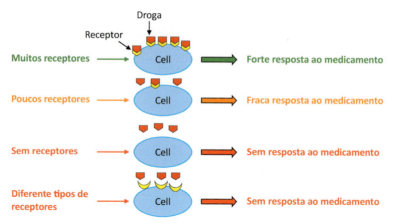

Figrua 41.1. Receptor dos medicamentos.

Absorção de medicamentos

Alguns medicamentos precisam ser levados ativamente para os tecidos e células em que atuam. Variantes genéticas podem afetar a absorção de certos medicamentos. A absorção diminuída pode significar que o medicamento não funciona tão bem e pode fazer com que ele se acumule em outras partes do corpo, o que pode causar efeitos adversos. É possível também afetar a rapidez com que alguns medicamentos são removidos das células nas quais atuam. Se os medicamentos forem removidos da célula muito rapidamente, o efeito pode não ser alcançado (Figura. 41.2).

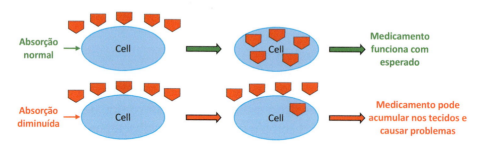

Figura 41.2. Absorção dos medicamentos.

Metabolização de medicamentos

O DNA pode afetar a rapidez com que seu corpo decompõe uma medicação. Se o medicamento é decomposto mais rapidamente do que a maioria das pessoas, pode ser necessário doses maiores ou a troca por outro princípio ativo. No entanto, se a medicação é metabolizada mais lentamente, doses menores podem ser administradas (Figura. 41.3).

MEDICINA DE PRECISÃO EM CARDIOLOGIA

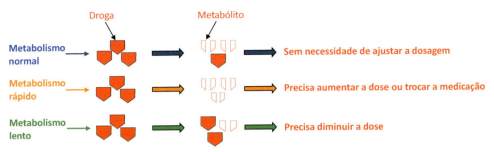

Figura 41.3. Metabolismo do medicamento.

Desenvolvimento de terapias-alvo

As abordagens farmacogenômicas para o desenvolvimento de medicamentos visam o problema subjacente, em vez de apenas tratar os sintomas. Algumas doenças são causadas por alterações específicas (variantes) em um gene. O mesmo gene pode ter diferentes tipos de variantes, que têm efeitos diferentes. Algumas variantes podem resultar em uma proteína que não funciona corretamente, enquanto outras podem significar que a proteína não é produzida. As medicações podem ser criadas com base em como a variante afeta a proteína, e esses fármacos funcionarão apenas para um tipo específico de variante (Tabela 41.1).

Tabela 41.1. Exemplos de medicamentos que têm sua eficácia alterada devido a variações em genes específicos

Fármaco	Indicação	Gene	Resposta	Conduta
Clopidogrel	AVC, AIT	CYP2C19	Risco de evento adverso cardiovascular e isquemia cerebral	Use outro antiplaquetário nos metabolizadores fracos
Codeína	Analgesia	CYP2D6	Efeito analgésico	Use outro analgésico nos metabolizadores fracos
Varfarina	Anticoagulação	CYP2C9, VKORC1, CYP4F2	Dose de manutenção e tempo de intervalo terapêutico do INR	Controle a dose baseada no genótipo e nos fatores clínicos
Metformina	Diabetes melito tipo 2	ATM, SLC2A2	Melhora da hemoglobina glicada	Potencial de ajustar a dose
Tamoxifeno	Câncer de mama	CYP2D6	Tempo de sobrevida e recorrência de câncer de mama	Use medicação alternativa nos metabolizadores fracos
Sulfonilureia	Diabetes neonatal	KCNJ11, ABCC8	Controle diabético	Troque a insulina por altas doses de Sulfonilureia
Voriconazol	Infecção fúngica	CYP2C19	Melhora da infecção fúngica	Use outro antifúngico nos metabolizadores fracos devido ao risco de efeitos colaterais
Omeprazol	Gastrite	CYP2C19	Cura de úlcera gástrica	Ajuste a dose baseada no genótipo
Olaparib	Câncer de mama, ovário, pâncreas ou prostata	BRCA1, BRCA2	Tempo de sobrevivência livre de doença em diversos cânceres	Use nos pacientes com variante patogênica em BRCA1 e BRCA2

MEDICAÇÕES COM PROTOCOLOS APROVADOS DE FARMACOGENÔMICA EM CARDIOLOGIA

CLOPIDOGREL

O clopidogrel é um agente antiplaquetário oral prescrito para inibir a formação de coágulos sanguíneos eficaz em pacientes com cardiopatia isquêmica e doença cerebrovascular. O clopidogrel é um pró-fármaco, metabolizado em seu componente ativo pelo gene *CYP2C19*, com cerca de um terço dos pacientes apresentando atividade enzimática reduzida devido às variantes de perda de função CYP2C19*2 ou CYP2C19*3. Os pacientes que abrigam esses polimorfismos têm alta reatividade plaquetária durante o tratamento e um risco aumentado de eventos isquêmicos (**Tabela 41.2**).

Tabela 41.2. Exemplos de genótipos e sua consequência na prescrição

Gene	Fenótipo	Genótipo	Exemplos de diplótipos
CYP2C19	Metabolizador Ultrarrápido	Indivíduo com dois alelos de função aumentada	*17/*17
	Metabolizador Rápido	Indivíduo com um alelo normal e um de função aumentada	*1/*17
	Metabolizador Normal	Indivíduo com dois alelos de função normal	*1/*1
	Metabolizador Provavelmente Intermediário	Indivíduo com um alelo normal e um de função diminuída ou um de função aumentada e um de função diminuída ou dois alelos de função diminuída	*1/*9, *9/*17, *9/*9
	Metabolizador Intermediário	Indivíduo com um alelo normal e um alelo não funcionante ou um alelo de função aumentada e um não funcionante	*1/*2, *1/*3, *2/*17, *3/*17
	Metabolizador Provavelmente Fraco	Indivíduo com um alelo de função diminuída e um não funcionante	*2/*9, *3/*9
	Metabolizador Fraco	Indivíduo com dois alelos não funcionantes	*2/*2, *3/*3, *2/*3
	Metabolizador Indeterminado	Indivíduo com um ou dois alelos de função incerta	*1/*12, *2/*12, *12/*14
CYP2C19 Metabolizador Ultrarrápido	Aumento da formação do metabólito ativo do clopidogrel; menor reatividade plaquetária durante o tratamento; nenhuma associação com maior risco de sangramento		Se considerar clopidogrel, utilizar na dosagem padrão (75 mg/dia)
CYP2C19 Metabolizador Rápido	Formação normal do metabólito ativo do clopidogrel; reatividade plaquetária durante o tratamento normal ou baixa; nenhuma associação com maior risco de sangramento		Se considerar clopidogrel, utilizar na dosagem padrão (75 mg/dia)
CYP2C19 Metabolizador Normal	Formação normal do metabólito ativo do clopidogrel; reatividade plaquetária durante o tratamento normal		Se considerar clopidogrel, utilizar na dosagem padrão (75 mg/dia)

(continua)

MEDICINA DE PRECISÃO EM CARDIOLOGIA — 411

Tabela 41.2 (continuação). Exemplos de genótipos e sua consequência na prescrição

CYP2C19 Provavelmente Intermediário	Redução da formação do metabólito ativo do clopidogrel; maior reatividade plaquetária durante o tratamento; aumento de risco para eventos adversos cardiovasculares e cerebrovasculares	Se possível, evite a dose padrão de clopidogrel. Use prasugrel ou ticagrelor na dose padrão se não houver contraindicação
CYP2C19 Intermediário	Redução da formação do metabólito ativo do clopidogrel; maior reatividade plaquetária durante o tratamento; Aumento de risco para eventos adversos cardiovasculares e cerebrovasculares	Se possível, evite a dose padrão de clopidogrel. Use prasugrel ou ticagrelor na dose padrão se não houver contraindicação
CYP2C19 Provavelmente Fraco	Redução significativa da formação do metabólito ativo do clopidogrel; maior reatividade plaquetária durante o tratamento; aumento de risco para eventos adversos cardiovasculares e cerebrovasculares	Evite a dose padrão de clopidogrel. Use prasugrel ou ticagrelor na dose padrão se não houver contraindicação
CYP2C19 Fraco	Redução significativa da formação do metabólito ativo do clopidogrel; maior reatividade plaquetária durante o tratamento; Aumento de risco para eventos adversos cardiovasculares e cerebrovasculares	Evite a dose padrão de clopidogrel. Use prasugrel ou ticagrelor na dose padrão se não houver contraindicação

VARFARINA

A varfarina é um dos anticoagulantes mais prescritos em todo o mundo. É usada para prevenir doenças tromboembólicas em pacientes com trombose venosa profunda, fibrilação atrial, AVC recorrente ou prótese de válvula cardíaca. A varfarina atua como um inibidor do *VKORC1*; isso leva a uma quantidade reduzida de vitamina K disponível para servir como cofator para proteínas de coagulação. Embora eficaz, a dosagem de varfarina é desafiadora devido ao seu índice terapêutico estreito e alto grau de variabilidade interindividual na dosagem ideal (entre 0,6 e 15,5 mg/dia). A dosagem inadequada de varfarina tem sido associada a um risco substancial de hemorragia.

A varfarina é um produto natural e é administrada como mistura dos isômeros R e S da medicação. A S-varfarina é um inibidor 3-5 vezes mais potente da vitamina K, do que a R-varfarina. Os isômeros são metabolizados por diferentes enzimas; o metabolismo predominante do isômero S é via CYP2C9, enquanto o metabolismo da R-varfarina é principalmente via CYP3A4 com envolvimento de *CYP1A1, CYP1A2, CYP2C8, CYP2C9, CYP2C18* e *CYP2C19*.

Os polimorfismos nos genes *CYP2C9* (que codifica a enzima responsável por metabolizar a varfarina) e *VKORC1* (que codifica a enzima inibida pela varfarina) influenciam a necessidade da dose diária ou semanal do medicamento. Os polimorfismos de perda de função em um ou em ambos os genes estão associados à atividade enzimática reduzida e, portanto, à necessidade de doses mais baixas de varfarina, o que evita a superexposição e permite alcançar a anticoagulação terapêutica. A dosagem genética de varfarina aumenta o tempo que o paciente permanece na faixa terapêutica de Razão Randomizada Internacional (INR) em comparação com a dosagem padrão (Figura. 41.4).

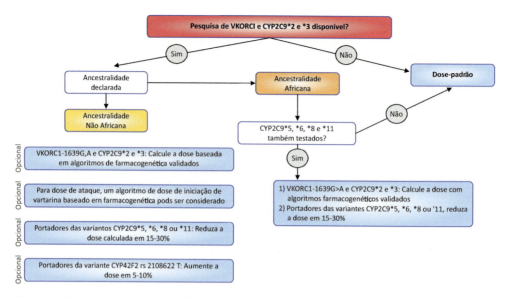

Figura 41.4. Fluxograma explicando como utilizar a informação farmacogenômica na prática clínica.

Sinvastatina

A sinvastatina é um inibidor da HMG-CoA redutase (estatina) utilizado para diminuir os níveis sanguíneos de lipoproteína de baixa densidade (LDL) e colesterol total, indicado para o tratamento de hiperlipidemia, redução do risco de eventos cardiovasculares e mortalidade em coronariopatas. A sinvastatina inibe a produção endógena de colesterol por inibição competitiva da 3-hidroxi-3-metilglutaril coenzima A redutase (HMGCR), a enzima que catalisa a conversão de HMG-CoA em mevalonato.

Dada a forte evidência que liga a miopatia induzida por estatina e o genótipo SLCO1B1, é recomendado a troca da sinvastatina por uma alternativa para pacientes com genótipo *SLCO1B1 rs4149056 CC* ou *TC*, ou pacientes com função diminuída de *SLCO1B1*. *SLCO1B1* codifica uma molécula transportadora de soluto envolvida na absorção hepática de estatinas. Consequentemente, as variantes desse gene, especificamente o *rs4149056*, podem levar ao aumento da exposição às estatinas fora do fígado e têm sido repetidamente associadas ao quadro de miopatia (**Tabela 41.3**).

Tabela 41.3. Exemplos de genótipos e sua consequência na prescrição

Gene	Fenótipo	Genótipo	Exemplos de diplótipos
SLCO1B1	Função aumentada	Indivíduo com dois alelos de função aumentada	*14/*14
	Função normal	Indivíduo com dois alelos de função normal ou um alelo normal e outro de função aumentada	*1/*1, *1/*14
	Função diminuída	Indivíduo com um alelo normal e ou aumentada e outro sem função	*1/*5, *1/*15
	Função possivelmente diminuída	Indivíduo com um alelo normal e ou de função aumentada outro de função desconhecida	*5/*6, *15/*10, *5/*43
	Função baixa	Indivíduo com dois alelos sem função	*5/*5, *5/*15, *15/*15

SLCO1B1 com função reduzida	Aumento da exposição à sinvastatina, e risco maior de miopatia	Prescrever uma estatina alternativa, ou mantenha a dose menor que 20 mg/dia
SLCO1B1 com função fraca	Aumento da exposição à sinvastatina, com baixa função e alto risco de miopatia	Prescrever uma estatina alternativa

Como procurar *guidelines* para outras medicações

A farmacogenética é um componente importante da Medicina de Precisão e visa minimizar a abordagem tradicional de tentativa e erro para a terapia medicamentosa, considerando o código genético de um indivíduo, além de outras informações específicas do paciente, para selecionar a terapia medicamentosa ideal. Outras relações farmacogenômicas em estudo para doenças cardiovasculares estão em fase 2 e fase 3, como a utilização desbetabloqueadores, de risco para síndrome do QT longo causado por medicamentos, além de drogas anti-hipertensivas. Para facilitar os testes farmacogenéticos na prática, órgãos internacionais como o americano Clinical Pharmacogenetics Implementation Consortium (CPIC) fornece diretrizes farmacogenômicas atualizadas com evidência para apoiar a consideração de dados de genótipo nas decisões de prescrição.

RESUMO ILUSTRADO

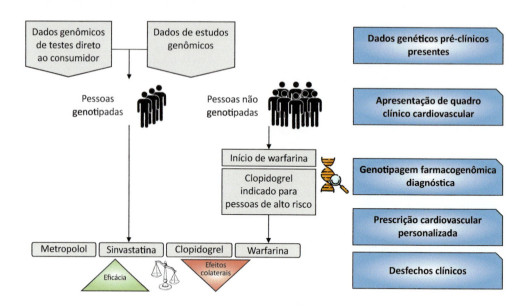

Link dos principais *guidelines* de farmacogenômica

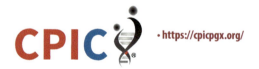 • https://cpicpgx.org/

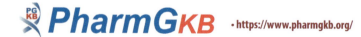 • https://www.pharmgkb.org/

Bibliografia sugerida

Al-Mahayri ZN, Khasawneh LQ, Alqasrawi MN, Altoum SM, Jamil G, Badawi S, et al. Pharmacogenomics implementation in cardiovascular disease in a highly diverse population: initial findings and lessons learned from a pilot study in United Arab Emirates. Hum Genomics. 2022 Sep 25;16(1):42. doi: 10.1186/s40246-022-00417-9. PMID: 36154845; PMCID: PMC9509637.

Cooper-DeHoff RM, Niemi M, Ramsey LB, Luzum JA, Tarkiainen EK, Straka RJ, et al. The Clinical Pharmacogenetics Implementation Consortium Guideline for SLCO1B1, ABCG2, and CYP2C9 genotypes and Statin-Associated Musculoskeletal Symptoms. Clin Pharmacol Ther. 2022 May;111(5):1007-21. doi: 10.1002/cpt.2557. Epub 2022 Mar 11. PMID: 35152405; PMCID: PMC9035072.

Duarte JD, Cavallari LH. Pharmacogenetics to guide cardiovascular drug therapy. Nat Rev Cardiol. 2021 Sep;18(9):649-65. doi: 10.1038/s41569-021-00549-w. Epub 2021 May 5. PMID: 33953382; PMCID: PMC8364496.

https://www.cdc.gov/genomics/disease/pharma.htm

Jarvis JP, Peter AP, Keogh M, Baldasare V, Beanland GM, Wilkerson ZT, et al. Real-World Impact of a Pharmacogenomics-Enriched Comprehensive Medication Management Program. J Pers Med. 2022 Mar 8;12(3):421. doi: 10.3390/jpm12030421. PMID: 35330421; PMCID: PMC8949247.

Johnson JA, Caudle KE, Gong L, Whirl-Carrillo M, Stein CM, Scott SA, et al. Clinical Pharmacogenetics Implementation Consortium (CPIC) Guideline for Pharmacogenetics-Guided Warfarin Dosing: 2017 Update. Clin Pharmacol Ther. 2017 Sep;102(3):397-404. doi: 10.1002/cpt.668. Epub 2017 Apr 4. PMID: 28198005; PMCID: PMC5546947.

Kim S, Yun YM, Chae HJ, Cho HJ, Ji M, Kim IS, et al. Clinical Pharmacogenetic Testing and Application: Laboratory Medicine Clinical Practice Guidelines. Ann Lab Med. 2017 Mar;37(2):180-93. doi: 10.3343/alm.2017.37.2.180. PMID: 28029011; PMCID: PMC5204002.

Lee CR, Luzum JA, Sangkuhl K, Gammal RS, Sabatine MS, Stein CM, et al. Clinical Pharmacogenetics Implementation Consortium Guideline for CYP2C19 Genotype and Clopidogrel Therapy: 2022 Update. Clin Pharmacol Ther. 2022 Nov;112(5):959-67. doi: 10.1002/cpt.2526. Epub 2022 Feb 8. PMID: 35034351; PMCID: PMC9287492.

Magavern EF, Kaski JC, Turner RM, Drexel H, Janmohamed A, Scourfield A, et al. The role of pharmacogenomics in contemporary cardiovascular therapy: a position statement from the European Society of Cardiology Working Group on Cardiovascular Pharmacotherapy. Eur Heart J Cardiovasc Pharmacother. 2022 Jan 5;8(1):85-99. doi: 10.1093/ehjcvp/pvab018. Erratum in: Eur Heart J Cardiovasc Pharmacother. 2022 Dec 15;9(1):116. PMID: 33638977.

Pirmohamed M. Pharmacogenomics: current status and future perspectives. Nat Rev Genet. 2023 Jan 27. doi: 10.1038/s41576-022-00572-8. Epub ahead of print. PMID: 36707729.

Whirl-Carrillo M, Huddart R, Gong L, Sangkuhl K, Thorn CF, Whaley R, et al. An Evidence-Based Framework for Evaluating Pharmacogenomics Knowledge for Personalized Medicine. Clin Pharmacol Ther. 2021 Sep;110(3):563-72. doi: 10.1002/cpt.2350. Epub 2021 Jul 22. PMID: 34216021; PMCID: PMC8457105.

42 | Terapia Gênica

Bruno de Oliveira Stephan

INTRODUÇÃO

Podemos dizer que terapia gênica representa qualquer forma de manipulação dos genes visando ao tratamento de doenças (genéticas ou não). Em um contexto de medicina personalizada e de precisão, talvez represente a solução ideal: uma medicação elaborada cuidadosamente para um paciente acometido por uma doença específica que anteriormente possuía poucas ou nenhuma opção de tratamento efetivo. Entretanto, apesar de conceitualmente parecer uma ideia simples e com perspectivas quase infinitas, sua aplicação real traz uma série de restrições e dificuldades que serão explicadas a seguir.

Classicamente, é preciso considerar as três bases essenciais na elaboração de qualquer terapia gênica: gene-alvo, vetor e forma de administração. É por meio das várias opções e combinações envolvendo em cada um dos componentes desse tripé que se formulam produtos de terapia gênica para diferentes doenças genéticas.

GENE-ALVO

Começando pelo gene-alvo, deve-se ter em mente que a terapia gênica só se torna uma possibilidade para doenças cujas bases genéticas e respectivos mecanismos de patogênese já sejam devidamente compreendidos. O propósito de tal tratamento será justamente substituir o erro na sequência de DNA (mutação) presente no material genético do paciente afetado (especialmente no caso de uma doença associada à perda de função do gene), em geral por meio da elaboração de um breve fragmento de cDNA (DNA complementar), associado a uma sequência de ORF (fase de leitura aberta) que permitirá sua incorporação. Nesse contexto, genes de grande extensão (p. ex., *DMD*, com 79 éxons) representam uma barreira técnica importante, que pode eventualmente ser contornada pela remoção de sequências não essenciais.

Capítulo 42 – Terapia Gênica

Desse modo, patologias sem bases genéticas efetivamente conhecidas não são candidatas a aplicação de uma terapia gênica, pelo menos em um futuro próximo. E, mesmo nos casos em que essa relação é de fato conhecida, ainda se faz necessária a confirmação diagnóstica por meio de teste genético do paciente a ser tratado, determinando exatamente qual sua mutação.

Outro ponto importante a ser ressaltado é que não se prevê e tampouco se recomenda alteração da linhagem germinativa do paciente, tanto pelas implicações éticas quanto pelo risco de gerar novas mutações nessas células; por consequência, os modelos atuais de terapia gênica não geram mudanças no caráter hereditário da doença tratada.

VETOR E FORMA DE ADMINISTRAÇÃO

De qualquer forma, supondo que haja conhecimento suficiente sobre a doença genética e o paciente acometido em questão, é necessário garantir que o material genético artificial encontre seu destino adequado em cada caso, sendo fundamental esclarecer o papel do vetor na terapia gênica. Partindo-se do princípio de que os indivíduos afetados por doenças genéticas possuem uma mutação específica em um determinado gene presente em todas as células de seu corpo, logo nos deparamos com a inviabilidade de se corrigir o código genético do organismo por completo; no entanto, é factível imaginar cenários nos quais a incorporação de material genético produzido artificialmente em algumas células ou tecidos-chave possa eventualmente agir de modo a compensar a "falha genética" em questão. Para essa finalidade, além de se escolher células com meia-vida razoavelmente longa ou com perspectiva de autorreplicação, é conveniente recorrer a estruturas naturalmente capazes de induzir as células humanas a expressarem o DNA de maneira modificada: os vírus. Uma vez modificados em laboratório (onde terão seu material genético original retirado ou inativado) para não causarem as doenças que habitualmente transmitem, esses vetores atuam como ferramentas de transporte do cDNA citado anteriormente, incorporando-se ao núcleo das células do hospedeiro. O processo da introdução desse conjunto (vetor viral + cDNA) junto ao material genético das células do paciente é denominado transfecção (**Fig. 42.1**).

Em um cenário ideal, o vetor deve ser seguro, de fácil aplicação no paciente e proporcionar uma duração prolongada, preferencialmente para a vida inteira. Entretanto, é virtualmente impossível reunir todas essas qualidades em uma única estrutura. Dessa forma, a melhor opção para cada caso irá variar conforme as características dos diferentes vetores virais disponíveis, que são resumidas na **Tabela 42.1**.

Além dos vetores virais, vale mencionar o uso de plasmídeos ou até mesmo DNA puro (*naked DNA*), para aplicação direta do material genético desejado no paciente. Em tese, o uso desses vetores não virais seria uma opção válida para terapia gênica, pois apresentam ausência de patogenicidade, baixo custo, facilidade de produção e maior segurança em relação aos vetores virais. No entanto, o

MEDICINA DE PRECISÃO EM CARDIOLOGIA 419

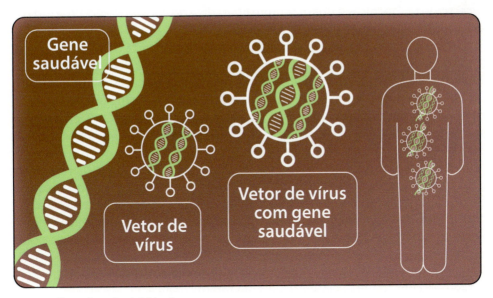

Figura 42.1. Vetor e forma de administração.

Tabela 42.1. Características dos diferentes vetores

Tipo de vírus	Material genético	Vantagens	Desvantagens
Herpes-vírus	DNA envelopado	▪ Capaz de carregar longas sequências de material genético ▪ Amplo tropismo celular (em especial por neurônios) ▪ Produção de partículas em altos títulos ▪ Expressão transgênica estável/duradoura	▪ Causa doenças conhecidas em humanos ▪ Imunidade preexistente
Poxvírus	DNA de fita dupla	▪ Capaz de carregar longas sequências de material genético ▪ Múltiplos locais para a inserção do transgene	▪ Causa doenças conhecidas em humanos ▪ Imunidade preexistente ▪ Potencialmente citotóxico
Adenovírus	DNA de fita dupla	▪ Amplo tropismo celular ▪ Transdução em células que não estão em divisão	▪ Causa doenças conhecidas em humanos ▪ Imunidade preexistente
Retrovírus / Lentivírus	RNA de fita simples	▪ Manipulação simples e eficiente ▪ Expressão prolongada nas células transduzidas ▪ Dose única	▪ Baixa estabilidade ▪ Risco de recombinação/oncogênese ▪ Transdução apenas em células em divisão
Vírus adenoassociados (AAV)	DNA de fita simples	▪ Não causa doenças conhecidas em humanos ▪ Baixa imunogenicidade ▪ Amplo tropismo celular ▪ Transdução em células que não estão em divisão	▪ Capacidade de clonagem limitada e imprópria para a maioria dos genes terapêuticos

sucesso de tais técnicas é quase sempre limitado e de curta duração, uma vez que sua degradação pelos lisossomos é inevitável.

Nesse contexto, é preciso destacar a recente descoberta do método CRISPR, (do inglês, *Clustered Regularly Interspaced Short Palindromic Repeats* – Repetições Palindrômicas Curtas Agrupadas e Regularmente Interespaçadas), um mecanismo de defesa presente em bactérias que basicamente age como uma "tesoura" de DNA. Em conjunto com uma enzima nuclear conhecida como Cas9, essa técnica despertou grande interesse no meio científico ao ser considerada como opção precisa e prática para a correção genética, possibilitando tanto a inserção de genes saudáveis (edição gênica) quanto a deleção de genes defeituosos (silenciamento gênico), sem interferir na expressão dos demais genes. Por outro lado, o avanço de pesquisas envolvendo a manipulação relativamente simples do material genético, inclusive com relatos em embriões humanos, trouxe à tona a necessidade de se discutir os perigos e os limites éticos da engenharia genética, ainda pouco definidos, especialmente no que se refere à aplicação em seres humanos. Assim sendo, recomenda-se novamente cautela e sensatez ao se discutir tais avanços, sobretudo com pacientes interessados em terapia gênica.

Por fim, uma vez estabelecido qual o vetor mais adequado para a terapia gênica em questão, deve-se definir como esta será administrada. Nessa etapa, temos essencialmente duas opções:

- *In vivo*: aplica-se o vetor diretamente no corpo do indivíduo afetado.
- *Ex vivo/in vitro*: retira-se algumas células do indivíduo afetado e, após tratamento em laboratório, devolve-se ao corpo essas mesmas células contendo o vetor desejado.

RNA DE INTERFERÊNCIA E OLIGONUCLEOTÍDEOS *ANTISENSE*

Dentro do cenário brasileiro e para fins de fiscalização, o Ministério da Saúde considera como produtos de terapia avançada: "produtos biológicos, utilizados com fins terapêuticos, obtidos a partir de células e tecidos humanos que foram submetidos a um processo de fabricação; ou produtos que consistem em ácidos nucleicos recombinantes e que têm como objetivo regular, reparar, substituir, adicionar ou deletar uma sequência genética ou modificar a expressão de um gene". Por isso, além dos modelos citados anteriormente, alguns produtos envolvendo a regulação de expressão de genes, como RNA de interferência (RNAi) e oligonucleotídeos *antisense* (OSA), apesar de ainda não disponíveis no Brasil, também têm ganhado destaque como opções promissoras de tratamento para doenças genéticas. Embora não constituam técnicas que alteram diretamente a sequência de DNA e, portanto, não sejam consideradas terapias gênicas por diversos autores, tais abordagens serão discutidas brevemente neste capítulo.

No caso do RNAi, é possível direcionar pequenos fragmentos de RNA com intuito de se ligarem ao RNA-alvo e levarem esse conjunto à sua não transcrição; tal técnica teria potencial de ser extremamente útil para impedir a tradução de produtos proteicos tóxicos, ou seja, propiciando uma ferramenta eficaz para "silenciamento" de genes mutantes. No contexto da Cardiologia, já estão aprovadas pela FDA (agência norte-americana responsável pela regulação de fármacos) os medicamentos Onpattro® (patisiran)/Amvuttra® (vutrisiran) e Sybrava/Leqvio® (inclisiran) para tratamento de amiloidose por transtirretina e hipercolesterolemia familiar, respectivamente.

Igualmente promissora é a técnica de *exon-skipping*, baseada na introdução de sequências de OSAs que levam à exclusão de um determinado éxon durante o processo de *splicing*, o que pode ser útil em casos de pacientes carregando mutações *nonsense* (associadas à códons de parada). Nessa linha, embora ainda não haja consenso sobre seu impacto clínico real, já estão aprovadas pela FDA e órgãos de saúde da União Europeia algumas medicações para manejo de certos casos das distrofias musculares de Duchenne/Becker: Exondys 51® (Eteplirsen), Vyondys 53® (Golodirsen), Viltepso® (viltolarsen), Amondys 45® (casimersen) e Translarna® (ataluren); bem como medicações voltadas para o controle neurológico da amiloidose por transtirretina: Wainua® (Eplontersen) e Tegsedi® (Inotersen).

Tendo em vista todas as razões citadas acima, deve-se ressaltar que a utilização de terapia gênica para indivíduos acometidos por doenças de herança complexa ou multifatorial (que se dão pela interação entre diversos genes e/ou de fatores ambientais) não é impossível, porém enfrenta barreiras adicionais, tornando-se ainda mais imprevisível. Ainda assim, estudos recentes envolvendo o uso de terapia gênica em pacientes com condições comuns (p. ex., aplicação de fatores proangiogênicos na reabilitação de pacientes com infarto) têm mostrado resultados promissores, justificando atenção cada vez maior dos médicos.

Assim, embora a terapia gênica ainda não seja uma opção de tratamento consolidada para a maioria das condições genéticas, observa-se um número crescente de medicamentos baseados nessa abordagem já disponíveis para aplicação clínica, além de muitos outros em fase avançada de desenvolvimento, aproximando-se cada vez mais da realidade para pacientes com diversas doenças, inclusive no campo das patologias cardiovasculares.

APÊNDICE

Lista de produtos de terapia gênica atualmente aprovados pelo Ministério da Saúde, conforme última atualização em 12/2024, para aplicação no Brasil:

- **Yescarta® (axicabtageno ciloleucel):** terapia gênica *ex-vivo*, a base de lentivírus (imunoterapia autóloga de células T geneticamente modificadas); dose única, infusão intravenosa; para tratamento de **Linfoma de grandes células B/Linfoma folicular**.
- **Luxturna® (voretigeno neparvoveque):** terapia gênica *in-vivo*, a base de vírus adenoassociado; dose única (para cada olho), injeção subretiniana; para tratamento de **Amaurose congênita de Leber (gene *RPE65*)**.
- **Zolgensma® (onasemnogeno abeparvoveque):** terapia gênica *in-vivo*, a base de vírus adenoassociado; dose única, infusão intravenosa; para tratamento de **Atrofia muscular espinhal – AME tipo I (gene *SMN1*)**.

- **Kymriah® (tisagenlecleucel):** terapia gênica *ex-vivo,* a base de lentivírus (imunoterapia autóloga de células T geneticamente modificadas); dose única, infusão intravenosa; para tratamento de **Leucemia linfoblástica aguda (LLA) / Linfoma difuso de grandes células B**.
- **Carvykti® (ciltacabtageno autoleucel):** terapia gênica *ex-vivo,* a base de lentivírus (imunoterapia autóloga de células T geneticamente modificadas); dose única, infusão intravenosa; para tratamento de **Mieloma múltiplo refratário**.
- **Tecartus® (brexucabtageno autoleucel):** terapia gênica *ex-vivo,* a base de lentivírus (imunoterapia autóloga de células T geneticamente modificadas); dose única, infusão intravenosa; para tratamento de **Linfoma de células do manto (LCM)/Leucemia linfoblástica aguda (LLA) de células B recidivados ou refratários.**
- **Roctavian® (brexucabtageno autoleucel):** terapia gênica *in-vivo,* a base; dose única, infusão intravenosa; para o tratamento de **hemofilia A grave**.
- Upstaza® (eladocageno exuparvoveque): terapia gênica *in-vivo,* a base de vírus adenoassociado; dose única, injeção intraputaminal (neurocirurgia estereotáxica); para tratamento de **deficiência da descarboxilase de L-aminoácido aromático (AADC) com fenótipo grave**.
- **Elevydis® (delandistrogeno moxeparvovec):** terapia *in-vivo,* a base de vírus adenoassociado; dose única, infusão intravenosa; para tratamento de **distrofia muscular de Duchenne entre 4 e 7 anos**.

Exemplo histórico

- **Glybera® (alipogene tiparvovec):** terapia gênica *in-vivo,* a base de vírus adenoassociado; dose única, injeções intramusculares; para tratamento de **Deficiência de lipoproteína lipase familiar (gene *LPL*). DESCONTINUADO POR QUESTÕES FINANCEIRAS.**

Bibliografia sugerida

Abdelnour SA, Xie L, Hassanin AA, Zuo E, Lu Y. The Potential of CRISPR/Cas9 Gene Editing as a Treatment Strategy for Inherited Diseases. Front Cell Dev Biol. 2021 Dec 15;9:699597. doi: 10.3389/fcell.2021.699597. PMID: 34977000; PMCID: PMC8715006.

https://www.fda.gov/consumers/consumer-updates/how-gene-therapy-can-cure-or-treat-diseases?%20how%20does%20it%20work?

https://www.gov.br/anvisa/pt-br/assuntos/sangue/terapias-avancadas

Ishikawa K, Weber T, Hajjar RJ. Human Cardiac Gene Therapy. Circ Res. 2018 Aug 17;123(5):601-13. doi: 10.1161/CIRCRESAHA.118.311587. PMID: 30355138; PMCID: PMC6390977.

Kim Y, Landstrom AP, Shah SH, Wu JC, Seidman CE; American Heart Association. Gene Therapy in Cardiovascular Disease: Recent Advances and Future Directions in Science: A Science Advisory From the American Heart Association. Circulation. 2024 Dec 3;150(23):e471-e480. doi: 10.1161/CIR.0000000000001296. Epub 2024 Nov 11. PMID: 39523949.

Korpela H, Järveläinen N, Siimes S, Lampela J, Airaksinen J, Valli K, et al. Gene therapy for ischaemic heart disease and heart failure. J Intern Med. 2021 Sep;290(3):567-82. doi: 10.1111/joim.13308. Epub 2021 May 25. PMID: 34033164.

Lee YS, Choi JR, Kim JB. Gene Therapy for Cardiovascular Disease: Clinical Perspectives. Yonsei Med J. 2024 Oct;65(10):557-71. doi: 10.3349/ymj.2024.0127. PMID: 39313446; PMCID: PMC11427124.

Shimamura M, Nakagami H, Sanada F, Morishita R. Progress of Gene Therapy in Cardiovascular Disease. Hypertension. 2020 Oct;76(4):1038-44. doi: 10.1161/HYPERTENSIONAHA.120.14478. Epub 2020 Aug 10. PMID: 32772646.

Traber GM, Yu AM. RNAi-Based Therapeutics and Novel RNA Bioengineering Technologies. J Pharmacol Exp Ther. 2023 Jan;384(1):133-54. doi: 10.1124/jpet.122.001234. Epub 2022 Jun 9. PMID: 35680378; PMCID: PMC9827509.

Ylä-Herttuala S, Baker AH. Cardiovascular Gene Therapy: Past, Present, and Future. Mol Ther. 2017 May 3;25(5):1095-106. doi: 10.1016/j.ymthe.2017.03.027. Epub 2017 Apr 4. PMID: 28389321; PMCID: PMC5417840.

Oliveira BA, et al. Vetores virais para uso em terapia gênica. Rev Pan-Amaz Saude [online]. 2018;9(2):57-66. Disponível em: <http://scielo.iec.gov.br/scielo.php?script=sci_arttext&pid=S2176-62232018000200008&lng=pt&nrm=iso>. ISSN 2176-6223. http://dx.doi.org/10.5123/s2176-62232018000200008.

43 | Estatística na Medicina

Juliana José
Ester Riserio Matos Bertoldi
Manuela C. P. Bonetto

A estatística desempenha um papel fundamental na medicina, pois permite a análise e a interpretação de dados clínicos e epidemiológicos, possibilitando a tomada de decisões com base em evidências científicas sólidas. Ela é utilizada em diversas áreas da medicina, como estudos clínicos, epidemiologia, diagnóstico, análise de dados e tomada de decisão. Nos estudos clínicos, a estatística é utilizada para planejar, conduzir e analisar os resultados de estudos rigorosos que avaliam a eficácia e a segurança de tratamentos médicos em pacientes. Na epidemiologia, a estatística é usada para investigar a distribuição de doenças na população, identificar fatores de risco e determinar a eficácia de medidas de prevenção. No diagnóstico, a estatística é usada para avaliar a precisão de testes diagnósticos e definir os critérios para a interpretação dos resultados. Na análise de dados, ela é usada para analisar grandes conjuntos de dados clínicos e identificar padrões, tendências e relações entre variáveis. A avaliação dos dados das áreas acima, juntamente com os riscos e benefícios de diferentes opções de tratamento é essencial para a tomada de decisão da melhor abordagem para cada paciente.

Neste capítulo, abordaremos os conceitos básicos da estatística aplicada à medicina, com enfoque especial aos parâmetros e testes fundamentais para estudos clínicos, estudos de epidemiologia e tomadas de decisão.

ESTATÍSTICA DESCRITIVA

A estatística descritiva é importante para descrever e resumir dados. Entre as medidas estatísticas mais comuns estão as **medidas de centralidade** e as **medidas de dispersão**. As medidas de centralidade descrevem o valor mais representativo de um conjunto de dados, enquanto as medidas de dispersão indicam a variabilidade dos dados.

A medida mais comum de centralidade é a **média**, que representa a soma dos valores de todos os indivíduos dividida pelo número total de indivíduos. A média é útil para resumir dados contínuos, como idade ou níveis de glicemia. No entanto, a média é sensível a valores extremos, ou seja, valores muito altos ou muito baixos podem afetar drasticamente o resultado.

Outra medida de centralidade é a **mediana**, que representa o valor que divide a amostra em duas partes iguais. Para calcular a mediana, deve-se organizar os dados em ordem crescente. Se o número de observações for ímpar, por exemplo 25, a mediana será o valor da amostra exatamente no meio, ou seja, a amostra que ocupa a 13ª posição. Se, em vez disso, tivermos uma amostra com um número par de observações, a mediana será a média dos dois valores do meio. Dessa forma, em uma amostra com 26 observações, a mediana será a média do valor da amostra na 13ª e 14ª posição. A mediana é menos sensível a valores extremos do que a média, sendo útil para resumir dados com distribuições assimétricas. Alguns exemplos de variáveis com distribuição não normal na área da saúde são a distribuição de gastos com saúde, com alguns indivíduos gastando muito mais do que a média e a maioria gastando menos; e a distribuição de concentrações de biomarcadores, como colesterol, glicose e hormônios, que, muitas vezes, apresentam distribuições não normais, com alguns indivíduos apresentando concentrações muito altas ou muito baixas.

A **moda** é uma medida de centralidade usada com menos frequência em estatística descritiva. A moda é o valor que ocorre com maior frequência em um conjunto de dados. É uma medida útil para descrever a tendência central de uma distribuição, especialmente quando a distribuição não é simétrica ou tem valores extremos que afetam a média. A moda pode ser usada em conjunto com outras medidas de centralidade, como a média e a mediana, para obter uma visão mais completa da distribuição dos dados.

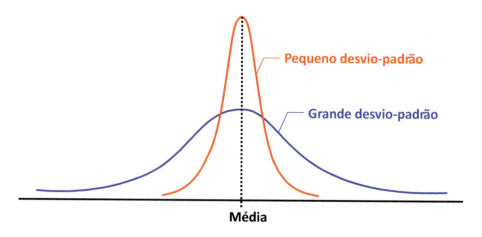

Figura 43.1. As medidas de dispersão, como o desvio-padrão, são úteis para nos dar uma ideia da distribuição dos dados ao redor de uma medida de centralidade, como a média. Pode-se comparar duas curvas com médias idênticas e desvios padrão diferentes. Nota-se que a distribuição vermelha, com pequeno desvio padrão, está mais concentrada ao redor da média, enquanto a azul, com maior grande desvio padrão, está mais dispersa em relação à média, embora ambas tenham a mesma média.

As **medidas de dispersão** indicam a variabilidade dos dados em torno da medida de centralidade. As medidas de dispersão mais utilizadas são a **variância** e o **desvio-padrão**, que indicam a variação dos dados em relação à média. A variância da amostra tem no numerador a diferença entre cada um dos valores e a média aritmética e, no denominador, o tamanho da amostra menos 1. O desvio-padrão da amostra corresponde à raiz quadrada da variância da amostra. A variância e o desvio padrão são valores que nunca podem ser negativos. A única hipótese em que a variância e o desvio-padrão se igualam a zero é quando todos os valores na amostra são iguais. O desvio-padrão é útil para avaliar a consistência dos dados e para comparar a variabilidade de diferentes amostras. O **erro padrão** da média é igual ao desvio-padrão na população, dividido pela raiz quadrada do tamanho da amostra, n. Ele representa a variação da média, não a variabilidade entre os valores individuais (**Fig. 43.1**).

Outra medida de dispersão é a **amplitude**, que representa a diferença entre o valor máximo e mínimo de um conjunto de dados. A amplitude é útil para resumir dados contínuos e discretos, mas é menos sensível à variabilidade do que o desvio-padrão.

Para compreender o **intervalo interquartil** (IQR, do inglês, *InterQuartile Range*), uma medida de dispersão menos sensível a valores extremos, é necessário entender a divisão em quartis. O primeiro quartil (Q1) é definido como o valor que divide a distribuição de dados em que os 25% menores valores estão abaixo desse valor e os 75% restantes estão acima desse valor. Em outras palavras, 25% dos dados estão abaixo de Q1 e 75% dos dados estão acima de Q1. Já o terceiro quartil (Q3) é representa o valor que divide a distribuição de dados em que os 25% maiores valores estão acima desse valor e os 75% menores valores estão abaixo desse valor. Em outras palavras, 25% dos dados estão acima de Q3 e 75% dos dados estão abaixo de Q3. O IQR é a diferença entre o terceiro quartil (Q3) e o primeiro quartil (Q1) de uma distribuição de dados. O IQR é uma medida robusta de dispersão que é menos sensível a valores extremos ou assimetrias em comparação com outras medidas de dispersão, como o desvio-padrão. O IQR é útil para determinar a amplitude dos valores intermediários e identificar possíveis discrepâncias ou outliers em um conjunto de dados (**Fig. 43.2**).

TESTES DE HIPÓTESES

Em estatística, podemos testar uma hipótese sobre uma população a partir de dados coletados de uma parte dessa população, ou seja, de uma amostra dela. É possível testar um certo parâmetro medido na amostra contra um valor fixo predeterminado, ou, alternativamente, podemos comparar dois ou mais grupos entre si. Independentemente de qual tipo de comparação é realizada, podemos estruturar nosso teste como um **teste de hipóteses**.

Em um teste de hipóteses há sempre duas hipóteses: a hipótese nula, também conhecida como H0, e a hipótese alternativa, conhecida como H1 ou HA. Enquanto H0 é a afirmação que está sendo testada, HA é exatamente oposta à

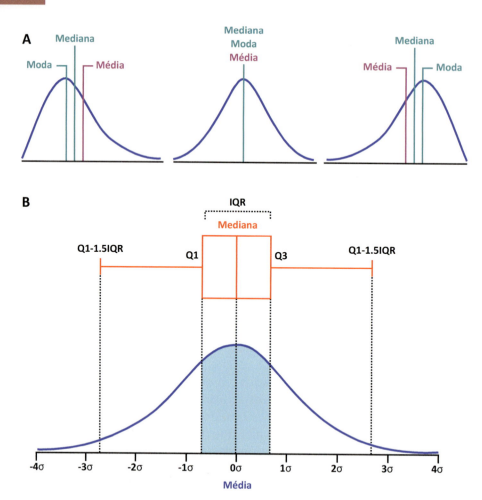

Figura 43.2. A) Exemplos de distribuições assimétricas, ou não normais, e uma distribuição simétrica, também chamada de normal. Na distribuição normal as medidas de centralidade são equivalentes. Ou seja, a média, a mediana e a moda são iguais ou muito próximas. Nas distribuições assimétricas a média acaba se deslocando em direção aos valores extremos, sejam eles mais altos, como na imagem da esquerda, ou extremamente baixos, como na imagem à direita. A mediana e a moda são menos sensíveis a valores extremos, localizando-se mais próximas ao pico de observações. **B)** Representações de medidas de centralidade e dispersão. Em vermelho, um *boxplot* de uma distribuição normal. A linha central representa a mediana e as linhas da "caixa" representam os valores de Q1 e Q3. Por definição, 50% das amostras encontram-se dentro da caixa do *boxplot*. As linhas que terminam em barras verticais representam os "bigodes" do *boxplot*. Dentro desse intervalo encontram-se amostras até uma vez e meia menores que Q1 e maiores que uma vez e meia Q3. Valores mais extremos, também conhecidos como *outliers*, são representados com asteriscos ou pontos além dos bigodes. No *boxplot* representado não há valores extremos. Em azul, uma distribuição normal representada com a média como medida central e a dispersão em termos de desvios-padrão.

H0. Dessa forma, a hipótese nula deve sempre conter uma igualdade, ainda que acompanhada da ideia de maior ou menor. A hipótese alternativa deve conter todas as condições que não estão contempladas na hipótese nula. A **Figura 43.3** ilustra como o teste de hipóteses deve ser estruturado.

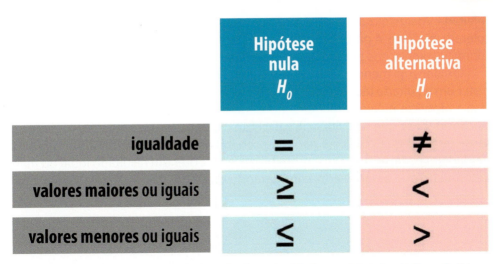

Figura 43.3. Estruturação do teste de hipóteses. Em cinza, a descrição do que seria testado na hipótese nula. Note que há sempre uma igualdade na hipótese nula e que a hipótese alternativa é sempre complementar à hipótese nula

Para ilustrar, considere a comparação entre uma amostra da população e um valor fixo, por exemplo, se a glicemia de uma população é igual ou diferente de 100. Nesse caso, teríamos:
- H0: Glicemia da população = 100.
- HA: Glicemia da população ≠ 100.

No caso do teste de hipóteses para comparar dois grupos diferentes, poderíamos comparar a glicemia entre pessoas com diabetes (população D) e pessoas saudáveis (população S). Desconfia-se que a glicemia de pessoas com diabetes costuma ser maior que a de pessoas saudáveis. Assim, o teste de hipóteses seria:
- H0: Glicemia da população S ≤ Glicemia da população D.
- HA: Glicemia da população S > Glicemia da população D.

Ao definir um teste de hipótese, avalia-se a probabilidade de obter uma amostra da população de interesse com os dados observados, assumindo que H0 seja verdadeira. Assim, a hipótese nula é rejeitada quando existem evidências suficientes, com base nos dados extraídos da amostra, de que a hipótese nula é falsa. Se a probabilidade de obter esses dados for suficientemente baixa, rejeita-se H0 em favor de HA. Para definir que probabilidade seria "suficientemente baixa", é necessário entender os tipos de erro que podem ocorrer em um teste de hipóteses.

O erro do tipo I ocorre quando a H0 é rejeitada embora **seja verdadeira**, enquanto o erro do tipo II ocorre quando a H0 **não é rejeitada**, embora **seja falsa**. A probabilidade máxima de cometer o erro do tipo I, também chamada de nível de significância, é definida por α, e geralmente é estabelecida em 5% (ou 0,05), por convenção. A probabilidade de ocorrência do erro de tipo II é representada por β. O valor *p* é a probabilidade de obter uma amostra com os dados observados, assumindo que a H0 seja verdadeira. Se o valor *p* for menor que α, então a H0 é rejeitada. Assim, o α deve ser definido *a priori*, definindo o erro de tipo I que será tolerado no teste. A partir do valor de α é possível definir um valor crítico, que, em última instância, nos permite rejeitar ou não H0.

O valor-*p*, já mencionado anteriormente, é definido como a probabilidade de obter um resultado tão extremo ou mais extremo do que o observado, assumindo que a hipótese nula é verdadeira. Consequentemente, se o valor-*p* é menor que α, considera-se que há evidência suficiente para rejeitar a hipótese nula. É importante lembrar que o valor-*p* não é a probabilidade de que a hipótese nula seja verdadeira ou falsa, mas sim a probabilidade de obter um resultado igual ou mais extremo do que o observado, considerando que a hipótese nula seja verdadeira.

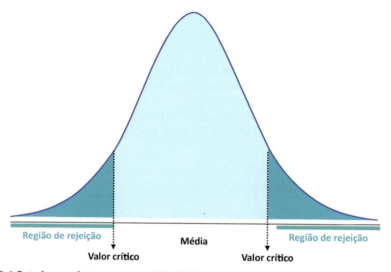

Figura 43.4. Teste de um parâmetro, no caso, a média. A hipótese nula deste teste contém um sinal de igualdade, enquanto a hipótese alternativa apresenta um sinal de desigualdade. Assim, trata-se de um teste bicaudal, no qual a região de rejeição é dividida entre as duas caudas da distribuição. Ao estipular α = 0,05, define-se que a área total somando ambas as regiões de rejeição deve ser igual a 0,05. Com esse valor de α, que representa o erro de tipo I máximo tolerado, é possível calcular os valores críticos. Considerando que a área de uma distribuição de probabilidades é sempre 1, podemos deduzir que a área entre os valores críticos é 0,95 quando α = 0,05. Se o valor observado da média estiver dentro desse intervalo, a hipótese nula não será rejeitada. Caso contrário, se o valor estiver na região de rejeição, a hipótese nula será rejeitada em favor da hipótese alternativa.

TESTES ESTATÍSTICOS E SEUS TIPOS

Os testes de hipótese explicados na seção anterior podem ser realizados com diferentes testes estatísticos que são dependentes de pressupostos e dos tipos de variáveis que temos em mãos. Em relação aos pressupostos, de forma geral, os testes podem ser paramétricos ou não paramétricos. Os testes considerados paramétricos são aqueles que pressupõem que os dados se ajustam a uma distribuição conhecida, seja ela normal, binomial ou Poisson, entre outras. A distribuição mais conhecida, usada como parâmetro por uma grande gama de testes, é a normal, usada no item anterior para descrever o teste de hipóteses (**Figura. 43.4**).

No entanto, nossos dados nem sempre se ajustam a uma distribuição conhecida. Nesses casos, o uso de testes estatísticos paramétricos levaria a uma quebra de pressupostos e, portanto, invalidaria o resultado do teste. Para saber se os dados se ajustam a uma distribuição conhecida existem diversos outros testes estáticos, como o Kolmogorov-Smirnov (KS) e o Shapiro-Wilk, que testam o ajuste dos dados à distribuição normal. Para testar hipóteses em dados que não se ajustam a uma distribuição conhecida, usamos os testes não paramétricos.

Além dos pressupostos intrínsecos de cada teste, eles dependem também do tipo de variável contida nos dados. Uma variável quantitativa é aquela que pode ser representada por meio de números resultantes de uma contagem. Elas podem ser discretas, quando se tratam apenas de números finitos, em geral, números inteiros (p. ex., o número de pacientes em uma determinada categoria), ou contínuas, quando há infinitas possibilidades na contagem (Com esse valor de α, que representa a pressão arterial e o peso). As variáveis também podem ser qualitativas ou categóricas, quando representam atributos, e não uma contagem. As variáveis qualitativas podem ser ordinais, quando há uma ordem predefinida, como os meses do ano e níveis de escolaridade; ou podem ser nominais, quando as categorias não são ordenadas, como sexo e cor dos olhos.

Os testes estatísticos podem ter o intuito de comparar diferentes grupos, usando como hipótese nula o pressuposto de igualdade entre os grupos, ou podem ter o intuito de associar variáveis, usando como hipótese nula o pressuposto da ausência de relação, ou independência, entre as variáveis. Na **Figura 43.5** temos um panorama geral de estruturas de amostras e os testes mais frequentemente usados para amostras com uma variável independente sendo comparada ou associada a uma variável dependente. A variável independente é aquela que é manipulada ou controlada pelo pesquisador. A variável dependente é aquela que é afetada ou influenciada pela variável independente, ou seja, é o resultado que se espera obter com o controle da variável independente.

TESTES DE COMPARAÇÃO DE GRUPOS

Entre os testes que comparam diferentes grupos, temos o teste de chi-quadrado, aplicado quando ambas as variáveis dependentes e independentes são nominais. Como exemplo, podemos comparar dois grupos, fumantes e não fumantes, com uma variável dependente nominal representada pela amostragem de pessoas com e sem cardiopatias (**Figura 43.4**). Nesse teste, a hipótese nula seria a de independência entre o fumo e a cardiopatia, hipótese alternativa é de que existe uma associação não aleatória entre fumo e cardiopatia. O teste de chi-quadrado é não paramétrico e, portanto, não depende do ajuste dos dados a uma distribuição conhecida. Uma restrição ao uso do chi-quadrado é quando os números amostrais são muito pequenos, nesses casos, o teste exato de Fisher apresenta maior poder estatístico.

No caso de compararmos dois grupos, como os fumantes e não fumantes, com uma variável dependente contínua representada pela amostragem da pressão arterial, a hipotética dependência da pressão arterial com o fumo pode ser testada com o teste t, no caso dos dados se ajustarem à distribuição normal, ou pelo teste Mann-Whitney, no caso de não ajuste. No caso de termos mais de dois grupos para comparar com a pressão arterial, por exemplo três classes etárias, os testes recomendados passam a ser o ANOVA (Análise de Variância), no caso dos dados se ajustarem à distribuição normal, ou pelo teste Kruskal-Wallis, no caso de não ajuste.

Tanto o teste t quanto a ANOVA são métodos estatísticos utilizados para comparar a média entre grupos. Eles compartilham algumas semelhanças em termos de seus princípios básicos, mas diferem no fato de o teste t comparar as médias de apenas dois grupos, de forma pareada ou não, e a ANOVA comparar três ou mais grupos que podem ou não ter uma estrutura hierárquica. Ambos são testes baseados no pressuposto que os dados se ajustam aos parâmetros da distribuição normal e, portanto, são paramétricos. Quando o pressuposto da distribuição normal é quebrado, os testes não paramétricos equivalentes, Mann-Whitney e Kruskal-Wallis, devem ser usados.

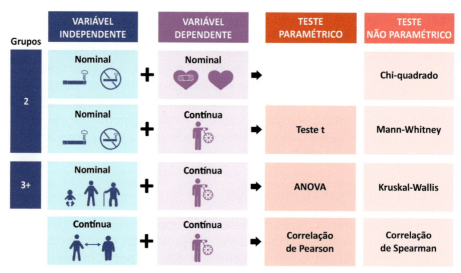

Figura 43.5. Tipos de testes estatísticos frequentemente usados conforme as variáveis obtidas e o número de grupos amostrados. Como exemplo das diferentes combinações, podemos considerar variáveis independentes nominais, como dois grupos distintos: fumantes e não fumantes. Esses grupos poderiam ser comparados com uma variável dependente nominal representada pela amostragem de pessoas com e sem cardiopatias, com o chi-quadrado. Esses grupos também poderiam comparados com uma variável dependente contínua, representada pela amostragem da pressão arterial, com o teste t no caso dos dados se ajustarem à distribuição normal, ou pelo teste Mann-Whitney no caso de não ajuste. No caso de variável independente nominal amostrada em três grupos ou mais, representados por três classes etárias, a comparação com uma variável dependente contínua poderia ser testada pelo ANOVA no caso dos dados se ajustarem à distribuição normal, ou pelo teste Kruskal-Wallis, se não houver esse ajuste. Por fim, quando tanto a variável independente quanto a dependente forem contínuas – como peso corporal e pressão arterial –, a relação entre elas pode ser analisada por meio dos coeficientes de correlação de Pearson, para dados normalmente distribuídos, ou de Spearman, caso os dados não sigam uma distribuição normal.

O teste de Mann-Whitney, também conhecido como teste U de Mann-Whitney, é utilizado para comparar a distribuição de dados entre duas amostras independentes. O resultado do teste é uma estatística U que indica a diferença entre as duas amostras. Já o teste de Kruskal-Wallis é utilizado para comparar a distribuição de dados entre três ou mais grupos independentes. O resultado do teste é uma estatística H que indica a diferença entre os grupos. Ambos os testes avaliam se as amostras têm a mesma mediana e podem ser usados para testar a hipótese de que não há diferenças significativas entre os grupos. Esses testes organizam todos os dados em conjunto, atribuindo um *ranking* a cada observação e calculando a soma dos *ranks* dentro de cada grupo.

TESTES DE ASSOCIAÇÃO ENTRE VARIÁVEIS

Muitos testes usados na área médica são os testes de associação entre as variáveis. Por exemplo, no caso de variáveis contínuas tanto independente – como peso corporal – como dependente – como a pressão arterial, a hipotética relação entre elas poderia ser testada usando coeficientes de correlação, de Pearson ou Spearman, a depender do ajuste à distribuição normal. O coeficiente de correlação de Pearson varia de -1 a +1, no qual -1 indica uma correlação negativa perfeita (ou seja, quando uma variável aumenta, a outra diminui) e +1 indica uma correlação positiva perfeita (ou seja, quando uma variável aumenta, a outra também aumenta). Um valor de 0 indica que não há correlação entre as variáveis.

A correlação mede a força ou o grau de relacionamento ou associação entre duas variáveis. Muitas vezes, a correlação é usada em conjunto com a análise de regressão linear. A regressão é uma equação que descreve esse relacionamento em linguagem matemática das variáveis. A regressão linear é o estabelecimento de uma reta que representa a correlação entre duas variáveis e que gera um modelo dessa relação, geralmente na forma de $y = a + bx$, em que y é a variável dependente, x é a variável independente, a é o intercepto da reta (o valor de y quando $x = 0$) e b é o coeficiente de inclinação (a taxa de mudança em y para uma mudança unitária em x). A linha de regressão é ajustada aos dados de modo a minimizar a distância entre a linha e os pontos de dados.

Ao interpretar os resultados de uma correlação, é importante ter em mente que correlação não implica causalidade. Ou seja, apenas porque duas variáveis estão correlacionadas, isso não significa necessariamente que uma causa a outra. Para estabelecer uma relação de causa e efeito entre duas variáveis, é necessário realizar um estudo experimental cuidadoso, que permita controlar outras variáveis que possam influenciar os resultados. Por exemplo, suponha que haja uma forte correlação positiva entre o consumo de sorvete e o número de afogamentos em uma praia. Isso não significa que o consumo de sorvete cause afogamentos. Na verdade, uma variável terceira, como a temperatura, pode estar influenciando tanto o consumo de sorvete quanto o número de pessoas que vão nadar, causando a correlação observada.

TESTES MULTIVARIADOS

As estatísticas multivariadas são um conjunto de análises que lidam simultaneamente com múltiplas variáveis. Elas são utilizadas para entender a relação entre várias variáveis ao mesmo tempo, em vez de analisar apenas uma variável por vez e podem ser descritivas ou inferenciais. A análise descritiva multivariada é usada para resumir e visualizar os dados, enquanto a análise inferencial multivariada é usada para testar hipóteses e fazer previsões.

Entre as análises multivariadas mais usadas está a Análise de Componentes Principais (do inglês, *principal component analysis* – PCA). O PCA é uma análise descritiva usada para identificar padrões e estruturas em um conjunto de dados com muitas variáveis. Para lidar com múltiplas variáveis, o PCA faz uma redução da dimensionalidade dos dados mantendo o máximo de informação possível. Para reduzir a dimensionalidade é feita uma transformação dos dados originais em um novo conjunto de variáveis chamadas de "componentes principais". Esses componentes são uma combinação linear das variáveis originais e são escolhidos de modo a explicar a maior quantidade possível da variância total dos dados.

Imagine um gráfico tridimensional, onde os eixos x, y e z estariam representando três variáveis da amostra, e cada amostra seria um ponto nesse gráfico, com seus respectivos valores para cada eixo (**Figura 43.6**). Em uma análise de componentes principais, o primeiro componente seria um novo eixo traçado na direção de maior variabilidade entre as amostras, o segundo componente principal seria um eixo perpendicular ao primeiro (portanto, independente) na direção de maior variabilidade após a primeira, e os eixos seguintes são definidos seguindo a mesma lógica. Dessa forma, o primeiro componente principal sempre explica a maior parte da variância entre amostras, o segundo componente principal explica a maior parte da variância restante, e assim por diante.

Após a transformação dos dados em componentes, cada um deles passa a representar uma combinação de valores das variáveis originais (**Figura 43.6**). Dessa forma, padrões entre amostras que não poderiam ser observados em cada variável independentemente, podem surgir dessa combinação de diferentes variáveis e nos ajudar a entender relações entre elas. Ao interpretar os resultados do PCA, é importante observar a carga das variáveis em cada componente principal. Essas cargas indicam o grau de contribuição de cada variável para o componente, e variáveis com cargas mais elevadas possuem maior importância na explicação da variância total dos dados. Além disso, é importante observar a proporção da variância explicada por cada componente principal, para determinar quantos componentes são necessários para explicar a maior parte da variância total dos dados.

MATRIZES DE CONFUSÃO

Quando se constrói um modelo de classificação, cria-se um algoritmo ou técnica estatística que visa prever a classe ou categoria de um conjunto de dados. Por exemplo, deseja-se prever se um paciente tem ou não hipertensão com base

MEDICINA DE PRECISÃO EM CARDIOLOGIA 435

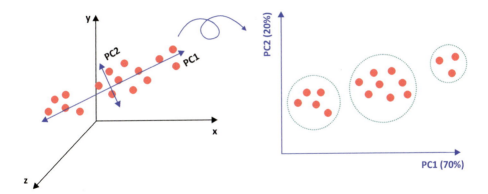

Figura 43.6. Representação da transformação de variáveis em novos componentes na Análise de Componentes Principais, levando à redução da dimensionalidade dos dados e revelando padrões não evidentes nas variáveis originais.

em dados clínicos, como sexo, idade, colesterol e histórico familiar. Um modelo com essa finalidade pode ser ajustado usando dados históricos e testado em novos dados para avaliar sua precisão. O primeiro passo nessa avaliação pode ser uma Matriz de Confusão.

Normalmente, matrizes de duas dimensões podem ser interpretadas como tabelas. E este é o caso das Matrizes de Confusão utilizadas na avaliação da precisão dos modelos. Ela é composta por 4 métricas, dispostas em 2 linhas e 2 colunas, e, como mostrado na **Figura 43.7**, esses valores indicam o número de previsões corretas e incorretas feitas pelo modelo em relação às classes reais dos dados. Isto é, a matriz apresenta a contagem de verdadeiro-positivos, verdadeiro-negativos, falso-positivos e falso-negativos na amostra testada.

Um verdadeiro positivo ocorre quando o modelo corretamente classifica dada unidade amostral como positiva – em nosso exemplo, seria o equivalente ao modelo classificar um paciente hipertenso como portador de hipertensão com base em seus dados clínicos. Da mesma forma, os verdadeiros negativos ocorrem quando a técnica corretamente classifica uma unidade amostral como negativa.

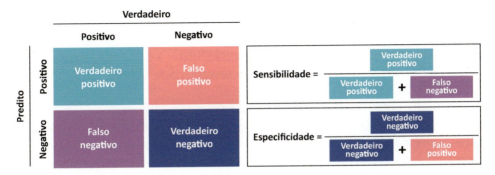

Figura 43.7. Representação do formato de uma Matriz de Confusão clássica e as definições de sensibilidade e especificidade relacionadas.

Já os falso-positivos e falso-negativos, correspondem a duas métricas muito utilizadas na estatística: os erros do tipo I e tipo II, respectivamente, que foram previamente abordados. Os falso-positivos são observados quando, em nosso exemplo, o modelo erroneamente classifica um indivíduo como hipertenso quando ele não é, e vice-versa para os falso-negativos. Utilizando os valores da Matriz de Confusão, podemos ainda construir outras métricas para melhor avaliar o modelo construído.

SENSIBILIDADE E ESPECIFICIDADE

A sensibilidade e a especificidade podem ser interpretadas como as taxas de verdadeiros positivos e verdadeiros negativos. Isto é, a sensibilidade de determinado modelo classificatório pode ser definida como sua habilidade de identificar corretamente todas as unidades amostrais positivas. Ela é a probabilidade de que uma unidade amostral seja classificada como positiva dado que ela o é. Assim, pode-se calculá-la a partir da proporção entre o número de verdadeiros positivos e o número total de unidades que são positivas. Ou seja, em nosso exemplo, a sensibilidade mediria o número de hipertensos que o modelo identificou corretamente em relação ao total de hipertensos – identificados tanto corretamente quanto erroneamente. Dessa forma, um modelo com alta sensibilidade raramente deixa de identificar um paciente hipertenso como tal.

Já a **especificidade** de um modelo corresponde à sua habilidade de corretamente identificar aqueles que são **negativos**. Em nosso exemplo, ela é a probabilidade de que o modelo identifique um paciente como não hipertenso dado que ele realmente não é. Assim, pode-se calculá-la a partir da proporção entre o número de **verdadeiros negativos** e o número total de unidades que são **negativas,** independentemente de terem sido identificadas de maneira correta.

Curva ROC

A análise da curva ROC (do inglês, *Receiver Operating Characteristic*) é uma técnica comumente utilizada para expressar a precisão de modelos de classificação binária usando diferentes níveis de limiar de decisão. A construção da curva ROC consiste em criar um gráfico no plano cartesiano em que o eixo X corresponde a (1 – especificidade) = taxa de falso-positivos e o eixo Y à sensibilidade, definidas acima, para diferentes limiares de decisão. Isto é, a curva ROC é equivalente a um gráfico com X = especificidade e Y = sensibilidade quando rotacionado na horizontal, como mostra a **Figura 43.8**.

De forma geral, os modelos classificatórios estão submetidos a um *trade-off* entre sensibilidade e especificidade. Como mostra a **Figura 43.8A**, conforme aumenta a especificidade e, portanto, diminui-se a taxa de falso-positivos, também pode haver uma redução na taxa de verdadeiros positivos. Entende-se que um modelo com alta sensibilidade e baixa especificidade tende a identificar mais positivos do que realmente existem (limiar de decisão baixo), enquanto um modelo com baixa

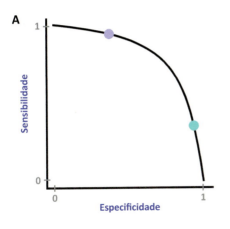 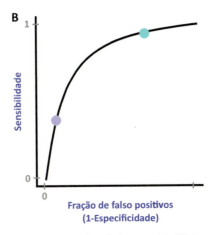

Figura 43.8. (A) Exemplo de gráfico mostrando a relação entre sensibilidade e especificidade de um modelo. (B) Exemplo de gráfico da curva ROC.

sensibilidade e alta especificidade tende a identificar menos positivos verdadeiros (limiar de decisão alto). Assim, é necessário que se encontre o equilíbrio entre essas medidas para escolher o melhor valor de limiar para a aplicação específica.

Uma maneira de analisar a curva ROC é calcular sua área (AUC), que é igual à probabilidade de o modelo identificar corretamente o caso positivo quando apresentado a dois casos em que um é positivo e o outro negativo. Também pode-se interpretar a AUC como a sensibilidade média entre todas as possíveis por meio dos limiares de decisão – de forma intuitiva, ela é uma média da precisão do modelo. Uma AUC maior indica que o modelo é capaz de distinguir melhor entre classes positivas e negativas.

Estudos epidemiológicos

Os estudos epidemiológicos podem ser divididos conforme diversos critérios. A seguir, serão abordados tipos de estudos, divisões quanto à temporalidade, à aplicação e ao objetivo. É importante notar que dentro de cada uma dessas categorias, podemos ter diversas outras subcategorias, a depender de como os participantes são selecionados e o momento em que o evento de interesse é esperado. Nem sempre a divisão entre essas categorias é clara.

Estudos epidemiológicos quanto ao objetivo

Os estudos epidemiológicos podem ter diferentes objetivos. Três objetivos que podem ser destacados são estudos diagnósticos, prognósticos e exploratórios. **Estudos diagnósticos** avaliam a precisão dos testes e procedimentos diagnósticos. Isso inclui estudos que comparam os resultados de um novo teste ou procedimento com um padrão estabelecido. **Estudos prognósticos** investigam os fatores que afetam o curso e o resultado de uma doença ou condição. Isso inclui estudos que identificam fatores de risco para uma doença ou condição. Já os **estudos exploratórios** são projetados para gerar hipóteses ou explorar novas ideias. Eles são frequentemente usados para informar o projeto de estudos futuros e podem envolver uma variedade de métodos, incluindo pesquisas, grupos focais e estudos de caso.

Estudos epidemiológicos quanto à aplicação

Outra maneira de classificar estudos epidemiológicos é de acordo com a aplicação. Aplicações particularmente interessantes seriam o foco em medicina personalizada, ensaios focados em biomarcadores e ensaios de plataforma. A **medicina personalizada** envolve a adaptação de tratamentos para pacientes individuais com base em suas características únicas, como genética, estilo de vida e histórico médico. Ao identificar os pacientes com maior probabilidade de responder a um determinado tratamento, os pesquisadores podem realizar ensaios clínicos mais direcionados e eficazes.

Biomarcadores são indicadores biológicos que podem ser usados para identificar pacientes com maior probabilidade de se beneficiar de um determinado tratamento. Ao usar biomarcadores para selecionar pacientes para ensaios clínicos, os pesquisadores podem aumentar a probabilidade de sucesso e reduzir o custo total do ensaio. Os **ensaios de plataforma** permitem que vários tratamentos sejam testados simultaneamente no mesmo ensaio, usando um único grupo de controle. Isso pode ajudar a acelerar o processo de desenvolvimento de medicamentos e reduzir o custo geral dos ensaios clínicos.

Temporalidade em estudos epidemiológicos

Outra forma de classificar estudos epidemiológicos seria de acordo com a temporalidade do estudo, podendo ser prospectivo ou retrospectivo. No caso de **estudos prospectivos**, o estudo está organizado no presente, com seguimento para o futuro. **Estudos retrospectivos** contam com registros que ocorreram no passado e são acompanhados até o presente. É importante notar que em estudos prospectivos a seleção da amostra é baseada na característica de interesse, por exemplo, fumantes e não fumantes. Em estudos retrospectivos, a seleção das amostras é baseada na ocorrência do evento de interesse, como ocorrência ou não de infarto. O objetivo de ambos os estudos é o mesmo: verificar a influência da exposição da característica de interesse sobre o evento, ou seja, se a característica tem um efeito protetor ou de risco sobre o efeito.

Quanto ao período de seguimento do estudo, **estudos longitudinais** estudam as mesmas pessoas, células ou micro-organismos diversas vezes durante um certo período, investigando mudanças ao longo do tempo. Geralmente, trata-se de estudos observacionais, mas podem também ser estruturados como experimentais. Em contrapartida, **estudos transversais** observam o efeito de interesse e as demais variáveis em um mesmo momento. Em estudos transversais podem ser observados fatores que são intrínsecos aos indivíduos, como a presença de uma doença crônica ou a idade. Esses fatores são observados na presença ou ausência de outros eventos de interesse. Um exemplo de estudo transversal seria observar diferenças na recuperação pós-cirúrgica cardíaca de portadores de diabetes e indivíduos que passaram por cirurgia cardíaca, mas que não são diabéticos.

Tipos de estudos epidemiológicos: observacional e experimental

Os estudos epidemiológicos podem ser classificados, em primeira instância, entre observacionais ou experimentais. Em **estudos observacionais** não há intervenção por parte do pesquisador, que se limita a observar o paciente, as características da doença de interesse e sua evolução. Em **estudos experimentais**, ou intervencionais, o pesquisador realiza intervenções como a administração de medicamentos ou procedimentos.

Estudos epidemiológicos especiais

Conforme abordado anteriormente, existem diversas formas de classificar os estudos epidemiológicos. Algumas combinações de características de temporalidade, tipo, aplicação e objetivo recebem nomes especiais que serão abordados particularmente.

Um tipo comum de estudo observacional longitudinal é o estudo prospectivo, também chamado de **estudo de coorte**. De maneira geral, o primeiro passo de um estudo prospectivo é a seleção de dois grupos. Um dos grupos apresenta uma característica que se pretende estudar, como o tabagismo. Esse grupo é referido como o grupo exposto. O segundo grupo não deve apresentar a característica de interesse, mas deve se aproximar o máximo possível ao perfil do primeiro grupo em critérios como idade, peso, renda etc. Esse seria o grupo não exposto. Os grupos são, então, observados por um determinado período, a fim de se documentar se, quando e como ocorre o evento de interesse. No exemplo, o desfecho poderia ser o infarto do miocárdio. O objetivo desse estudo é avaliar se a característica estudada teve um efeito protetor ou se acarretou no aumento do risco de ocorrência do evento estudado. Para tal, compara-se a proporção de indivíduos que desenvolveram a condição entre os expostos e entre os não expostos. Vale ressaltar que os dois grupos convivem cronologicamente e devem ser expostos aos mesmos fatores ambientais, os quais podem influenciar na ocorrência do desfecho. Assim, quanto mais homogêneos forem os grupos, menores serão os vieses introduzidos pela variabilidade do ambiente e dos indivíduos.

Outro tipo de estudo observacional que vale a pena ser destacado é o **caso-controle**. Ele representa o típico formato de um estudo retrospectivo. O passo inicial é a seleção de duas populações, uma que tem a doença/evento que se deseja estudar e a outra não. O primeiro grupo é chamado de "caso" e o segundo de "controle". O grupo controle deve ser o mais similar possível ao grupo caso, pelos mesmos motivos descritos anteriormente para estudos de coorte. As populações geralmente estão registradas em bases de dados já construídas. Uma vez definidos os participantes do estudo, procede-se à investigação deles, a fim de determinar quais indivíduos foram expostos a um fator ou apresentam uma característica de interesse. Por exemplo, um estudo caso-controle poderia selecionar pacientes com cardiopatias como caso e pacientes sem cardiopatias como controle. Olhando em retrospecto, o estudo pode quantificar quantos pacientes de cada grupo foram fumantes. Assim, pode-se calcular medidas de associação entre o fator / característica de interesse, no caso o tabagismo, e o desenvolvimento da doença ou o evento estudado, no caso uma cardiopatia. A execução desse tipo de estudo é bem mais barata do que estudos de coorte, mas é dependente da qualidade da base de dados já existente e, possivelmente, da memória dos participantes ao responder perguntas de entrevistas. Outra limitação é que não é possível estimar a incidência de um evento a partir de estudos retrospectivos, mas é possível calcular a razão de chances.

Os **estudos experimentais**, também conhecidos como **ensaios clínicos**, são um tipo especial de estudo de coorte, caracterizado por uma intervenção por parte da equipe de pesquisa. A intervenção pode assumir as mais diversas formas, como um tratamento cirúrgico, um medicamento, uma mudança nos gastos em saúde ou realização de terapia. A equipe controla ao máximo o manejo durante o seguimento e a aferição dos desfechos, de maneira análoga a um experimento em laboratório. O objetivo é avaliar a contribuição de um fator singular em um evento de saúde entre os participantes, mediante a autorização deles.

Os **ensaios clínicos randomizados** são o padrão de excelência para a alocação do tratamento entre os participantes. Nesse tipo de distribuição, os voluntários são divididos de maneira aleatória entre os grupos de estudo. Além disso, outra prática importante é o cegamento, que é manter a informação sobre a alocação dos pacientes entre os grupos com ou sem o tratamento em segredo dos próprios pacientes e da equipe que está conduzindo o estudo (**Figura 43.9**). Os pacientes do grupo controle devem receber uma intervenção indistinguível do

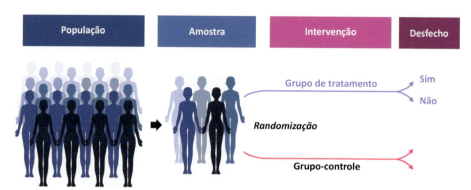

Figura 43.9. Etapas de um ensaio clínico randomizado. Após o estabelecimento de critérios de inclusão e exclusão, é selecionada uma amostra da população. Os participantes são divididos em grupos de maneira aleatória e sem seu conhecimento ou da equipe que conduz o ensaio. O grupo de tratamento recebe a intervenção e o grupo controle recebe uma *simulação* da intervenção. Os grupos são acompanhados pela duração do estudo e diferentes variáveis são observadas. Ao término do acompanhamento, comparações estatísticas são feitas quanto ao desfecho de interesse entre os grupos.

tratamento ativo, comumente chamada de *placebo*. De maneira geral, as etapas de um ensaio clínico randomizado são delineamento, execução, análise de resultados e interpretação.

Na fase de delineamento são definidos critérios de elegibilidade dos pacientes, detalhes das intervenções de cada grupo, como serão acompanhados os desfechos, tamanho da amostra, métodos para garantir a alocação aleatória dos participantes entre os grupos, procedimentos para cegamento e métodos estatísticos que serão utilizados para comparar os grupos quanto aos desfechos e análises adicionais. Na fase de execução, os pacientes são recrutados e acompanhados de acordo com os procedimentos delineados. Os pacientes devem receber a intervenção ou alguma forma de placebo, de acordo com o grupo ao qual foram designados. Para a análise de resultados, é levada em conta as características basais de cada grupo, o número de participantes, os desfechos em cada grupo, a magnitude estimada do efeito e o relato de possíveis efeitos adversos que tenham sido observados. Finalmente, na etapa de interpretação é avaliada a validade externa dos achados do ensaio, levando em consideração as hipóteses originais, os possíveis vieses do estudo e eventuais intercorrências. A seguir, avalia-se os resultados obtidos no contexto das evidências já estabelecidas na literatura.

INDICADORES EPIDEMIOLÓGICOS

Indicadores epidemiológicos são medidas utilizadas para descrever a ocorrência e distribuição de eventos relacionados com a saúde em uma população. Esses indicadores podem ser utilizados para avaliar a magnitude de um problema de saúde, identificar grupos de risco e monitorar a eficácia das intervenções de saúde pública.

MEDIDAS DE FREQUÊNCIA

As medidas de frequência são usadas na estatística para descrever quantitativamente a frequência com que um evento ou característica ocorre em uma amostra ou população. Na área médica, as medidas de frequência são frequentemente utilizadas para descrever a incidência e a prevalência de doenças e condições de saúde.

Vamos começar pelas medidas diretas. Os **números absolutos** são a contagem de casos ou eventos de saúde em uma população. Esses números são úteis para avaliar a magnitude de um problema de saúde em uma determinada região ou grupo populacional. Quando avaliamos a relação entre dois números absolutos, temos uma **proporção**. Em epidemiologia, a proporção é comumente usada para descrever a frequência de um evento de saúde em relação ao tamanho da população em risco. Por exemplo, a proporção de pessoas que desenvolvem uma doença seria a divisão direta entre o número de pessoas com a doença sobre o número total de pessoas na população. Essa proporção pode ser entendida como a frequência de pessoas com a doença em uma dada população e é um indicador útil para avaliar a associação entre um fator de risco e a ocorrência da doença. As proporções são expressas em termos de uma fração ou porcentagem.

A **taxa** é uma medida que expressa a proporção de eventos de saúde não somente em relação ao tamanho da população em risco, mas também em relação ao tempo. As taxas são medidas mais precisas do que as proporções porque levam em consideração a duração do tempo em que a população esteve exposta a um determinado risco. As taxas são expressas em termos de uma relação entre o número de eventos de saúde e o tamanho da população em risco, geralmente em uma determinada unidade de tempo. Por exemplo, a taxa de mortalidade por uma determinada doença pode ser expressa como o número de mortes por 100.000 pessoas por ano.

INCIDÊNCIA E PREVALÊNCIA

A incidência e a prevalência são duas medidas importantes na epidemiologia que fornecem informações valiosas sobre a ocorrência de uma doença ou condição de saúde em uma determinada população. A "banheira da epidemiologia" é uma metáfora frequentemente utilizada para descrever o processo de prevenção e controle de doenças (**Figura 43.10**). A metáfora compara o controle de doenças ao controle do nível de água em uma banheira. Nessa metáfora, a quantidade de água na banheira representa o número de casos de uma doença em uma população, ou seja, sua **prevalência**. A saída de água pela válvula da banheira representa o número de casos que vão a óbito. Casos tratados e curados são representados pela evaporação da banheira. A entrada de água pela torneira representa o número de novos casos que surgem na população, ou seja, a **incidência**.

Para controlar uma epidemia, é necessário que a taxa de saída de casos (curados) seja maior do que a taxa de entrada de novos casos na população. O aumento da taxa de saída pode ser alcançado por meio do tratamento eficaz dos doentes. Já a redução da taxa de entrada pode ser obtida por meio de medidas preventivas, como o distanciamento social, uso de máscaras, higiene das mãos e outras medidas que reduzam a propagação da doença, como a vacinação. A metáfora da banheira é útil para destacar a importância da prevenção e controle de doenças em saúde pública. Ela mostra que é necessário agir tanto na redução da entrada de novos casos quanto na saída dos casos já existentes para controlar uma epidemia e manter a saúde da população.

Formalizando os conceitos, a **incidência** é uma medida de frequência que representa a proporção de novos casos de uma doença em uma população durante um determinado período. Essa métrica é usada para estimar o risco de uma pessoa desenvolver a doença durante o período de estudo. O cálculo da incidência se dá pela divisão entre o número de pacientes doentes e o número de indivíduos saudáveis da população que podem desenvolver a doença no futuro, isso para um período fixo. Por exemplo, na **Figura 43.10B**, temos para o mês de Fevereiro um total de 2 indivíduos com uma dada doença em uma população com 100 indiví-

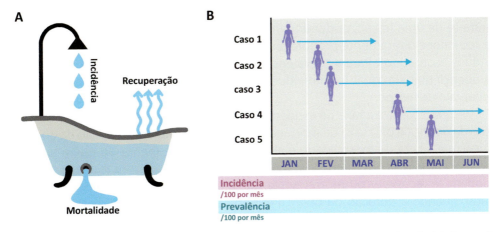

Figura 43.10. Medidas de incidência de prevalência. **(A)** Representação da metáfora da banheira da epidemiologia, na qual a incidência estaria representada pela água gotejando dentro da banheira, as mortes estariam representadas pela água que sai da banheira pelo ralo, os recuperados são representados pela água que evapora da banheira, e a prevalência seria, então, a água que permanece na banheira. **(B)** Número de casos de uma dada doença que contam para o cálculo da incidência e da prevalência ao longo de seis meses. As figuras humanas em roxo indicam o mês de surgimento do caso e as setas azuis indicam o tempo de duração da doença. Para um conjunto de 100 indivíduos saudáveis, o número de casos que conta para incidência e prevalência estão registrados abaixo de cada mês.

duos sem a doença, resultando na incidência de 2% no mês. Se essa dada doença atingisse exclusivamente crianças, a incidência seria então calculada pela divisão dos 2 indivíduos doentes pelo número de crianças sem a doença na população de 100 indivíduos. Se essa população tivesse 20 crianças, a incidência da doença seria de 10% no mês.

Como a incidência é uma medida dependente do período avaliado, ela pode ser desmembrada em duas outras medidas, a **incidência cumulativa e a taxa de incidência**. Para calcular a incidência cumulativa, é necessário acompanhar uma determinada população saudável por um período e, ao final do período, observar quantas pessoas que antes faziam parte apenas do grupo de risco que efetivamente desenvolveram a doença. A **taxa de incidência** é uma medida mais refinada que a incidência cumulativa, refletindo a rapidez com que se desenvolvem novos casos da doença de interesse. É levado em conta o *tempo líquido* em que cada caso ocorreu. O tempo até o evento é medido para cada indivíduo, sendo representado em unidade de pessoa-tempo. Ou seja, supondo um indivíduo que desenvolve a doença após um ano de acompanhamento, este contribuirá com 1 pessoa/ano de observação. O cálculo da taxa de incidência é feito somando-se o número de indivíduos que tiveram a doença e dividindo essa soma pelo total de pessoas-tempo do estudo.

A **prevalência** é a medida de frequência que representa a proporção de pessoas em uma população que têm uma determinada doença em um determinado momento. Ela é usada para estimar a carga de doença na população e é calculada dividindo-se o número de casos pelo número de indivíduos da população. Assim, trata-se de uma fração, podendo também ser representada como porcentagem, e seu valor é diretamente proporcional ao tempo de duração da doença nos indivíduos acometidos. Para a prevalência, não importa quantos indivíduos tiveram a doença mas sim quantos indivíduos estão com a doença em um determinado intervalo de tempo.

A relação entre a taxa de incidência e a prevalência é influenciada pela duração da doença e pela taxa de mortalidade. Em geral, quando a duração da doença é curta e a taxa de mortalidade é alta, a prevalência é menor do que a taxa de incidência. Isso ocorre porque as pessoas que são diagnosticadas com a doença podem se recuperar ou morrer antes que a prevalência seja medida. Por outro lado, quando a duração da doença é longa e a taxa de mortalidade é baixa, a prevalência pode ser maior do que a taxa de incidência, pois as pessoas podem continuar vivendo com a doença por um longo tempo. Assim, a taxa de incidência e a prevalência fornecem informações complementares e são úteis para compreender a dinâmica da doença em uma população.

MEDIDAS DE ASSOCIAÇÃO

As medidas de associação são usadas na estatística para avaliar a relação entre duas variáveis em um conjunto de dados. Na área médica, as medidas de associação são frequentemente utilizadas para investigar a relação entre fatores de risco e doenças ou condições de saúde. As principais medidas de associação incluem a razão de chances (*odds ratio*), o risco relativo (razão de riscos) e a correlação.

RAZÃO DE RISCOS E RAZÃO DE CHANCES

Para apresentarmos as medidas de associação vamos primeiro ressaltar a diferença entre **risco** e **chance** na estatística. A medida de risco se assemelha à probabilidade de um evento. Considerando a comparação de pessoas com cardiopatias e saudáveis do ponto de vista cardíaco da **Figura 43.11**, o risco é calculado como o número de casos de cardiopatias dividido pelo total de casos (com + sem cardiopatias). À medida resultante varia entre 0 e 1 e pode ser lida como a probabilidade de ocorrência de cardiopatia. A chance é uma medida que compara o número de eventos com o número de não eventos. Na comparação da **Figura 43.11**, a chance divide o número de casos de cardiopatias por todos os casos saudáveis (de não cardiopatias) e pode ser lida na forma "chance de 1:1".

Agora vamos considerar o exemplo de um experimento comparando a ocorrência de cardiopatias em fumantes, cujo resultado está na tabela de contingência da **Figura 43.11**, que apresenta o número de cardiopatas entre fumantes, de cardiopatas entre não fumantes, de fumantes não cardiopatas e de não fumantes não cardiopatas. Nesse experimento, podemos calcular dois riscos: o risco de cardiopatias em fumantes e o risco de cardiopatias em não fumantes. A partir deles, podemos calcular o risco relativo ou a razão de riscos que seria o risco de cardiopatias em fumantes já ponderado pelo risco base dos não fumantes. O risco relativo é uma medida que avalia a probabilidade de um evento ocorrer em um grupo em relação a outro grupo. É frequentemente usado em estudos de coorte para avaliar a associação entre um fator de risco e uma doença. Um risco relativo maior que 1 indica uma associação positiva entre o fator de risco e a doença, enquanto um risco relativo menor que 1 indica uma associação negativa, ou protetora. No caso da **Figura 43.12**, poderíamos dizer que o risco de desenvolver cardiopatias é 1,84 vez maior em fumantes do que não fumantes.

No mesmo resultado experimental apresentado na **Figura 43.12**, podemos calcular as chances de cardiopatias em fumantes e de cardiopatias em não fumantes e, da mesma forma feita com os riscos, calcular a razão das chances. A razão de chances (*odds-ratio*) é uma medida que avalia a probabilidade de um evento ocorrer em um grupo em relação a outro grupo e é frequentemente usada em estudos de caso-controle para avaliar a associação entre um fator de risco e uma doença. Uma razão de chances maior que 1 indica uma associação positiva

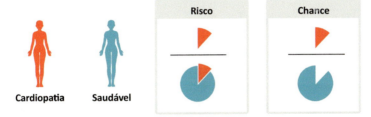

Figura 43.11. Diferença entre risco e chance na comparação de pessoas com cardiopatias e saudáveis do ponto de vista cardíaco. Risco é igual à probabilidade de um evento, portanto é calculado como o número de casos de cardiopatias dividido pelo total de casos com + sem cardiopatias. Já o cálculo da chance divide o número de casos de cardiopatias por todos os casos de não cardiopatias.

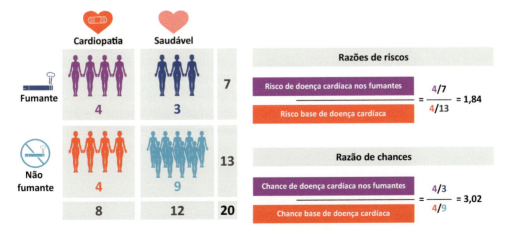

Figura 43.12. Medidas de associação. Imaginando o conjunto experimental da tabela de contingência de uma coorte com 20 pessoas fumantes e não fumantes, e com e sem cardiopatias, temos o cálculo tanto da razão de riscos quanto da razão de chances (*odds ratio*). A explicação mais aprofundada dessas medidas está no texto.

entre o fator de risco e a doença, enquanto uma razão de chances menor que 1 indica uma associação negativa. No caso da **Figura 43.12**, poderíamos dizer que a chance de desenvolver cardiopatias é 3,02 vezes maior em fumantes do que não fumantes, ou de "3,02 fumantes:1 não fumante".

Apesar de a medida de risco relativo ser mais intuitiva e de fácil interpretação, a razão de chances apresenta algumas vantagens. O risco relativo é uma medida que pode ser feita em estudos com coortes, mas não com caso controle. Isso porque, estudos caso-controle partem de um grupo que já desenvolveu a doença para resgatar quantos deles foram expostos a algum fator de risco no passado e, dessa forma, só poderíamos calcular a probabilidade "da doença ser responsável pelo fator de risco", isso é o contrário do que queremos. A razão de chances, por sua vez, tem a propriedade de ser exatamente a mesma independente de calcularmos a chance de a doença ser responsável pelo fator de risco ou do fator de risco ser responsável pela doença. Dessa forma, a razão de chances é uma medida que pode ser feita tanto em estudos de coorte quanto de caso controle e é comparável entre eles.

COEFICIENTE DE CORRELAÇÃO

Diferentemente das medidas de razões, que são aplicáveis a dados categóricos, o coeficiente de correlação avalia a força e a direção da relação linear quando ao menos uma das variáveis é contínua. Seguindo o exemplo anterior, as razões estimam o grau de associação entre pacientes com cardiopatia e pacientes fumantes, comparando o número observado em cada categoria (**Figura 43.12**). No entanto, se quisermos estimar a associação entre, por exemplo, a quantidade de cigarros que um paciente fuma por dia e o aumento na pressão arterial dos pacientes, teremos duas variáveis contínuas a serem analisadas. Nesse caso, a medida de correlação pode indicar tanto uma associação positiva, com o valor do coeficiente atingindo seu valor máximo de 1, quanto uma correlação negativa, chegando ao valor mínimo de -1.

A correlação, assim como outras medidas de associação, é útil para avaliar a força e a direção da relação entre duas variáveis. No entanto, é importante ressaltar que não existe inferência de causalidade *a priori*. Caso haja um embasamento biológico que justifique uma relação causal entre as variáveis, a associação medida pode reforçar essa hipótese. Ainda assim, qualquer medida de associação, mesmo que estatisticamente significativa, deve ser interpretada com cautela.

CURVAS DE SOBREVIDA

Curvas de sobrevida são essenciais em estudos epidemiológicos que visam estudar e comparar o tempo até a ocorrência de determinado evento em um ou mais grupos de interesse. O evento de interesse pode ser morte, falha em um tratamento, recidiva de um tumor, queda de um dente de leite etc. A curva, então, descreve o acontecimento do evento ao longo do tempo, podendo representar um ou mais grupos em acompanhamento. A **Figura 43.13** é um exemplo de curva de sobrevida. O eixo X representa o tempo de acompanhamento, enquanto o eixo Y representa a porcentagem de indivíduos livres do evento de interesse. Assim, mesmo que os indivíduos tenham sido acompanhados em momentos diferentes, todos são representados de acordo com o tempo de permanência no estudo, sendo agrupados no tempo 0 com ausência do evento de interesse. Conforme o decorrer do estudo, o serviço médico acompanha os pacientes (*follow up*, em inglês) e registra o *status* deles. Assim, podem acontecer apenas dois casos: 1) o indivíduo apresenta o evento de interesse, ou 2) o indivíduo não apresenta o evento de interesse. Na primeira hipótese, a condição de interesse foi observada e o tempo em que o participante permaneceu no estudo vai contar como uma observação consolidada. Na segunda hipótese, onde o evento de interesse não

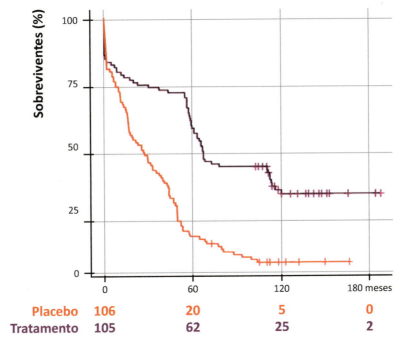

Figura 43.13. Exemplo de curva de sobrevida com dois grupos, um chamado Placebo, representado em vermelho; e um chamado Tratamento, representado em roxo. O eixo X representa o tempo em meses e o eixo Y representa a porcentagem de indivíduos vivos. Ao início do acompanhamento, todos os indivíduos estão vivos. Conforme um dado indivíduo sofre o evento de interesse, no caso a morte, a porcentagem de sobrevida daquele grupo cai, e assim, o evento aparece como um degrau na curva. A legenda abaixo representa quantos sobreviventes estão presentes em cada grupo nos respectivos pontos de tempo. Indivíduos que perdem o seguimento, como pessoas que morrem por causas não relacionadas com o estudo, migram ou deixam de fazer parte do estudo por qualquer motivo são censurados, o que é representado por um risco vertical. O tempo de acompanhamento de cada indivíduo censurado é levado em consideração em análises estatísticas até o momento de seu último acompanhamento. No exemplo ilustrado, podemos observar uma distinção clara entre os grupos Placebo e Tratamento, onde os indivíduos do grupo Placebo parecem ter uma sobrevida menor que o grupo tratamento. Embora os dois grupos tenham iniciado o estudo com um número próximo de indivíduos, no tempo 60 meses temos 20 indivíduos vivos no grupo Placebo contra 62 do grupo Tratamento. Aos 120 meses, temos apenas 5 indivíduos vivos no grupo Placebo e 25 no grupo Tratamento. Aparentemente, o tratamento teve um impacto positivo na sobrevida dos pacientes.

foi observado, temos algumas possibilidades: o indivíduo saiu do estudo, não quis mais participar, se mudou etc. O indivíduo também pode ter falecido de uma causa não relacionada com o estudo. Outra possibilidade é que simplesmente o acompanhamento foi feito muito recentemente, e ainda não houve tempo de o evento ocorrer. Em todas essas condições, o caso seria considerado censurado. Ou seja, todo o tempo livre do evento em que esses indivíduos foram acompanhados vai contar para a estatística da ausência do evento, mesmo que o desfecho ainda não tenha ocorrido. Quando há uma censura, o momento que fica registrado para cada indivíduo é o momento do último acompanhamento. A representação gráfica de um caso em que houve o evento é uma queda na porcentagem de indivíduos livres do evento no grupo ao qual o indivíduo pertence, ou seja, no eixo Y, no ponto do eixo X que representa o momento do evento. Assim, cada "degrau" na curva representa o momento em que houve o evento de interesse em um indivíduo. As censuras são representadas por meio de uma pequena barra vertical, indicando o momento do último acompanhamento de cada indivíduo censurado. Normalmente, quando há mais de um grupo representado na curva de sobrevida, é apresentada também a razão de risco de um grupo em relação ao outro. É necessário indicar qual é o grupo de referência para o cálculo dessa métrica.

Bibliografia sugerida

Johnson RA, et al. Applied multivariate statistical analysis. 2002.

Eng J. Receiver operating characteristic analysis: a primer. Academic radiology. 2005;12(7):909-6.

Fletcher RH, Fletcher SW, Wagner EH. Epidemiologia clínica. 1991.

Greenberg RS, et al. Epidemiologia clínica. 2005.

Lima-Costa MF, Barreto SM. Tipos de estudos epidemiológicos: conceitos básicos e aplicações na área do envelhecimento. Epidem Serv Saúd. 2003;12(4)189-201.

44 Aprendizado de Máquina em Medicina Cardiovascular

Marco Antonio Gutierrez
Jose Eduardo Krieger

NATUREZA E COMPLEXIDADE DE DADOS DE SAÚDE

A difusão da adoção do uso de Registro Eletrônico de Saúde (RES) em hospitais e clínicas em todo o mundo levou à criação de conjuntos de dados de pacientes que são muito volumosos e heterogêneos e que estão continuamente expandindo e incorporando novas variáveis.

Dados relacionados com a assistência à saúde são complexos e apresentam inúmeros desafios computacionais. A complexidade dos dados reside parcialmente na complexidade inerente às condições de saúde, adicionada à heterogeneidade dessas condições. Nesse contexto, as doenças cardiovasculares são consideradas um paradigma, uma vez que representam um grande ônus para o sistema de saúde devido à sua prevalência e a fatores mais básicos, que envolvem uma interação complexa entre fatores genéticos e ambientais. Além disso, alguns desses fatores podem interagir com sistemas reguladores que mantêm uma influência prejudicial até décadas depois, quando então os sinais e sintomas das doenças se manifestam. A complexidade também é resultado da natureza irregular da coleta de informações dos pacientes e do tipo de variáveis coletadas em um dado momento. Estas últimas podem refletir um evento agudo relacionado com a saúde e não um conjunto estruturado de variáveis para gestão de saúde de um indivíduo a longo prazo. Além disso, a interpretação dessas medidas pode variar com o tempo (p. ex., o valor aceitável dos níveis de colesterol pode mudar de acordo com novas descobertas científicas) e o intervalo aceitável (bom, limítrofe, alto, baixo) pode variar de acordo com o método usado e, consequentemente, com o aprimoramento das técnicas. Por fim, há uma abundância de dados coletados e armazenados relacionados com as visitas, incluindo diagnósticos, prescrições, exames laboratoriais, procedimentos de imagem, medicamentos e intervenções. Os tipos de dados biomédicos abrangem texto livre, dados estruturados e sinais multidimensionais: ECG, imagens 2D (raios X), volumes 3D (tomografia computadorizada, ressonância magnética) e dados 4D, como aquisições de ressonância magnética temporal do coração 3D + tempo.

A REVOLUÇÃO ÔMICA

A decodificação do genoma humano em 2003 acrescentou uma nova dimensão para abordar o estudo de doenças. A decodificação foi seguida da criação de bases de dados de variantes genéticas humanas, como os projetos HapMap (T. I. H. Consortium, 2005) e 1.000 genomas (McVean *et al.*, 2012) que, juntamente com a evolução das tecnologias de genotipagem, permitiram o primeiro estudo de associação genômica ampla em doenças complexas. Na sequência de estudos utilizando um número maior de indivíduos e metanálise, em que dados de diferentes recursos são integrados usando atribuição de genótipos (Howie *et al.*, 2009) com base em bancos de dados de variantes genéticas, foram identificadas milhares de variantes genéticas associadas a um ou mais traços complexos (Visscher *et al.*, 2017). No entanto, a maioria das variantes identificadas até agora fornece um pequeno efeito de risco e explica apenas uma pequena fração da variância fenotípica ou do agrupamento familiar, não respondendo à questão primordial relacionada com a hereditariedade de doenças complexas (Giri *et al.*, 2019).

Em 2004, foi lançado o primeiro grande consórcio para identificar marcas epigenéticas em diferentes tecidos e tipos de células, denominado ENCODE (T. E. P. Consortium, 2004). Mais de 10 anos depois, o consórcio Roadmap Epigenomics gerou a maior coleção até o momento de epigenomas humanos para células e tecidos primários (R. E. Consortium, 2015). Foi usada uma diversidade de ensaios, incluindo imunoprecipitação da cromatina (ChIP), digestão de DNA por DNaseI (DNase), tratamento com bissulfito, imunoprecipitação de DNA metilado (MeDIP), digestão por enzimas de restrição sensível à metilação (MRE) e perfil de RNA, cada um seguido por um sequenciamento de curta duração massivamente paralelo. Os dados foram processados e disponibilizados em um repositório público para uso da comunidade científica. No ano passado, foi publicado um novo esforço para aprimorar o projeto Genotype-Tissue Expression (GTEx), que "combina a expressão gênica com medições moleculares intermediárias adicionais nos mesmos tecidos, fornecendo um recurso para estudar como as diferenças genéticas são transmitidas por meio de fenótipos moleculares e impactam a saúde humana" (Project, 2017). Todos esses bancos de dados públicos permitem a análise de múltiplas camadas para entender a complexidade molecular de doenças comuns.

INTELIGÊNCIA ARTIFICIAL NA INTEGRAÇÃO DE DADOS DE SAÚDE

Uma solução para superar as dificuldades para a extração de informações significativas, que podem estar escondidas nos conjuntos volumosos e complexos de dados de saúde, é o uso de técnicas de inteligência artificial ou aprendizado de máquina.

A pesquisa em aprendizado de máquina é marcada por ondas. A primeira, na década de 1960, trouxe a proposta do neurônio artificial e das primeiras arquiteturas de rede neural artificial (RNA), o PERCEPTRON e o ADALINE. Essas redes estavam limitadas a resolver problemas que envolviam classes linearmente separáveis, e os algoritmos de treinamento só se aplicavam a redes com uma única camada. A segunda onda, nos anos 1980, a partir da introdução do método de retro propagação para o treinamento de redes com camadas ocultas, proporcionou uma melhoria significativa na solução de problemas no reconhecimento de padrões em algumas áreas do conhecimento. Entretanto, as aplicações na área de Ciência da Saúde eram ainda muito limitadas. No final do século passado, a proposta de RNA para solução de problemas complexos, como a análise de imagens, exigiu um conjunto completo de novas arquiteturas, bem como maior poder computacional para permitir o treinamento de redes com maior número de camadas, ou camadas profundas. As redes neurais profundas, conhecidas como "aprendizagem profunda", ou "*deep learning*", que surgiram no final da primeira década deste século, constituem a terceira onda. Entre essas redes, as redes neurais convolucionais (CNN) são as que têm um maior número de aplicações. Eles introduziram uma mudança fundamental na arquitetura da RNA, que foi a importância das camadas de convolução. Em vez de multiplicar enormes matrizes de peso pela ativação das camadas anteriores, a CNN usa a convolução de filtros pequenos com um pequeno número dessas ativações. Essa mudança reduz significativamente a memória usada para armazenar os parâmetros da rede. Além disso, uma nova camada – a camada de amostragem – foi introduzida, inspirada pelo processamento do córtex visual de mamíferos. Ela última fornece às redes a invariância para pequenas translações, rotações e, ocasionalmente, ruído aditivo em uma imagem. Finalmente, uma mudança fundamental com a terceira onda é que, ao contrário da geração anterior de ferramentas de aprendizado, a CNN não precisa de uma etapa anterior de extração de características. As camadas iniciais da arquitetura são agora responsáveis por essa tarefa. Do ponto de vista computacional, as unidades de processamento gráfico, conhecidas como GPU, conferiram o poder computacional necessário à evolução tecnológica atual. A CNN foi considerada um dos 10 maiores avanços tecnológicos do ano de 2013 (Hof, 2013).

Ao longo das três ondas mencionadas, observou-se um aumento significativo da profundidade das redes, ou do número de camadas e, consequentemente, do número de neurônios dessas redes. Além disso, para o treinamento supervisionado de arquiteturas cada vez mais profundas, é necessário dispor de bancos de dados rotulados e anotados com milhares de exemplos.

Até o momento, um dos principais focos desses estudos é a detecção e segmentação de estruturas de interesse em imagens médicas. Por outro lado, há um interesse crescente no processamento da linguagem natural em saúde por meio da aprendizagem profunda, uma vez que grande parte do conhecimento médico está contido em textos livres, que estão registrados em narrativas do RES, como os existentes na anamnese, evolução e clínica resumo, entre outros.

A adoção crescente dos RES oferece uma oportunidade única para análise de dados secundários em saúde e, a partir desses bancos de dados, identificar os fenótipos do paciente que possam indicar uma determinada doença ou alertar sobre riscos de desenvolvimento de uma doença. Em um futuro muito próximo, a adoção da Aprendizagem de Máquina na área da Saúde, especialmente na determinação automática dos fenótipos do paciente, pode ser uma ferramenta importante para apoiar a prática clínica, reduzindo o tempo de análise e a avaliação do histórico do paciente e aumentando a precisão do diagnóstico.

ANÁLISE DE IMAGENS MÉDICAS

A avaliação de doenças com base em imagens médicas depende muito da interpretação de imagens por especialistas humanos (radiologistas). Esse quadro mudou rapidamente nas últimas décadas, à medida que os métodos computacionais beneficiavam o processo de interpretação de imagens, fornecendo ferramentas poderosas para ajudar os médicos a obterem diagnósticos mais precisos.

O processo diagnóstico a partir de imagens geralmente requer uma busca inicial por estruturas alvo (segmentação), quantificação de parâmetros e métricas (como forma, tamanho, movimento e opacidade) para encontrar possíveis anormalidades ou busca por mudanças dos parâmetros ao longo do tempo, entre outros. O campo da análise computadorizada de imagens médicas vem abordando esses problemas desde a década de 1970. As técnicas de processamento, que inicialmente eram realizadas no nível do *pixel*, evoluíram rapidamente para modelagem matemática por sistemas com base em regras (Greenspan *et al.*, 2016). Essas técnicas, embora possam ter funcionado muito bem para tarefas muito específicas, não são generalizáveis para uma gama ampla de aplicações. A introdução de técnicas de aprendizado de máquina tem alterado esse quadro, tornando-se uma ferramenta poderosa para facilitar a identificação de anormalidades e auxiliar o fluxo de trabalho do médico (Shen *et al.*, 2017).

A transição dos sistemas baseados em modelo para sistemas que aprendem com os dados foi gradual no início. No entanto, o número de trabalhos publicados na área vem aumentando exponencialmente desde 2015. Entre essas técnicas, o aprendizado profundo vem se destacando como o estado da arte, levando a uma maior precisão e abrindo novas fronteiras na análise de imagens médicas. Métodos de aprendizagem profunda têm sido utilizados para segmentação, detecção de objetos ou lesões, classificação, registro, rastreamento, entre outras aplicações. Atualmente, a aprendizagem profunda é aplicada mais a imagens médicas do que a qualquer outro tipo de dado de saúde (Wainberg *et al.*, 2018).

Dentre as diferentes modalidades de imagens médicas, a radiografia de tórax (raio X de tórax ou CXR) continua sendo o exame radiológico mais comumente realizado no mundo, com países industrializados relatando uma média de 238 exames de CXR por 1.000 habitantes anualmente. Em 2006, estimou-se que 129 milhões de exames de CXR foram adquiridos somente nos Estados Unidos (Mettler *et al.*, 2009). No Brasil, há cerca de 100 equipamentos de raios X por milhão de habitantes (United Nations, 2008). A demanda e a disponibilidade de imagens de CXR podem ser atribuídas ao seu custo-benefício e à baixa dose de radiação, combinados com uma sensibilidade razoável para uma ampla variedade de patologias. A radiografia torácica é frequentemente o primeiro estudo de imagem adquirido, sendo fundamental para triagem, diagnóstico e tratamento de uma ampla gama de patologias. As radiografias de tórax podem ser divididas em três tipos principais, de acordo com a posição e a orientação do paciente em relação à fonte de raios X e painel detector: posteroanterior, anteroposterior e lateral. As incidências posteroanterior (PA) e anteroposterior (AP) são ambas consideradas frontais, com a fonte de raios X posicionada na parte posterior ou frontal do paciente, respectivamente. A imagem em AP é tipicamente adquirida de pacientes na posição supina, enquanto o paciente geralmente está em pé para a aquisição da imagem em PA. A imagem lateral (LA) é geralmente adquirida em combinação com uma imagem em PA e projeta a radiografia de um lado do paciente para o outro, normalmente da direita para a esquerda. Exemplos desses tipos de imagem estão representados na **Figura 44.1**.

A interpretação da radiografia de tórax pode ser desafiadora devido à sobreposição de estruturas anatômicas ao longo da direção de projeção. Esse efeito pode tornar muito difícil a detecção de anormalidades em locais específicos (p. ex., um nódulo posterior ao coração em uma radiografia frontal), detectar pequenas ou sutis alterações ou distinguir com precisão entre diferentes padrões patológicos. Por essas razões, os radiologistas normalmente apresentam alta variabilidade interobservador em suas análises de imagens de radiografia torácica (Balabanova et al., 2005). O volume de imagens CXR adquiridas, a complexidade de sua interpretação e seu valor na prática clínica há muito motivam os pesquisadores a construírem algoritmos automatizados para análise dessa modalidade. De fato, esta tem sido uma área de interesse de pesquisa desde a década de 1960, quando

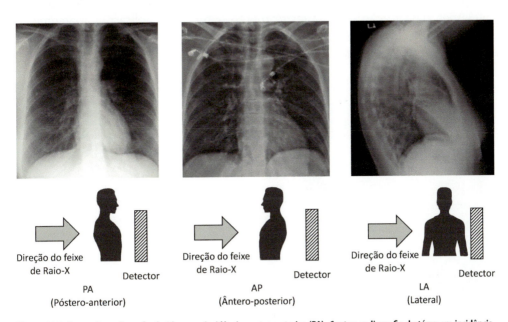

Figura 44.1. Esquerda: radiografia de tórax em incidência posteroanterior (PA). Centro: radiografia de tórax em incidência anteroposterior (AP); Direita: radiografia de tórax lateral (LA).

foram publicados os primeiros artigos descrevendo um sistema automatizado de detecção de anormalidades em imagens CXR (Toriwaki *et al.*, 1973). Os ganhos potenciais da análise automatizada de imagens CXR incluem maior sensibilidade para achados sutis, priorização de casos sensíveis ao tempo, automação de tarefas diárias tediosas e fornecimento de análise em situações em que os radiologistas não estão disponíveis (p. ex., países em desenvolvimento).

O processo diagnóstico a partir de imagens geralmente requer uma busca inicial por estruturas alvo (segmentação), quantificação de parâmetros e métricas (como tamanho, movimento, alteração de textura e deformação) para encontrar possíveis anormalidades. O campo da análise computadorizada de imagens médicas vem abordando esses problemas desde a década de 1970. As técnicas de processamento, que inicialmente eram realizadas no nível do *pixel* (p. ex., filtros para borda, crescimento de região), evoluíram rapidamente para modelagem matemática por sistemas com base em regras (Greenspan *et al.*, 2016). Essas técnicas, embora possam ter funcionado muito bem para tarefas muito específicas, não são generalizáveis para uma ampla gama de aplicações.

A introdução de técnicas de aprendizado de máquina tem alterado esse quadro, tornando-se uma ferramenta poderosa para facilitar a identificação de anormalidades e auxiliar o fluxo de trabalho do médico (Shen *et al.*, 2017). A transição dos sistemas baseados em modelo para sistemas que aprendem com os dados foi inicialmente gradual, no entanto, o número de trabalhos publicados na área vem aumentando exponencialmente desde 2015. Entre essas técnicas, o aprendizado profundo está emergindo como o estado da arte, levando a uma maior precisão e abrindo novas fronteiras na análise de imagens médicas (Greenspan *et al.*, 2016). Métodos de aprendizagem profunda têm sido utilizados para segmentação, detecção de objetos ou lesões, classificação, registro, rastreamento, entre outras aplicações (Marcomini *et al.*, 2022). A **Figura 44.2** apresenta um exemplo do uso dessas técnicas para previsão de regiões potencialmente suspeitas em uma radiografia de tórax.

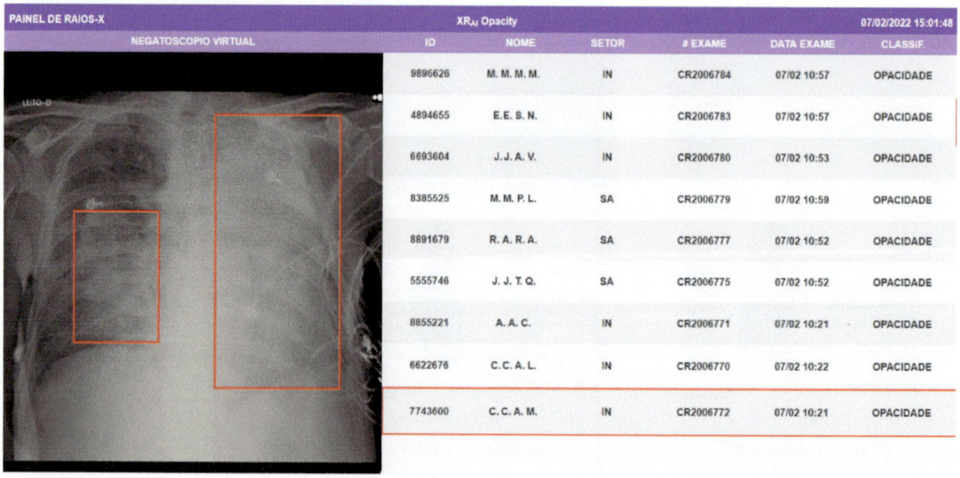

Figura 44.2. Exemplo de aplicação que reconhece opacidade em imagens de raios X PA assim que adquiridas pelo equipamento de imagem.

Atualmente, a aprendizagem profunda é aplicada mais às imagens médicas do que a qualquer outro tipo de dados de saúde (Wainberg *et al.*, 2018).

Apesar dos avanços na área, há muitos desafios a serem enfrentados. A falta de grandes conjuntos de dados de treinamento é frequentemente vista como um obstáculo importante, já que conjuntos de dados de treinamento pequenos podem levar a decisões imprecisas, assim como dados anotados sem um rígido critério de avaliação por diferentes especialistas (Krittanawong *et al.*, 2017).

ANÁLISE DE SINAIS FISIOLÓGICOS

Sinais fisiológicos são uma fonte de dados inestimável, que auxiliam na detecção, reabilitação e tratamento de doenças (Faust & Bairy, 2012). Os sinais vêm de sensores implantados ou colocados em contato com a pele. Por sua vez, a localização desses sensores determina as características do sinal fisiológico, cujas informações relevantes devem ser extraídas a fim de apoiar uma aplicação específica de saúde (Devasahayam, 2013).

Recentemente, arquiteturas de aprendizado profundo foram propostas para análise automática de sinais, levando em consideração todas as informações que um conjunto de dados de treinamento tem a oferecer. Como em outras aplicações de saúde, o objetivo principal do uso de métodos de aprendizagem profunda é criar uma boa representação de características e conhecimento, a partir dos dados de entrada. Aplicações descritas para sinais fisiológicos incluem: classificação dos estágios do sono a partir de dados de polissonografia (Längkvist *et al.*, 2012), predição de crises epilépticas de sinais de EEG (Mirowski *et al.*, 2008) classificação automática de sinais de ECG (Mathews *et al.*, 2018), detecção de arritmias cardíacas (Isin & Ozdalili, 2017).

A fibrilação atrial (FA) é a arritmia cardíaca mais prevalente em todo o mundo e está associada a um risco aumentado de acidente vascular cerebral, insuficiência cardíaca e morte súbita (Lippi *et al.*, 2020). Assim, a identificação e priorização de pacientes com essa condição é altamente desejável. O diagnóstico da FA é baseado em um eletrocardiograma (ECG) padrão de 12 derivações, no qual a atividade elétrica irregular é acompanhada pela ausência da onda P (Gutierrez & Blanchard, 2016). Isso é uma tarefa demorada que requer um profissional treinado e especializado. Nos departamentos de emergência (DE), a triagem de ECG é frequentemente empregada, especialmente em pacientes que relatam sintomas como dor no peito e palpitações (Su *et al.*, 2021). Um grande desafio é estratificar aqueles com doença cardíaca com risco de vida que merecem cuidados imediatos. Nesse contexto, o desenvolvimento de uma ferramenta de triagem automática para ajudar na priorização de pacientes com maior risco pode beneficiar e otimizar esse processo. Nesse sentido, vários grupos estão usando tanto abordagens clássicas de aprendizado de máquina quanto de aprendizado profundo (Ribeiro *et al.*, 2020) para detectar a fibrilação atrial em sinais de ECG unidimensionais. Por outro lado, em ambientes hospitalares, os exames de ECG são frequentemente armazenados como imagens no sistema de arquivamento e comunicação de imagens (PACS) usando o formato Digital Imaging and Communications in Medicine (DICOM). A partir dos traçados de ECG armazenados como imagens, técnicas de aprendizado profundo podem ser adotadas para identificação de padrões nesses traçados associados a diferentes fenótipos (Dias *et al.*, 2021).

A hipertensão arterial é um grande problema de saúde, sendo uma das principais causas de morte em todo o mundo (Olsen *et al.*, 2016), aumentando o risco de insuficiência cardíaca, derrame e infarto do miocárdio. Como esses resultados muitas vezes seguem um longo período de desenvolvimento da hipertensão, a avaliação da pressão arterial (PA) não é apenas crítica para o diagnóstico, mas seu monitoramento permite mudanças precoces no estilo de vida e tratamento clínico preventivo, reduzindo os riscos de tais resultados. O padrão-ouro para avaliação da PA é o uso de um esfigmomanômetro por profissionais clínicos treinados. Para medições não técnicas, existem muitos equipamentos automáticos com manguito disponíveis, permitindo que as pessoas realizem medições em casa. No entanto, dispositivos com manguito podem causar desconforto se usados com frequência e são inviáveis para monitoramento contínuo. A fotopletismografia (PPG) foi originalmente desenvolvida para medir o volume de sangue nos tecidos e, posteriormente, adaptada para medir a SpO_2 (oximetria) (Reisner *et al.*, 2008). No entanto, ainda não há um método direto para obter a PA a partir do sinal PPG isolado, tornando sua utilização para estimativa da PA um desafio. Vários métodos de aprendizado de máquina foram propostos para avaliar a PA a partir do PPG.

Recentemente, surgiram métodos baseados em aprendizado profundo para estimativa da PA e partir do sinal de PPG. A **Figura 44.3** apresenta um exemplo do uso dessas técnicas na classificação de traçados de ECG para a triagem de pacientes com fibrilação atrial em uma Unidade de Emergência (Dias *et al.*, 2021).

Os resultados são encorajadores, no entanto, a distribuição de dados e as condições de validação não são claras em muitos trabalhos na literatura.

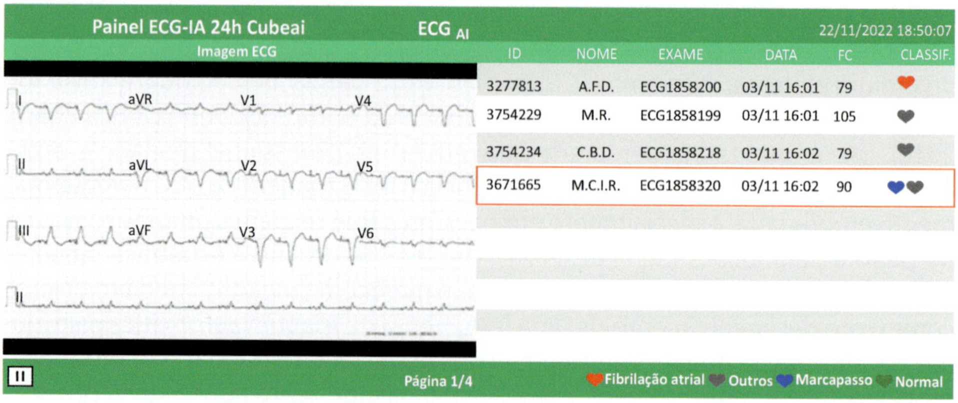

Figura 44.3. Aplicação de técnicas de aprendizado profundo na classificação de sinais de ECG para triagem de pacientes com fibrilação atrial em uma Unidade de Emergência.

ANÁLISE DE NARRATIVAS

As técnicas de processamento de linguagem natural (PLN) têm sido usadas para identificar, extrair e processar dados não estruturados de narrativas no RES e assim tirar proveito do grande potencial de informações clínicas nos registros eletrônicos (Agarwal *et al.*, 2016). Tais ferramentas de PLN também são capazes de reduzir substancialmente o tempo gasto pelos clínicos para a tarefa de revisão de prontuários (Rahman *et al.*, 2011), otimizando seu tempo de dedicação com o atendimento ao paciente ou outras atividades de pesquisa (Chen *et al.*, 2016).

As principais etapas envolvidas em um PNL são: segmentação, divisão em sentenças ou palavras (*tokenization*), normalização, análise sintática, análise semântica e classificação (Pons *et al.*, 2016).

Depois de se obter os textos livres de registros médicos, o processamento começa com a segmentação e a obtenção da seleção de seções de interesse (p. ex., o foco de uma pesquisa pode ser apenas a seção "Hipótese diagnóstica" de um laudo de radiologia). Após essa definição, o texto é dividido em frases e/ou palavras, processo conhecido como *tokenization*, que são posteriormente normalizadas ou higienizadas. Dois processos se destacam o *stemming*, que é um processo de redução de palavras flexionadas (ou derivadas) para seu tronco ou raiz ("carro", "carros", "carros", "carros" são mapeados para "carro") e a lematização, que representa as palavras por meio do infinito dos verbos ("sou", "é", "é" é mapeada como "ser") e masculino singular para substantivos e nomes.

No processo de extração de variáveis, a análise sintática subsequente classifica palavras (nome, verbo, adjetivo), estrutura gramatical (frase verbal, frase nominal) ou relações de dependência (sujeito ou objeto). A análise semântica atribui significado a palavras e frases (p. ex., sintomas, doenças, procedimentos) e conceitos. Nessa etapa, definições de dicionários e sinônimos podem ser utilizadas, por exemplo, o meta-thesaurus do RadLEx (Langlotz, 2006) e do Sistema de Linguagem Médica Unificada (Bodenreider, 2004), ambos os dicionários especializados em radiologia e disponíveis no idioma inglês.

Depois de se extrair as variáveis de interesse no texto livre, a última etapa em um PLN envolve a classificação (p. ex., se o relatório de um paciente apresenta ou não um diagnóstico de alguma doença). Esse procedimento também é conhecido como fenotipagem do paciente. Para esse processamento, podem-se usar métodos baseados em regras, aprendizado de máquina ou métodos híbridos. Para a primeira abordagem, os resultados são geralmente satisfatórios quando o domínio está muito bem definido (Kirby *et al.*, 2016). O problema é que requer especialistas em compreensão profunda em cada condição e grandes esforços na elaboração de algoritmos.

A **Figura 44.4** apresenta resultado de técnicas de aprendizado de máquina na interpretação de textos livres e fenotipagam do paciente em um domínio bem definido.

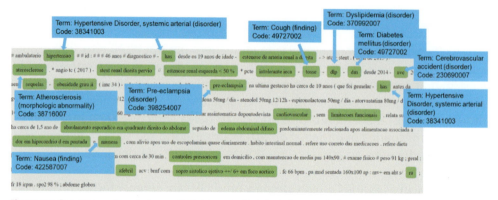

Figura 44.4. Fenotipagem do paciente a partir da interpretação de texto livre por técnicas de aprendizado de máquina.

Por outro lado, desenvolvimentos recentes com o uso da aprendizagem de máquina na área da saúde permitiram a fenotipagem de pacientes sem exigir um grande domínio da área (Gehrmann et al., 2018).

INTEGRAÇÃO DE DADOS ÔMICOS

O desenvolvimento de experimentos genéticos resultou em grandes bancos de dados que requerem *pipelines* dedicados de bioinformática, algoritmos e máquinas de computação de alto desempenho para tratar de questões relacionadas com a previsão de risco e o desenvolvimento de um gerenciamento de doenças mais efetivo e personalizado. Atualmente, muitas análises matemáticas e computacionais diferentes são realizadas para identificar variantes causais e selecionar genes cuja expressão é diretamente afetada por eles para ter uma visão melhor de quais são os mecanismos moleculares subjacentes ao desenvolvimento de doenças comuns, tais como análise de colocalização, randomização mendeliana e estudos de associação ampla de transcrição – TWAS – (Heinig, 2018). De fato, algumas dessas análises usam imputação para lidar com a dificuldade em ter diferentes tipos de dados das mesmas amostras, a fim de prever os resultados de diferentes experimentos e integrá-los, por exemplo, TWAS.

Apesar da identificação de milhões de variantes genéticas comuns associadas a uma doença ou fenótipo de doença, eles, individualmente ou em combinação, explicam apenas uma fração da variância do fenótipo. Esse é o caso de várias das doenças cardiovasculares e levou à busca de baixa frequência e de variantes raras que podem influenciar traços e agrupamentos familiares observados. No entanto, essa abordagem ganhou força apenas nos últimos anos, com a redução dos custos do genoma inteiro e do sequenciamento de exomas e o desenvolvimento de grandes consórcios, cujo objetivo principal era o sequenciamento da grande população humana.

Além disso, para ser eficaz e importante na clínica, devemos entender o papel das variantes gênicas comuns e de baixa frequência dentro da arquitetura genética dos traços da doença. Em 2012, Maurano *et al.* demonstraram que a maioria dos GWAs comuns se encontra em regiões não codificadoras e está hiper-representada em sites de DNA regulatório. Além disso, essas variantes perturbam o reconhecimento de sítios de fatores de transcrição que alteram os estados de cromatina alélica e parecem enriquecidos em tecidos relacionados com características. Estudos subsequentes confirmaram esses achados em diferentes doenças e características (Soldner *et al.*, 2016). As informações geradas por diferentes dados genômicos foram usadas para desenvolver algoritmos para prever o risco de doenças. Inicialmente, a comunidade científica focou em estratégias simples com base em estatísticas clássicas (p. ex., regressões lineares e logísticas múltiplas) (Justesen *et al.*, 2015). Atualmente, devemos usar diferentes técnicas de aprendizado de máquina, como aprendizagem profunda, para identificar padrões genéticos, bem como desenvolver preditores adequados de risco de doença usando informações genômicas (Li *et al.*, 2018).

Assim, a integração de diferentes dados ômicos é fundamental para entender a influência dessas variantes genéticas no desenvolvimento da característica, o que permitirá que elas sejam usadas em algoritmos de risco preditivo e adaptem o gerenciamento de doenças do paciente.

CONCLUSÃO

Os desafios que se apresentam para os próximos anos trazem perspectivas promissoras. Isso decorre de uma quase "tempestade perfeita", em que seguimos gastando somas vultosas em sistemas de saúde frequentemente pouco integrados e disfuncionais. Por um lado, há casos como o do sistema americano, cujos gastos em saúde representam cerca de 20% do PIB, a maior economia do planeta, mas que não apresenta os melhores indicadores de saúde populacional. Por outro lado, no Brasil, que tem um gasto per capita baixo, o sistema público é bem desenhado e estruturado, mas, na realidade, sofre o subfinanciamento, tornando-se disfuncional e necessitando de aprimoramento. Ambas as realidades carecem de reformas, e as novas metodologias baseadas em inteligência artificial, pelas suas características de atuação transversal e em várias etapas desse processo, terão papel importante na racionalização dos sistemas de saúde, no avanço e implementação da medicina individualizada para promoção da saúde, no desenvolvimento de estratégias individuais de prevenção ou no suporte à tomada de decisões, de modo a minimizar o impacto das doenças de maneira mais racional.

REFERÊNCIAS

Agarwal V, Podchiyska T, Banda JM, Goel V, Leung TI, et al. Learning statistical models of phenotypes using noisy labeled training data. JAMAI. 2016;23(6):1166-73. https://doi.org/10.1093/jamia/ocw028.

Balabanova Y, Coker R, Fedorin I, Zakharova S, Plavinskij S, et al. Variability in interpretation of chest radiographs among Russian clinicians and implications for screening programmes: observational study. BMJ. 2005;331(7513):379-82. https://doi.org/10.1136/bmj.331.7513.379.

Bodenreider O. The Unified Medical Language System (UMLS): integrating biomedical terminology. Nucleic Acids Research. 2004:32:D267-D270. https://doi.org/10.1093/nar/ gkh061.

Chen L, Guo U, Illipparambil LC, Netherton MD, Sheshadri B, et al. Racing Against the Clock: Internal Medicine Residents' Time Spent On Electronic Health Records. Journal of Graduate Medical Education. 2016;8(1):39-44. https://doi.org/10.4300/JGME-D-15-00240.1

Consortium RE. Integrative analysis of 111 reference human epigenomes. Nature. 2015;518(7539):317-30. https://doi.org/10.1038/nature14248

Consortium TEP. The ENCODE (ENCyclopedia Of DNA Elements) Project. Science. 2004;306:636-40. https://doi.org/10.1126/science.1105136

Consortium TIH. A haplotype map of the human genome. Nature. 2005;437:1299-320. https://doi.org/10.1038/nature04226

Devasahayam SR. Signals and Systems in Bimedical Engineering: Singal Processing and Physiological Systems Modeling. Springer. 2013.

Dias FM, Samesima N, Ribeiro A, Moreno RA, Pastore CA, et al. 2D Image-Based Atrial Fibrillation Classification. 2021 Computing in Cardiology (CinC). 2021;48:1-4. https://doi.org/10.23919/CinC53138.2021.9662735

Faust O, Bairy MG. Nonlinear analysis of physiological signals: a review. J Mech Med Biol. 2012;12(4):1240015. https://doi.org/10.1142/S0219519412400155

Gehrmann S, Dernoncourt F, Li Y, Carlson ET, Wu JT, et al. Comparing deep learning and concept extraction based methods for patient phenotyping from clinical narratives. PLOS ONE. 2018;13(2):e0192360.

Giri A, Hellwege JN, Keaton JM, Park J, Qiu C, et al. Transethnic association study of blood pressure determinants in over 750,000 individuals. Nature Genetics. 2019;51(1):51-62. https://doi.org/10.1038/s41588-018-0303-9

Greenspan H, Ginneken B van, Summers RM. Guest Editorial Deep Learning in Medical Imaging: Overview and Future Promise of an Exciting New Technique. IEE. 2016;35(5):1153-9. https://doi.org/10.1109/TMI.2016.2553401

Gutierrez C, Blanchard DG. Diagnosis and Treatment of Atrial Fibrillation. American Family Physician. 2016;94(6):442-52.

Heinig M. Using Gene Expression to Annotate Cardiovascular GWAS Loci. Front Cardiovasc Med. 2018;5:59. https://doi.org/10.3389/fcvm.2018.00059

Hof RD. 10 Breakthrough Technologies 2013: Deep Learning. 2013. https://www.technologyreview.com/s/513696/deep-learning/

Howie BN, Donnelly P, Marchini J. A flexible and accurate genotype imputation method for the next generation of genome-wide association studies. PLoS Genetics. 2009;5(6):e1000529– e1000529. https://doi.org/10.1371/journal.pgen.1000529

Isin A, Ozdalili S. Cardiac arrhythmia detection using deep learning. Procedia Computer Science. 2017;120:268-75. https://doi.org/https://doi.org/10.1016/j.procs.2017.11.238

Justesen JM, Allin KH, Sandholt CH, Borglykke A, Krarup NT, et al. Interactions of Lipid Genetic Risk Scores with Estimates of Metabolic Health in a Danish Population. Circulation: Cardiovascular Genetics. 2015;8(3):465-72. https://doi.org/10.1161/CIRCGENETICS.114.000637

Kirby JC, Speltz P, Rasmussen LV, Basford M, Gottesman O, et al. PheKB: a catalog and workflow for creating electronic phenotype algorithms for transportability. Journal of the American Medical Informatics Association: JAMIA. 2016;23(6):1046-52. https://doi.org/10.1093/jamia/ocv202

Krittanawong C, Zhang H, Wang Z, Aydar M, Kitai T. Artificial Intelligence in Precision Cardiovascular Medicine. J Am Coll Cardiol. 2017;69(21):2657-64. https://doi.org/10.1016/j.jacc.2017.03.571

Längkvist M, Karlsson L, Loutfi A. Sleep Stage Classification Using Unsupervised Feature Learning. Advances in Artificial Neural Systems. 2012;1-9. https://doi.org/10.1155/2012/107046

Langlotz CP. RadLex: A New Method for Indexing Online Educational Materials. RadioGraphics. 2006;26(6):1595-7. https://doi.org/10.1148/rg.266065168

Li J, Pan C, Zhang S, Spin JM, Deng A, et al. Decoding the Genomics of Abdominal Aortic Aneurysm. Cell. 2018;174(6):1361-72. https://doi.org/10.1016/j.cell.2018.07.021

Lippi G, Sanchis-Gomar F, Cervellin G. Global epidemiology of atrial fibrillation: An increasing epidemic and public health challenge. Internat J Stroke. 2020;1747493019897870. https://doi.org/10.1177/1747493019897870

Marcomini KD, Cardenas DAC, Traina AJM, Gutierrez MA. A deep learning approach for COVID-19 screening and localization on Chest X-Ray images. Proceedings of SPIE Medical Imaging, in press. 2022.

Mathews SM, Kambhamettu C, Barner KE. A novel application of deep learning for single-lead ECG classification. Computers Biol Med. 2018;99:53-62. https://doi.org/10.1016/j. compbiomed.2018.05.013

Maurano MT, Humbert R, Rynes E, Thurman RE, Haugen E, et al. Systematic localization of common disease-associated variation in regulatory DNA. Science (New York). 2012;337(6099):1190-5. https://doi.org/10.1126/science.1222794

McVean GA, Altshuler DM, Durbin RM, Abecasis GR et al. An integrated map of genetic variation from 1,092 human genomes. Nature. 2012;491(7422):56-65. https://doi. org/10.1038/nature11632

Mettler FA, Bhargavan M, Faulkner K, Gilley DB, Gray JE, et al. Radiologic and Nuclear Medicine Studies in the United States and Worldwide: Frequency, Radiation Dose, and Comparison with Other Radiation Sources—1950–2007. Radiology. 2009;253(2):520-31. https://doi.org/10.1148/radiol.2532082010

Mirowski PW, LeCun Y, Madhavan D, Kuzniecky R. Comparing SVM and convolutional networks for epileptic seizure prediction from intracranial EEG. 2008 IEEE Workshop on Machine Learning for Signal Processing. 2008;244-9. https://doi.org/10.1109/MLSP.2008.4685487

Olsen MH, Angell SY, Asma S, Boutouyrie P, Burger D, et al. A call to action and a lifecourse strategy to address the global burden of raised blood pressure on current and future generations: the Lancet Commission on hypertension. Lancet. 2016;388(10060):2665-712. https://doi. org/https://doi.org/10.1016/S0140-6736(16)31134-5

Pons E, Braun LMM, Hunink MGM, Kors JA. Natural Language Processing in Radiology: A Systematic Review. Radiology. 2016;279(2):329-43. https://doi.org/10.1148/radiol.16142770

Project eGTEx. Enhancing GTEx by bridging the gaps between genotype, gene expression, and disease. Nature Genetics. 2017;49(12):1664-70. https://doi.org/10.1038/ng.3969

Rahman S, Majumder MAA, Shaban SF, Rahman N, Ahmed M, et al. (2011). Physician participation in clinical research and trials: issues and approaches. Advances in Medical Education and Practice. 2011;2:85-93. https://doi.org/10.2147/AMEP.S14103

Reisner A, Shaltis PA, McCombie D, Asada HH, Warner DS, Warner MA (2008). Utility of the Photoplethysmogram in Circulatory Monitoring. Anesthesiology. 2008;108(5):950-8. https://doi.org/10.1097/ALN.0b013e31816c89e1

Ribeiro AH, Ribeiro MH, Paixão GMM, Oliveira DM, Gomes PR, et al. Automatic diagnosis of the 12-lead ECG using a deep neural network. Nature Communications. 2020;11(1):1760. https://doi.org/10.1038/s41467-020-15432-4

Shen D, Wu G, Suk H.-I. Deep Learning in Medical Image Analysis. Annual Review of Biomedical Engineering. 2017;19(1):221-48. https://doi.org/10.1146/annurev-bioeng-071516-044442

Soldner F, Stelzer Y, Shivalila CS, Abraham BJ, Latourelle JC, et al. Parkinson-associated risk variant in distal enhancer of α-synuclein modulates target gene expression. Nature. 2016;533(7601):95-9. https://doi.org/10.1038/nature17939

Su H-Y, Tsai J-L, Hsu Y-C, Lee K-H, Chang C-S, et al. A modified cardiac triage strategy reduces door to ECG time in patients with ST elevation myocardial infarction. Scientific Reports. 2021;11(1):6358. https://doi.org/10.1038/s41598-021-86013-8

Toriwaki J-I, Suenaga Y, Negoro T, Fukumura T. Pattern recognition of chest X-ray images. Computer Graphics and Image Processing. 1973;2(3):252-71. https://doi.org/https://doi.org/10.1016/0146-664X(73)90005-1

United Nations. United Nations scientific committee on the effects of atomic radiation (UNSCEAR), 2008 report on sources and effects of ioniz – ing radiation. 2008.

Visscher PM, Wray NR, Zhang Q, Sklar P, McCarthy MI, Brown MA, et al. 10 Years of GWAS Discovery: Biology, Function, and Translation. American Journal of Human Genetics. 2017;101(1):5-22. https://doi.org/10.1016/j.ajhg.2017.06.005

Wainberg M, Merico D, Delong A, Frey BJ. Deep learning in biomedicine. Nature Biotechnology. 2018;36:829.

45 | Explorando as Ômicas
Avanços Tecnológicos e Aplicações na Pesquisa de Doenças Cardiovasculares

Salvador Sánchez Vinces
José Salvatore Leister Patané
Rogério dos Santos Rosa
Guilherme Kenichi Hosaka
Ester Riserio Matos Bertoldi

INTRODUÇÃO

Os avanços técnicos nas últimas décadas resultaram em um aumento significativo na geração de dados biológicos. O sequenciamento de genes e RNA, a identificação e quantificação de proteínas, metabólitos e lipídios, juntamente com o progresso dos estudos microbiológicos e a coleta computacional de dados clínicos, demandam técnicas analíticas cada vez mais sofisticadas para obter conclusões relevantes. A aplicação de abordagens de biologia de sistemas permite aos pesquisadores integrarem grandes conjuntos de dados e conduzir análises por meio de modelos experimentais e teóricos.

Nesse contexto, a biologia de sistemas é crítica para a integração e a manifestação das interconexões entre redes de processos biológicos. Essa abordagem promissora visa desvendar os detalhes intricados de diversos aspectos da biologia e impulsionar a inovação na Medicina de Precisão. Compreender as diversas dimensões que abrangem o fluxo de informações do DNA à síntese de proteínas, incluindo o RNAm e as biomoléculas intermediárias, é fundamental para alcançar novos horizontes na descoberta de farmacoterapias e na resolução de doenças.

As análises ômicas, também conhecidas como dados biológicos de alta dimensão, visam aprofundar a compreensão do funcionamento das células, tecidos e organismos. A integração de dados ômicos facilita a interpretação e a atribuição de significado prático a esses dados, sendo uma parte essencial dos estudos de biologia de sistemas. Esses estudos, em geral, incorporam dados genômicos (DNA), epigenômicos (modificações do DNA), transcriptômicos (mRNAs), proteômicos (proteínas) e metabolômicos (metabólitos) de forma não direcionada (sem especificar uma molécula alvo) e, idealmente, sem tendências (sem diferenças no conjunto de amostras ou subgrupos de biomoléculas).

Este capítulo descreve o alcance das ômicas no estudo das doenças cardiovasculares, detalhando as técnicas analíticas, sua integração e aplicações. Além disso, oferece uma visão geral das ferramentas utilizadas na análise de dados de alto rendimento gerados pelas tecnologias ômicas. A **Tabela 45.1** resume os diferentes elementos e características de cada ômica usada nos estudos de doenças cardiovasculares.

Tabela 45.1. As ômicas de maior relevância e algumas das suas características

Ômica	Biomolécula	Matriz biológica	Plataforma analítica	Etapas de análise
Genômica	DNA	Plasma, soro, tecido	Sequenciamento, microarranjo	Preparação da amostra, hibridização em *chip* ou iterativo. Detecção de SNPs ou fragmentos de DNA predeterminados ou por alinhamento computacional.
Transcriptômica	RNA	Plasma, soro, tecido	Sequenciamento, microarranjo	Preparação da amostra, hibridização em chip ou iterativo. Detecção e quantificação de fragmentos de RNA predeterminados ou por alinhamento computacional.
Proteômica	Proteína	Plasma, soro, tecido	Espectrometria de massas, plataformas baseadas na afinidade, ressonância magnética nuclear.	Preparação de amostra (separação, isolamento). Detecção e quantificação de proteínas. Anotação de proteínas.
Metabolômica	Metabólitos (caso especial para lipídios)	Plasma, soro, tecido	Espectrometria de massas, ressonância magnética nuclear	Similar às da proteômica.

PLATAFORMAS ÔMICAS

Genômica

O genoma representa o conjunto completo de informações hereditárias que são essenciais para o desenvolvimento e funcionamento de um organismo vivo. A extração de informações genômicas envolve a identificação e a quantificação das sequências de nucleotídeos, que são os elementos fundamentais codificados como letras representativas (PÜHLER *et al.*, 2002).

O sequenciamento do DNA consiste em determinar a ordem dos quatro nucleotídeos, conhecidos como "bases", que compõem a molécula de DNA. Ao longo do tempo, surgiram três principais gerações de tecnologia de sequenciamento (PERVEZ *et al.*, 2022): a primeira baseia-se em métodos microeletroforéticos que replicam uma fita de DNA e identificam a sequência por meio de cores fluorescentes; a segunda geração é a técnica padrão atual, que utiliza a síntese de fragmentos curtos de DNA para sequenciamento; e a terceira geração envolve técnicas de sequenciamento de moléculas únicas de DNA.

Os dados genômicos podem fornecer várias informações, como a função, evolução e edição dos genomas. Um exemplo comum de análise a partir desses dados é o estudo dos polimorfismos de um único nucleotídeo (do inglês, *Single Nucleotide Polymorphism* – SNP), que são variações pontuais entre os genomas dos indivíduos e ocorrem com uma frequência de pelo menos 1% na população. Os SNPs são frequentemente investigados devido à facilidade de obtenção dos dados e sua alta correlação com fenótipos. A detecção dessas variações pode ser feita por abordagens de sequenciamento comparativo. Em seguida, é possível estabelecer associações entre essas variações e diferentes fenótipos, como doenças cardiovasculares.

Uma das abordagens amplamente utilizadas para estudos de associação é o GWAS (Genome-Wide Association Studies, em inglês) (LEACHÉ; OAKS, 2017). O GWAS tem sido aplicado no estudo de doenças cardiovasculares (DCVs) e patologias relacionadas, incluindo síndromes coronárias agudas (ZHENG *et al.*, 2020), aterosclerose (BELLOMO *et al.*, 2022), fibrilação atrial (ROSELLI *et al.*, 2018) e insuficiência cardíaca (SHAH *et al.*, 2020). Embora seja desafiador definir o número exato de SNPs diretamente relacionados com as DCVs, muitos estudos identificaram SNPs associados ou considerados marcadores subjacentes (SHUKLA; MASON; SABYAH, 2019). Além disso, foram descobertas interações genéticas entre fatores de risco conhecidos e doenças coronárias subsequentes em grupos de estudo com diversidade fenotípica, ou seja, com ancestralidade variada (LIU *et al.*, 2017). No entanto, apesar das associações identificadas, a maioria das descobertas de GWAS ainda não se traduziu em benefícios clínicos e há limitações na interpretação dos resultados (TAM *et al.*, 2019). Abordagens mais recentes, como o cálculo do risco poligênico, tentam levar em consideração a influência e a interação entre variantes genéticas e seus efeitos fenotípicos (CHOI; MAK; O'REILLY, 2020), embora seja necessário ainda modelar o efeito de outras variáveis confundidoras, como a estratificação da população (SOHAIL *et al.*, 2019).

Outra abordagem para relacionar genótipos e fenótipos é a aleatorização mendeliana univariada e multivariada, que busca utilizar "variáveis instrumentais" (não controláveis, mas esperadas) para realizar inferências causais sobre exposições modificáveis que influenciam diferentes desfechos (FERENCE *et al.*, 2019; SANDERSON *et al.*, 2019). Um exemplo disso é o estudo da proteína C reativa (PCR). Embora a PCR seja considerada um biomarcador na doença arterial coronariana, um estudo recente não encontrou relação causal entre os níveis de PCR e a doença, excluindo assim a PCR como uma possível candidata terapêutica (TIMPSON *et al.*, 2005).

Transcriptômica

A transcriptômica é uma área de estudo que se baseia na análise dos transcritos de RNA. Com o avanço de novas técnicas de alto rendimento, tornou-se mais fácil e rápido gerar dados de expressão gênica. O transcriptoma compreende vários tipos de RNA, como mRNA, miRNA, RNAs não codificadores e pequenos RNAs. A transcriptômica tem como objetivo quantificar os níveis ou a abundância desses diferentes tipos de RNA. Dependendo do desenho experimental adotado, é possível medir os níveis de expressão e realizar comparações espaciais e temporais em diferentes estágios de desenvolvimento e condições fisiológicas variáveis. Essa abordagem fornece informações valiosas sobre diversidade genética, RNAs não codificadores e a organização dos elementos transcricionais nas regiões codificadoras do genoma.

Embora a definição clássica de um transcrito seja simples, a geração de proteínas a partir dos genes apresenta uma complexidade fundamental. Essa complexidade pode ser ilustrada pelo fenômeno do *splicing* alternativo, no qual diferentes isoformas de transcritos são geradas a partir de um único gene, resultando em proteínas com diversidade funcional e redundância. Além disso, alguns transcritos não são traduzidos em proteínas e são chamados de RNAs não codificantes (ncRNAs). A análise do transcriptoma de um organismo proporciona uma visão geral dos genes expressos e é altamente informativa para a compreensão do desenvolvimento de doenças, podendo ser complementada por outras abordagens, como a proteômica e a metabolômica.

As informações obtidas por meio da transcriptômica têm permitido a identificação de loci de características quantitativas de expressão (eQTLs – *expression Quantitative Trait Loci*) por meio da comparação de polimorfismos de nucleotídeo único (SNPs) e diferentes perfis de expressão de mRNA. Um exemplo de aplicação dos dados de eQTLs é o mapeamento de vias e funções celulares usando variantes genéticas codificadoras e não codificadoras em estudos de doença cardiovascular (GUPTA; MUSUNURU, 2013). Os eQTLs são regiões do genoma que parecem regular a expressão de outros genes em locais adjacentes (*cis*) ou distantes (*trans*). Por exemplo, um estudo de associação genômica ampla (GWAS) descobriu que um SNP no cromossomo 1p13 estava associado a níveis elevados de LDL e infarto do miocárdio (SAMANI *et al.*, 2007), o que foi confirmado por outro estudo que mostrou que esse SNP no locus 1p13 alterou a expressão de SORT1 no fígado (MUSUNURU *et al.*, 2010). O SORT1 está envolvido na regulação dos níveis plasmáticos de LDL, como demonstrado em modelos animais usando RNA de interferência e superexpressão viral (LINSEL-NITSCHKE *et al.*, 2010; MUSUNURU *et al.*, 2010).

Assim como na genômica, a técnica de RNA-seq tem se tornado mais amplamente utilizada em comparação com os estudos iniciais baseados em microarranjos (WANG; GERSTEIN; SNYDER, 2009). Abordagens bioinformáticas, como o Tuxedo, têm contribuído para reduzir as taxas de descobertas falsas (KIM *et al.*, 2013). No entanto, em alguns casos, é necessário um cuidadoso isolamento de tipos de células específicos para obter resultados mais precisos. Até então, ao sequenciar uma amostra, a expressão média de cada gene entre diferentes subtipos celulares era obtida, uma vez que o sequenciamento era realizado em uma população de células. Isso resultava em uma máscara dos efeitos de subpopulações celulares mais raras pelos subtipos celulares mais abundantes. Tecnologias como a RNA-seq de célula única (scRNA-seq) permitem a obtenção de dados de células individuais, eliminando o viés do sequenciamento de populações de células (HWANG; LEE; BANG, 2018). A técnica de scRNA-seq foi utilizada para detectar variações na expressão gênica de mRNA em macrófagos isolados durante o tempo de infarto e recuperação cardíaca em ratos. Os autores propuseram redes de padrões de expressão de mRNA para cada fase: fase de infarto e fase de recuperação. Essas redes serviram como base para inferir uma rede dinâmica miRNA-mRNA (WALTER *et al.*, 2018).

Conforme será discutido mais adiante, a epigenômica está intimamente relacionada com a expressão gênica. Métodos como o ATAC-seq (*Assay for Transposase-Accessible Chromatin with high-Throughput sequencing*) são usados para identificar regiões da cromatina que estão disponíveis para transcrição (BUENROSTRO *et al.*, 2013). Esse método tem sido útil na identificação de regiões do genoma com acessibilidade alterada nas células do músculo liso da artéria coronária sob condições patológicas (MILLER *et al.*, 2016). Além disso, o desenvolvimento da plataforma e do banco de dados STARNET (KOPLEV *et al.*, 2022), que analisou seis tipos de tecidos de 600 pacientes, permitiu a realização de GWAS e inferência da regulação gênica, resultando na identificação de cis-eQTLs que enriquecem redes de causalidade de várias doenças, incluindo doença arterial coronariana (FRANZÉN *et al.*, 2016).

Proteômica

A proteômica é um campo de estudo que se dedica à análise das proteínas presentes em amostras biológicas, utilizando técnicas analíticas para definição, quantificação e investigação de suas interações (AL-AMRANI *et al.*, 2021). A proteômica pode ser classificada com base nos objetivos da análise (HANASH, 2003). Existem três categorias principais de proteômica:

I. Proteômica de expressão: Nesse tipo de proteômica, a expressão e a abundância das proteínas são estudadas de forma quantitativa e qualitativa. Isso permite a detecção de padrões diferenciais entre diferentes tipos de amostras de pacientes ou células (RE *et al.*, 2000).

II. Proteômica estrutural: O objetivo é determinar a estrutura tridimensional das proteínas, sua complexidade estrutural e suas interações com outros componentes celulares (JUNGBAUER; HAHN, 2009).

III. Proteômica funcional: Nesse tipo de proteômica, o foco está na investigação da função e dos mecanismos moleculares das proteínas nas células, bem como na determinação de suas interações com outros componentes. Isso permite, por exemplo, analisar proteínas desconhecidas por sua relação biológica com outras biomoléculas ou funções celulares (MONTI *et al.*, 2007).

Os métodos analíticos utilizados na proteômica podem ser divididos em duas etapas: separação e identificação. Na etapa de separação, as proteínas são isoladas da amostra biológica heterogênea e submetidas a processos que visam separá-las com base em suas características, como carga, tamanho ou peso molecular. Isso facilita a identificação e a quantificação das proteínas, minimizando interferências analíticas nos equipamentos (AL-AMRANI *et al.*, 2021). Os métodos mais amplamente utilizados para a separação de proteínas são baseados em gel ou em cromatografia de afinidade, como a cromatografia líquida de alto desempenho (HPLC) (COSKUN, 2016).

A etapa de identificação ou caracterização das proteínas tem como objetivo realizar desde o sequenciamento até a quantificação do peso molecular delas. Alguns métodos clássicos utilizados são os não específicos, como o ensaio de Bradford e o ensaio de Lowry, e os métodos específicos que utilizam anticorpos, como o ELISA (*Enzyme Linked ImmunoSorbent Assay*) e o Western Blot. Além disso, existem métodos mais modernos e não específicos, como microarranjos ou *chips* de proteínas, eletroforese e espectrometria de massa (TIMP; TIMP, 2020).

A espectrometria de massa desempenha um papel fundamental na descoberta e quantificação paralela (multiplexada) de proteínas em amostras biológicas, utilizando diferentes técnicas. Entre elas, destacam-se: a comparação com bancos de dados de proteínas conhecidos, a quantificação de proteínas marcadas (SAVITSKI *et al.*, 2013), a detecção de proteínas recém-sintetizadas (ONG; MANN, 2006), a detecção de alterações conformacionais (GSTAIGER; AEBERSOLD, 2009) e a análise de modificações pós-tradução (WITZE *et al.*, 2007). Embora seja uma técnica avançada e de grande utilidade, a espectrometria de massa apresenta algumas limitações, como o custo elevado, o viés de detecção em favor de proteínas mais abundantes e a cobertura incompleta de proteomas de referência (DUPREE *et al.*, 2020).

Além disso, também é possível realizar análises proteômicas direcionadas, nas quais apenas um grupo específico de proteínas (ou tipos de proteínas) é selecionado para análises mais sensíveis e quantitativas. No entanto, essa abordagem reduz a cobertura do proteoma. Duas empresas, Olink e SomaScan, utilizam métodos direcionados em suas análises proteômicas. O Olink baseia-se na especificidade da ligação por anticorpos e na replicação de nucleotídeos para auxiliar na quantificação proteica, enquanto o SomaScan utiliza oligonucleotídeos ligantes a proteínas para realizar a quantificação, sem a necessidade de anticorpos. Ambos os métodos oferecem maior especificidade e profundidade na análise proteômica.

Metabolômica

A metabolômica é uma disciplina que se dedica ao estudo do conjunto de metabólitos (produto do metabolismo de uma determinada molécula ou substância) de um determinado sistema biológico. O metabolismo, por sua vez, é regulado por mensageiros bioquímicos e representa a etapa final do fluxo de informações biológicas, que se inicia com a codificação genética. Além disso, a metabolômica tem o potencial de identificar e analisar metabólitos exógenos provenientes do ambiente em que vivemos (DI MINNO *et al.*, 2022). Um exemplo ilustrativo da influência dos metabólitos sobre o metabolismo é a regulação da pressão sanguínea em seres humanos (ARNETT; GRAF, 2020).

Assim como na proteômica, a análise do metaboloma envolve a extração de um conjunto de metabólitos de uma amostra biológica, que deve passar por um método adequado de separação. Os métodos de separação variam de acordo com a polaridade dos metabólitos de interesse. Compostos polares podem ser separados utilizando técnicas como a cromatografia de fase normal, enquanto compostos não polares podem ser separados por meio da cromatografia de fase reversa. Após a separação, os metabólitos podem ser identificados e quantificados por métodos como a ressonância magnética nuclear (RMN) ou a espectrometria de massas (DI MINNO *et al.*, 2022).

Os estudos metabolômicos também abrangem espécies lipídicas e lipoproteínas (HAN, 2016). Alguns estudos têm avaliado os perfis lipídicos e associado sua abundância a fatores de risco para doenças cardiovasculares (DCV) (HOEFER *et al.*, 2015; STEGEMANN *et al.*, 2014). Bancos de dados extensos e estudos epidemiológicos, incluindo o Biobank do Reino Unido, utilizam uma plataforma metabólica comercial baseada em RMN. Essa plataforma emprega uma tecnologia proprietária que realiza duas análises 1H-RMN por amostra, cada uma otimizada para detectar diferentes classes de biomoléculas em faixas de concentração distintas (SOININEN *et al.*, 2009). No estudo PROSPER, que se concentrou nos lipídios, foram incluídos oito grandes coortes genômicas e o fármaco pravastatina foi administrado em pacientes com DCV. A metabolômica desses pacientes foi estudada com sucesso utilizando 1H-RMN (SLIZ *et al.*, 2018).

OUTRAS ÔMICAS

Microbiômica

A microbiômica é o estudo dos microrganismos comensais e patogênicos que residem em um local específico do hospedeiro, por meio das técnicas de ômicas abordadas neste capítulo. Os metabólitos derivados da microbiota intestinal têm sido associados à progressão da aterosclerose e ao risco de trombose (AHMADMEHRABI; TANG, 2017; JIE *et al.*, 2017).

Epigenômica

A epigenômica é uma plataforma de análise que permite determinar a organização espacial e a associação de regiões do genoma no núcleo, fornecendo informações sobre a disponibilidade do genoma para transcrição. Essas características do genoma são geradas por modificações epigenéticas, que são reversíveis e ocorrem pela interação de moléculas com o DNA, sem alterar sua sequência primária. As alterações na cromatina, como metilações, acetilações, fosforilações e ubiquitinações, são objetos de estudo da epigenética. Essas modificações desempenham um papel importante na regulação da expressão gênica, agindo sobre a estrutura da cromatina (WANG; CHANG, 2018).

Translatômica

A translatômica é um subcampo do RNA-seq que se concentra no sequenciamento dos RNAs ligados a ribossomos e é analisado por meio da técnica de sequenciamento ribossomal (*ribose-sequencing*). Em outras palavras, são capturados e sequenciados apenas os RNAs ativos na produção de proteínas. Esse tipo de informação oferece novas perspectivas sobre os ncRNA, que são considerados não codificantes, mas que se ligam a ribossomos e desempenham papéis ainda desconhecidos. Um estudo sobre o estado transcricional do tecido cardíaco destacou a importância das microproteínas traduzidas a partir de lncRNA e RNA circular (VAN HEESCH *et al.*, 2019).

Fenômica

A fenômica envolve a coleta, organização e combinação de grandes conjuntos de dados dos prontuários eletrônicos (do inglês, *Electronic Health Records* – EHR), que são posteriormente incorporados nas análises. Quando dados clínicos, como resultados de exames laboratoriais ou radiológicos, são incluídos, técnicas computacionais podem ser aplicadas para descobrir associações ou preditores com relevância clínica (KOHANE, 2011). Estudos recentes têm utilizado diversas informações clínicas de muitos pacientes para prever a sobrevida após um infarto do miocárdio (PASEA *et al.*, 2017), bem como identificar estratificações subjacentes com poder preditivo em cardiomiopatias (VERDONSCHOT *et al.*, 2021).

INTEGRAÇÃO DE DADOS ÔMICOS

Estudos individuais de ômicas representaram um avanço significativo no entendimento de patologias, como as DCVs. No entanto, existem limitações na informação biológica inferida a partir desses dados, assim como no potencial preditivo dos modelos utilizados. A aplicação de modelos de biologia de sistemas apresenta o potencial de superar essas limitações, permitindo a inclusão de diferentes tipos de medidas de múltiplas plataformas, melhorando o desempenho dos modelos e suas possíveis aplicações clínicas. A abordagem multiômica envolve o estudo de problemas biológicos por meio da integração de múltiplos conjuntos de dados de diferentes camadas ômicas individuais. No entanto, a complexidade dos dados biológicos contidos nesses modelos requer abordagens computacionais de inferência mais robustas (KRASSOWSKI *et al.*, 2020).

A análise multiômica consiste principalmente na análise integrada dos dados obtidos nas plataformas individuais. Essa integração oferece vantagens, como mencionado anteriormente, mas também apresenta desafios decorrentes das ômicas individuais e desafios específicos da integração. Esses desafios incluem: i) harmonização dos dados em termos de escalas e distribuições; ii) alta dimensionalidade, que pode levar a limitações computacionais e de armazenamento; iii) mapeamento de identificadores entre todas as ômicas; iv) anotação de entidades ômicas usando bancos de dados de referência limitados; e v) viés estatístico devido à variação técnica, como a degradação de amostras ao longo do tempo (KRASSOWSKI *et al.*, 2020).

De forma geral, as etapas de análise nos modelos multiômicos incluem: i) pré-processamento dos dados; ii) integração dos dados; e iii) análise e visualização em diferentes momentos. É importante ressaltar que nem todos os modelos multiômicos exigem as mesmas etapas mencionadas, uma vez que os requisitos matemáticos podem variar de acordo com o objetivo do estudo.

No pré-processamento dos dados, são ajustadas as características das medições de cada tipo de dado para atender às premissas de cada algoritmo. Isso pode envolver processamentos como a transformação de escalas. Exemplos de transformações incluem min-máx, transformações logarítmicas e normalização por escore z. No caso de dados faltantes, são aplicados algoritmos de imputação, como o *k-nearest neighbor* (kNN). Também pode ser necessário realizar o mapeamento ou anotação de variáveis ômicas, atribuindo nomes padronizados aos genes, transcritos, proteínas etc., com base em bancos de dados estabelecidos na literatura. Embora a redução de dimensionalidade não seja uma etapa obrigatória para todos os modelos, ela auxilia na inspeção e visualização das relações entre as variáveis ômicas. A análise de componentes principais (do inglês, *Principal Component Analysis* - PCA) é o método mais comumente usado para redução de dimensionalidade, mas outros métodos, como UMAP (MCINNES; HEALY; MELVILLE, 2020) e t-SNE (MAATEN; HINTON, 2008), podem ser usados quando for necessário examinar a estrutura local e global dos dados reduzidos, ou quando forem consideradas relações não lineares.

Com exceção dos sequenciamentos, os dados ômicos são representados quantitativamente em uma matriz, na qual as informações das variáveis geralmente estão armazenadas nas colunas e a das amostras nas linhas. As características dos dados e o objetivo do estudo são importantes para determinar a forma de integração que pode ocorrer de três maneiras: i) conjunto de modelos, em que cada ômica é processada individualmente e um método final é usado para integrar os resultados; ii) conjunto de dados, em que os dados são aglomerados, geralmente por concatenação de matrizes, para serem inseridos no modelo sem processamentos individuais; e iii) modelo misto, em que cada dado ômico é processado (ou não) e integrado com os outros dados em uma etapa subsequente da análise.

O foco das análises pode ser determinado de acordo com a finalidade do modelo. As análises podem visar à caracterização geral das amostras, por exemplo, para evidenciar a estratificação de pacientes, ou das variáveis, como identificar um subconjunto de variáveis capaz de prever algum desfecho ou relacionar-se com alguma variável clínica relevante. Quando o modelo não utiliza informações prévias que caracterizem os dados antes da análise, como clusterização ou similaridade de amostras, o método é conhecido como não supervisionado. Quando há informações prévias, ou seja, cada amostra possui um rótulo que pode ser usado para classificá-la, o método é chamado de supervisionado. No entanto, a maioria dos métodos robustos atuais utiliza mais de uma abordagem na análise de dados, buscando extrair a maior quantidade possível de informações dos dados ômicos (VAHABI; MICHAILIDIS, 2022).

A **Figura 45.1** apresenta um esquema geral dos diferentes tipos de abordagem.

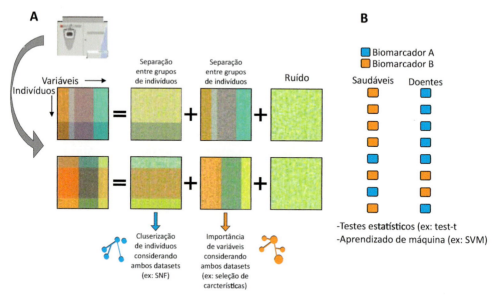

Figura 45.1. Esquema do fluxo de dados e alguns métodos representativos na integração de dados ômicos. (**A**) Após obtenção dos diferentes dados de ômicas (p. ex., Proteômica e Metabolômica), as dimensões de amostras (indivíduos) e de variáveis (substâncias obtidas para cada amostra) são analisadas separadamente. Posteriormente, os dados das diferentes ômicas são integrados visando características entre diferentes grupos de indivíduos, por exemplo, por meio de SNF (do inglês, *Similarity Fusion Network*), ou importância de diferentes variáveis que expliquem melhor as diferenças entre as amostras, como técnicas de seleção de características. (**B**) Outra meta desejável é a identificação de biomarcadores associados diferencialmente a grupos-controle, por métodos estatísticos e/ou de aprendizado de máquina.

Resumidamente, podemos listar os métodos de integração segundo a abordagem ou algoritmo principal utilizado (SUBRAMANIAN *et al.*, 2020): i) similaridade: *similarity network fusion* – SNF (WANG *et al.*, 2014)); ii) correlação, iii) rede: SNF, PARADIGM (VASKE *et al.*, 2010)); iv) bayesiano: iCLUSTER (SHEN; OLSHEN; LADANYI, 2009), MOFA (ARGELAGUET *et al.*, 2018), PARADIGM; v) fusão: SNF, PFA (SHI *et al.*, 2017)); e vi) outros multivariados: mixOmics (ROHART *et al.*, 2017), JIVE (LOCK *et al.*, 2013). No entanto, usos mais diretos de métodos gerais de exploração e comparação de dados têm sido usados para a integração de dados ômicos, como clusterização ou aprendizado de máquina.

APLICAÇÕES DA MULTIÔMICA NAS DOENÇAS CARDIOVASCULARES.

Existem métodos bem definidos e amplamente descritos para a integração de ômicas, incluindo o eQTL e a proteogenômica. A associação com loci de características quantitativas (QTL) é um dos primeiros métodos utilizados para relacionar informações genômicas com outras biomoléculas, como a expressão de RNA (eQTL) e as proteínas (pQTL). Por exemplo, por meio do eQTL, oito loci genéticos foram associados a mudanças na expressão gênica e medições da função vascular. Entre esses loci, o ADCY3 e o FADS1 mostraram efeitos interessantes no índice de massa corporal e colesterol, respectivamente (TAYLOR *et al.*, 2019). Em outro estudo, foram identificados 55 pQTLs capazes de predizer níveis de proteínas usando apenas informações dos SNPs. Esses pQTLs ajudaram a identificar novas vias potenciais para entender as DCVs, quando combinados com dados fenotípicos (MOSLEY *et al.*, 2018). Além disso, a proteogenômica integra informações das sequências de RNA ou DNA com os níveis de expressão de proteínas. Embora ainda não tenham sido aplicados especificamente às DCVs, estudos nessa área revelaram uma rede biológica complexa relacionada com a maturação do coração (YANG *et al.*, 2022).

No entanto, é importante ressaltar que a maioria dos estudos multiômicos pode utilizar diferentes tipos de informações ômicas, e sua abordagem analítica é essencial para caracterizá-los adequadamente. A seguir, serão apresentados alguns exemplos de estudos de integração ômica que evidenciam sua importância na área das DCVs.

As mudanças mecânicas nas células miocárdicas e a disfunção miocárdica resultante podem desencadear a remodelação da cavidade ventricular esquerda, levando à insuficiência cardíaca e danos em vários órgãos. As cardiomiopatias são um modelo interessante para aplicação de estudos multiômicos, uma vez que sua etiologia geralmente está associada a anormalidades genômicas e apresenta um impacto sistêmico significativo. Embora alguns estudos tenham encontrado mutações relacionadas com as cardiomiopatias (MCNALLY; GOLBUS; PUCKELWARTZ, 2013; MEDER *et al.*, 2014), a expressão gênica geralmente não difere entre indivíduos com cardiomiopatias e indivíduos saudáveis (CAMARGO; AZUAJE, 2008). No entanto, diferenças nos níveis proteômicos (LAU *et al.*, 2018) e de miRNA (ISSERLIN *et al.*, 2015) foram observadas entre os grupos. Em um estudo envolvendo pacientes com cardiomiopatia hipertrófica, os pesquisadores relacionaram informações genômicas e transcriptômicas, revelando que os genes relevantes na genômica estavam associados a redes de interação proteína-proteína, conforme informações previamente disponíveis em bancos de dados *online* (MARON *et al.*, 2021).

Em um estudo sobre o risco cardiovascular relacionado com os lipídios (INOUYE *et al.*, 2010), foram integrados os resultados do transcriptoma e do metaboloma obtidos por ressonância magnética nuclear (RMN) de amostras plasmáticas. Foi observada uma mudança nos agrupamentos de expressão gênica em relação às diferentes abundâncias de lipídios, evidenciando uma interação entre lipídios e o sistema imunológico. Estudos posteriores relacionaram esses resultados com a lipidômica, utilizando espectrometria de massas em três grandes populações, combinados com aleatorização mendeliana, para identificar cinco SNPs causais (TABASSUM *et al.*, 2019).

Outra patologia associada às DCVs é a aterosclerose, que possui uma etiologia complexa e efeitos sistêmicos. Em um estudo (LANGLEY *et al.*, 2017), placas ateroscleróticas foram analisadas integrando a expressão gênica por meio de microarranjo e a proteômica por espectrometria de massas. Foram utilizadas amostras de tecido vascular, com posterior validação no plasma. Esse estudo identificou um painel de biomarcadores que, quando quantificados no plasma, apresentaram melhor desempenho como preditores de DCVs do que os fatores de risco tradicionais, incluindo a proteína C-reativa. Além disso, em um estudo que investigou o efeito da hipermetilação do DNA sobre a expressão gênica, os genes HOXA5 e KLF3 foram identificados como genes que induzem ou facilitam a aterosclerose, reduzindo a expressão de fatores de transcrição (DUNN *et al.*, 2014).

As plaquetas desempenham um papel crucial na trombose e na hemostasia vascular, regulando o fluxo sanguíneo e a integridade vascular. A integração de bancos de dados de diferentes ômicas tem evidenciado a importância das plaquetas nas doenças cardiovasculares e cerebrovasculares. Nesse contexto, os autores propuseram o conceito de "plateletomics" (ômica relacionada com as plaquetas) (LI *et al.*, 2022).

Por fim, existem plataformas que disponibilizam ferramentas para análise de bancos de dados coletados. Um exemplo é o C/VDdb (FERNANDES; PATEL; HUSI, 2018), um banco de dados que reúne informações integradas e clusterizadas sobre microRNA, genômica, proteômica e metabolômica. Esses dados foram coletados por meio de algoritmos de busca na literatura e em bancos de dados públicos, contendo características relacionadas com as DCVs, com ênfase na doença arterial coronariana. Para possibilitar a integração de dados tão diversos, foi necessário o mapeamento dos identificadores de cada conjunto de dados para genes e proteínas.

Em resumo, as ômicas representam ferramentas importantes para a descoberta de informações relevantes para uma compreensão mais aprofundada dos processos biológicos. A integração dessas ômicas é uma estratégia promissora para a identificação de mecanismos relevantes para o desenvolvimento das DCVs, com grande potencial de aplicação clínica no diagnóstico, tratamento e prognóstico dessas doenças.

Referências

Ahmadmehrabi S, Tang WHW. Gut microbiome and its role in cardiovascular diseases. Current Opinion in Cardiology. 2017;32:761-6.

Al-Amrani S, et al. Proteomics: Concepts and applications in human medicine. World Journal of Biological Chemistry. 201;12:57-69.

Argelaguet R, et al. Multi-Omics Factor Analysis—a framework for unsupervised integration of multi-omics data sets. Molecular Systems Biology. 2018;14:e8124.

Arnett DK, Graf GA. Metabolomics, Lipid Pathways, and Blood Pressure Change. Arteriosclerosis, Thrombosis, and Vascular Biology. 2020;40:1801-3.

Bellomo TR, et al. Multi-Trait Genome-Wide Association Study of Atherosclerosis Detects Novel Pleiotropic Loci. Frontiers in Genetics. 2022;12.

Buenrostro JD, et al. Transposition of native chromatin for fast and sensitive epigenomic profiling of open chromatin, DNA-binding proteins and nucleosome position. Nature Methods. 2013;10:1213-8.

Camargo A, Azuaje F. Identification of dilated cardiomyopathy signature genes through gene expression and network data integration. Genomics. 2008;92:404-13.

Choi SW, Mak TS-H, O'Reilly PF. Tutorial: a guide to performing polygenic risk score analyses. Nature Protocols. 2020;15:2759-72.

Coskun O. Separation techniques: Chromatography. Northern Clinics of Istanbul. 2016;3:156-60.

Di Minno A, et al. Challenges in Metabolomics-Based Tests, Biomarkers Revealed by Metabolomic Analysis, and the Promise of the Application of Metabolomics in Precision Medicine. International Journal of Molecular Sciences. 2022;23:5213.

Dunn J, et al. Flow-dependent epigenetic DNA methylation regulates endothelial gene expression and atherosclerosis. The Journal of Clinical Investigation. 2014;124:3187-99.

Dupree EJ, et al. A Critical Review of Bottom-Up Proteomics: The Good, the Bad, and the Future of This Field. Proteomes. 2020;8:14.

Ference BA, et al. Mendelian Randomization Study of ACLY and Cardiovascular Disease. The New England Journal of Medicine. 2019;380:1033-42.

Fernandes M, Patel A, Husi H. C/VDdb: A multi-omics expression profiling database for a knowledge--driven approach in cardiovascular disease (CVD). PLOS ONE. 2018;13:e0207371.

Franzén O, et al. Cardiometabolic risk loci share downstream cis – and trans-gene regulation across tissues and diseases. Science. 2016;353:827-30.

Gstaiger M, Aebersold R. Applying mass spectrometry-based proteomics to genetics, genomics and network biology. Nature Reviews Genetics. 2009;10:617-27.

Gupta RM, Musunuru K. Mapping Novel Pathways in Cardiovascular Disease Using eQTL Data: The Past, Present, and Future of Gene Expression Analysis. Frontiers in Genetics. 2013;3:232.

Han X. Lipidomics for studying metabolism. Nature Reviews Endocrinology. 2016;12:668-79.

Hanash S. Disease proteomics. Nature. 2003;422:226-32.

Hoefer IE, et al. Novel methodologies for biomarker discovery in atherosclerosis. European Heart Journal. 2015;36:2635-42.

Hwang B, Lee JH, Bang D. Single-cell RNA sequencing technologies and bioinformatics pipelines. Experimental & Molecular Medicine. 2018;50:1-14.

Inouye M, et al. An Immune Response Network Associated with Blood Lipid Levels. PLOS Genetics. 2010;6:e1001113.

Isserlin R, et al. Systems analysis reveals down-regulation of a network of pro-survival miRNAs drives the apoptotic response in dilated cardiomyopathy. Molecular bioSystems. 2015;11:239-51.

Jie Z, et al. The gut microbiome in atherosclerotic cardiovascular disease. Nature Communications. 2017;8:845.

Jungbauer A, Hahn R. Ion-exchange chromatography. Methods in Enzymology. 2009;463:349-71.

Kim D, et al. TopHat2: accurate alignment of transcriptomes in the presence of insertions, deletions and gene fusions. Genome Biology. 2013;14:36.

Kohane IS. Using electronic health records to drive discovery in disease genomics. Nature Reviews Genetics. 2011;12:417-28.

Koplev S, et al. A mechanistic framework for cardiometabolic and coronary artery diseases. Nature Cardiovascular Research. 2022;1:85-100.

Krassowski M, et al. State of the Field in Multi-Omics Research: From Computational Needs to Data Mining and Sharing. Frontiers in Genetics. 2020;11.

Langley SR, et al. Extracellular matrix proteomics identifies molecular signature of symptomatic carotid plaques. The Journal of Clinical Investigation. 2017;127:1546-60.

Lau E, et al. Integrated omics dissection of proteome dynamics during cardiac remodeling. Nature Communications. 2018;9:120.

Leaché AD, Oaks JR. The Utility of Single Nucleotide Polymorphism (SNP) Data in Phylogenetics. Annual Review of Ecology, Evolution, and Systematics. 2017;48:69-84.

Li Y, et al. Application and Prospect of Platelet Multi-Omics Technology in Study of Blood Stasis Syndrome. Chinese Journal of Integrative Medicine. 2022;28:99-105.

Linsel-Nitschke P, et al. Genetic variation at chromosome 1p13.3 affects sortilin mRNA expression, cellular LDL-uptake and serum LDL levels which translates to the risk of coronary artery disease. Atherosclerosis. 2010;208:183-9.

Liu DJ, et al. Exome-wide association study of plasma lipids in > 300,000 individuals. Nature genetics. 2017;49:1758-66.

Lock EF, et al. Joint and Individual Variation Explained (Jive) for Integrated Analysis of Multiple Data Types. The Annals of Applied Statistics. 2013;7:523-42.

Maaten LVD, Hinton G. Visualizing Data using t-SNE. Journal of Machine Learning Research. 2008;9:2579-605.

Maron BA, et al. Individualized interactomes for network-based precision medicine in hypertrophic cardiomyopathy with implications for other clinical pathophenotypes. Nature Communications. 2021;12:873.

Mcinnes L, Healy J, Melville J. UMAP: Uniform Manifold Approximation and Projection for Dimension Reduction. arXiv. 2020. Disponível em: http://arxiv.org/abs/1802.03426. Acesso em: 20 abr. 2023

Mcnally EM, Golbus JR, Puckelwartz MJ. Genetic mutations and mechanisms in dilated cardiomyopathy. The Journal of Clinical Investigation. 2013;123:19-26.

Meder B, et al. A genome-wide association study identifies 6p21 as novel risk locus for dilated cardiomyopathy. European Heart Journal. 2014;35:1069-77.

Miller CL. Integrative functional genomics identifies regulatory mechanisms at coronary artery disease loci. Nature Communications. 2016;7:12092.

Monti M, et al. Functional proteomics: protein-protein interactions in vivo. The Italian Journal of Biochemistry. 2007;56:310-4.

Mosley JD. Probing the Virtual Proteome to Identify Novel Disease Biomarkers. Circulation. 2018;138:2469-81.

Musunuru K. From noncoding variant to phenotype via SORT1 at the 1p13 cholesterol locus. Nature. 2010;466:714-9.

Ong SE, Mann M. A practical recipe for stable isotope labeling by amino acids in cell culture (SILAC). Nature Protocols. 2006;1:2650-60.

Pasea L. Personalising the decision for prolonged dual antiplatelet therapy: development, validation and potential impact of prognostic models for cardiovascular events and bleeding in myocardial infarction survivors. European Heart Journal. 2017;38:1048-55.

Pervez MT. A Comprehensive Review of Performance of Next-Generation Sequencing Platforms. BioMed Research International. 2022;3457806.

Pühler A. Application Domains: Genome Projects of Model Organisms. Em: Essentials of Genomics and Bioinformatics. [s.l.] John Wiley. 2002;5-39.

Re B. Proteomics: new perspectives, new biomedical opportunities. Lancet (London, England). 2000;356:9243.

Rohart F. MixOmics: An R package for 'omics feature selection and multiple data integration. PLOS Computational Biology. 2017;13:e1005752.

Roselli C. Multi-ethnic genome-wide association study for atrial fibrillation. Nature Genetics. 2018;50:1225-33.

Samani NJ. Genomewide association analysis of coronary artery disease. The New England Journal of Medicine. 2007;357:443-53.

Sanderson E. An examination of multivariable Mendelian randomization in the single-sample and two-sample summary data settings. International Journal of Epidemiology. 2019;48:713-27.

Savitski MM. Measuring and Managing Ratio Compression for Accurate iTRAQ/TMT Quantification. Journal of Proteome Research. 2013;12:3586-98.

Shah S. Genome-wide association and Mendelian randomisation analysis provide insights into the pathogenesis of heart failure. Nature Communications. 2020;11:163.

Shen R, Olshen AB, Ladanyi M. Integrative clustering of multiple genomic data types using a joint latent variable model with application to breast and lung cancer subtype analysis. Bioinformatics (Oxford, England). 2009;25:2906-12.

Shi Q. Pattern fusion analysis by adaptive alignment of multiple heterogeneous omics data. Bioinformatics. 2017;33:2706-14.

Shukla H, Mason JL, Sabyah A. Identifying genetic markers associated with susceptibility to cardiovascular diseases. Future Science OA. 2019;5:FSO350.

Sliz E. Metabolomic Consequences of Genetic Inhibition of PCSK9 Compared With Statin Treatment. Circulation. 2018;138:2499-512.

Sohail M. Polygenic adaptation on height is overestimated due to uncorrected stratification in genome-wide association studies. eLife. 2019;8:e39702.

Soininen P. High-throughput serum NMR metabonomics for cost-effective holistic studies on systemic metabolism. The Analyst. 2009;134:1781-5.

Stegemann C. Lipidomics profiling and risk of cardiovascular disease in the prospective population--based Bruneck study. Circulation. 2014;129:1821-31.

Subramanian I. Multi-omics Data Integration, Interpretation, and Its Application. Bioinformatics and Biology Insights. 2020;14:1177932219899051.

Tabassum R. Genetic architecture of human plasma lipidome and its link to cardiovascular disease. Nature Communications. 2019;10:4329.

Tam V. Benefits and limitations of genome-wide association studies. Nature Reviews Genetics. 2019;20:467-84.

Taylor K. Prioritizing putative influential genes in cardiovascular disease susceptibility by applying tissue-specific Mendelian randomization. Genome Medicine. 2019;11:6.

Timp W, Timp G. Beyond mass spectrometry, the next step in proteomics. Science Advances. 2020;6:8978.

Timpson NJ. C-reactive protein and its role in metabolic syndrome: mendelian randomization study. Lancet (London, England). 2005;366:1954-9.

Vahabi N, Michailidis G. Unsupervised Multi-Omics Data Integration Methods: A Comprehensive Review. Frontiers in Genetics. 2022;13.

Van Heesch S. The Translational Landscape of the Human Heart. Cell. 2023;178:242-60.

Vaske CJ. Inference of patient-specific pathway activities from multi-dimensional cancer genomics data using Paradigm. Bioinformatics (Oxford, England). 2010;26:i237-45.

Verdonschot JAJ. Phenotypic clustering of dilated cardiomyopathy patients highlights important pathophysiological differences. European Heart Journal. 2021;42:162-74.

Walter W. Deciphering the Dynamic Transcriptional and Post-transcriptional Networks of Macrophages in the Healthy Heart and after Myocardial Injury. Cell Reports. 2018;23:622-36.

Wang B. Similarity network fusion for aggregating data types on a genomic scale. Nature Methods. 2014;11:333-7.

Wang C, Chang HY. Epigenomics—Technologies and Applications. Circulation research. 2018;122:1191-9.

Wang Z, Gerstein M, Snyder M. RNA-Seq: a revolutionary tool for transcriptomics. Nature Reviews Genetics. 2009;10:57-63.

Witze ES. Mapping protein post-translational modifications with mass spectrometry. Nature Methods. 2007;4:798-806.

Yang H. Proteogenomics Integrating Reveal a Complex Network, Alternative Splicing, Hub Genes Regulating Heart Maturation. Genes. 2022;13:250.

Zheng Q. Exome-Wide Association Study Reveals Several Susceptibility Genes and Pathways Associated with Acute Coronary Syndromes in Han Chinese. Frontiers in Genetics. 2020;11.

46 Variantes Genéticas: Desafios e Aplicações na Medicina de Precisão

Rogério dos Santos Rosa
Juliana José
Angélica Nakagawa Lima
José Salvatore Leister Patané
Edilene Santos de Andrade
Manuela C. P. Bonetto
Lucas de Oliveira Santos
Ester Riserio Matos Bertoldi

O QUE SÃO VARIANTES GENÉTICAS

Ao longo da vida, diferentes tipos de modificações podem ocorrer em nosso genoma. A essas modificações damos o nome de variantes genéticas. Os efeitos dessas variantes dependem intrinsecamente de três fatores principais: i) da célula e tecido onde ocorrem; ii) da escala e extensão do material genético modificado; e iii) do efeito produzido nas proteínas traduzidas pela região modificada do DNA.

As variantes genéticas podem ser classificadas como somáticas ou germinativas, de acordo com a região onde ocorrem. As variantes genéticas somáticas são aquelas que ocorrem em células dos tecidos que compõem nosso corpo (células somáticas), ou seja, todas as células que não dão origem a óvulos ou espermatozoides. Essas variantes são adquiridas ao longo da vida e, em geral, ficam restritas à população de células descendentes da célula modificada. Um exemplo comum é a presença de variantes somáticas associadas a determinados tipos de câncer. As variantes genéticas germinativas, por outro lado, são aquelas que ocorrem nas células germinativas que produzem óvulos e espermatozoides e, portanto, podem ser transmitidas dos pais para os filhos, sendo herdadas ao longo das gerações. Quando uma variante genética ocorre em um óvulo ou espermatozoide, todas as células do indivíduo gerado a partir dessa célula reprodutiva carregarão a variante.

Em relação à escala e extensão do material genético modificado, as variantes podem ser pontuais ou de grande escala (**Figura 46.1**). Em grande escala, podemos ter variantes: i) estruturais cromossômicas, que compreendem desde a ausência ou duplicação de cromossomos inteiros ou de grandes partes do cromossomo; ii) translocações e inversões cromossômicas (**Figura 46.1A**); e iii) variações no número de cópias de genes e regiões do genoma (**Figura 46.1B**). Variações estruturais geralmente ocorrem durante a divisão celular por falhas no pareamento ou na segregação das cromátides irmãs. A ausência de um cromossomo ou a presença de mais cópias do mesmo cromossomo, como as trissomias, surgem por erros na separação das cromátides durante a meiose, formando gametas sem um dos cromossomos ou com uma cópia extra deles.

Variações no número de cópias (do inglês, *Copy Number Variation* – CNV) ocorrem entre 4,8-9,7% do genoma humano (Zarrei *et al.*, 2015) e podem resultar de mecanismos moleculares distintos (Hastings *et al.*, 2009; Carvalho & Lupski, 2016). Um desses mecanismos é a recombinação homóloga inadequada. Durante a replicação do DNA, ocorrem eventos de recombinação homóloga que envolvem a troca de segmentos de DNA entre cromossomos homólogos. Às vezes, o pareamento impreciso, por conta de regiões de DNA repetitivo similares (50-300 pb) entre diferentes locais nos cromossomos, leva a deleções, duplicações e inversões de DNA. Outro mecanismo molecular de formação de CNVs é a recombinação não homóloga. Este mecanismo ocorre quando o DNA se rompe e, em seguida, se une a uma sequência não homóloga. Além destes, a variação do número de cópias também pode ocorrer por eventos de retrotransposição de elementos móveis que carregam consigo pedaços do genoma.

Variantes pontuais são as mais comuns em nosso genoma e compreendem mudanças de um ou poucos nucleotídeos. Elas são geradas durante a divisão celular por erros da enzima DNA polimerase no momento da duplicação do DNA (**Figura 46.1C**). Alguns desses erros de formação da nova fita de DNA podem ser corrigidos pelos mecanismos moleculares de reparo (Cortez, 2019), mas outros seguem e são passados para as células filhas.

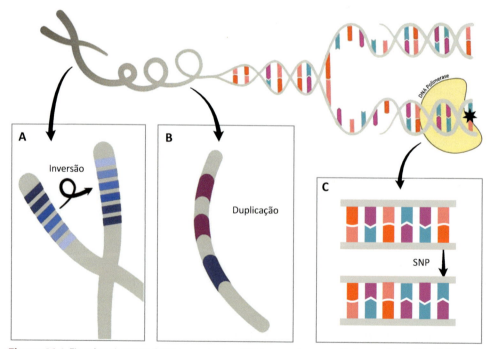

Figura 46.1. Tipos de variantes genéticas que ocorrem em diferentes escalas e extensão do material genético. **(A)** Variantes estruturais cromossômicas representadas por um evento de inversão. **(B)** Variantes de número de cópias representadas por uma duplicação. **(C)** Variantes pontuais representadas por um polimorfismo de sítio único (SNP) gerado por erro da DNA polimerase.

As mudanças pontuais são também chamadas de SNVs (do inglês, *Single Nucleotide Variant*) englobando tanto os famosos polimorfismos de sítio único – SNPs (do inglês, *Single Nucleotide Polymorphism*) quanto as inserções ou deleções de uma ou poucas bases nitrogenadas – essas variantes são conhecidas como InDels. Os SNPs são as variantes mais abundantes no genoma humano. Quando comparamos o genoma de um indivíduo com o genoma de referência – definido pelo *Genome Reference Consortium* – temos a identificação de 4,1-5,0 milhões de variantes pontuais (The 1000 Genomes Project Consortium, 2015). Comparando genomas de um filho com o dos seus pais, são identificadas em média 70 variantes novas, sendo aproximadamente 55 recebidas do espermatozoide e 15 recebidas do óvulo (Sasani *et al.*, 2019).

Apesar de serem variantes de pequena escala, SNPs e InDels podem trazer grandes consequências fenotípicas (Shastry, 2009). Quando essas variantes ocorrem em genes, elas podem mudar o aminoácido que será codificado por um dado códon no gene (sendo chamada de não sinônima) e, dessa forma, modificar a proteína traduzida. Essa mudança na sequência da proteína pode alterar sua estrutura e função. Mesmo quando a variante ocorre em um gene, mas não altera a sequência da proteína codificada (sendo chamada de sinônima), ela pode ter consequências fenotípicas resultantes de impactos regulatórios na transcrição do mRNA (Hunt *et al.*, 2009). Variantes pontuais podem ainda ter consequências significativas em fenótipos cuja base genética é de complexa interação entre muitos genes (Gamazon *et al.*, 2014).

Existem diferentes abordagens para identificação de variantes. Algumas dessas técnicas detectam variantes diretamente em laboratório, outras utilizam processos computacionais sofisticados para extrair essa informação, a partir de dados obtidos por meio de sequenciamento de DNA. Esta última estratégia é largamente empregada, tanto na indústria quanto na pesquisa acadêmica. Isso ocorre em razão dos avanços científicos nas últimas décadas que viabilizaram o sequenciamento em larga escala a um custo efetivo. Na próxima seção, abordaremos as diferentes metodologias de sequenciamento de genoma e sua história, assim como os processamentos clássicos desses dados para identificação de variantes genéticas.

SEQUENCIAMENTO DE DNA

Nesta seção, iremos explorar como as técnicas de sequenciamento funcionam e alguns dos desafios e limitações associados ao uso dessas tecnologias. Vamos também abordar os primeiros passos de processamento para preparar esse tipo de dados para serem empregados em análises de variantes genéticas.

Primeira geração de sequenciamento – Sanger/Maxam e Gilbert

A estrutura do DNA foi descoberta por Watson, Crick e Rosalind Franklin em 1953 (Watson & Crick, 1953). Este foi um dos grandes marcos da Ciência no século XX, alargando as fronteiras do conhecimento no campo da Genética (e da Biologia como um todo). No entanto, embora a estrutura do DNA tenha sido desvendada (a famosa "dupla-hélice"), juntamente com seus quatro nucleotídeos associados (A = adenina, C = citosina, G = guanina e T = timina), não havia ainda uma forma de se descobrir a sequência de nucleotídeos (ou seja, a sequência de DNA) de um dado organismo. Um salto de conhecimento ainda seria necessário para essa finalidade, algo que aconteceu somente 20 anos depois.

Em 1973, Sanger *et al.* (Sanger *et al.*, 1973) determinaram a sequência de 50 bases (nucleotídeos) de DNA de um fago, porém a metodologia era complexa, envolvendo química inovadora e uso de gel de homocromatografia em 2D. Porém, ela já utilizava a DNA polimerase I *in vitro*, que, por ser a enzima que ajuda a replicar o DNA *in vivo*, facilitava a química do sequenciamento. Em 1975, Sanger e Coulson (1975) melhoram essa técnica, sugerindo que a estratégia era abrangente o suficiente para sequenciamento de forma mais generalizada. Já em 1977, o método de Sanger é publicado (Sanger *et al.*, 1977), tendo se tornado ainda mais prático que suas versões originais. Curiosamente, alguns meses antes, Maxam e Gilbert (1977) haviam desenvolvido (e publicado) um método de clivagem química de fragmentos de DNA marcados radioativamente. No entanto, por uma questão de maior facilidade na implementação laboratorial, o "método de Sanger" se tornou mais amplamente utilizado. Tal método baseia-se em quatro reações separadas, uma para cada nucleotídeo, em que para cada um deles é adicionada uma quantidade da respectiva base nitrogenada modificada. Por exemplo, uma dideoxitimina se a reação considerada for a do nucleotídeo T. O nucleotídeo modificado é incorporado aleatoriamente em diferentes pontos de crescimento da cadeia de DNA (**Figura 46.2**). Quando ocorre essa incorporação, o crescimento da cadeia é interrompido, permitindo a identificação da posição em que determinado nucleotídeo entra na sequência, a partir da inspeção em gel de poliacrilamida. Ao final das quatro reações em separado, consegue-se identificar a posição relativa de cada um dos nucleotídeos da região genômica observada (**Figura 46.2**).

Em 1986, Leroy Hood (Smith *et al.*, 1986) propõe o primeiro equipamento semiautomatizado de sequenciamento (sendo comercializado a partir de 1987) que usa marcadores fluorescentes estimulados por *laser*. Além disso, as quatro reações (uma por nucleotídeo) podiam ser misturadas numa mesma reação, já que cada nucleotídeo modificado emitia fluorescência com uma cor diferente. Por fim, o equipamento permitia salvar os dados diretamente no computador, acelerando a leitura final da região genômica obtida, facilitando assim as análises subsequentes. Em 1998, é lançado o modelo com base em eletroforese de capilar, que diminui o tempo de corrida do sequenciamento e consegue gerar sequências de até aproximadamente 1.000 bp (pares de base) de DNA, permitindo um avanço rápido na obtenção de sequências de diversas regiões gênicas, seja de humanos ou de outras espécies.

Melhorias em paralelo na área de biotecnologia começaram a tornar possível o sequenciamento de fragmentos mais longos de DNA. Essa evolução foi possí-

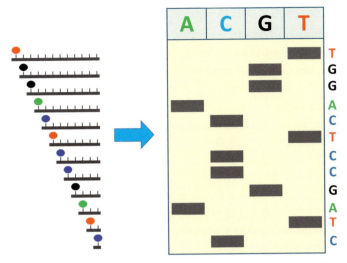

Figura 46.2. Sequenciamento do tipo "Sanger", indicando a fluorescência obtida quando a reação relativa a um dos nucleotídeos (ex: T, de timina, em vermelho) incorpora um dideoxinucleotídeo em uma posição aleatória dentre as posições na fita-mãe (no caso de T, posições 2, 7 e 12, de baixo para cima), interrompendo o crescimento da cadeia de DNA. Cada uma das reações ocorre em gel de poliacrilamida (ou outro meio) e, após aplicada corrente elétrica (eletroforese), todos os fragmentos são puxados pelo polo positivo (parte de baixo do gel). Como o DNA é negativo, cada uma das cadeias interrompidas é separada por peso molecular, sendo que as mais leves (ou seja, com menos nucleotídeos) correm mais rápido. Após a eletroforese ter separado todos os fragmentos de forma nítida no gel, a leitura da sequência é feita de baixo para cima (começando em C e terminando em T).

vel em decorrência do desenvolvimento de técnicas para inserção de segmentos genômicos já conhecidos no material genético. O uso da técnica de *shotgun* – a partir de 1996 (Weber & Myers, 1997) – baseou-se na clivagem dessas sequências relativamente longas, gerando fragmentos bem menores (*reads*), que eram então superpostos ao final do sequenciamento, para que a sequência original longa fosse obtida por sobreposição entre as sequências de caracteres (*strings*) que compõem cada uma dessas *reads*. Essa cadeia mais longa, obtida por sobreposição, foi denominada *contig*. Caso houvesse um hiato (*gap*) de sequenciamento entre dois *contigs*, e que por outras informações se sabia estarem separados por um número conhecido de nucleotídeos, tais *contigs* eram então concatenados gerando um *scaffold* (ou seja, concatenação dos *contigs*, acrescida de uma região de "NNNNN..." de tamanho conhecido inserida entre ambos, demarcando a região que acabou não sendo sequenciada). Essa metodologia foi determinante para a obtenção da primeira versão do genoma humano, desenvolvida em paralelo por dois grupos concorrentes (Venter *et al.*, 2001; IHGSC, 2001).

No entanto, mesmo com esses avanços e adaptações da metodologia Sanger, o genoma humano levou aproximadamente 10 anos para ser sequenciado. Ainda não era possível sequenciar um genoma complexo num curto espaço de tempo. Eis que, no início dos anos 2000, surgem as tecnologias de sequenciamento de nova geração.

Segunda geração de sequenciamento – obtenção de *reads* curtas massivas

NGS é um termo utilizado para designar um conjunto de diferentes tecnologias de alto rendimento que permitem o sequenciamento de DNA e RNA de forma rápida e a um custo competitivo (Gullapalli *et al.*, 2012; Yohe & Thyagarajan, 2017). Além dessas características primordiais, outros princípios comuns entre estas plataformas são:

i) **Preparação de biblioteca:** o primeiro passo nas plataformas NGS é a geração de bibliotecas de DNA (ou RNA). Isso envolve a fragmentação do material genético em pedaços menores, adição de adaptadores nas extremidades de cada fragmento para que o sequenciamento possa ser realizado, e a amplificação sucessiva de fragmentos para que uma quantidade massiva de *reads* sejam geradas.

ii) **Sequenciamento por síntese:** a maioria das plataformas de NGS envolve esse mecanismo, baseado na adição sucessiva de nucleotídeos a cada um dos fragmentos sendo sequenciados e, concomitante, a detecção de cada nucleotídeo incorporado. O método pode variar por plataforma, por exemplo, usando-se marcação fluorescente em muitos casos.

iii) **Processamento em paralelo:** uma das grandes vantagens do NGS é a habilidade de sequenciar muitos fragmentos de DNA (ou RNA) em paralelo. Isso é feito fixando-se cada fragmento que está sendo amplificado/sequenciado a um suporte sólido (p. ex., uma célula de fluxo, ou *flow cell*) e, então, sequenciando-se todos os fragmentos simultaneamente.

iv) **Validação de dados:** ao término do sequenciamento, os dados resultantes precisam ser analisados, passando, em particular, por fases de filtragem e validação da enorme quantidade de *reads* geradas. Em seguida, essas reads validadas são alinhadas (processo também conhecido como mapeamento) a um genoma previamente conhecido da mesma espécie — abordagem denominada montagem baseada em referência — ou utilizadas para a remontagem do genoma sem uma referência prévia (técnica conhecida como montagem *de novo*).

Na **Figura 46.3** pode ser visto o esquema geral de sequenciamento NGS por uma plataforma largamente empregada atualmente. Nessa plataforma, as *reads* geradas individualmente chegam em geral até aproximadamente 150 pb (pares de base). Uma característica importante desse sistema de NGS é que, para cada fragmento sendo sequenciado, duas *reads* são geradas, uma começando de cada extremidade do fragmento. Com isso, as duas *reads* de cada fragmento se sobrepõem "no meio do caminho", permitindo um tamanho de fragmento final de aproximadamente 300 pb. Tal sistema é conhecido por sequenciamento por *paired-end reads*. Outras tecnologias NGS oferecem também sequenciamento via *single-reads*, em que cada fragmento é lido a partir de uma de suas extremidades apenas, o que muitas vezes torna o valor final por genoma sequenciado mais acessível.

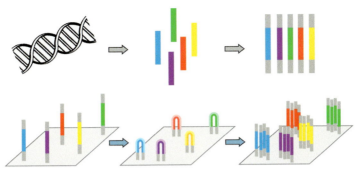

Figura 46.3. Exemplo de sequenciamento de segunda geração: é mostrado um subtipo baseado em *amplicons*, fragmentos primeiramente amplificados para posterior leitura por sequenciamento. As moléculas de DNA são inicialmente clivadas (mecanicamente, por exemplo), gerando uma biblioteca de fragmentos com tamanho adequado para sequenciamento pela plataforma (p. ex., 300 nucleotídeos). Após a aplicação dos adaptadores genéricos nas extremidades, começa a acontecer à amplificação de cada fragmento a partir destes. Por fim, o sequenciamento propriamente dito é realizado por meio de síntese em massa, envolvendo a adição de um único nucleotídeo em cada ciclo de síntese, com a incorporação de cada nucleotídeo sendo detectada por uma câmera, até que a sequência completa tenha sido determinada.

Embora o NGS favoreça a obtenção de grandes quantidades de *reads*, há alguns percalços em seu uso: em primeiro lugar, existe uma taxa basal de erro de incorporação de nucleotídeos, na faixa de 0,1 a 1% por nucleotídeo. Portanto, é imperativo que qualquer região genômica considerada para fins de análise subsequente tenha uma certa quantidade de *reads* mínima passando por ela, para que se tenha certeza de qual é o nucleotídeo de fato em cada posição – isso é conhecido por profundidade do sequenciamento (ou cobertura do sequenciamento), por exemplo 10× para determinada região (ou para o genoma como um todo) significando que aquela região tem, em média, 10 *reads* passando por cada um dos seus nucleotídeos constituintes. Muitas espécies, inclusive humanos, são portadoras de duas ou mais cópias de cada cromossomo. Assim, em um sequenciamento, existirão muitos loci genômicos em que, de fato, será observado mais de um nucleotídeo diferente. Portanto, é importante que haja uma quantidade de *reads* mínima para cada uma das variantes. Dessa forma, se tem maior certeza de que a variante provém da heterozigosidade, e não de erro de leitura do sequenciador. A **Figura 46.4A** mostra o mapeamento das *reads* em um genoma de referência, assim como uma posição específica que pode indicar heterozigosidade; a **Figura 46.4B** mostra a ideia geral da reconstrução (montagem) de uma região genômica a partir de suas *reads* constituintes.

A profundidade adequada depende da pergunta biológica que se quer responder, e de qual o orçamento disponível para o sequenciamento de interesse. Para detecção de variantes nucleotídicas somáticas (em estudos de câncer, por exemplo), uma profundidade mais alta (p. ex., 30×) é importante, já que são relativamente poucas células que apresentarão a mutação esperada. Por outro lado, em estudos populacionais em que há múltiplos indivíduos a serem sequenciados,

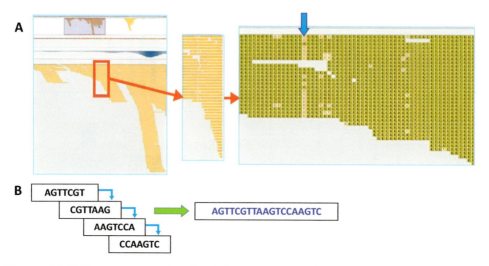

Figura 46.4. (A) Mapeamento mostrando *reads* alinhadas a um genoma de referência, com sucessivas janelas de zoom; no maior aumento, é possível ver diferentes posições do genoma com variações (p. ex., a seta azul pode indicar um provável caso de heterozigoto A/G). **(B)** Ideia geral sobre montagem *de novo* de genomas (em geral, factível apenas para genomas pequenos, como de vírus, bactérias e organelas; ou para regiões genômicas específicas), com base em sobreposição de *reads*; refinamentos, baseados principalmente na teoria de grafos, conseguem otimizar a forma mais tratável computacionalmente de se sobrepor as *reads* (p. ex., uso de caminhos eulerianos). Figura 4A foi feita utilizando o programa Tablet (Milne *et al.*, 2013).

a profundidade na prática tende a ser menor, equilibrando-se tanto a necessidade de detecção geral das variantes mais comuns, quanto um orçamento que permita sequenciamento de uma grande quantidade de indivíduos.

Outro conceito importante é o de cobertura do genoma sequenciado, ou seja, o quanto do genoma amostrado foi efetivamente coberto pelo sequenciamento. Cobertura de uma vez (ou 100%) significa que todo o genoma foi sequenciado, algo que raramente acontece na prática. Já valores menores que 1,0 (ou menores que 100%) indicam que uma fração de genoma foi montada. Uma das limitações do NGS é a dificuldade de mapear regiões de baixa complexidade. Um exemplo desse tipo de sequência são as repetições monoméricas (p. ex., "GGGGGG..."), que confundem a aparelhagem dos sequenciadores, levando-os a remover ou inserir bases. Isso faz com que, ao mapear as *reads* a um genoma de referência, surjam hiatos (*gaps*), quando eles, na verdade, não existem. Além de sequências monoméricas, regiões longas repetitivas (p. ex., minissatélites, microssatélites, sequências *Alu* etc.) também causam problemas no mapeamento, pois há diferentes regiões genômicas onde as *reads* podem se ligar, logo, o mapeador não consegue atribuir cada *read* à coordenada correta. Além disso, tais regiões podem induzir erros nos algoritmos de montagem. De maneira geral, se opta pela exclusão das *reads* com baixa complexidade, minimizando-se, portanto, erros de sequenciamento e de mapeamento/montagem, a um custo de cobertura menor do sequenciamento. O sequenciamento de terceira geração, mostrado a seguir, surge justamente buscando contornar a falta de inclusão de regiões repetitivas em genomas montados.

Terceira geração de sequenciamento – sequenciamento de *reads* longos

Plataformas de terceira geração são baseadas em sequenciamento das *reads* bastante extensas, oferecendo maior sensibilidade na montagem de genomas. Mesmo com algumas diferenças entre as plataformas, há outros pontos comuns entre elas:

i) **Sequenciamento de molécula inteira (*single-molecule sequencing*):** uma molécula inteira de DNA (ou RNA) é sequenciada de uma vez. Isso permite maiores tamanhos de leitura (**Figura 46.5**).

ii) **Sequenciamento em tempo real:** os dados dos nucleotídeos lidos vão sendo obtidos e disponibilizados à medida que o sequenciamento ocorre, permitindo aferição da qualidade da reação e reduzindo o trabalho de pós-processamento bioinformático.

iii) **Não há necessidade de fragmentação:** moléculas de DNA (ou RNA) podem ser sequenciadas sem precisarem ser reduzidas a tamanhos menores, facilitando o trabalho de bancada prévio ao sequenciamento.

No geral, a grande vantagem do sequenciamento de terceira geração é a obtenção de *reads* longas. Por causa desse fator, e por não dependerem de montagem das *reads* obtidas separadamente, as *reads* longas conseguem atravessar regiões repetitivas, facilitando a obtenção da sequência dessas regiões complexas. Pela sua longa extensão, também facilitam a montagem de genomas (por, em tese, atingirem maior cobertura), e melhoram a identificação de alterações genômicas de larga escala (p. ex., grandes deleções, inversões e duplicações).

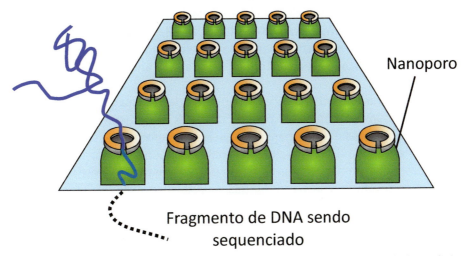

Figura 46.5. Sequenciamento de terceira geração, que gera *reads* extremamente longas. Exemplo de tecnologia que separa primeiro a dupla-fita de DNA; depois, por corrente elétrica, a fita simples passa por um poro microscópico, e, com a passagem da molécula, o DNA vai sendo sequenciado.

No entanto, as metodologias de terceira geração também apresentam algumas limitações. A taxa de erro de leitura de nucleotídeos é muito maior que a das técnicas de segunda geração (Petersen *et al.*, 2019), necessitando maior profundidade de sequenciamento. Pelo custo ainda relativamente alto dessa metodologia, é comum a opção por estratégias que combinam o mapeamento e/ou montagem de *reads* curtas (segunda geração) e longas (terceira geração) de um mesmo genoma, aproveitando as vantagens de cada um desses sistemas individualmente.

A principal aplicação do sequenciamento de terceira geração é a montagem de regiões genômicas extensas com maior cobertura. Além disso, alguns dos benefícios desse tipo de sequenciamento também são compartilhados com as técnicas de segunda geração. No entanto, descobriu-se que, além disso, muitas metodologias das *reads* longas permitem análise epigenética. A epigenética refere-se a modificações químicas que ocorrem no DNA e em proteínas associadas a este, sem alterar a sequência de nucleotídeos, mas que afetam a expressão gênica e, consequentemente, a função celular e fisiológica. O sequenciamento de terceira geração tem a capacidade de detectar modificações epigenéticas diretamente no DNA e nas proteínas associadas a ele. Isso pode fornecer informações valiosas sobre a regulação gênica e processos biológicos associados. O sequenciamento de bissulfito (Krueger *et al.*, 2012) é uma técnica de terceira geração que permite a detecção de metilação do DNA, que é uma das principais modificações epigenéticas. Com esse tipo de sequenciamento, é possível detectar a metilação do DNA com alta precisão e sensibilidade em todo o genoma, permitindo a comparação do padrão de metilação entre diferentes indivíduos. Outro exemplo são as modificações de histonas, que são proteínas associadas ao DNA, que podem sofrer modificações químicas, como metilação, acetilação e fosforilação, afetando a expressão gênica. O sequenciamento de terceira geração pode ser usado para mapear essas modificações nas histonas, permitindo a análise da regulação gênica em larga escala.

Um desdobramento de uma das tecnologias de terceira geração foi o desenvolvimento de um sequenciador portátil de *reads* longas, que dispensa a complexidade laboratorial exigida para sequenciadores em geral. Essa é uma opção muito mais em conta do ponto de vista financeiro. Com isso, tornou-se possível análises baseadas em sequenciamento em países sem tanto investimento científico, assim como em florestas, montanhas, na Antártica, e até na Estação Espacial Internacional (Wang & Zhao, 2021).

Processamento pós-sequenciamento para chamada de variantes

Do ponto de vista computacional, é importante considerar os diferentes passos envolvidos desde a geração dos dados brutos de sequenciamento, até o arquivo final que armazena as variantes genéticas por posição nos cromossomos. Essa é uma das análises mais comuns do sequenciamento com foco em medicina de precisão.

De acordo com o objetivo da análise, pode-se optar por sequenciamento total (do inglês, *whole-genome sequencing* – WGS), ou por painéis de regiões gênicas previamente estipuladas. Um exemplo de sequenciamento direcionado a regiões de interesse seria o exoma (do inglês, *whole-exome sequencing* – WES). Nessa abordagem, sequencia-se a parte dos genes de eucariotos que, de fato, geram produtos gênicos na forma de polipeptídios. Essas regiões são chamadas éxons.

O WGS permite maior refinamento na identificação de variantes genéticas de larga escala. Pode, também, identificar novas variantes pontuais, mas a um custo mais elevado, já que o WES pode ter maior profundidade por gene a um custo reduzido. Por outro lado, para estudos específicos, é possível customizar diferentes painéis exômicos, por exemplo, os que incluem subconjuntos de genes sabidamente relacionados com a função cardíaca.

As diferentes plataformas geram arquivos brutos de formato intrínseco, e muitas vezes, proprietários. O primeiro passo a partir desses dados brutos é a transformação em um formato universalmente aceito e amplamente tratável por diferentes programas. O formato original deve ser convertido para um arquivo FASTQ, que é padrão na área. A conversão do formato original para FASTQ é feita pelo próprio *software* que acompanha a plataforma de sequenciamento, ou por ferramentas de código aberto disponíveis *online*. Arquivos FASTQ apresentam a sequência de cada *read*, além da qualidade associada a cada leitura de nucleotídeo. Caso a plataforma tenha gerado duas *reads* por fragmento sequenciado (estratégia *paired-end*), são gerados dois arquivos por amostra individual, um para as fitas *forward* e outro para as *reverse*.

Em seguida, é recomendado realizar a limpeza e filtragem das *reads*. Inicialmente, os adaptadores da plataforma, e eventuais *barcodes* que identificam cada indivíduo sequenciado, são removidos. Um exemplo de programa que faz isso é o cutadapt (Martin, 2011). O Trimmomatic (Bolger *et al.*, 2014) também pode remover os adaptadores da plataforma. Outra funcionalidade é o corte das extremidades das *reads*, removendo porções de menor qualidade intrínseca do sequenciamento, processo este que é conhecido como trimagem. Esse programa também pode ser usado para remover *reads* com baixa complexidade, por exemplo com repetições sucessivas de dois ou mais nucleotídeos em excesso, assim como *reads* sem par, no caso de sequenciamento *paired-end*.

O passo seguinte é o mapeamento das *reads* em um genoma de referência humano. Há diferentes versões do "genoma oficial", já que novas tecnologias e métodos bioinformáticos seguem refinando o entendimento da estrutura dos cromossomos humanos e suas sequências. O genoma humano de referência tem versões disponibilizadas em arquivos Fasta, que são arquivos estruturados com um cabeçalho que identifica a sequência, seguido da sequência de caracteres (A, T, C e G) de cada cromossomo. O programa BWA (Li & Durbin, 2009) é usado para indexação desse arquivo (um procedimento que torna o genoma mais fácil de ser processado pelo computador). Após a indexação, é possível realizar o mapeamento das *reads* pelo algoritmo BWA-mem do mesmo programa. O empilhamento de *reads* nas diferentes regiões genômicas do genoma humano é então salvo num arquivo SAM (do inglês, *Sequence Alignment Map*), um tipo complexo de formato que guarda informação sobre onde cada *read* se alinha ao genoma. Uma amostra de tal mapeamento pode ser vista no *software* Tablet (**Figura 46.4**; Milne *et al.*, 2013). De forma geral, nova filtragem voltada ao mapeamento (p. ex., *reads* mapeadas em mais de um lugar; *reads* de microrganismos do corpo humano inadvertidamente sequenciados) é realizada, aumentando a qualidade do mapeamento. Em geral, além de processar arquivos SAM, tais operações também são realizadas em um formato binário compactado a partir dele, de extensão BAM (do inglês, *Binary Alignment Map*).

Subsequentemente, a partir de tal mapeamento, diferentes *pipelines* existentes conseguem sintetizar a informação sobre variantes genéticas a partir do SAM/BAM. As variantes genéticas identificadas podem ser pontuais (troca de um nucleotídeo por outro), InDels (inserções e/ou deleções em relação ao genoma de referência), ou de larga escala, como os CNVs (variações no número de cópias). Variações somáticas também são identificáveis nos casos de sequenciamento com maior profundidade, permitindo detecção de variantes possivelmente associadas ao câncer. Esses tópicos serão abordados nas próximas seções.

COMO IDENTIFICAR VARIANTES PONTUAIS

A identificação de variantes pontuais pode ocorrer diretamente em bancada, com alto custo de tempo e recursos. Diante disso, foram propostas abordagens computacionais para a identificação de variantes genéticas a partir dos dados gerados por sequenciamento de nova geração do genoma completo ou parte dele. A identificação de variantes pontuais por bioinformática, utiliza a informação primária que vem do mapeamento das *reads*. Ao mapear as *reads* em um genoma de referência, cada nucleotídeo pode ser comparado entre a referência e todas as *reads* que mapearam em sua região. Nessa comparação, surgem as evidências de nucleotídeos modificados entre a referência e a amostra sequenciada e a ausência e/ou inserção de um ou mais nucleotídeos (**Figura 46.6**).

As evidências que vêm da comparação das *reads* com o genoma de referência precisam ser ponderadas de acordo com a qualidade do sequenciamento, a qualidade do mapeamento, entre outras, para maximizar a chance de que a variante identificada seja um SNV verdadeiro. Esse processo computacional é conhecido como chamada de variantes. Existem inúmeras *pipelines* desenvolvidas para a execução dessa tarefa. Essas técnicas são baseadas em estratégias de processamento de dados distintas, assim como podem levar em conta diferentes premissas com base em aspectos biológicos. Nesse contexto, selecionamos os métodos mais empregados pela comunidade e que são baseados em tecnologias computacionais variadas.

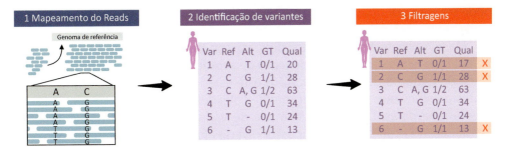

Figura 46.6. Etapas gerais da *pipeline* de identificação de SNVs. Após o mapeamento das *reads*, cada potencial SNV é analisado comparando o nucleotídeo sequenciado com o genoma de referência, levando em conta a qualidade do alinhamento e do próprio sequenciamento na região. A proporção de *reads* com diferentes nucleotídeos gera a informação de homozigose ou heterozigose da variante. Métricas de qualidade são usadas em filtros para reduzir falso-positivos e negativos. Var: Variante; Ref: alelo referência: Alt: Alelo alternativo; GT: Genótipo; Qual: Qualidade do genótipo; 0/1: heterozigoto; 1/1: homozigoto para o alelo alternativo.

GATK

O Broad Institute, renomado instituto de pesquisa na área biomédica e genômica, que tem parceria com o Massachusetts Institute of Technology e a Harvard University, disponibiliza ferramentas e *pipelines* de boas práticas para controle de qualidade e análise de dados de Sequenciamento de *High-throughput* e RNAseq. O GATK (do inglês *Genome Analysis Toolkit*) faz parte do ecossistema de programas desenvolvidos pelo *Broad Institute*. Seu escopo inclui chamadas de variantes curtas somáticas, análise de CNVs e variações estruturais (SV). Entretanto, o principal foco do GATK é a chamada de variantes curtas germinativas.

O protocolo de boas práticas para chamadas de variantes curtas (SNPs + InDels) germinativas do GATK é bem estabelecido como padrão na academia e na indústria. São diversos passos que usam métodos desenvolvidos e disponibilizados gratuitamente. Nesta seção, iremos apresentar as etapas de: i) processamento das amostras mapeadas no formato BAM em relação ao genoma de referência; ii) chamada de variantes através do algoritmo HaplotypeCaller; e iii) seleção de variantes identificadas através de filtros rígidos.

Processamento do alinhamento

O arquivo resultante da etapa de alinhamento das *reads* ao genoma de referência deve passar por processamentos específicos antes de sua utilização para chamada de variantes no GATK. Isto garante a eliminação de vieses experimentais indesejados. A etapa de tratamento do alinhamento utiliza ferramentas auxiliares do ecossistema do GATK (Picard ou MarkDuplicatesSpark) e métodos da própria pipeline (BaseRecalibrator e ApplyBQSR).

Primeiramente, o arquivo BAM deve ter as *reads* idênticas com mais de uma ocorrência marcadas. Essa é uma estratégia para minimizar os erros inerentes da técnica de replicação por PCR (do inglês: *Polymerase Chain Reaction*). Essa etapa pode ser feita por duas ferramentas diferentes do ecossistema do *Broad Institute*, MarkDuplicatesSpark ou Picard, ou outras ferramentas externas.

MarkDuplicatesSpark realiza dois passos para marcação de duplicatas. Primeiro, as *reads* devem ser ordenadas de acordo com a coordenada genômica, vinda do genoma de referência. Após este estágio, a ferramenta identifica conjuntos de *reads* que probabilisticamente considera como réplicas e marca todas exceto uma delas. Durante a chamada de variantes, as *reads* marcadas serão ignoradas. A ferramenta Picard possui diversas funcionalidades, incluindo a implementação dos módulos MarkDuplicates e SortSAM. O módulo MarkDuplicates realiza apenas a marcação das réplicas e deve ser aplicado após o SortSAM.

Com as duplicatas já marcadas em um arquivo BAM reordenado, a segunda e última etapa de processamento é a recalibração dos escores de qualidade de alinhamento das bases. Os escores de confiança do alinhamento consideram, entre outras variáveis, aqueles emitidos pelo sequenciador. A ferramenta BaseRecalibrator cria modelos de *machine learning* que faz considerações sobre os escores, levando em conta informações de fontes de dados externas de variantes já conhecidas. Essas informações podem trazer mais ou menos confiança à cada variante observada. O ApplyBQSR aplica os métodos criados, ajustando os escores de acordo com o modelo treinado.

Chamada de variantes

O HaplotypeCaller é o método para chamada de variantes no GATK. Ao detectar regiões de possível variação, a ferramenta descarta o mapeamento feito na região e aplica técnicas de alinhamento *de novo* para remapear suas *reads*. Assim, o HaplotypeCaller é preciso identificando InDels e variantes em áreas difíceis de serem chamadas, como aquelas que contêm diferentes tipos de variantes próximas umas às outras.

O programa pode ter como output um GVCF (do inglês *genome variant call format*) – mais apropriado para estudos populacionais, podendo ser usado para genotipagem conjunta com outras amostras – ou um VCF (do inglês *variant call format*), que é mais prático para usos clínicos. Um arquivo VCF contém as variantes chamadas no processo realizado pelo HaplotypeCaller (e outros programas que possuem a mesma finalidade). Esse arquivo estruturado é composto por duas partes principais: i) o cabeçalho (ou *header* em inglês) e ii) os registros das variantes chamadas. O *header* contém informações sobre o *dataset* utilizado, o organismo sequenciado e o genoma de referência, entre outras informações. Após o *header*, cada linha do arquivo é composta por uma variante encontrada, tendo como informações: i) a posição cromossômica da variante, ii) o nucleotídeo de referência nesta posição, iii) alelo alternativo encontrado (podendo ser SNPs, InDels ou variantes estruturais), iv) qualidade, v) filtros utilizados, e vi) outras informações relevantes.

Filtragem rígida

Enquanto estudos populacionais utilizam técnicas de *machine learning* para filtragem de variantes e adicionais controles de qualidades, para aplicações clínicas da chamada de variantes, utiliza-se comumente a técnica de filtragem rígida, que pode ser executada de forma similar por duas ferramentas do GATK: SelectVariants e VariantFiltering. Isto é, uma filtragem direta na qual escolhe-se *thresholds* de uma ou mais métricas para excluir variantes do VCF de um paciente. Algumas das métricas mais utilizadas para esse filtro são:

1. Quality (QUAL) – a confiança da variante, codificada por um *Phred Score*. Quanto maior, maior a probabilidade de aquela variante realmente existir dado o sequenciamento.
2. QualByDepth (QD) – a confiança da variante (QUAL) dividida por sua *depth* em amostras com ao menos um alelo alternativo.
3. FisherStrand (FS) – estimativa do *Strand Bias* – o viés de sequenciamento que leva ao favorecimento de uma fita do DNA em comparação à outra – obtida com um teste exato de Fisher, codificada por um *Phred Score*.

DeepVariant

Com o avanço da tecnologia, especialmente de aprendizado de máquina (*machine learning* em inglês), diversas ferramentas estão sendo desenvolvidas e aprimoradas para aplicação em diversas áreas do conhecimento, inclusive no processo de chamada de variantes. Uma das ferramentas que tem chamado a atenção pelo seu desempenho no *Precision FDA Truth Challenge*, é o *DeepVariant* (Poplin *et al.*, 2018), que apresentou maior acurácia na detecção de variantes (Supernat *et al.*, 2018) neste desafio proposto pela agência dos EUA – FDA (*Food and Drug Administration*) em 2016. O desafio consistiu em avaliar o desempenho dos processos e ferramentas para chamada de variantes genéticas a partir da comparação com *datasets* de variantes bem caracterizadas, como o NA12878 do consórcio Genome in a Bottle (Wagner *et al.*, 2022).

Desenvolvido pelo *Verily Life Sciences* (antigo *Google Life Sciences*), DeepVariant é baseado em algoritmos de aprendizado profundo (do inglês *deep learning*). A IBM define aprendizado profundo como um subconjunto de métodos de aprendizado de máquina, onde o modelo de inteligência artificial é essencialmente uma rede neural com três ou mais camadas intermediárias (https://www.ibm.com/br-pt/cloud/deep-learning). Essas redes neurais tentam simular o comportamento do cérebro humano, permitindo que elas aprendam com grandes quantidades de dados. Os modelos de aprendizado profundo conseguem reconhecer padrões em imagens, textos, sons e outros dados para produzir *insights* e previsões precisas.

DeepVariant utiliza rede neural convolucional profunda (CNN: do inglês *Convolutional Neural Networks*), que é um tipo de rede neural artificial muito utilizada para reconhecimento e classificação de imagens e objetos. Esse modelo treinado pode chamar variantes genéticas com alta precisão, partindo do pressuposto que uma variante genética pontual pode ser reconhecida através de uma imagem gerada a partir de um alinhamento. A CNN realiza o alinhamento das *reads* através de relacionamentos estatísticos entre imagens de variantes, utilizando essas *reads* para identificar variações em relação ao genoma de referência (Zhao *et al.*, 2020). Esse processo é computacionalmente intensivo, isto é, demanda alto poder computacional e, nesse contexto, o *DeepVariant* foi desenvolvido para explorar o poder de processamento das GPUs (do inglês *Graphics Processing Unit*).

Para atingir alta precisão, o *DeepVariant* usa uma pipeline de análise em três etapas. A primeira delas é chamada de "make_examples", que prepara os dados do arquivo de alinhamento, transformando-os em imagens, para assim, serem entradas para a rede neural. O segundo estágio, "call_variants", realiza a chamada de variantes usando o modelo treinado. Por fim, a etapa "process_variants", transforma a saída da chamada de variantes em um arquivo VCF padrão (Poplin *et al.*, 2018). Além do arquivo VCF gerado, também é gerado um arquivo gVCF (do inglês *Genomic Variant Calling Format*) que contém informações sobre todas as posições genômicas, tanto aquelas em que foram detectadas variantes na amostra, quanto as posições em que não há variantes presentes (seja por falha de sequenciamento ou simplesmente porque a amostra não apresenta a variante, ou seja, ambos os alelos homólogos são iguais à referência). Isso permite uma análise mais completa das variantes genéticas, pois possibilita a identificação de variantes ausentes em uma amostra, mas que podem estar presentes em outras amostras ou populações.

A precisão do *DeepVariant* foi apurada em vários estudos comparativos, nos quais foi mostrado que ele supera outras ferramentas de análise de variantes em termos de sensibilidade e especificidade (Zhao *et al.*, 2020). O método alcançou uma precisão de 99% na identificação de SNPs e 95,2% na identificação de InDels em dados genômicos humanos. Além disso, sua precisão não é apenas alta, mas também é consistente em diferentes conjuntos de dados, o que significa que ele é realmente capaz de produzir resultados precisos e confiáveis. Outra vantagem é que ele é capaz de identificar variantes raras com o mesmo nível de precisão de SNPs e indels (Zhao *et al.*, 2020).

O tempo de processamento e os recursos computacionais disponíveis são variáveis importantes na tomada de decisão durante o planejamento de implantação de processos de chamada de variantes. Nesse contexto, o DeepVariant é uma das ferramentas mais rápidas do mercado, demandando baixo tempo de processamento se houver *hardware* suficientemente poderoso para isto (GPUs de última geração e grande quantidade de CPUs). Em estudos realizados, o DeepVariant foi capaz de processar grandes volumes de dados em pouco tempo (Zhao *et al.*, 2020; Lin *et al.*, 2022). Ele foi projetado para ser escalável e executado em *clusters* de computadores. Além disso, na terceira etapa do *DeepVariant*, é possível paralelizar sua execução em GPUs para acelerar ainda mais o processo de chamada de variantes (Lin *et al.*, 2022).

O tempo de execução deste processo, a partir de um genoma completo com profundidade média de 30×, foi mensurado de forma empírica comparando-se duas configurações de *hardware* distintas (Huang *et al.*, 2020). No primeiro cenário foram utilizados 16 CPUs de 2.0 GHz e 60GB de memória, resultando em um tempo de execução de 17,5 horas. No segundo, foram utilizados 128 CPUs de 2.0 GHz e 60GB de memória, o que reduziu o tempo de execução para 2,5 horas. Com a adição de uma única GPU, o tempo de execução foi ainda mais reduzido: 1,51 horas. Lin e colaboradores (2022) compararam as chamadas de variantes do *GATK* com a do *DeepVariant* para dados de sequenciamento de trios (pai, mãe e filho). As pipelines foram executadas em um servidor com 40 núcleos de CPU, 384 GB de memória e uma placa de GPU V100. O tempo de execução do *GATK* foi de 2,5 horas, enquanto que o do *DeepVariant* foi de 1,5 hora. Além do menor tempo de execução, o *DeepVariant* apresentou uma menor taxa de erro Mendeliano.

O *DeepVariant* é um *software* de código aberto distribuído para pesquisadores e cientistas em todo o mundo. Ele foi projetado para ser fácil de usar e configurar, e inclui uma interface de linha de comando para análises de sequenciamento genômico. O código-fonte do *DeepVariant* está disponível no GitHub (github.com/google/deepvariant), permitindo que os usuários personalizem e modifiquem o *software* para atender às suas necessidades específicas.

DRAGEN

A aceleração de processos computacionalmente intensivos através de *hardware* tem despertado o interesse da comunidade científica de ciência e engenharia da computação nos últimos anos. Atualmente, a maioria das aplicações para chamada de variantes genéticas é processada em arquiteturas híbridas, utilizando CPUs de uso geral e/ou GPUs. Recentemente têm sido apresentadas soluções comerciais para processamento de alto desempenho de chamada de variantes genéticas através de FPGA (do inglês *Field-Programmable Gate Array*). FPGAs são circuitos integrados reprogramáveis que contêm blocos de lógica programável. As principais características de um chip FPGA são sua flexibilidade, confiabilidade e paralelismo (Moore, 2017).

Circuitos lógicos eletrônicos são especificados para a tecnologia FPGA através de linguagens de descrição de *hardware* (HDL: do inglês *Hardware Description Language*), as quais permitem programar a estrutura, operação e design dos circuitos. Em vez de gerar um programa executável no computador, o HDL provê um mapa de portas, o qual é carregado no dispositivo FPGA. O mapa de portas é capaz de descrever qualquer circuito digital de forma estrutural e comportamental, tornando o processamento altamente eficiente.

Outra solução a paga, ubíqua na área de soluções para sequenciamento, desenvolveu a DRAGEN (*Dynamic Read Analysis for GENomics*) Bio-IT Plataform. A plataforma é composta por um conjunto de métodos para chamada de variantes genéticas acelerados em FPGA e que é executado em *hardware* específico. Com essa tecnologia é possível realizar chamadas de variantes em genomas completos em alguns minutos (o que pode levar até dias se consideradas as abordagens de processamento em CPU). DRAGEN gera resultados extremamente precisos. Em

2020, sua versão 3.7 venceu em todas as regiões genômicas (inclusive naquelas difíceis de mapear) em sequenciamentos illumina no *Precision FDA Truth Challenge V2* (disponível em precision.fda.gov/challenges/10). Para usuários, atualmente há duas opções: comprar processamento em nuvem ou adquirir a máquina dedicada para esse tipo de processamento específico.

DRAGEN é uma plataforma proprietária com alto custo financeiro e com código fechado, representando um desestímulo para o uso amplo do FPGA. Em contrapartida, o *The Broad Institute* e a Illumina firmaram parceria e desenvolveram uma solução de código aberto: DRAGEN-GATK. Nessa nova abordagem, integra-se os métodos de aceleração de *hardware* criados para a DRAGEN com as ferramentas de análise do GATK de código aberto. Em contraste com os altos custos que a plataforma exclusiva de *hardware* pode oferecer, o DRAGEN-GATK foi otimizado para que seja possível executá-lo em seu próprio *hardware*. Com métodos de execução distintos, seus resultados podem conter variabilidade em relação aos resultados gerados pelo *hardware* dedicado, variabilidades tão comuns quanto as de sequenciamentos realizados por centros diferentes, definindo assim o que chamamos de Equivalência Funcional. Isso evidencia que, por mais que possuam o mesmo nome e o mesmo objetivo, o DRAGEN e o DRAGEN-GATK são ferramentas distintas.

Anotação de variantes genéticas curtas

Após a chamada de variantes é necessário anotá-las atribuindo informações funcionais às mesmas como o tipo de variante e o efeito produzido por ela. Por exemplo, se a alteração de um único nucleotídeo produz um códon de finalização prematuro, isso provavelmente ocasionará em um truncamento da proteína, fazendo com que ela perca sua função original. Existem variantes que ocorrem na região codificadora de genes e que não alteram o aminoácido codificado, sendo conhecidas como sinônimas. Esse tipo de informação é essencial no processo de análise pois estabelece o impacto que elas causam no organismo em que estão presentes. As anotações irão classificar a variante baseada nos genes que afetam, transcritos em que ocorrem, e outras características chaves, como se ela está localizada em uma região de éxon, intron ou sítio de *splice*. No processo de anotação é possível adicionar informações de bancos de dados públicos que agregam conhecimento relacionado às frequências dessas variantes em diferentes populações, assim como evidências de que elas podem estar correlacionadas com a ocorrência de determinadas doenças e/ou fenótipos (Tuteja *et al.*, 2022).

Para realizar o processo de anotação de variantes podemos utilizar diversas ferramentas de uso livre, tal como o VEP (do inglês *Variant Effect Predictor*) (McLaren *et al.*, 2016) e o SnpEff (abreviação de *SNP effect*) (Cingolani *et al.*, 2012), entre outras. VEP é uma ferramenta desenvolvida para anotação de variantes genômicas em regiões codificantes e não codificantes, tendo como entrada um arquivo VCF contendo as variantes obtidas no processo de chamada de variantes. O VEP retorna anotações do efeito da variante em transcritos, proteínas e regiões regulatórias, além da frequência alélica e informações de doenças e fenótipos (McLaren *et al.*, 2016).

SnpEff é uma ferramenta para anotação de variantes e predição dos efeitos causados pelas variantes presentes em genes. Esta ferramenta fornece, além das informações básicas presentes em um arquivo VCF, informações genéticas como nome do gene, códigos dos transcritos, código do éxon, etc.; e informações dos efeitos causados pela variante como tipo do efeito, se existe troca de aminoácido e qual é a troca, mudança no códon, número do códon na região codificadora do gene, entre outros efeitos (Cingolani *et al.*, 2012). O processo de encontrar informações biologicamente significativas pode ser realizado a partir de consultas a bancos de dados de variantes tais como ClinVar (Landrum *et al.*, 2020), gnomAD (do inglês *Genome Aggregation Database*) (Karczewski *et al.*, 2020) e ABraOM (Arquivo Brasileiro Online de Mutações) (Naslavsky *et al.*, 2017; Naslavsky *et al.*, 2022).

Mantido pelo NCBI (do inglês *National Center for Biotechnology Information*), ClinVar é um banco de dados público de variantes genômicas humanas. Além das variantes, o ClinVar possui a relação entre variante e fenótipo por meio de evidências. Para isso, é submetido um registro com a descrição da variante, a interpretação do significado clínico e evidências descritas pelo pesquisador ou grupo que submeteu aquela variante. Atualmente, são mais de 1300 organizações, laboratórios clínicos, laboratórios de pesquisas, entre outros, que realizam essa submissão (Landrum *et al.*, 2020). Para fazer consultas no ClinVar é possível acessar seu website (https://www.ncbi.nlm.nih.gov/clinvar/) e realizar download via FTP (do inglês *File Transfer Protocol*).

O gnomAD (do inglês: *The Genome Aggregation Database*), originalmente lançado como ExAC (*Exome Aggregation Consortium*) em 2014 – é um projeto desenvolvido por um conjunto de pesquisadores, cujo objetivo é agregar dados de sequenciamento de exoma e genoma de muitos projetos de sequenciamento e disponibilizar os dados de forma organizada e resumida para a comunidade científica. Em seu artigo de 2020, os autores indicam que esta base de dados contém variações genéticas de 125.748 exomas e 15.708 genomas de indivíduos não relacionados com alta qualidade de dados de sequenciamento (Karczewski *et al.*, 2020). Atualmente, a quarta versão (gnomAD v4.1.0) contém 76.215 genomas e 730.947 exomas, mapeados no genoma de referência GRCh38. O *dataset* abrange oito grupos de ancestralidade genética e está disponível para *download* através do *Google Cloud Public Datasets*, *Register of Open Data on AWS* e *Azure Open Datasets*.

Para verificar se a variante chamada está presente na população brasileira podemos utilizar estudos realizados com uma coorte brasileira. Um exemplo é o ABraOM, base de dados pública com variantes genéticas obtidas de sequenciamento de genomas e exomas do projeto SABE (Saúde, Bem-estar e Envelhecimento, desenvolvido pela Faculdade de Saúde Pública da Universidade de São Paulo – FSP/USP), uma amostra baseada no censo de indivíduos idosos da cidade de São Paulo. Sua última atualização foi depositada em setembro de

2020 e compreende variantes genômicas de 1.171 indivíduos não relacionados da coorte SABE incluídos entre os anos de 2010-2012 (SABE-WGS-1171(hg38)) (Naslavsky *et al.*, 2022). Além desta base, existe a SABE609 (hg19) com variantes presentes nos exomas de 609 indivíduos da mesma coorte (Naslavsky *et al.*, 2017). A base de dados do ABraOM pode ser baixada a partir de uma solicitação realizada no próprio *website* (https://abraom.ib.usp.br).

Estas informações serão utilizadas posteriormente para a priorização de variantes, de maneira que as variantes candidatas podem ser classificadas como *pathogenic* (P), *likely pathogenetic* (LP), *benign* (B), *likely benign* (LB) ou *variants of unknown significance* (VUSs) de acordo com o guideline do *American College of Medical Genetics and Genomics* (ACMG). Este tema será abordado com mais detalhe na seção de priorização de variantes.

COMO IDENTIFICAR VARIANTES DE GRANDE ESCALA

As variações de grande escala mais comuns no genoma são as variações no número de cópias, os CNVs, que produzem tanto duplicações quanto deleções maiores que 50 pares de base. No genoma humano, CNVs têm sido associadas a muitas condições patogênicas, incluindo cardiopatias (Zarrei *et al.*, 2015). Um indivíduo humano pode carregar cerca de 1.000 variações de número de cópias (CNV) cobrindo aproximadamente 4.000 pb do genoma. Ao investigar CNVs em sequências de exomas, são encontradas 100 a 200 variantes por indivíduo, com uma extensão de 50 a 20.000 pb (Hong *et al.*, 2016; Zarrei *et al.*, 2015).

Muitas pipelines diferentes foram propostas para identificação e anotação de CNVs, utilizando diferentes informações oriundas do sequenciamento. Ao mapear as *reads* em um genoma de referência, a identificação de *reads* divididas, de pares de *reads* mais distantes ou mais próximas do que o esperado, e variações na cobertura das *reads*, são características importantes que sinalizam ocorrências de CNV (Pirooznia *et al.*, 2015). A informação das *reads* divididas (*split-reads*) surge quando a amostra apresenta inserção ou deleção de uma região em relação ao genoma de referência e, nas bordas dessas regiões, o mapeamento das *reads* na referência consegue alinhar apenas uma parte da *read*. Dessa forma, CNVs são detectadas pelo excesso de *reads* divididas durante o mapeamento indicando as bordas de um CNV (**Figura 46.7A**).

Outra informação que surge no mapeamento de *reads* pareadas (*paired-end reads*) na região ao redor de um CNV é a distância aumentada ou diminuída entre pares de *reads* em relação ao tamanho original do inserto entre elas (**Figura 46.7B**). Nesses casos, a distância aumentada em relação ao tamanho do inserto indicaria uma inserção entre o par de *reads* e a distância reduzida do que seria o tamanho do inserto indicaria uma deleção entre as *reads*. Uma terceira informação para identificação de CNVs é a profundidade da cobertura das *reads* (*read depth*) mapeadas no genoma de referência (**Figura 46.7C**). Se na amostra houver uma região duplicada, o sequenciamento irá passar tanto pela região original quanto pela cópia e irá gerar o dobro de *reads* daquela sequência. Dessa forma, ao mapear as *reads* no genoma de referência (que não tem a duplicação), o dobro de *reads* será mapeado nessa região. Da mesma forma, se na amostra houver uma região deletada, nenhuma *read* será produzida no sequenciamento e, portanto, nenhuma *read* será mapeada no genoma de referência.

Dentre todas as estratégias disponíveis, os algoritmos baseados em profundidade de cobertura das *reads* têm resultado nas melhores relações precisão-sensibilidade (*precision-recall*), especialmente na análise de exomas (Gabrielaite *et al.*, 2021, Gordeeva *et al.*, 2021). Comparando diferentes softwares para identificação de CNV para a amostra humana de referência NA12878, considerada o padrão-ouro para identificação de variantes, Gabrielaite e colaboradores (2021) sugeriram o GATK-gCNV (Babadi *et al.*, 2022) e o cnMOPS (Klambauer *et al.*, 2012) como a melhor combinação de softwares para identificação de CNVs em exomas humanos e a combinação GATK-gCNV e o Lumpy (Layer *et al.*, 2014) como melhor para identificação de CNVs em genomas.

A pipeline de identificação dos CNVs

A pipeline considerada como "estado-da-arte" para identificação de CNVs se inicia com os arquivos pré-processados de *reads*, que passaram pelas etapas de limpeza de regiões de baixa qualidade e de remoção dos adaptadores usados no sequenciamento. Temos, então, três grandes etapas de processamento representadas na **Figura 46.7D**, o mapeamento das *reads* no genoma de referência, a contagem de *reads* mapeadas em cada intervalo do genoma de referência e a construção de um modelo de cobertura para um conjunto de amostras.

Para o mapeamento das *reads* em um genoma de referência, usamos um alinhador de *reads* curtos como o BWA (Li e Durbin, 2009). Esse mapeamento gera arquivos do tipo BAM contendo todos os alinhamentos e métricas de qualidade. Esses arquivos BAM são as entradas de processamento tanto do GATK-gCNV, quanto do cn.mops e do LUMPY. No caso de exomas, um arquivo com a lista dos intervalos do genoma efetivamente sequenciados também é necessário.

GATK-gCNV

O software GATK, extensivamente usado para a chamada de variantes pontuais, desenvolveu também o que se considera hoje o melhor algoritmo para a identificação de CNVs. Ele aplica métodos Bayesianos de aprendizagem baseada na informação de coortes. O algoritmo começa no passo 2 da **Figura 46.7D**, calculando a contagem das *reads* mapeadas em cada região do genoma para cada amostra, e exclui regiões com conteúdo problemático: regiões com *outliers* de cobertura, sequências genômicas sem *reads* mapeadas, conteúdo GC fora do padrão etc. Em seguida, as amostras são agrupadas em lotes usando a análise de componentes principais (PCA: do inglês *Principal Component Analysis*) para reduzir vieses técnicos e melhorar a eficiência computacional durante o processamento (Babadi e *tal.*, 2022).

Após o agrupamento das amostras, a ploidia de cada cromossomo é estimada a partir de um arquivo de entrada, passado pelo usuário, que lista informações *a priori* do que seriam as ploidias. O software estima, então, potenciais aneuploidias e gera um modelo de ploidias para a coorte e a identificação para cada amostra. Em seguida, faz uma construção do modelo probabilístico de profundidade de cobertura para a coorte (**Figura 46.7D**) de forma a reduzir o ruído global e específico de cada amostra. A análise descrita faz uso da informação da coorte (*cohort mode*) e é recomendado em relação à análise individual (*case mode*) (Babadi *et al.*, 2022).

Na análise de amostras individuais, o GATK faz uso de um modelo pré-treinado, tanto para as ploidias de cada cromossomo quanto para a profundidade de cobertura de *reads* em cada região. Neste modo individual, a análise fica muito mais rápida: cada amostra é processada em média em 4 horas em vez das 11 horas usadas no modo de coorte (tempo estimado pelas análises feitas no InCor usando 1 processador por amostra). Ao final da análise, o GATK gera um arquivo VCF por amostra.

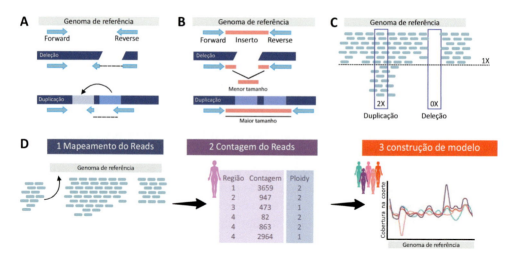

Figura 46.7. Metodologias de identificação de CNVs. As informações usadas para a identificação podem vir tanto de *reads* com mapeamentos divididos no genoma de referência (A), quanto da distância de mapeamento de pares de *reads* menor ou maior do que o tamanho do inserto produzido para o sequenciamento (B), e pelas variações na profundidade de cobertura das *reads* em relação à cobertura-base (C). Dentre eles, a medida de profundidade de cobertura tem gerado melhores resultados e a pipeline de identificação segue conforme as três etapas descritas em (E) baseadas no software GATK-gCNV: a partir do mapeamento, é feita a contagem das *reads* mapeadas em cada região, levando em conta tanto a ploidia quanto informações como o conteúdo GC, e em seguida um modelo de probabilidades e da cobertura ao longo do genoma é construído considerando amostras de uma coorte. Em conjunto à construção do modelo a identificação de variantes é feita em cada amostra.

cn.mops

O software cn.mops (do inglês *Copy Number estimation by a Mixture Of PoissonS*) (Klambauer *et al.*, 2012) segue as mesmas etapas gerais de processamento que o GATK-gCNV. A partir de arquivos BAM de mapeamento das *reads* e da lista de intervalos sequenciados, seu algoritmo começa fazendo matrizes da contagem de *reads* mapeadas em cada região do genoma para cada amostra, e normaliza as contagens pelo conteúdo GC. O cn.mops também utiliza a informação de profundidade de cobertura da coorte para criar um modelo baseado em probabilidades Bayesianas a fim de reduzir os ruídos de cobertura. Ao final da análise, o cn.mops gera tabelas de CNVs salvas em arquivos tipo TSV (do inglês *Tab-separated values*).

Apesar de seguir uma lógica muito parecida com o GATK, o cn.mops identifica, em geral, um número de variantes menor e de tamanhos maiores que o GATK-gCNV, tanto nos exomas quanto nos genomas (Gabrielaite *et al.*, 2021). Na comparação de Gabrielaite e colaboradores (2021), o cn.mops apresentou maior precisão e menor sensibilidade que o GATK-gCNV.

LUMPY

O software LUMPY (Layer *et al.*, 2014) faz a identificação de CNVs apenas em sequenciamento de genomas, pois utiliza as três classes de informações a partir do mapeamento: *reads* divididas, pares de *reads*, e profundidade de cobertura (**Figura 46.7**). Essas três fontes de informações são combinadas em uma distribuição de probabilidades que leva em conta tanto o número de evidências para cada região quanto o número de amostras com a mesma evidência para uma dada região. Portanto, o LUMPY também se beneficia da informação trazida por uma coorte de amostras. Na comparação com o GATK-gCNV e o cn.mops, o LUMPY gerou menor sensibilidade que os demais, menor precisão que o cn.mops e maior precisão que o GATK-gCNV (Gabrielaite *et al.*, 2021).

Métricas de precisão-sensibilidade

Ao contrário das pipelines de identificação de variantes pontuais, a identificação de CNVs sofre de baixa precisão para todos os *softwares* já testados. Tanto nas análises mais recentes de validação de Gabrielaite *et al.* (2021), que compara o desempenho de 11 diferentes *softwares* de chamada de CNVs, quanto nas análises do artigo do próprio GATK-gCNV (Babadi *et al.*, 2022), a estimativa de sensibilidade atinge níveis de 0,98-0,99, mas a precisão fica entre 0,3-0,6. Ou seja, de forma geral, as pipelines são capazes de identificar a maioria dos CNVs verdadeiros, mas identificam também uma série de CNVs falsos.

Para melhorar a precisão da identificação de CNVs, os autores do GATK-gCNV sugerem o uso de filtros de qualidade (medidos pela escala Phred) e de frequência. Os filtros de qualidade seriam condicionais ao número de cópias de cada variante e o filtro de frequência seria de, no máximo, 1% para priorizar variantes raras (Babadi *et al.*, 2022). Com a combinação de filtros, o GATK-gCNV atingiu 0,99 de sensibilidade e 0,96 de precisão para deleções, e atingiu 0,95 de sensibilidade e 0,92 de precisão para duplicações (Babadi *et al.*, 2022).

Anotação de CNVs

O processo de anotação funcional e de potenciais danos dos CNVs à saúde passa pela identificação da região atingida no genoma e de informações já registradas em bancos de dados sobre os genes e as variantes conhecidas na região, sejam pontuais ou de larga escala. Algumas pipelines de anotação dos CNVs têm sido propostas nos últimos anos já aliadas à predição de possível patogenicidade usando dezenas de informações retiradas de bancos de dados para treinar diferentes algoritmos de aprendizado de máquinas que geram escores de patogenicidade.

Em 2020, a Faculdade Americana de Genética Médica e Genômica (ACMG: do inglês *American College of Medical Genetics and Genomics*) e a iniciativa de Recursos Genômicos Clínicos (ClinGen: do inglês *Clinical Genome Resource*) fizeram uma publicação com recomendações sobre a interpretação clínica dos CNVs (Riggs *et al.*, 2020). No mesmo ano, Gurbich e Ilinsky publicaram o *software* ClassifyCNV já usando os critérios propostos pela ACMG. O ClassifyCNV usa as informações de tipo e posição genômica dos CNVs e reporta a classificação clínica de cada variante dada a partir de escores obtidos de informações retiradas de diversos bancos de dados, como RefGenes (Hruz *et al.*, 2011), Promoters, Ensembl (Cunningham *et al.*, 2022), ClinGen (Rehm *et al.*, 2015), Exac pLi (Lek *et al.*, 2016), LOUEUF e gnomAD (Riggs *et al.*, 2020).

Nos anos seguintes, outros escores de patogenicidade para CNV foram criados com algoritmos de aprendizado de máquina, como o X-CNV (Zhang *et al.*, 2021) e o ISV (Gažiová *et al.*, 2022), com desempenho cada vez melhores. No entanto, o ClassifyCNV seguiu sendo o único a fazer associação direta com as categorias recomendadas pela ACMG. Recentemente foi publicada uma nova associação das anotações de CNVs com as recomendações da ACMG de 2020, o dbCNV (Lv *et al.*, 2023).

Utilizando dados de SNPs conhecidos, genes e amplitude da região do CNV, o modelo de aprendizado de máquina que embasa os escores do dbCNV foi treinado com 79 atributos que descrevem quantitativamente as características da variante. O modelo final teve acurácia de 0,85 para deleções e 0,79 para duplicações, uma performance melhor que a obtida pelo ClassifyCNV, e chega a classificar variantes patogênicas com sensitividade de 1 tanto para deleções quanto duplicações (Lv *et al.*, 2023).

CLASSIFICANDO AS VARIANTES POR IMPORTÂNCIA CLÍNICA

O processo de interpretação clínica das variantes genéticas é complexo, especialmente porque muitas variantes são novas ou extremamente raras, o que dificulta a associação entre o genótipo e a doença em questão. Para que uma

MEDICINA DE PRECISÃO EM CARDIOLOGIA

variante seja corretamente classificada, é preciso seguir critérios bem definidos como os preconizados pela ACMG/AMP. São avaliadas diversas evidências acerca da variante como a frequência populacional, tipo, localização, consequência funcional, patogenicidade predita, estudos funcionais, dentre outras. De acordo com essas diretrizes, as variantes são categorizadas em cinco classes: Classe I-benignas (probabilidade < 0,001); Classe II-provavelmente benignas (probabilidade de 0,001 a 0,049); Classe III-significado incerto (VUS: do inglês *Variant of Uncertain Significance*) (probabilidade de 0,05 a 0,949); Classe IV-provavelmente patogênicas (probabilidade de 0,95 a 0,99); Classe V – patogênicas (probabilidade > 0,99) (Richards *et al.*, 2015).

Uma vez que, quanto mais rara a variante, maior a probabilidade de ser patogênica, o primeiro passo do processo de classificação é observar sua frequência populacional. Em geral, as variantes com frequência maior que 1% são desconsideradas. As frequências podem ser consultadas em bancos populacionais mundiais como o Programa Trans-Ômico para Medicina de Precisão (TOPMED: do inglês *Trans-Omics for Precision Medicine*) (Taliun *et al.*, 2021), que apresenta dados dos genomas completos de 53.831 indivíduos com dados fenotípicos e origens diversas, ou o já mencionado gnomAD (Karczewski *et al.*, 2020), bem como o banco brasileiro ABraOM (Naslavsky *et al.*, 2022).

Em seguida, deve-se avaliar o impacto biológico da variante, investigando a função do gene onde ela está localizada e se o gene está associado ao fenótipo de interesse. A identificação de pacientes que possuem variantes em um determinado gene e compartilham características fenotípicas aumenta a confiança na patogenicidade do gene e da variante, além de auxiliar na identificação de novos genes relacionados ao fenótipo. As informações gênicas podem ser obtidas em bancos de dados como o GeneCards® (Stelzer *et al.*, 2016), que apresenta diversas informações acerca de todos os genes humanos já conhecidos, e o OMIM® (do inglês *Online Mendelian Inheritance in Man®*) (McKusick, 1998), que contém informações de todas as doenças mendelianas conhecidas e de mais de 16 mil genes.

Uma das principais fontes para consulta de uma variante é o ClinVar (Landrum *et al.*, 2020), contudo, outras fontes relevantes também estão disponíveis como a Base de Dados de Variação Genômica e Fenótipos (DECIPHER: do inglês *DatabasE of genomiC varIation and Phenotype in Humans using Ensembl Resources*) (Firth *et al.*, 2009), um banco de dados interativo que incorpora um conjunto de ferramentas projetadas para auxiliar na interpretação de variantes genômicas.

Uma outra evidência a ser considerada é a predição *in silico* da patogenicidade, especialmente quando há pouca ou nenhuma informação sobre a variante nos bancos de dados. As ferramentas preditivas computacionais são classificadas em três grupos: i) métodos de predição funcional que calculam a probabilidade de uma determinada variante não sinônima alterar ou ocasionar a perda de função de uma proteína; ii) métodos de conservação de sequência que medem a conservação de um determinado sítio de nucleotídeo em várias espécies; e iii) métodos de *ensemble* (metapreditores) que combinam vários preditores individuais para gerar uma pontuação.

Embora as predições *in silico* da patogenicidade sejam essenciais para a seleção de variantes candidatas, ainda não há uma padronização do seu uso. A recomendação da ACMG/AMP é considerar a predição apenas se houver consenso entre todos os preditores. Contudo, a taxa de concordância varia substancialmente dependendo da combinação de algoritmos utilizados. Uma alternativa é usar metapreditores, no entanto, combinar metapreditores com seus preditores constituintes não é recomendável devido à duplicação de análises (Ghosh *et al.*, 2017). Assim, a melhor opção seria considerar um único metapreditor, como o REVEL (Ioannidis *et al.*, 2016), que apresentou o melhor desempenho em diferentes avaliações (Ghosh *et al.*, 2017; Li *et al.*, 2017; Tian *et al.*, 2019; Wilcox *et al.*, 2022).

Em alguns casos, a predição da patogenicidade da variante não coincide com outras evidências disponíveis ou a variante é predita como patogênica, mas o gene em que ela está localizada não tem relação com o fenótipo. Assim, deve-se priorizar os genes com base nos fenótipos descritos no *Human Phenotype Ontology* (HPO), que consiste em um vocabulário padronizado de anormalidades fenotípicas contendo cerca de 13.000 termos associados a mais de 7.000 doenças (Robinson *et al.*, 2008; Köhler *et al.*, 2019). Um exemplo é a ferramenta Exomiser (Robinson *et al.*, 2014), que prioriza possíveis variantes causadoras de doenças a partir de dados de sequenciamento de todo o exoma ou todo o genoma usando o HPO.

Quanto às variações de número de cópias (CNVs), apenas em 2020 foram publicadas as diretrizes para sua interpretação clínica, seguindo o já convencionado para as variantes de um único nucleotídeo: Classe I-Patogênica (0,99 ou mais pontos); Classe II-Provavelmente Patogênica (0,90 a 0,98 pontos); Classe III-significado incerto (VUS, do inglês *Variant of Uncertain Significance*) (0,89 a −0,89 pontos); Classe IV-Provavelmente Benigna (−0,90 a −0,98 pontos); Classe V-Benigna (−0,99 ou menos pontos) (Riggs *et al.*, 2020).

Os critérios considerados são a localização, o tamanho, o tipo (perda ou ganho), se há ou não perda de função gênica, se é intragênica ou não, o número de genes envolvidos no evento de perda ou ganho, a patogenicidade e haploinsuficiência do(s) gene(s) envolvido(s), se o evento é *de novo* ou herdado, se há dados de segregação da CNV nos pacientes analisados ou em dados públicos e a frequência da CNV em estudos caso-controle.

Plataformas para priorização

Considerando todas as evidências que precisam ser avaliadas, encontrar as verdadeiras variantes causais entre centenas de milhares de variantes é desafiador. Assim, foram desenvolvidos algoritmos para automatizar o processo de priorização e classificação das variantes de um único nucleotídeo, como o Exomiser (Robinson *et al.*, 2014); o CharGer (Scott *et al.*, 2019), utilizado na priorização de variantes germinativas do *The Cancer Genome Atlas* (TCGA) (Huang *et al.*, 2018); e o Intervar (Li e Wang, 2017), que apresenta a classificação clínica das variantes indicando quais critérios da ACMG foram considerados.

MEDICINA DE PRECISÃO EM CARDIOLOGIA

Para facilitar o processo de classificação das CNVs, a ACMG/ClinGen disponibilizou uma calculadora que permite aos usuários atribuírem pontos para categorias de evidências individuais e obter automaticamente a pontuação final e a classificação de uma determinada CNV (http://cnvcalc.clinicalgenome.org/cnvcalc/) (Riggs *et al.*, 2020).

Alguns softwares permitem classificar centenas de CNVs de forma automatizada fornecendo uma pontuação calculada a partir de diferentes informações constantes em diversos bancos de dados: ClassifyCNV (Gurbich e Ilinsky, 2020); AutoCNV (Fan *et al.*, 2021); X-CNV (Zhang *et al.*, 2021); ISV (Gažiová *et al.*, 2022); e o dbCNV (Lv *et al.*, 2023). As dificuldades da padronização do uso de diferentes ferramentas discutidas acima são ainda maiores no caso das CNVs, visto que tanto os critérios de classificação quanto as ferramentas são muito recentes. Dessa forma, não havendo consenso entre as diferentes ferramentas, deve-se optar pela que apresenta a melhor performance, como é o caso da dbCNV (Lv *et al.*, 2023).

Apesar das alternativas apresentadas para classificação automatizada das variantes, a conferência manual das variantes candidatas ainda se faz necessária visto que informações relevantes são desconsideradas pelas ferramentas de priorização, como por exemplo, os níveis de evidência da variante no ClinVar, como a existência de estudos funcionais bem estabelecidos que corroborem o impacto biológico da variante. Nos casos em que há discordância entre os diferentes depositantes no ClinVar, a interpretação deve ser ponderada em relação à confiabilidade dos depositantes. Esta verificação manual deve ser realizada, de preferência, por dois analistas independentes.

Além disso, as informações do paciente avaliado, quando disponíveis, precisam ser incluídas, como o número de casos da doença na família, padrão de herança, se é uma variante herdada ou *de novo* e se foi observada co-segregação da variante entre familiares (Richards *et al.*, 2015). A ferramenta Varsome (Kopanos *et al.*, 2019) facilita este processo pois permite que o usuário inclua estas informações, bem como exclua outras evidências que não considerem robustas. A ferramenta então apresenta uma nova classificação com base nas escolhas do usuário.

O fluxograma na **Figura 46.8**) apresenta um resumo do processo de classificação de variantes descrito.

CONCLUSÃO

O desenvolvimento das tecnologias de sequenciamento em larga escala e de métodos computacionais permitiram a identificação de variações genéticas de forma precisa. Nos últimos anos este tipo de abordagem tem sido empregado com sucesso em medicina de precisão. Pois através dessa tecnologia é possível predizer com certa confiança se um indivíduo pode desenvolver um conjunto de doenças hereditárias. Nesse contexto, um conjunto de novas abordagens computacionais para selecionar aquelas variantes mais relevantes com o fenótipo investigado tem sido proposto.

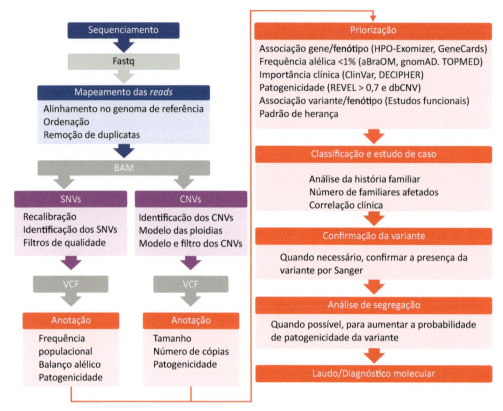

Figura 46.8. Fluxograma de priorização e classificação de variantes com os principais parâmetros e bases de dados utilizados pela comunidade científica.

Referências

1000 Genomes Project Consortium. A global reference for human genetic variation. Nature. 2015;526(7571):68.

Babadi M, Fu JM, Lee SK, Smirnov AN, Gauthier L D et al. (2022). GATK-gCNV enables the discovery of rare copy number variants from exome sequencing data. Nat Genet. 2023 Sep;55(9):1589-1597.

Bolger AM, Lohse M, Usadel B. Trimmomatic: a flexible trimmer for Illumina sequence data. Bioinformatics. 2014; 30(15): 2114-2120.

Carvalho CM, Lupski JR. Mechanisms underlying structural variant formation in genomic disorders. Nature Reviews Genetics. 2016;17(4):224-238.

Cingolani P, Platts A, Wang LL, Coon M, Nguyen T et al. A program for annotating and predicting the effects of single nucleotide polymorphisms, SnpEff: SNPs in the genome of Drosophila melanogaster strain w1118; iso-2; iso-3. Fly (Austin). 2012 Apr-Jun;6(2):80-92.

Cortez D. Replication-coupled DNA repair. Molecular cell. 2019; 74(5): 866-876.

Cunningham F, Allen JE, Allen J, Alvarez-Jarreta J, Amode MR, Armean I M et al. Ensembl 2022. Nucleic acids research, 50(D1), D988-D995.

Fan, C., Wang, Z., Sun, Y., Sun, J., Liu, X., Kang, L. et al. AutoCNV: a semiautomatic CNV interpretation system based on the 2019 ACMG/ClinGen Technical Standards for CNVs. BMC genomics. 2021; 22(1): 1-12.

Firth, H. V., Richards, S. M., Bevan, A. P., Clayton, S., Corpas, M., Rajan, D. et al. (2009). DECIPHER: database of chromosomal imbalance and phenotype in humans using ensembl resources. The American Journal of Human Genetics, 84(4), 524-533.

Gabrielaite, M., Torp, M. H., Rasmussen, M. S., Andreu-Sánchez, S., Vieira, F. G., Pedersen, C. B et al. (2021). A comparison of tools for copy-number variation detection in germline whole exome and whole genome sequencing data. Cancers, 13(24), 6283.

Gamazon, E. R., Cox, N. J., & Davis, L. K. (2014). Structural architecture of SNP effects on complex traits. The American Journal of Human Genetics, 95(5), 477-489.

Gažiová, M., Sládeček, T., Pös, O., Števko, M., Krampl, W., Pös, Z et al. (2022). Automated prediction of the clinical impact of structural copy number variations. Scientific Reports, 12(1), 555.

Ghosh, R., Oak, N., & Plon, S. E. (2017). Evaluation of in silico algorithms for use with ACMG/AMP clinical variant interpretation guidelines. Genome biology, 18(1), 1-12.

Gordeeva, V., Sharova, E., Babalyan, K., Sultanov, R., Govorun, V. M., Arapidi, G. (2021). Benchmarking germline CNV calling tools from exome sequencing data. Scientific Reports, 11(1), 1-11.

Gullapalli, R. R., Desai, K. V., Santana-Santos, L., Kant, J. A., Becich, M. J. (2012). Next generation sequencing in clinical medicine: Challenges and lessons for pathology and biomedical informatics. Journal of pathology informatics, 3(1), 40.

Gurbich, T. A., Ilinsky, V. V. (2020). ClassifyCNV: a tool for clinical annotation of copy-number variants. Scientific reports, 10(1), 20375.

Hastings, P. J., Lupski, J. R., Rosenberg, S. M., Ira, G. (2009). Mechanisms of change in gene copy number. Nature Reviews Genetics, 10(8), 551-564.

Hong, C. S., Singh, L. N., Mullikin, J. C., & Biesecker, L. G. (2016). Assessing the reproducibility of exome copy number variations predictions. Genome medicine, 8(1), 1-11.

Hruz, T., Wyss, M., Docquier, M., Pfaffl, M. W., Masanetz, S., Borghi, L et al. (2011). RefGenes: identification of reliable and condition specific reference genes for RT-qPCR data normalization. BMC genomics, 12, 1-14.

Huang, K. L., Mashl, R. J., Wu, Y., Ritter, D. I., Wang, J., Oh, C. et al. (2018). Cancer Genome Atlas Research. Lichtarge O, Boutros PC, Raphael B, Lazar AJ, Zhang W, Wendl MC, Govindan R, Jain S, Wheeler D, Kulkarni S, Dipersio JF, Reimand J, Meric-Bernstam F, Chen K, Shmulevich I, Plon SE, Chen F, Ding L. Pathogenic germline variants in, 10, 355-70.

Huang, P. J., Chang, J. H., Lin, H. H., Li, Y. X., Lee, C. C., Su, C. T. et al. (2020). DeepVariant-on-spark: small-scale genome analysis using a cloud-based computing framework. Computational and Mathematical Methods in Medicine, 2020.

Hunt, R., Sauna, Z. E., Ambudkar, S. V., Gottesman, M. M., Kimchi-Sarfaty, C. (2009). Silent (synonymous) SNPs: should we care about them?. Single nucleotide polymorphisms: Methods and protocols, 23-39.

International Human Genome Sequencing Consortium. Initial sequencing and analysis of the human genome. Nature 409, 860–921 (2001).

Ioannidis, N. M., Rothstein, J. H., Pejaver, V., Middha, S., McDonnell, S. K., Baheti, S et al. (2016). REVEL: an ensemble method for predicting the pathogenicity of rare missense variants. The American Journal of Human Genetics, 99(4), 877-885.

Karczewski, K. J., Francioli, L. C., Tiao, G., Cummings, B. B., Alföldi, J., Wang, Q et al. (2020). The mutational constraint spectrum quantified from variation in 141,456 humans. Nature, 581(7809), 434-443.

Klambauer, G., Schwarzbauer, K., Mayr, A., Clevert, D. A., Mitterecker, A., Bodenhofer, U., Hochreiter, S. (2012). cn. MOPS: mixture of Poissons for discovering copy number variations in next-generation sequencing data with a low false discovery rate. Nucleic acids research, 40(9), e69-e69.

Köhler, S., Carmody, L., Vasilevsky, N., Jacobsen, J. O. B., Danis, D., Gourdine, J. P. et al. N. (2019). Expansion of the Human Phenotype Ontology (HPO) knowledge base and resources. Nucleic acids research, 47(D1), D1018-D1027.

Kopanos, C., Tsiolkas, V., Kouris, A., Chapple, C. E., Aguilera, M. A., Meyer, R., Massouras, A. (2019). VarSome: the human genomic variant search engine. Bioinformatics, 35(11), 1978.

Krueger, F., Kreck, B., Franke, A., Andrews, S. R. (2012). DNA methylome analysis using short bisulfite sequencing data. Nature methods, 9(2), 145-151.

Landrum, M. J., Chitipiralla, S., Brown, G. R., Chen, C., Gu, B., Hart, J. et al. (2020). ClinVar: improvements to accessing data. Nucleic acids research, 48(D1), D835-D844.

Layer, R. M., Chiang, C., Quinlan, A. R., & Hall, I. M. (2014). LUMPY: a probabilistic framework for structural variant discovery. Genome biology, 15(6), 1-19.

Lek, M., Karczewski, K. J., Minikel, E. V., Samocha, K. E., Banks, E., Fennell, T, Exome Aggregation Consortium. (2016). Analysis of protein-coding genetic variation in 60,706 humans. Nature, 536(7616), 285-291.

Li, H., Durbin, R. (2009). Fast and accurate short read alignment with Burrows–Wheeler transform. bioinformatics, 25(14), 1754-1760.

Li, M. M., Datto, M., Duncavage, E. J., Kulkarni, S., Lindeman, N. I., Roy, S. et al. (2017). Standards and guidelines for the interpretation and reporting of sequence variants in cancer: a joint consensus recommendation of the Association for Molecular Pathology, American Society of Clinical Oncology, and College of American Pathologists. The Journal of molecular diagnostics, 19(1), 4-23.

Li, Q., Wang, K. (2017). InterVar: clinical interpretation of genetic variants by the 2015 ACMG-AMP guidelines. The American Journal of Human Genetics, 100(2), 267-280.

Lin, Y. L., Chang, P. C., Hsu, C., Hung, M. Z., Chien, Y. H., Hwu, W. L. et al. (2022). Comparison of GATK and DeepVariant by trio sequencing. Scientific Reports, 12(1), 1809.

Lv, K., Chen, D., Xiong, D., Tang, H., Ou, T., Kan, L., Zhang, X. (2023). dbCNV: deleteriousness-based model to predict pathogenicity of copy number variations. BMC genomics, 24(1), 131.

Martin, M. (2011). Cutadapt removes adapter sequences from high-throughput sequencing reads. EMBnet. journal, 17(1), 10-12.

Maxam, A. M., Gilbert, W. (1977). A new method for sequencing DNA. Proceedings of the National Academy of Sciences, 74(2), 560-564.

McKusick, V. A. (1998). Mendelian inheritance in man: a catalog of human genes and genetic disorders (Vol. 1). JHU Press.

McLaren, W., Gil, L., Hunt, S. E., Riat, H. S., Ritchie, G. R., Thormann, A. et al. (2016). The ensembl variant effect predictor. Genome biology, 17(1), 1-14.

Milne, I., Stephen, G., Bayer, M., Cock, P. J., Pritchard, L., Cardle, L. et al. (2013). Using Tablet for visual exploration of second-generation sequencing data. Briefings in bioinformatics, 14(2), 193-202.

Moore, A., & Wilson, R. (2017). FPGAs For Dummies®, 2nd Intel® Special Edition.

Naslavsky, M. S., Yamamoto, G. L., de Almeida, T. F., Ezquina, S. A., Sunaga, D. Y., Pho, N. et al. (2017). Exomic variants of an elderly cohort of Brazilians in the ABraOM database. Human mutation, 38(7), 751-763.

Naslavsky, M. S., Scliar, M. O., Yamamoto, G. L., Wang, J. Y. T., Zverinova, S., Karp, T. et al. (2022). Whole-genome sequencing of 1,171 elderly admixed individuals from Brazil. Nature communications, 13(1), 1004.

Petersen, L. M., Martin, I. W., Moschetti, W. E., Kershaw, C. M., Tsongalis, G. J. (2019). Third-generation sequencing in the clinical laboratory: exploring the advantages and challenges of nanopore sequencing. Journal of clinical microbiology, 58(1), e01315-19.

Pirooznia, M.; Goes, F.S.; Zandi, P.P. Whole-genome CNV analysis: Advances in computational approaches. Front. Genet. 2015, 6, 138.

Poplin, R., Chang, P. C., Alexander, D., Schwartz, S., Colthurst, T., Ku, A., ... & DePristo, M. A. (2018). A universal SNP and small-indel variant caller using deep neural networks. Nature biotechnology, 36(10), 983-987.

Rehm, H. L., Berg, J. S., Brooks, L. D., Bustamante, C. D., Evans, J. P., Landrum, M. J., et al. (2015). ClinGen—the clinical genome resource. New England Journal of Medicine, 372(23), 2235-2242.

Richards, S., Aziz, N., Bale, S., Bick, D., Das, S., Gastier-Foster, J., et al. (2015). Standards and guidelines for the interpretation of sequence variants: a joint consensus recommendation of the American College of Medical Genetics and Genomics and the Association for Molecular Pathology. Genetics in medicine, 17(5), 405-423.

Riggs, E. R., Andersen, E. F., Cherry, A. M., Kantarci, S., Kearney, H., Patel, A., et al. (2020). Technical standards for the interpretation and reporting of constitutional copy-number variants: a joint consensus recommendation of the American College of Medical Genetics and Genomics (ACMG) and the Clinical Genome Resource (ClinGen). GENETICS in MEDICINE 22(2):245-257.

Robinson, P. N., Köhler, S., Bauer, S., Seelow, D., Horn, D., Mundlos, S. (2008). The Human Phenotype Ontology: a tool for annotating and analyzing human hereditary disease. The American Journal of Human Genetics, 83(5), 610-615.

Robinson, P. N., Köhler, S., Oellrich, A., Wang, K., Mungall, C. J., Lewis, S. E., ... & Sanger Mouse Genetics Project. (2014). Improved exome prioritization of disease genes through cross-species phenotype comparison. Genome research, 24(2), 340-348.

Roy, S., Coldren, C., Karunamurthy, A., Kip, N. S., Klee, E. W., Lincoln, S. E. et al. (2018). Standards and guidelines for validating next-generation sequencing bioinformatics pipelines: a joint recommendation of the Association for Molecular Pathology and the College of American Pathologists. The Journal of Molecular Diagnostics, 20(1), 4-27.

Sanger, F., Donelson, J. E., Coulson, A. R., Kössel, H., Fischer, D. (1973). Use of DNA polymerase I primed by a synthetic oligonucleotide to determine a nucleotide sequence in phage f1 DNA. Proceedings of the National Academy of Sciences, 70(4), 1209-1213.

Sanger, F., Coulson, A. R. (1975). A rapid method for determining sequences in DNA by primed synthesis with DNA polymerase. Journal of molecular biology, 94(3), 441-448.

Sanger, F., Nicklen, S., Coulson, A. R. (1977). DNA sequencing with chain-terminating inhibitors. Proceedings of the national academy of sciences, 74(12), 5463-5467.

Sasani, T. A., Pedersen, B. S., Gao, Z., Baird, L., Przeworski, M., Jorde, L. B., Quinlan, A. R. (2019). Large, three-generation human families reveal post-zygotic mosaicism and variability in germline mutation accumulation. Elife, 8, e46922.

Scott, A. D., Huang, K. L., Weerasinghe, A., Mashl, R. J., Gao, Q., Martins Rodrigues, F. et al. (2019). CharGer: clinical Characterization of Germline variants. Bioinformatics, 35(5), 865-867.

Shastry, B. S. (2009). SNPs: impact on gene function and phenotype. Single nucleotide polymorphisms: Methods and protocols, 3-22.

Smith, L. M., Sanders, J. Z., Kaiser, R. J., Hughes, P., Dodd, C., Connell, C. R. et al. (1986). Fluorescence detection in automated DNA sequence analysis. Nature, 321(6071), 674-679.

Stelzer, G., Rosen, N., Plaschkes, I., Zimmerman, S., Twik, M., Fishilevich, S. et al. (2016). The GeneCards suite: from gene data mining to disease genome sequence analyses. Current protocols in bioinformatics, 54(1), 1-30.

Supernat, A., Vidarsson, O. V., Steen, V. M. et al. (2018). Comparison of three variant callers for human whole genome sequencing. Scientific reports, 8(1), 17851.

Taliun, D., Harris, D. N., Kessler, M. D., Carlson, J., Szpiech, Z. A., Torres, R. et al. (2021). Sequencing of 53,831 diverse genomes from the NHLBI TOPMed Program. Nature, 590(7845), 290-299.

Tian, Y., Pesaran, T., Chamberlin, A., Fenwick, R. B., Li, S., Gau, C. L. et al. (2019). REVEL and BayesDel outperform other in silico meta-predictors for clinical variant classification. Scientific Reports, 9(1), 1-6.

Tuteja, S., Kadri, S., Yap, K. L. (2022). A performance evaluation study: Variant annotation tools-the enigma of clinical next generation sequencing (NGS) based genetic testing. Journal of Pathology Informatics, 13, 100130.

Venter, J. C., Adams, M. D., Myers, E. W., Li, P. W., Mural, R. J., Sutton, G. G. et al. (2001). The sequence of the human genome. Science, 291(5507), 1304-1351.

Vincent, A. T., Derome, N., Boyle, B., Culley, A. I., & Charette, S. J. (2017). Next-generation sequencing (NGS) in the microbiological world: How to make the most of your money. Journal of microbiological methods, 138, 60-71.

Wang, Y., Zhao, Y., Bollas, A., Wang, Y., & Au, K. F. (2021). Nanopore sequencing technology, bioinformatics and applications. Nature biotechnology, 39(11), 1348-1365.

Wagner, J., Olson, N. D., Harris, L., Khan, Z., Farek, J., Mahmoud, M. et al. (2022). Benchmarking challenging small variants with linked and long reads. Cell Genomics, 2(5), 100128.

Watson, J. D., Crick, F. H. (1953). Molecular structure of nucleic acids: a structure for deoxyribose nucleic acid. Nature, 171(4356), 737-738.

Weber, J. L., Myers, E. W. (1997). Human whole-genome shotgun sequencing. Genome research, 7(5), 401-409.

Wilcox, E. H., Sarmady, M., Wulf, B., Wright, M. W., Rehm, H. L., Biesecker, L. G., Abou Tayoun, A. N. (2022). Evaluating the impact of in silico predictors on clinical variant classification. Genetics in Medicine, 24(4), 924-930.

Yohe, S., Thyagarajan, B. (2017). Review of clinical next-generation sequencing. Archives of pathology & laboratory medicine, 141(11), 1544-1557.

Zarrei, M., MacDonald, J. R., Merico, D., Scherer, S. W. (2015). A copy number variation map of the human genome. Nature reviews genetics, 16(3), 172-183.

Zhang, J., Wang, W., Huang, J., Wang, X., Zeng, Y. (2020). How far is single-cell sequencing from clinical application?. Clinical and translational medicine, 10(3).

Zhang, L., Shi, J., Ouyang, J., Zhang, R., Tao, Y., Yuan, D. et al. (2021). X-CNV: genome-wide prediction of the pathogenicity of copy number variations. Genome Medicine, 13(1), 1-15.

Zhao, S., Agafonov, O., Azab, A., Stokowy, T., Hovig, E. (2020). Accuracy and efficiency of germline variant calling pipelines for human genome data. Scientific reports, 10(1), 1-12.